Umsorgt wohnen

Hamburger Abendblatt

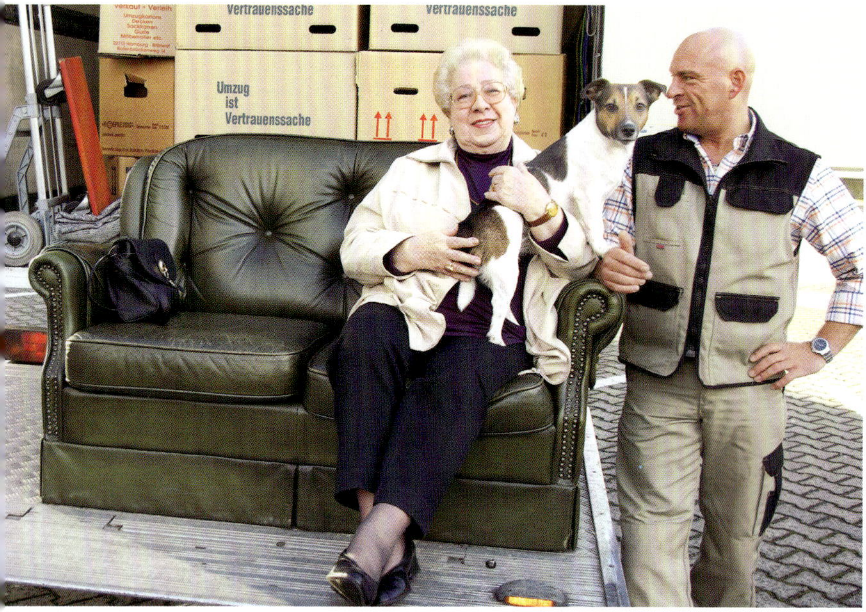
Verkauf + Verleih
Vertrauenssache
Vertrauenssache
Umzug
ist
Vertrauenssache

Jochen Mertens | Thomas Wendt

Umsorgt wohnen in und um Hamburg

Altenheime, Seniorenwohnungen und Betreuung zu Hause

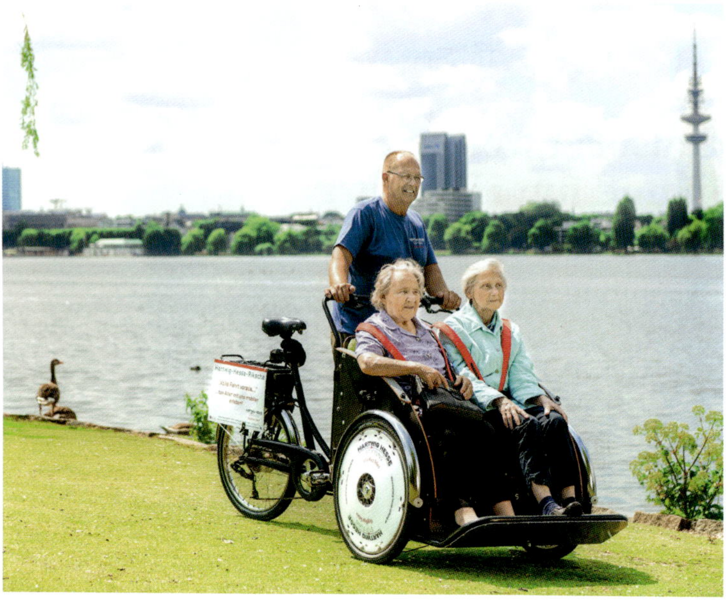

Ausflüge mit der Fahrrad-Rikscha gibt es bei der Tagespflege Parkquartier Hohenfelde der Hartwig-Hesse-Stiftung.

Dank

Wir möchten uns bei den Seniorenwohnanlagen und den weiteren Anbietern, die in diesem Buch vorgestellt werden und mit uns im Verlag »Umsorgt wohnen« zusammenarbeiten, herzlich bedanken. Nicht nur, weil durch ihr Fachwissen und ihre Unterstützung die Weiterentwicklung dieses Ratgebers ermöglicht wird, sondern auch, weil wir durch ihre hohe Professionalität und ihr Einfühlungsvermögen für die Senioren gemeinsam immer gute Lösungen finden.

Inhalt

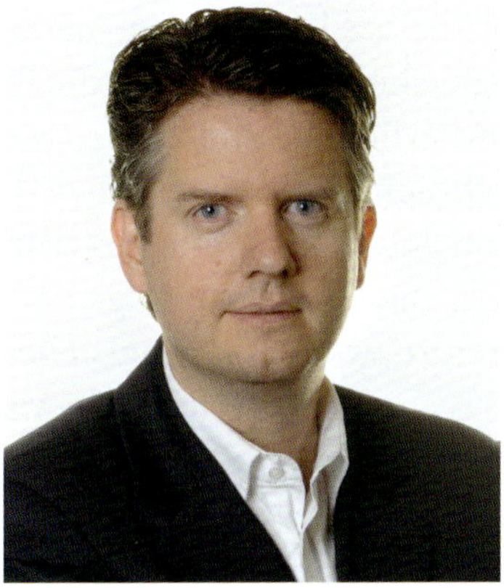

Lars Haider, Chefredakteur
Hamburger Abendblatt

Liebe Leserinnen und Leser,

als dieser Altenheim-Ratgeber am 15. Dezember 1998 in der ersten Auflage in den Buchhandel kommen sollte, gab es im Vorwege auch Kritik: »Wollen Sie alte Menschen ins Heim bringen?«, wurden die Autoren gefragt. Doch kurz nach dem Verkaufsstart waren diese Stimmen schnell verstummt. Denn die Senioren hatten bereits selbst entschieden, was sie wollten und was nicht.

Die Menschen haben wohl ein gutes Gespür dafür, sich auf den nächsten Lebensabschnitt vorzubereiten. Für die ältere Generation ist es offenbar kein Tabuthema, einen Neuanfang in einer Seniorenwohnung aktiv in Angriff zu nehmen oder sich schon einmal mit den Kosten für ein Apartment im Alten- und Pflegeheim vertraut zu machen. Genau richtig, denn wer bereits pflegebedürftig ist, wird Schwierigkeiten haben, sich zum Beispiel mit der komplizierten Materie rund um die Pflegeversicherung vertraut zu machen. Bei diesem Teil Ihrer persönlichen Altersvorsorge möchte dieser Ratgeber behilflich sein.

»Umsorgt wohnen«, das Standardwerk, das vor Ihnen liegt, beantwortet auch wichtige finanzielle, betreuungsrechtliche und gesundheitliche Fragen. Es entstand, weil Thomas Wendt und Jochen Mertens, die Autoren, sich um einen Altenheimplatz für ihre Tante kümmern mussten. Dabei gemachte Erfahrungen bestärkten sie in dem Entschluss, ein Nachschlagewerk für Hamburg und das nähere Umland zusammenzustellen. Sie erweiterten ihre Recherchen, haben vor Ort Reportagen über die Menschen geschrieben, die in Seniorenwohnanlagen leben und arbeiten, und fassten sie systematisch zu diesem übersichtlichen Nachschlagewerk zusammen. Welche Informationslücke zu schließen war, zeigt die Tatsache, dass nunmehr die zwölfte Auflage vorliegt. Und ich stimme den Autoren zu, wenn sie sagen: »Niemand wird dadurch, dass er sich rechtzeitig mit dem Thema ›Wohnen im Alter‹ beschäftigt, schneller alt oder pflegebedürftig.«

Ihr

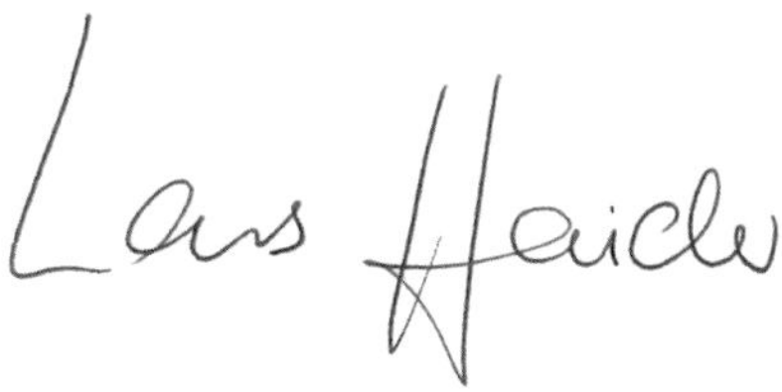

Lars Haider
Hamburger Abendblatt, Chefredakteur

Einleitung

Die Entstehung dieses Buches geht zurück auf das Jahr 1996, als wir von unserer damals 80-jährigen Tante gebeten wurden, Informationen rund ums Altenheim zusammenzutragen. Damals ahnten wir nicht, dass daraus ein erfolgreiches und viel gelesenes Buch werden würde. Tante Gretel wollte nur wissen, was ein Altenheim kostet, wo sie im Pflegefall einziehen kann und wie die Pflegeversicherung funktioniert – als Vorbereitung für den Notfall. Aus dem Zusammentragen von Fakten und der Recherche über allgemein Wissenswertes zum Thema entstand dann die Idee zu diesem Buch, das nun bereits in der zwölften Auflage vorliegt.

Rechtzeitig informieren: Dieser Ratgeber hilft

Alter ist keine Krankheit, dennoch kann man im Alter krank oder pflegebedürftig werden. Wie lässt sich sicherstellen, in diesem Fall gut versorgt zu sein? Ein wichtiger Schritt ist, sich über die Kosten und die Finanzierung der Pflege zu informieren. Dazu wird die Pflegeversicherung anschaulich erklärt: Wie erhalte ich einen Pflegegrad? Die Versicherten lernen selbst einzuschätzen, ob ihr Antrag auf Leistungen aus der Pflegekasse Aussicht auf Erfolg hat. Falls das Geld nicht ausreichen sollte, stellen sich Fragen zur Sozialhilfe: Kinder mit einem Bruttoeinkommen von weniger als 100.000 Euro pro Jahr müssen nicht mehr für die Pflegekosten ihrer Eltern aufkommen. Diese Regelung gilt jedoch nicht für Ehepartner. Was bleibt der gesunden Ehefrau zum Leben, wenn der demenzkranke Ehemann im Heim wohnt?

Was bieten Altenheime – und zu welchem Preis? Kommt eine Residenz oder das Service-Wohnen für mich infrage? Mit diesem Buch können Sie auf Wohnungssuche gehen und Kontakt mit den Wohnanlagen aufnehmen, für die Sie sich interessieren. Seitdem »Umsorgt wohnen« im Buchhandel erhältlich ist – die 1. Auflage kam am 15. Dezember 1998 auf den Markt –, haben viele Hamburger mit Hilfe dieses Altenheim-Ratgebers einen Neuanfang gewagt und sind umgezogen. Auch zu den zahlreichen Angeboten für daheim lebende Senioren – von der Kurzzeit- über die Tagespflege bis zu den ambulanten Diensten – enthält der vorliegende Ratgeber alle wichtigen Fakten.

»Umsorgt wohnen« – immer aktuell

Bitte beachten Sie bei allen Angaben von Leistungen, Preisen, Pflegenoten und Telefonnummern, dass der Redaktionsschluss für dieses Buch im Juli 2021 war. Selbstverständlich kann es danach zu Änderungen kommen, die wir tagesaktuell im Internet unter www.umsorgt-wohnen.de veröffentlichen. Auch am Service-Telefon geben wir gern Auskunft: ☎ 040/600 898 40.

Das Anliegen dieses Altenheim-Ratgebers ist es, sich mit den wichtigen Themen rund um die Pflege eines alten Menschen vertraut zu machen. Diese Übersicht ist sowohl bei der rechtzeitigen Vorbereitung als auch im akuten Notfall eine große Hilfe. Bei einem Besuch der verschiedenen Häuser können Sie so Ihr Augenmerk ganz darauf richten, ob Ihnen die Wohnanlage zusagt und ob Sie sich vorstellen können, dort zu leben.

In diesem Sinne: Viel Spaß beim Lesen!
Hamburg, im Juli 2021

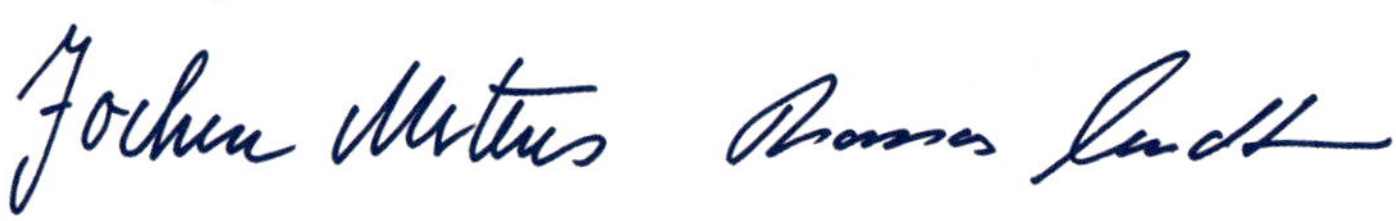

Eine wichtige Entscheidung

Die Frage »Wo und wie werde ich leben?« muss sich jeder stellen

Mit zunehmendem Alter ergeben sich immer wieder Anlässe, sich mit der eigenen Wohnsituation zu beschäftigen. Die Haushaltsführung beginnt beschwerlich zu werden. Das Bücken und Knien beim Wischen der Fußböden, das Stehen auf der Trittleiter beim Fensterputzen sowie das Treppensteigen mit schweren Einkaufstaschen machen immer mehr Mühe. Außerdem sind Haus und Garten bereits zur Belastung geworden. Viele ältere Hausbesitzer denken mit Panik an den Herbst, weil sie nicht wissen, wie sie das Laub vom Grundstück bekommen sollen. Mitunter geben auch gesundheitliche Einschränkungen oder Erfahrungen im Familien- und Freundeskreis den Anstoß, sich mit dem Thema auseinanderzusetzen.

Trotzdem gibt es genügend Gründe, den Entschluss vor sich herzuschieben. Mit der Planung des Umzugs in eine Seniorenwohnanlage ist auch immer der Gedanke verbunden, etwas aufzugeben. So hat etwa eine alte Dame mehr als ein halbes Jahrhundert in ihrem eigenen Haus gelebt. Im Garten pflanzte ihr verstorbener Mann vor Jahrzehnten Bäume, die heute auf der Terrasse Schatten spenden. Hier sind ihre Kinder groß geworden. Es sind die zahlreichen Erinnerungen, die sie davon abhalten, das Haus aufzugeben, obwohl sie immer deutlicher spürt, dass es notwendig ist.

Hinzu kommt die Furcht vor dem Neubeginn. Sorgen bereiten die unbekannte Umgebung und die Vorstellung, sich an viele fremde Menschen gewöhnen zu müssen. Festhalten an liebgewonnenen Gewohnheiten und Veränderungen wagen – darum geht es in den Gedanken.

Den persönlichen Standpunkt bestimmen

Die Suche nach einer geeigneten Wohnmöglichkeit im Alter beginnt oft mit der Frage: »Welche Angebote gibt es für mich?« Informationen über Preise und Leistungen helfen wohl, sich einen Überblick zu verschaffen, doch gleichzeitig ist der persönliche Standpunkt zu bestimmen. Dabei ist vor allem die Frage zu beantworten, wann ein Umzug infrage kommt. So schnell wie möglich, um in einer neuen Gemeinschaft Anschluss zu finden oder um bequemer zu wohnen? Ebenso sinnvoll kann die Entscheidung sein, so lange wie möglich in der eigenen Wohnung zu bleiben und erst bei einsetzender Pflegebedürftigkeit umzuziehen.

Unabhängig von dieser Entscheidung ist es in jedem Fall ein beruhigendes Gefühl, sich geeignete Einrichtungen selbst ausgesucht und auf diesem Weg Vorsorge getroffen zu haben. Niemand wird dadurch, dass er sich mit dem Thema beschäftigt, schneller alt oder pflegebedürftig.

Der Sprung ins kalte Wasser

Frühzeitige und bewusste Entscheidung für eine Einrichtung

Die eigene Wohnung ist mittlerweile zu groß, die Miete steigt zudem viel schneller als die Rente. Eine kleinere, seniorengerechte Wohnung würde den Alltag erheblich erleichtern, vielleicht bliebe sogar Geld übrig, um beschwerliche Wege auch einmal mit dem Taxi zurückzulegen oder eine Haushaltshilfe zu beschäftigen.

Umzug bedeutet immer auch Verlust. Die vertraute Umgebung mit nachbarschaftlichen Kontakten muss aufgegeben werden. Das kann schmerzhaft sein. Wie schön ist es doch, im kleinen Lebensmittelgeschäft gegenüber einzukaufen und in dieser Klatsch- und Nachrichtenzentrale das Neueste aus dem Stadtteil zu erfahren.

Doch aus Gründen der Vorsorge reift der Entschluss, einen Neuanfang zu wagen. Eine ausgiebige Erkundung mit Spaziergängen rund um die Seniorenwohnanlage hilft, sich mit der neuen Umgebung anzufreunden: mit dem Wochenmarkt und den Geschäften gleich nebenan, der Bushaltestelle vor der Tür und nicht zuletzt der zentralen Lage, »damit auch mal Besuch herfindet«. Zur Vorfreude gehört schließlich auch die konkrete Planung: vom Studieren der Wohnungsgrundrisse bis zum Kauf neuer Möbel. Nach der obligatorischen Wartezeit kommt dann irgendwann der Anruf: »Wir haben für Sie eine Wohnung frei, Sie können jetzt einziehen …«.

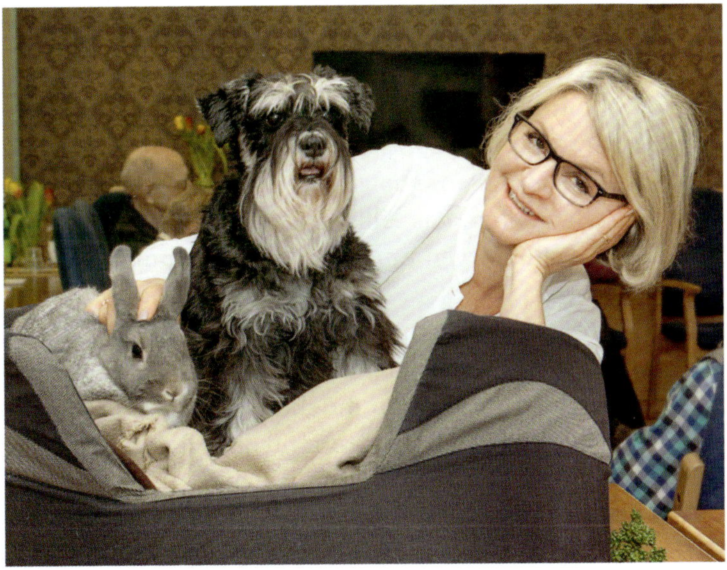

»Das Zusammenleben mit Tieren bewirkt bisweilen kleine Wunder«, berichtet Pflegedienstleiterin Iwona Erm aus ihrem Alltag im Haus Volksdorf.

Nach dem Umzug wird zunächst zwar alles ungewohnt sein, doch der Wechsel bietet auch Chancen, sein Leben noch einmal zu bereichern. Neue Kontakte ergeben sich im nachbarschaftlichen Miteinander, bei den organisierten Ausflügen in die nähere Umgebung, bei Urlaubsfahrten und jahreszeitlichen Festen.

Verschweigen nützt nichts

Abklären der Lebenssituation

Viele kennen die Situation: Bei fast jedem Besuch fällt auf, dass es der alt gewordenen Mutter wieder ein wenig schlechter geht. Bis die Tür geöffnet wird, dauert es immer länger. Der Kaffeetisch ist nicht wie früher gedeckt und der Kuchen nicht mehr selbst gebacken. Der Blumenstrauß auf der Kommode fehlt, Zeitungen und Post liegen ungelesen herum. Die Wohnung wirkt nicht mehr so frisch wie früher. Auch der traditionelle Spaziergang um den See muss heute schon wieder ausfallen. Die gespielte Leichtigkeit ist nicht lange durchzuhalten, das Alltagsgesicht kommt zum Vorschein und kann Sorgen und eine gewisse Müdigkeit nicht mehr verbergen.

Das Alter kostet von Tag zu Tag mehr Kraft. Doch einzuschätzen, ob die Mutter bereits Hilfe benötigt, ist ohne ein offenes Gespräch mit ihr unmöglich. Für dieses sensible Thema sind der richtige Moment und die passenden Worte zu finden. Am Anfang steht die Unsicherheit, ob das Ansprechen des im Raum stehenden Problems bereits als Bevormundung empfunden und daher abgewehrt wird.

Dabei bietet jedes Gespräch immer Chancen – für alle Beteiligten. Die meisten alten Menschen sind dankbar dafür, dass ihre Beschwerlichkeiten und Sorgen endlich einmal

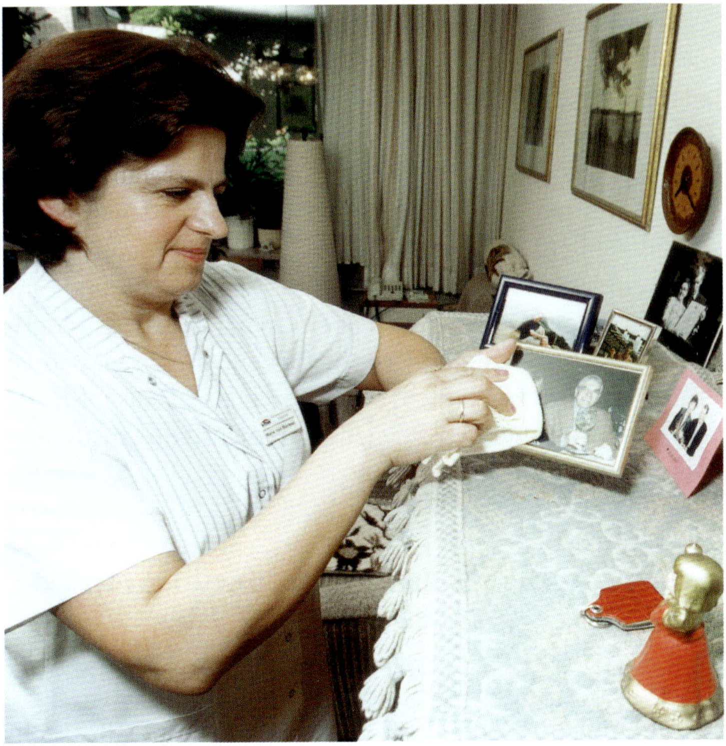

Der Betrieb im Altenheim funktioniert nur, wenn neben den Pflege- und Reinigungskräften auch Heimleiter, Hausmeister, Koch, Therapeuten, Qualitätsmanager und Empfangsdamen ihre Arbeit leisten.

angesprochen werden. Sie selbst haben bisher nur Andeutungen gemacht, auf die die Familie nicht weiter eingegangen ist. Ein Satz wie »Fürs Altenheim bist du doch noch viel zu jung« hat jedes Mal das aufkommende Gespräch beendet. Es kann geklärt werden, wobei Hilfe benötigt wird. Dabei ist es möglich, dass die Betroffenen zunächst jede Unterstützung ablehnen, weil sie um ihre Selbstständigkeit fürchten. Gleichzeitig wären sie aber dankbar, jederzeit um Hilfe bitten zu können.

Grenzen aufzeigen

Jeder hat das Recht, frei zu entscheiden, ob und zu welchem Zeitpunkt er Unterstützung in Anspruch nehmen möchte. Im Gespräch müssen Wünsche geäußert und Grenzen aufgezeigt werden. Das gilt ebenso für die Angehörigen. Sie sind es schließlich, die über einen langen Zeitraum gefordert sein werden, die Bereitschaft zeigen müssen, Einschränkungen des eigenen Lebens hinzunehmen. Möglichen Überforderungen ist zu begegnen, indem man Professionalität von außen, sei es durch eine Haushaltshilfe oder einen ambulanten Pflegedienst, nicht von vornherein ausschließt.

Gemeinsam Lösungen entwickeln

Für ein Leben in Selbstständigkeit

Die mit dem Alter verbundenen gesundheitlichen Einschränkungen verlaufen oftmals schleichend. Daher steht ausreichend Zeit zur Verfügung, um gemeinsam herauszufinden, mit welcher – jeweils genau angemessenen – Unterstützung auf solche Verschlechterungen reagiert werden kann. Lange bevor Hilfe beim Anziehen und Waschen notwendig ist, fallen bereits alltägliche Dinge des Lebens schwer. Diese lassen sich mit einfachen Mitteln erleichtern.

Neue Möbel und bauliche Veränderungen

Vielen älteren Menschen fällt das Aufstehen und Hinsetzen schwer, die niedrigen Sitzhöhen oder modernen Polstermöbel bereiten Probleme. In solch einem Fall bringt beispielsweise ein neuer Seniorensessel mit elektrischer Aufstehhilfe erhebliche Entlastung. Ebenso ein in der Liegehöhe verstellbares Seniorenbett. Für das Badezimmer sind vor allem Haltegriffe und das Senioren-WC zu nennen. Die Sitzhöhe beträgt 52 Zentimeter: Die entscheidenden zehn Zentimeter mehr, um leichter hoch- und dadurch länger allein zurechtzukommen. Ganz wichtig: Den Seniorenmöbeln sieht man nicht an, dass sie mit dem Wissen um altersbedingte Leiden gestaltet wurden. In eine Dusche lässt sich leichter einsteigen als in die Badewanne. Nach einem entsprechenden Umbau des Bades ist Körperpflege also länger ohne fremde Hilfe möglich. Weitere Tipps zum Wohnungsumbau sind auf Seite 138 zu finden.

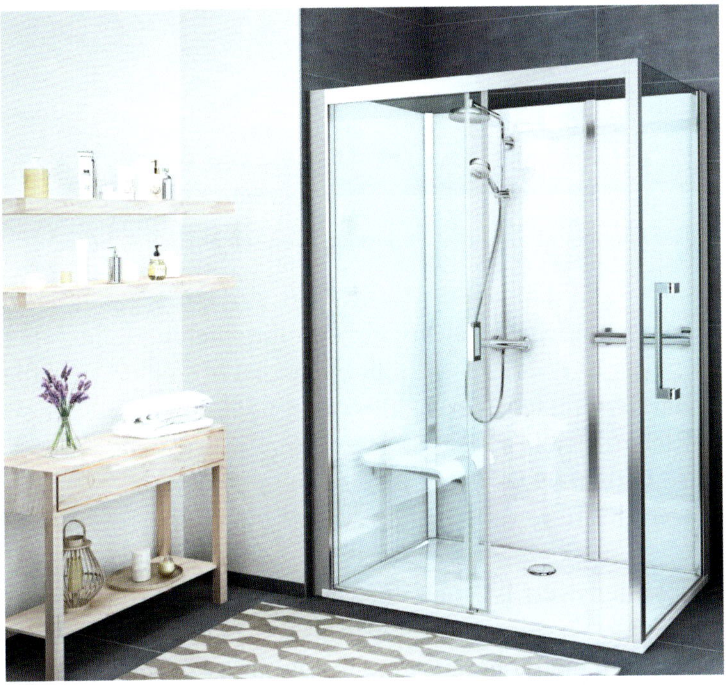

In baulicher Hinsicht ist heute fast immer ein bodengleicher oder bodennaher Einbau einer Dusche möglich.

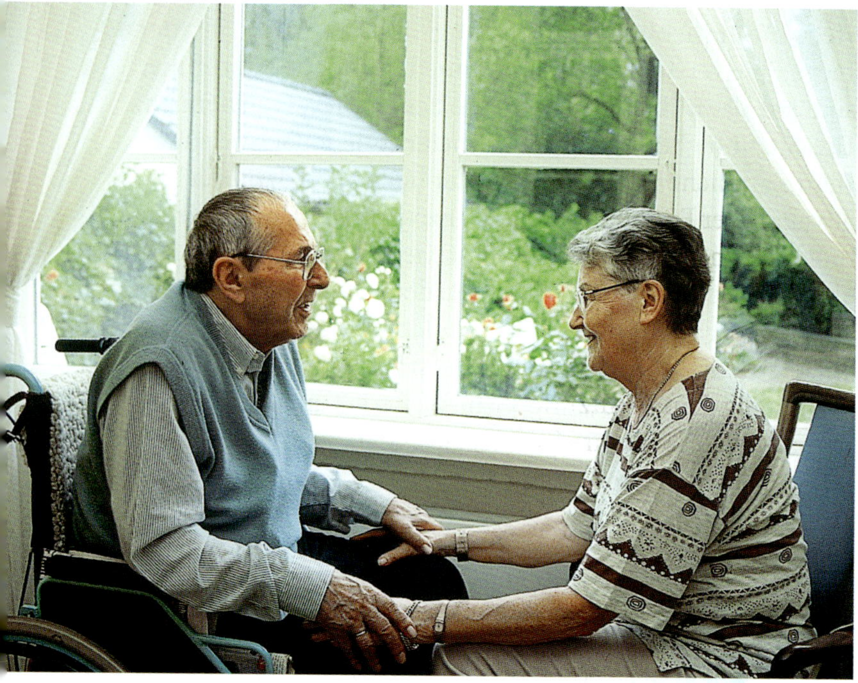

Dieser Altenheimbewohner wird täglich von seiner Ehefrau besucht.

Eine persönliche Beratung in Hamburg bietet:

Barrierefrei leben e.V.
Richardstraße 45, 22081 Hamburg
☎ 040/29 99 56-0
www.barrierefrei-leben.de

Empfehlenswert ist auch ein Umzug in eine Erdgeschosswohnung. Vermieter, die eine große Anzahl Wohneinheiten verwalten, bieten bereits eine »Wohnungstauschbörse« an. Auch der Tausch innerhalb des Hauses ist möglich, sollte allerdings rechtzeitig angemeldet werden.

Erste Hilfen im Haushalt

Eine große Hilfe ist es, wenn einem wenigstens schwere Tätigkeiten im Haushalt abgenommen werden. Dazu gehören der monatliche Einkauf von Vorräten und Getränken, das Wischen der Fußböden, das Reinigen der Fenster sowie das Hochtragen der Kohlen für den Ofen.

Große Erleichterungen im täglichen Leben bieten auch Kleinigkeiten wie etwa ein Greifstab, mit dem man auf den Boden gefallene Dinge hochheben kann. Alte Menschen, die rechtzeitig Unterstützung annehmen können, bewahren sich auf lange Sicht ihre Selbstständigkeit, weil sie sich nicht übermäßig belasten. Der Gang zum Markt, der Kontakt mit anderen Menschen beim Einkaufen und somit die Eigenständigkeit bleiben so noch lange erhalten.

Plötzlich kommt alles auf einmal

Der akute Pflegefall

Am Anfang kann noch niemand sagen, ob der Schlaganfall des Großvaters nach wenigen Wochen überwunden sein oder aber weitreichende Konsequenzen für ihn und seine Familie haben wird. Medizinisch ist alles getan worden, die Genesungsphase hat begonnen, der Patient ist jedoch noch sehr schwach. Die alltäglichen Dinge rund um den Krankenhausaufenthalt müssen von den Angehörigen organisiert werden. Regelmäßig müssen, vom Waschzeug bis zum Bademantel, Dinge ins Krankenhaus gebracht werden. Gespräche mit den behandelnden Ärzten sind zu führen. Ein

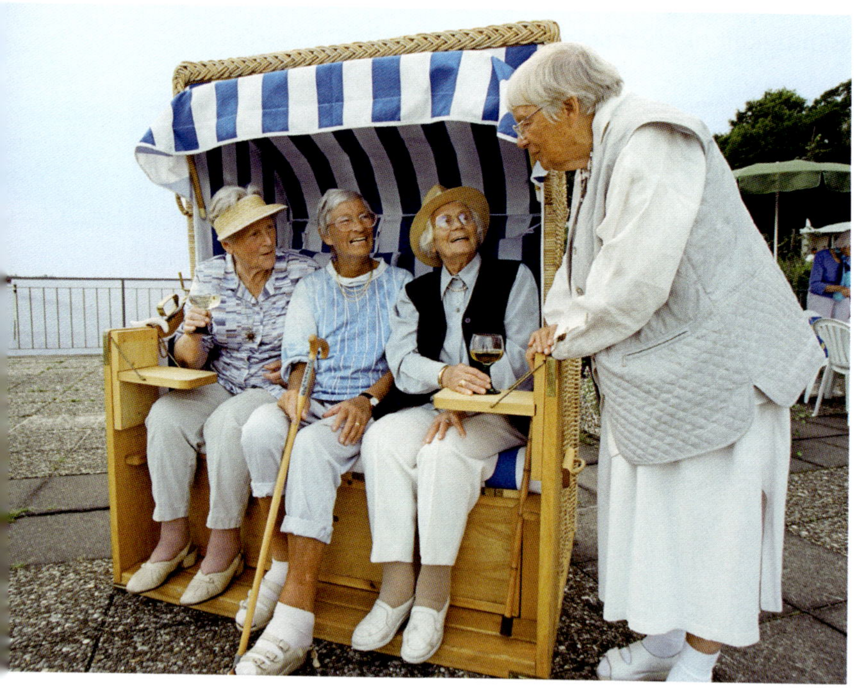

Freundschaften sind wichtig.

Mitarbeiter vom Sozialdienst der Klinik nimmt Kontakt mit der Familie auf. Das Warten und Hoffen beginnt.

Die Situation ist so erdrückend, dass Angehörige kaum an etwas Anderes denken können. Der Schock sitzt tief, die Ungewissheit ist zermürbend. Niemand weiß, in welchem Ausmaß die Familie gefordert sein wird, ob der Großvater wieder in seiner Wohnung leben kann oder in einem Alten- und Pflegeheim untergebracht werden muss. In den ersten Tagen ist noch alles offen. Während der Zeit im Krankenhaus und der Rehabilitation können die Angehörigen lediglich Informationen zusammentragen, um sich auf den bevorstehenden Entlassungstag vorzubereiten. Erst dann können die notwendigen Entscheidungen getroffen werden.

Leider zeigt sich am Ende der Krankenhaus- und Rehabilitationsbehandlung, dass der Schlaganfall nicht ohne Folgen geblieben ist. Zwar hat der Großvater das Laufen wieder erlernt und kann jetzt am Rollator gehen, auch mit der Sprache ist es dank dem Logopäden wesentlich besser geworden, doch das alles reicht nicht aus, um künftig wieder allein in der eigenen Wohnung zu leben. Die Angehörigen müssen ihm also vermitteln, dass er in ein Heim ziehen muss, trotz aller ärztlichen Bemühungen und seiner großen Anstrengungen in den vergangenen Wochen.

Hoffnungslosigkeit macht sich breit. An den notwendigen Entscheidungen beteiligt sich der Großvater nicht. Es kommt nur der Satz: »Ach, das überlasse ich euch, ihr werdet schon das Richtige finden.« Ist es Überforderung, dass er selbst keine Wahl über eine geeignete Einrichtung treffen mag? Ist es die Verzweiflung, in ein Alten- und Pflegeheim einziehen zu müssen? Oder steht hinter dem Schweigen der unausgesprochene Wunsch, bei den Kindern aufgenommen zu werden? Die Familie steht in der Verantwortung und muss eine Lösung finden.

Die Eltern brauchen Hilfe

Lange Zeit sind die Eltern, trotz erster gesundheitlicher Einschränkungen, in ihrer Wohnung zurechtgekommen. Die Unterstützung von den Kindern und einer Haushaltshilfe reichte aus, um den Haushalt aufrechtzuerhalten. Von einem Tag auf den anderen verschlechterte sich jedoch der gesundheitliche Zustand des Vaters, sodass er nun auf Pflege angewiesen ist. Seine Frau ist aufgrund ihrer eigenen gesundheitlichen Probleme nicht in der Lage, ihren Mann zu betreuen – auch nicht mit der Unterstützung eines ambulanten Pflegedienstes. Jetzt gilt es zu entscheiden, wo die Eltern künftig leben werden, ob bei den Kindern oder im Alten- und Pflegeheim.

Der Familienrat tagt

Am Anfang steht meist der Wunsch, die Eltern bei sich aufzunehmen und für sie da zu sein. Eine Möglichkeit, etwas von dem zurückzugeben, was man von den Eltern bekommen hat: Zusammenhalt, Vertrautheit und Geborgenheit in der Großfamilie. Auch die Eltern hoffen oft, bei den Kindern unterzukommen.

Die Überlegung, dass die Eltern auch in ein Alten- und Pflegeheim umziehen könnten, spielt zunächst noch keine Rolle. Die Kinder möchten ihre alten Eltern nicht in eine unbekannte Umgebung mit fremden Menschen »abschieben«. Hinzu kommen die Ängste vor einer stationären Einrichtung – bei der ganzen Familie. Das Altenheim steht für alle negativen Aspekte des Alters. Es wird in der Regel mit der Preisgabe der Selbstständigkeit verbunden.

Selbstverständlich gibt es im Alten- und Pflegeheim Unterhaltung und Betreuung für die Bewohner, aber starke

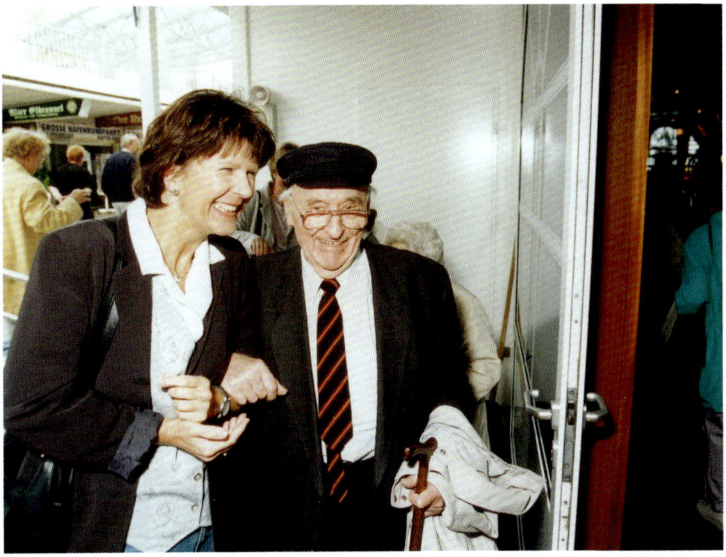

Für Ausflüge legen die Mitarbeiter besonderes Engagement an den Tag. Sie erkunden, ob das Ausflugsziel behindertengerecht ist, organisieren den Bus, sorgen für Kaffee und Kuchen. Am Ausflugstag selbst beginnt der Arbeitstag morgens um 7 Uhr und endet abends nicht vor 22 Uhr.

Pflegebedürftigkeit, die daraus resultierende Verzweiflung der kranken Menschen und der Tod gehören ebenfalls zum Alltag. Da erscheint es zunächst schwer, dieser Idee Positives abzugewinnen.

Können die Eltern bei den Kindern einziehen?

Der Wunsch, die Eltern aufzunehmen, sollte – wo immer möglich – realisiert werden. Zu prüfen ist dabei, welche Belastungen und Einschränkungen auf die Familie zukommen und was jeder Einzelne bereit ist mitzutragen.

Schnell wird klar, dass die Lasten nicht auf alle Schultern gleichermaßen verteilt werden können. In vielen Fällen

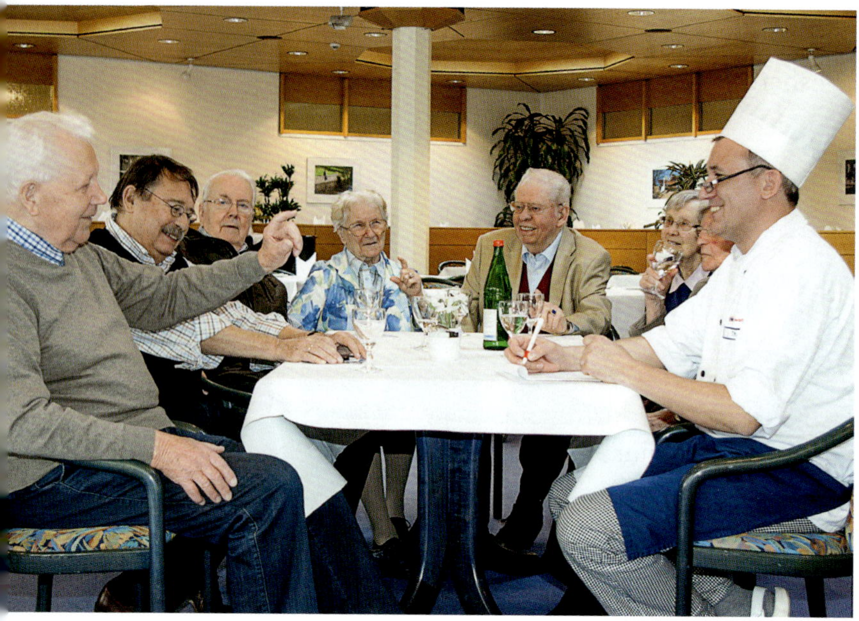

Regelmäßig besprechen die Bewohner mit Küchenleiter Thomas Oldach, was demnächst gekocht werden soll.

muss die Tochter oder Schwiegertochter ihre Berufstätigkeit aufgeben, sie trägt in der Regel die Hauptverantwortung. Die räumlichen Unzulänglichkeiten sind meist offenkundig. Die Familie muss zusammenrücken, um ein Zimmer frei zu machen. Es darf nicht der kleinste Raum sein, da für den Vater ein Krankenzimmer mit Pflegebett notwendig geworden ist. Hinzu kommen die Treppen innerhalb des Reihenhauses. Es wird jedes Mal ein Kraftakt werden, der gehbehinderten Mutter beim Treppensteigen behilflich zu sein. Die Belastungen und Umstellungen sind erheblich. Nicht unterschätzt werden darf die Verantwortung: 24 Stunden am Tag, an sieben Tagen in der Woche. Es ist nicht leicht, mit der ständigen Überforderung fertig zu werden. Das schlechte Gewissen stellt sich schnell ein, weil in allen Lebensbereichen ständig Kompromisse erforderlich sind: in der Ehe, der Kindererziehung, der Haushaltsführung und bei den sozialen Kontakten. Eine Familie kann sich nicht zerreißen. So kann es zu Ungerechtigkeiten und Streitigkeiten kommen. Für eine liebevolle Betreuung fehlt am Ende dann schlicht die Kraft.

Auch müssen pflegende Angehörige damit fertig werden, dass sie für ihre aufopfernde Tätigkeit nicht immer gelobt werden. Sie müssen mitunter auch eine gewisse Unzufriedenheit der Pflegebedürftigen ertragen, die mit ihrer neuen Lebenssituation nur schwer zurechtkommen. Die Krankheit schlägt sich auf deren Gemütszustand nieder. Zur Tätigkeit des Pflegenden gehört es, auch diesen Unmut zu erdulden.

Dass die alten Eltern bei den Kindern einziehen, entspricht dem Wunsch vieler Familien. Sie sind gern dazu bereit. Je besser die Belastungen vorher abgeschätzt werden, je besser sich pflegende Angehörige darauf vorbereiten, desto länger ist die Gemeinschaft in der Lage, die dauerhaften Anstrengungen im Umgang mit den pflegebedürftigen Angehörigen zu verkraften.

Das Altenheim kann die Familie nicht ersetzen

Auch in einer intakten Familie kann die Situation eintreten, dass die Professionalität eines Alten- und Pflegeheimes in Anspruch genommen werden muss. Sei es, dass sich der Gesundheitszustand des Pflegebedürftigen verschlechtert oder dass die pflegenden Angehörigen dauerhaft überfordert sind.

Die Familiensituation wird bereits dadurch erheblich entspannt, dass Pflege und Hauswirtschaft vom Alten- und Pflegeheim übernommen werden. Altenpfleger, Krankenschwestern, Hauswirtschafts-, Pflegedienst- und Heimleiter sind aufgrund ihrer Ausbildung in der Lage, auch schwierige Situationen zu meistern. Das Alten- und Pflegeheim wird die Liebe und Zärtlichkeit der Familie jedoch nicht ersetzen können. Die Angehörigen bleiben genau an dieser Stelle gefordert.

Die Umstellung in der neuen Umgebung fällt schwer

Die Entscheidung für den Umzug ist über viele Monate gereift. Das Aussortieren und Einpacken, der Abschied von der vertrauten Umgebung, die Unruhe in diesen Tagen sowie der Umzug selbst haben viel Kraft gekostet. Doch die Umstellung beginnt erst jetzt. Jeder Handgriff in der ungewohnten Umgebung ist neu, muss noch in Fleisch und Blut übergehen. Ob die Entscheidung richtig war?

Eine, die es geschafft hat, ist Alma Baule. Als die heute 90-Jährige vor sechs Jahren ins Altenheim zog, war die Umstellung groß. Ihr Mann lebte damals noch, sie hatte ihn gepflegt, wurde selbst krank und musste ins Krankenhaus. So beschloss das Ehepaar, gemeinsam in eine Seniorenwohnanlage zu ziehen, »damit ich mehr bei ihm sein konnte«. Kurz nach dem Umzug verstarb ihr Mann. Sollte sie in ihre alte Wohnung zurück? Nach einem Urlaub in Bad Meinberg und langen Überlegungen beschloss die Witwe: »Hier in der neuen Wohnung ist dein Zuhause!« Heute hält sie sich mit Gymnastik und Gedächtnistraining fit, hat Kontakt zu den Mitbewohnern und Freunde gefunden.

»Man muss Interesse zeigen und auf die Menschen zugehen«, empfiehlt die gewählte Heimbeirätin, die ihre Aufgabe auch darin sieht, die neuen Bewohner im Haus zu besuchen. Manche trauen sich am Anfang kaum, etwas zu sagen, scheuen den Kontakt mit den Mitbewohnern, kommen noch nicht mit der ihnen unbekannten Umgebung zurecht. Zu groß ist oft die Hemmschwelle, zum Beispiel zum Gedächtnistraining zu gehen, meist aus Angst, nicht mithalten zu können. Am liebsten möchte man wieder in die alte Wohnung zurück. »Dort hat man aber genau wieder diese Einsamkeit«, weiß Alma Baule aus eigener Erfahrung – und dass das Einleben Zeit braucht. »Man darf sich nicht hängen lassen!«

Urlaub an der Ostsee ist bei Altenheimbewohnern beliebt, wie hier während einer Fahrt mit der Schmalspurbahn Molli in Kühlungsborn.

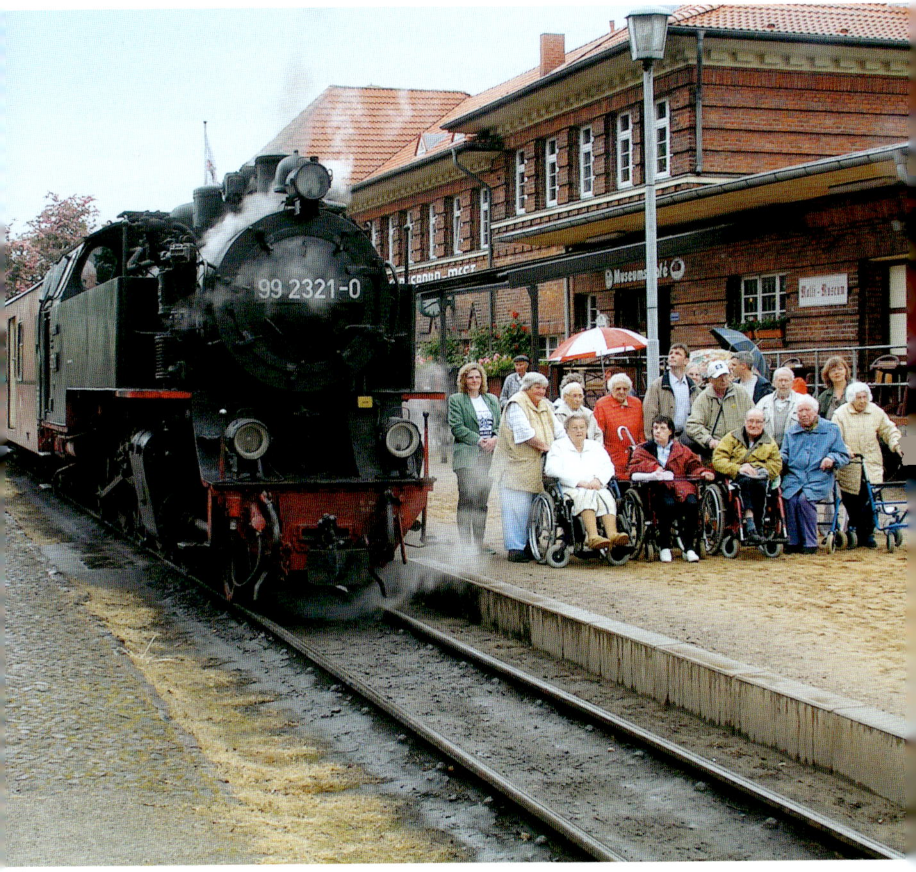

Der Umzug ins Altenheim

Auch die Mutter von Autor Jochen Mertens leidet unter Demenz

Seit fast einem Jahr beschäftige ich mich mit der Demenzerkrankung meiner 88-jährigen Mutter. Über ein Vierteljahr hat sie trotz dieser schweren Erkrankung des Gehirns allein zu Hause gewohnt, doch dann musste sie ins Altenheim ziehen. Dort hat sie sich erstaunlich schnell eingelebt.

Es begann an einem kalten Sonntag im Februar. Meine Mutter war ziemlich verzweifelt und hatte Kopfschmerzen: »Ich habe Blitze im Kopf und kann nicht mehr denken.« Wir haben sie beruhigt, und sie wollte im Bett liegen bleiben, solange ihr Gehirn Aussetzer hatte. In den darauffolgenden zwei Wochen war die beginnende Demenz dann nicht mehr zu übersehen. Personalausweis, Kontokarte, Krankenversicherungskarte sowie die Zahnprothese waren verschwunden. Meine Mutter hatte den Bezug zur Realität verloren und stellte zur Erklärung die Frage: »Wozu brauche ich in meinem Alter noch einen Ausweis?« Gute Frage, auf die ich zunächst auch keine Antwort wusste.

Der langjährige Gärtner meiner Mutter hat tagsüber die Betreuung übernommen, gekocht und geputzt. Abends war ein Pflegedienst beim Waschen und Ausziehen behilflich. Über drei Monate hat das funktioniert. Gut, wir mussten erfinderisch sein und zum Beispiel die Sicherungen vom Herd herausdrehen. Tee ohne Wasser in der Bratpfanne zu erhitzen, war damit nicht mehr möglich. Streichhölzer und Kerzen hatten wir zwar aus der Wohnung entfernt, doch meine Mutter ging immer mal wieder ins Einkaufszentrum, kaufte sich Zigaretten und Feuerzeug. Nach 40 Jahren Abstinenz hatte sie wieder mit dem Rauchen angefangen. Damit verbunden war eine nicht unerhebliche Feuergefahr, wie

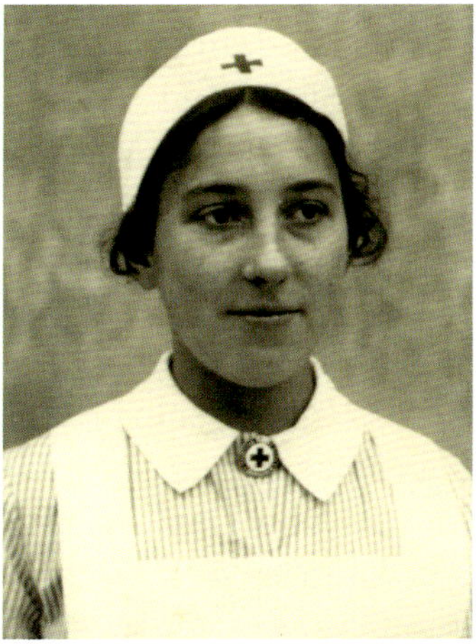

Marianne Mertens war Säuglings- und Gemeindeschwester.

man an den zahlreichen Brandlöchern sehen konnte. Manchmal waren Lebensmittel im Kleiderschrank versteckt. An aktiven Tagen hat meine Mutter die nasse Wäsche aus der Waschmaschine genommen und in die Büsche gehängt. »Das trocknet schneller«, erklärte sie uns.

Marianne hielt uns ganz schön auf Trab, bis sie in einer Nacht im Juni die Wohnung verließ, um mit dem Taxi an die Ostsee zu fahren. Weit ist sie nicht gekommen. Keine 100 Meter von ihrer Wohnung entfernt stürzte sie. Jugendliche, die sie fanden, kümmerten sich um meine Mutter und riefen die Polizei. Zum Glück war nichts gebrochen, es gab nur eine schmerzhafte Prellung an der Hüfte.

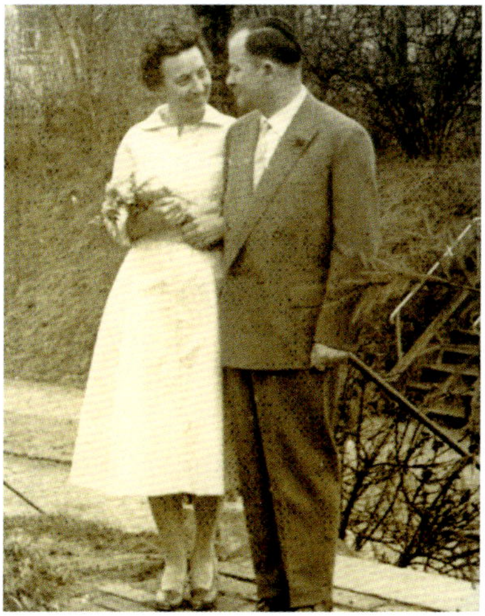

Marianne und Erhard Mertens an ihrem Hochzeitstag

Der Traum, bis zum Lebensende in der vertrauten Umgebung zu leben, war damit ausgeträumt. Trotz dieses Sturzes wollte meine Mutter nicht ins Heim ziehen. Ich musste sie erst davon überzeugen, dass sie nicht mehr allein leben konnte. Zwei Anläu-

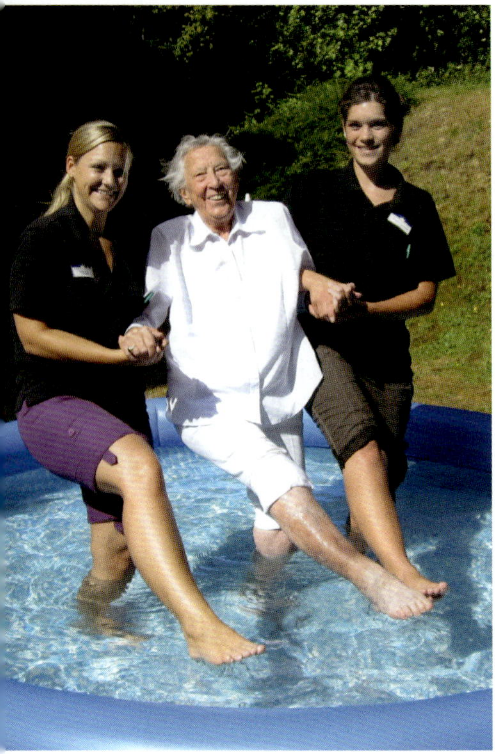

Die Ergotherapeutinnen Marlen Maas (links) und Dorothe Dassmann haben Spaß beim Wasserballett mit Marianne Mertens.

fe habe ich dazu gebraucht. Es gab Streit und Tränen, doch dann hat sich Marianne von mir ins Heim begleiten lassen. Bis heute wundere ich mich darüber, wie stark der Wille eines Demenzkranken sein kann. Gekennzeichnet durch Sturheit und Uneinsichtigkeit, kann es doch wenige Stunden später so etwas wie Einsicht und Vernunft geben. Findet man den richtigen Zugang zum Betroffenen, dann ist es plötzlich ganz einfach.

In den ersten drei Tagen im Heim konnte meine Mutter aufgrund der Prellung mit dem rechten Bein noch nicht auftreten. Sie war auf den Rollstuhl angewiesen, ließ sich aber bereitwillig von den Pflegekräften ins Bett, auf einen Stuhl oder auf die Toilette umsetzen. Der Lebenswille meiner Mutter war ungebrochen. Am dritten Tag im Heim stand sie einfach auf und machte humpelnd die ersten Schritte nach ihrem Sturz. Irgendwie ist sie mit der neuen Situation gut zurechtgekommen. Wahrscheinlich fühlte sie sich in ihrer Wohngruppe sofort geborgen und angenommen. In solch einer Gruppe ist auch viel mehr los als zu Hause. Vom Wassertreten über das Singen bis zum

Kuchen backen – Marianne ist immer dabei. Außerdem haben sie die Erfolgserlebnisse in der neuen Umgebung ermutigt: Meine Mutter ist zum Beispiel aufgefordert worden, ihr Brot selbst zu schmieren und sich Käse oder Wurst auszusuchen. Das hatte sie sich zu Hause allein nicht mehr zugetraut. Diese neu gefundene Selbstständigkeit gefällt ihr bis heute.

In den ersten Wochen glaubte meine Mutter, dass sie in einer Wohngemeinschaft mit jungen und alten Menschen lebt. Inzwischen spricht sie davon, in einem Heim zu leben. Trotzdem äußert sie immer wieder den Wunsch, in ihr »blaues Haus an der Elbe« zu ziehen. An den Namen der Straße, in der sie wohnte, kann sie sich nicht mehr erinnern. Ihr Wunsch nach dem Umzug »nach Hause« ist für mich immer ein kleiner Stich ins Herz. Ich glaube, dass meine Mutter einerseits zwar begriffen hat, dass das Altenheim ihr Zuhause ist, sich andererseits aber wünscht, noch einmal ganz selbstständig zu sein, so wie früher. Und diese Hoffnung möchte ich ihr auch nicht nehmen.

Der Umzug ins Altenheim ist jetzt ein halbes Jahr her. Ich dachte immer, dieser Schritt leite für Senioren den unausweichlich letzten Lebensabschnitt ein. So ist es aber nicht. Meine Mutter hat in dieser Zeit unerwartet schöne Dinge erlebt. Sie hat viele Sonnenstunden auf ihrem neuen Balkon verbracht, hat den fünftägigen Bewohnerurlaub auf der Ostseeinsel Usedom mitgemacht und genießt es, einmal in der Woche zum Schwimmen zu gehen. Ich freue mich, wenn sie mir erzählt, wie gern sie beim Singen und Backen mitmacht. Außerdem kümmern sich die Pflegekräfte rührend um die seelischen Probleme der hier lebenden Menschen. Als meine Mutter neulich nachts schlecht geträumt hatte, war sofort eine Mitarbeiterin zur Stelle, um sie zu trösten.

Trotzdem sehe ich natürlich den unaufhaltsamen Fort-

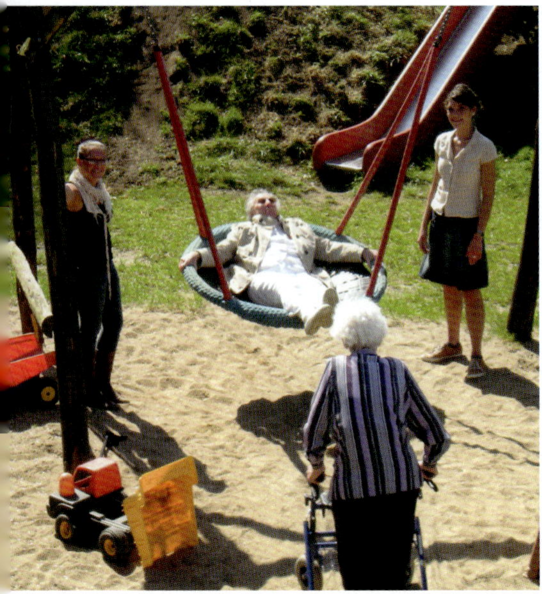
Es gibt viele Ideen, damit sich Altenheimbewohner geborgen fühlen.

schritt der Demenz. Meine Mutter ist viel ruhiger geworden, spricht leiser und weniger, der Blick ist oft leer. Es wird langsam dunkel in ihrem Kopf. Wir kommen mit diesem langen Abschied irgendwie zurecht und haben trotzdem eine gute Zeit. Denn: Meine Mutter lebt im Hier und Jetzt, macht sich kaum Gedanken über ihre Krankheiten und genießt die Zeit. Über die Demenz hat sie selbst einmal gesagt: »Ich habe Gestrüpp im Kopf.« Trotzdem ist ihr liebevolles Wesen noch immer dasselbe wie vor dem Ausbruch dieser schweren Erkrankung. Sie ist und bleibt meine Mutter!

Ein vollendetes Leben

Dankenswerterweise waren wir in den vergangenen zwei Jahren mit der Demenz meiner inzwischen 90-jährigen Mutter ganz gut zurechtgekommen. Sie lebte in ihrer eigenen Welt und war glücklich – wahlweise als Kinderbuchautorin oder als Kinderärztin. Als junge Frau durfte sie damals nicht studieren, wahrscheinlich hat sie sich im Rahmen der Demenz ihr Leben schön geträumt. Einmal in der Woche holte ich Marianne zu mir nach Hause. Von der Autofahrt bis zum Spaziergang am Hafen genoss sie die Geselligkeit immer sehr. Einmal stand in der Pflegedokumentation: »Frau Mertens ist von ihrem Sohn zum Abendbrot abgeholt worden und kam bester Laune gegen 21 Uhr zurück.«

Ja, und dann ist meine Mutter gestürzt – Oberschenkelhalsbruch. Die Medizin ist inzwischen so weit, dass die Operation nur etwa 40 Minuten dauert, die Patienten werden bereits nach zwölf Tagen entlassen. Zum Glück konnte die Reha im Altenheim durchgeführt werden. In der vertrauten Umgebung konnte meine Mutter das Sitzen und Stehen üben. Außerdem schaffte sie es sogar wieder, ein paar Schritte zu laufen. Das war eine tolle Leistung vom »Gymnastiker«, wie Marianne den Physiotherapeuten nannte.

Doch irgendwie muss meine Mutter gespürt haben, dass ihre Lebensuhr bald abläuft. Sie hörte auf zu essen. Nach einigen Wochen hatte sie nicht mehr die Kraft, in ihrer Wohngruppe zu sitzen. In so einer Situation muss das gesamte Team umschalten. Es geht dann nicht mehr darum, bei der Reha gut mitzuarbeiten. Auch die Ermutigung, anständig zu essen, um wieder zu Kräften zu kommen, ist kein Ziel mehr. Zum Glück hatte meine Mutter rechtzeitig verfügt, dass in keinem Fall eine Magensonde gelegt werden soll. Vom Hausarzt und den Pflegekräften wurde diese klare Ansage problemlos akzeptiert. Und selbstverständlich gehörten zur Palliativpflege ausreichend Schmerzmittel, sodass die sterbende Patientin nicht unter Schmerzen leiden musste. Alle Beteiligten wussten, dass jetzt die letzte Lebensphase eingeläutet worden war. Wir haben sie jeden Tag besucht, mussten den rapiden gesundheitlichen Verfall mit ansehen und aushalten. Hospizpflege ist eine spezielle Form der Altenpflege, in der Pflegekräfte, Ärzte und die Familie nur noch dabei behilflich sein können, einen Menschen gehen zu lassen, weil sich sein Leben vollendet.

So tüdelig meine Mutter auch war – dass sie sterben würde, hat sie genau gespürt. Etwa zwei Monate vor ihrem Tod meinte sie: »Ich glaube, ich komme bald in den Himmel, weil ich so müde bin.« Das hat uns sehr bewegt. Doch meine Mutter hatte in dieser Zeit auch noch schöne Erlebnisse, zum Beispiel als ihre 84-jährige Schwester zu Besuch kam. Manches ist so typisch für Sterbende, und ihre Perspektive ist alles andere als negativ. Ich wollte von meiner Mutter wissen, wie es ihr geht. In ihrer Antwort klang so viel Hoffnung mit: »Mir geht es nicht gut. Aber morgen holt mich mein Mann hier raus. Dann ziehen wir in unsere Wohnung in einem Haus ganz nach oben in der Sternstraße. So lange halte ich das hier noch aus.« Meine Mutter hatte bereits abgeschlossen, das Weltliche hinter sich gelassen, sie war bereit zu gehen.

In den letzten Tagen konnte ich ihr nur noch dabei behilflich sein, etwas zu trinken. Wenn sie dann schlafen wollte, hat sie mich weggeschickt: »Geh nach Hause, ich bin so müde.« Es ist nicht einfach, so eine Situation über viele Wochen auszuhalten. Am Ende ist meine Mutter dann ganz friedlich eingeschlafen. Schön war die Aussegnung durch den Pastor in ihrem Zimmer. Inzwischen hat sie ihr Seemannsgrab in der Ostsee. Ich vermisse sie, denke oft an unsere gemeinsame Zeit und bin froh darüber, dass ich ihr über einen Zeitraum von drei Jahren, vom Ausbruch der Demenz bis zu ihrem Tod, beistehen konnte.

Palliativ- und Hospizbewegung

Ein angemessener Umgang mit sterbenden Menschen

In den vergangenen 20 Jahren hat sich die Situation für sterbende Menschen erheblich verbessert. In Hamburg gibt es

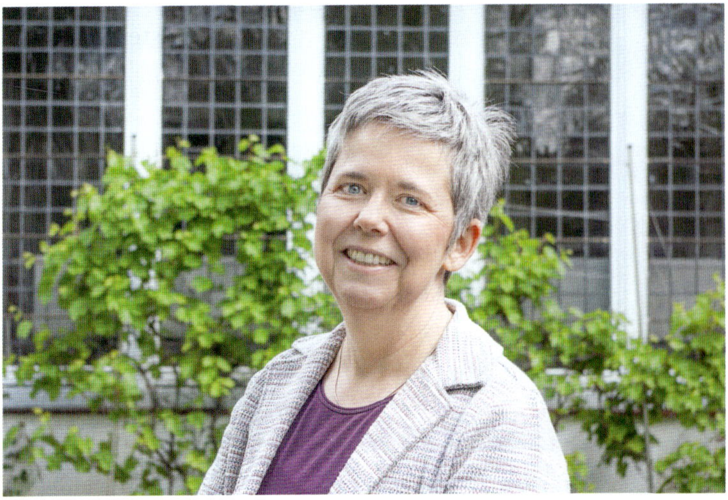

Ulrike Wohlgemuth ist examinierte Krankenschwester und hat sich im Laufe der Jahrzehnte ein enormes Fachwissen zum Thema Hospiz angeeignet.

ein umfangreiches Netzwerk aus engagierten Ärzten und Pflegekräften, die durch ihr Können eine gute Palliativversorgung sicherstellen. So lassen sich die typischen Begleiterscheinungen, mit denen sterbende Menschen zu kämpfen haben, gut behandeln – wie etwa Schmerzen, Ängste, Atemnot und Übelkeit.

Einen wichtigen Baustein innerhalb dieses Netzwerks bilden die ambulanten Hospizdienste. Der Unterstützungsbedarf der Menschen ist groß. »Ehefrauen möchten den Partner, der wahrscheinlich nicht mehr lange leben wird, nicht allein lassen und fragen, ob ein ehrenamtlicher Hospizbegleiter helfen kann«, beschreibt Ulrike Wohlgemuth einen typischen Anruf. Die leitende Koordinatorin beim ambulanten Hospizdienst Alten Eichen berät aber auch Menschen, die sich ganz grundsätzlich informieren wollen: Eine ältere Dame hatte vor, in die Schweiz zum Sterben zu

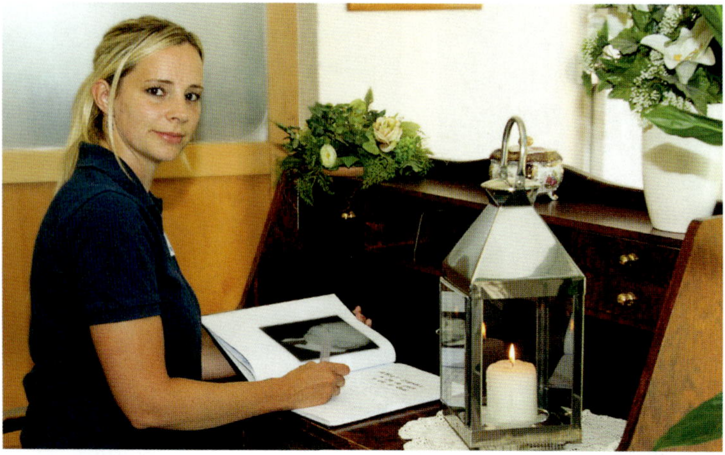

Altenpflegerin Yvonne Hinz würdigt die Verstorbenen in ihrem Altenheim, die in einem Buch mit einem Foto zu sehen sind. Wer mag, kann etwas Persönliches zu Papier bringen.

fahren, wollte dann jedoch zunächst einmal wissen, wie die Versorgung hierzulande aussieht. »Diese Anruferin weiß jetzt, an wen sie sich an ihrem Lebensende wenden kann«, berichtet Ulrike Wohlgemuth. Außerdem rufen Menschen an, die gerade erfahren haben, dass sie mit ihrer Krankheit kaum noch eine Perspektive auf Heilung haben. Sie wollen nicht zum Psychologen, mögen die Angehörigen nicht belasten, sondern brauchen lediglich einen geschulten Zuhörer, der ihnen beim Sortieren der Gedanken zur Seite steht.

Die ehrenamtlichen Hospizbegleiter haben einen 110-stündigen Vorbereitungskurs absolviert und sind in der Lage, die schwierige Situation von sterbenden Menschen und deren Angehörigen auszuhalten. Angeboten werden regelmäßige Besuche für ein bis zwei Stunden zu Hause, im Altenheim oder im Krankenhaus. Nähere Informationen: Koordinierungsstelle Hospiz und Palliativarbeit Hamburg, www.koordinierungsstelle-hospiz.de, ☎ 040 / 226 30 30 30

Pflege will gelernt sein

Unterstützung bei der Hamburger Angehörigenschule

Für viele Familien ist es selbstverständlich, im Pflegefall füreinander einzustehen. Ehepartner und Kinder meinen es gut, doch in der Praxis kommen die pflegenden Angehörigen schnell an ihre Grenzen. Eine große Hilfe bietet die Hamburger Angehörigenschule mit zahlreichen Kursen. Die Angebote sind für die Teilnehmer kostenlos, finanziert werden sie von den Pflegekassen.

Wenn die Entlassung eines Patienten aus dem Krankenhaus ansteht, müssen die Familien alles auf einmal können. Im Orientierungskurs zur Pflegeversicherung wird zunächst erklärt, welche Voraussetzungen erfüllt sein müssen, um Leistungen aus der Pflegekasse – wie etwa das Pflege-

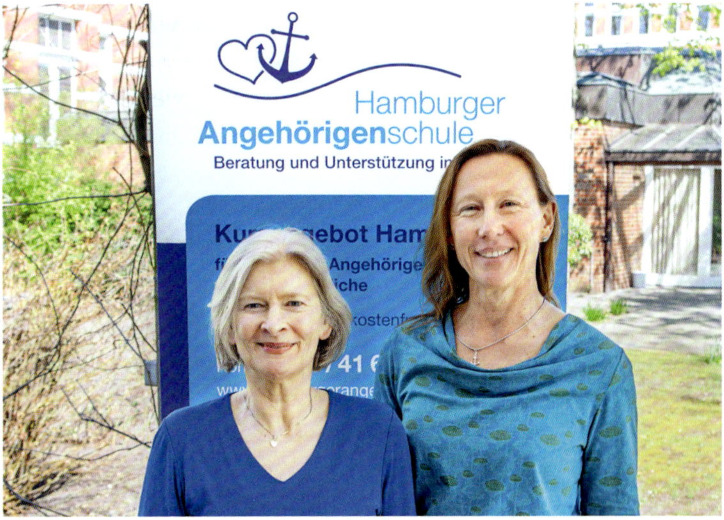

Gute Information ist das A und O. Daniela Schlögl (links) und Gabriele Schröder unterstützen pflegende Angehörige mit zahlreichen Kursen.

geld – zu erhalten. Außerdem geht es darum, die Versorgung zu Hause zu organisieren und sich über weitere Unterstützungsangebote – wie die Kurzzeitpflege oder Hilfsmittel – zu informieren.

Die Kurse haben maximal zehn Teilnehmer. Willkommen sind auch Freunde, Nachbarn und ehrenamtliche Helfer. Rund um die Pflege stehen zum Beispiel das rückenschonende Arbeiten, Hygiene und Krankenhauskeime, Sturzprophylaxe und Ernährung auf dem Programm. »Leider kommen die Angehörigen oft erst sehr spät zu uns. Eine Ehefrau hat erst nach ihrem dritten Bandscheibenvorfall den Kurs zur rückenschonenden Pflege besucht«, berichtet Pflegeberaterin Daniela Schlögl. Zahlreiche Angebote gibt es auch zu den großen Themen Demenz, Parkinson oder Depressionen. Der Austausch mit anderen Betroffenen ist dabei ein positiver Nebeneffekt. Die Teilnehmer erleben, dass sie nicht allein sind. Oft gibt es Tipps und Anregungen von Menschen, die sich in einer vergleichbaren Situation befinden. Das macht Mut, um für den Ehepartner oder die Eltern auch weiterhin auf Dauer da zu sein und die Fürsorge zu übernehmen. »Sofern eine Betreuung für den Pflegebedürftigen selbst nötig ist, organisieren wir auch das«, ermutigt Gabriele Schröder die Angehörigen, die sich das Rüstzeug für die Zukunft erarbeiten wollen.

Das Kursprogramm ist im Internet unter www.hamburgerangehoerigenschule.de zu finden, es kann kostenfrei unter ☏ 040 / 416 246 51 angefordert werden.

Der heiße Draht bei Demenz

Ein Projekt der Diakonie-Stiftung MitMenschlichkeit

Schätzungsweise 31.000 Hamburger sind von Demenz betroffen, und nahezu alle Familien, die liebevoll für die Betreuung sorgen, stoßen irgendwann an ihre physischen und psychischen Grenzen. Ein Beispiel: Eine 85-jährige Ehefrau betreut ihren 90-jährigen demenzkranken Partner, der plötzlich das Haus verlässt, ohne sie zu informieren, und erst nach Stunden wieder in die Wohnung zurückfindet. Er hatte das Gefühl, er müsse Geld am Automaten holen, damit die beiden etwas zu essen einkaufen können. Doch die Ehefrau hat in diesen langen Stunden der Ungewissheit große Ängste ausgestanden, deshalb kann sie sich überhaupt nicht über die noch vorhandene Selbstständigkeit des Partners freuen. Wie kann diese Frau lernen, in solch einer Situation angemessen und besonnen zu reagieren? Welche Möglichkeiten kann sie nutzen, um langfristig ihre eigenen Ressourcen zu stärken? Und wenn bestimmte Grenzen erreicht sind, gibt es vielleicht andere Menschen, die einen Teil der Ver-

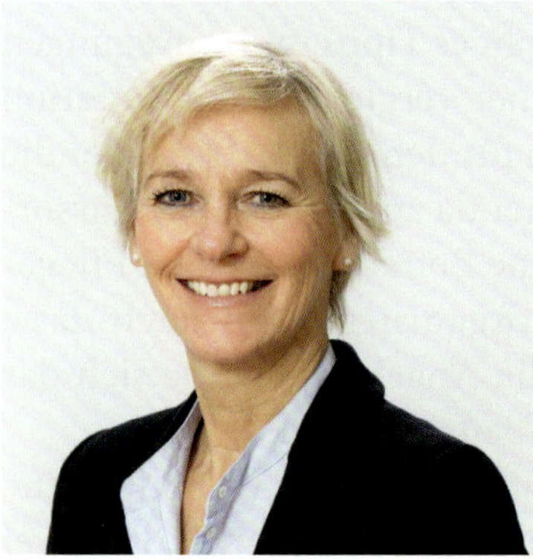

Katrin Kell ermutigt die Familien, die einen demenzkranken Angehörigen betreuen, sich rechtzeitig Unterstützung zu holen.

antwortung übernehmen können?

Die Diakonie Hamburg bietet für solche Notfälle das Demenz-Sorgentelefon an. Drei ausgebildete Fachkräfte, die über langjährige Erfahrungen mit Demenzkranken verfügen, stehen den Anrufern kostenlos mit Rat und Tat zur Seite. »Manchmal hilft den Angehörigen schon ein Telefonat, um aus der Isolation herauszukommen, die diese Krankheit oft mit sich bringt«, macht die Fachbereichsleiterin Katrin Kell Mut. Außerdem erfahren die Familien beim Demenz-Sorgentelefon, auf welche Unterstützungsangebote sie zurückgreifen können.

Finanziert wird das Projekt von der Diakonie-Stiftung MitMenschlichkeit. Das Telefon ist montags bis freitags von 9 bis 12 Uhr ☏ 040 / 30 620 349 zu erreichen.

Bestattungsvorsorge

Die Details sollte man festlegen, solange man gesund ist

Das eigene Lebensende ist oft ein Tabu-Thema. Nicht so für Ursula und Horst Schroeder. Das Ehepaar hat sich vor fünf Jahren dazu entschieden, die Details ihrer Bestattung festzulegen und einen Vorsorgevertrag bei einem Beerdigungsinstitut abzuschließen. Der Vorschlag dazu kam von Tochter Angelika.

»Es ging uns gut, deshalb konnten wir das Thema vollkommen entspannt angehen«, erinnert sich Ursula Schroeder. Die 91-Jährige hat sich einen weißen Sarg ausgesucht, auf dem bei der Trauerfeier weiße und rote Rosen liegen sollen. Sie möchte schick angezogen sein. Ein Trauerredner ist bestellt, das Vaterunser soll gesprochen werden, und die Musik ist auch schon ausgesucht: das Ostpreußenlied »Land der dunklen Wälder« und »Nimm mich mit, Kapitän, auf die Reise«. Ins offene Grab sollen Blumen nachgeworfen werden. Die Eltern werden dann ihre endgültige Ruhe neben ihrer im Jahr 2006 verstorbenen Tochter Monika finden.

Das Thema hat auch einen finanziellen Hintergrund: »Im Pflegefall wäre unser Erspartes schnell aufgebraucht. Das

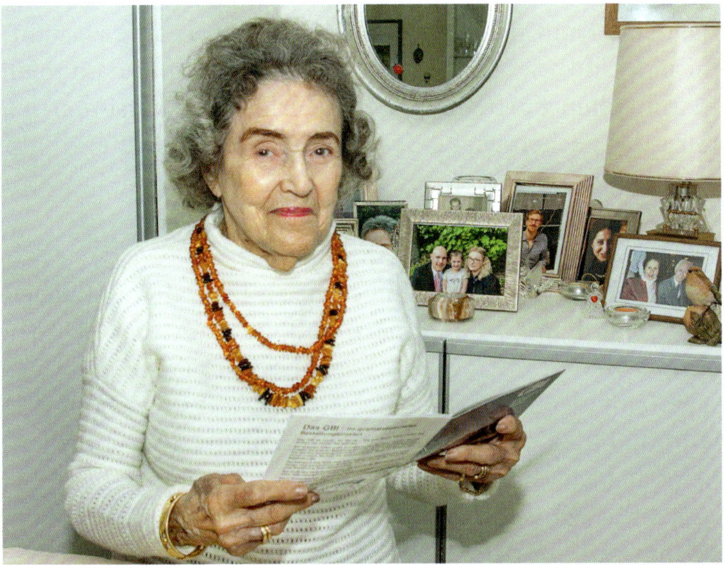

Ursula Schroeder sieht sich gern die Fotos von Ehemann Horst, den Töchtern, beiden Enkeln und der Urenkelin an.

Geld, das wir für unsere Beerdigung ausgegeben haben, kann uns jetzt keiner mehr wegnehmen«, erklärt Ursula Schroeder. »Stimmt. Es ist laut Bundessozialgericht unpfändbar«, ergänzt Melanie Regenberg vom GBI Großhamburger Bestattungsinstitut rV. Bei den Vorsorgeverträgen ist außerdem zu beachten, dass das Beerdigungsunternehmen eine Preisgarantie übernimmt und eine Bankbürgschaft anbietet, damit das Geld bei einer Insolvenz des Bestatters nicht verloren ist. Beim GBI gibt es beides.

Nach dem Tod von Horst Schroeder, der im November 2018 im Alter von 93 Jahren verstorben ist, sollte sich zeigen, wie weitsichtig die Bestattungsvorsorge war. »Mein Mann hat elf Monate im Pflegeheim gelebt, ich habe fast rund um die Uhr bei ihm am Bett gesessen und ihn begleitet«, erzählt die Witwe. »Ich selber war am Ende, hätte nicht mehr die Kraft gehabt, mich um die Beerdigung zu kümmern.« Und wie geht es ihr heute? »Es ist gut, dass mein Mann gehen durfte, denn er ist erlöst worden. Aber ich muss das Lachen wieder lernen, sagt meine Tochter.«

Geschickt mit dem Ersparten umgehen

Der finanzielle Grund, sich bereits zu Lebzeiten um die eigene Beerdigung zu kümmern und diese auch im Rahmen eines Vorsorgevertrages zu bezahlen, ist gerade für Menschen mit kleinem Geldbeutel wichtig. Wer pflegebedürftig wird und die Kosten für einen Pflegedienst oder ein Altenheim nicht aus dem laufenden Renteneinkommen bezahlen kann, muss zunächst das Ersparte dafür einsetzen. Erst dann springt das Sozialamt ein.

Ein Zahlenbeispiel: 20.000 Euro sind auf dem Sparbuch. 1.000 Euro sind davon pro Monat für die Pflege auszugeben. Das Sozialamt springt erst ein, wenn bei einem Ehepaar

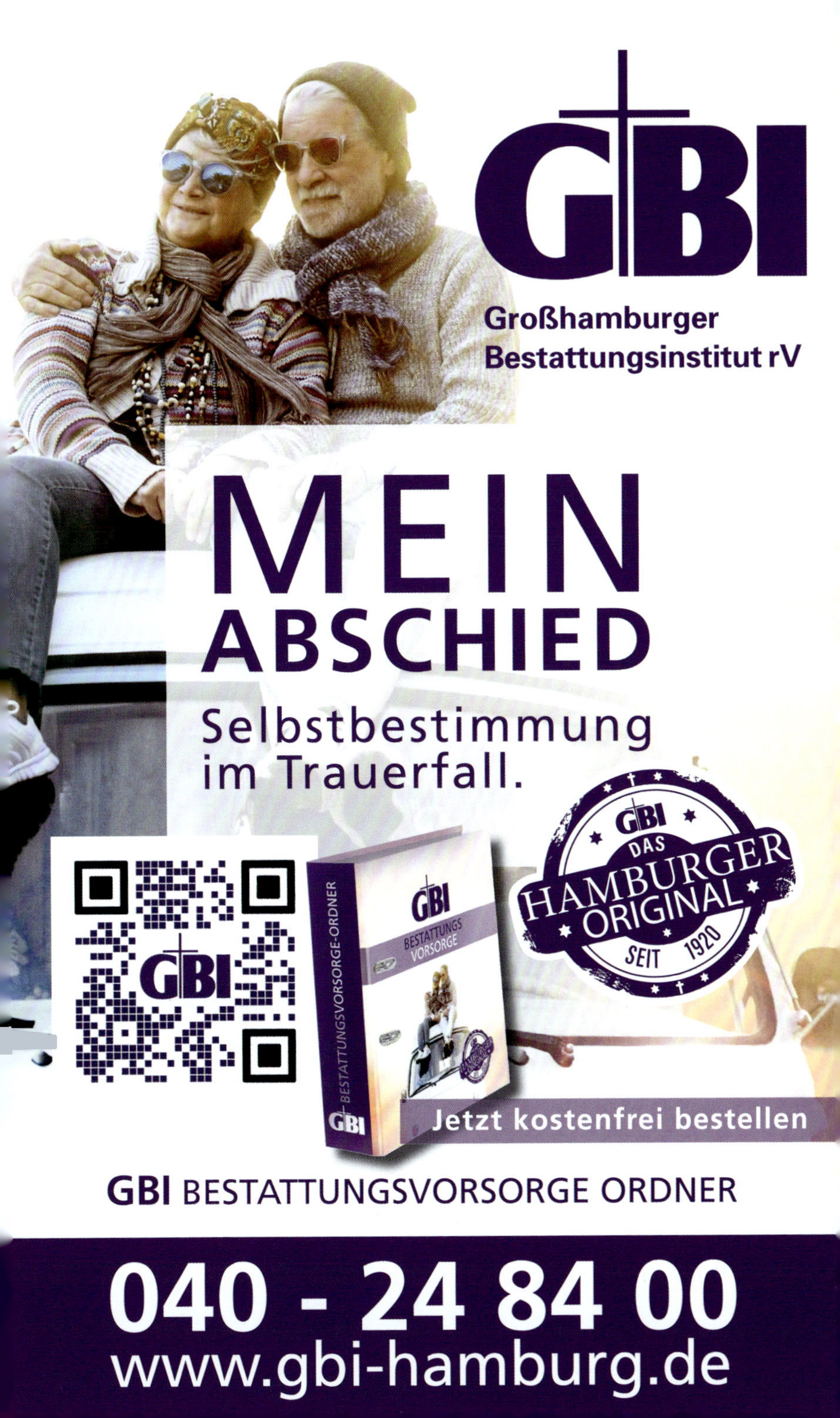
GBI
Großhamburger
Bestattungsinstitut rV
MEIN
ABSCHIED
Selbstbestimmung
im Trauerfall.
GBI
DAS
HAMBURGER
ORIGINAL
SEIT 1920
GBI
BESTATTUNGSVORSORGE-ORDNER
GBI
BESTATTUNGS
VORSORGE
Jetzt kostenfrei bestellen
GBI BESTATTUNGSVORSORGE ORDNER
040 - 24 84 00
www.gbi-hamburg.de

nicht mehr als 10.000 Euro (5.000 Euro Freibetrag pro Person) auf dem Konto sind. Sollten im Rahmen der Bestattungsvorsorge bereits 4.000 Euro bezahlt worden sein, sind nur noch 16.000 Euro auf dem Konto. Im Pflegefall würde das Sozialamt vier Monate früher einspringen. Das sogenannte Schonvermögen hätte der Betroffene zur freien Verfügung, müsste davon nicht seine Beerdigung bezahlen.

Ein wichtiges Gerichtsurteil

Das Bundessozialgericht bekennt sich in seinem Urteil vom 18. März 2008 (B 8/9b SO 9/06 R) ausdrücklich zu dieser gängigen Praxis. Das Gericht würdigt den Wunsch des Menschen, für die Zeit nach seinem Tod durch eine angemessene Bestattung und Grabpflege vorzusorgen. Dies entspreche dem Gedanken der Selbstbestimmung und Menschenwürde. Vermögen, das dafür bereitgehalten wird, müsse daher als Schonvermögen im Sinne der sozialrechtlichen Härtefallregelungen angesehen werden.

Familiendokumente rechtzeitig bereitlegen

Wenn im Familien- oder Freundeskreis ein Trauerfall eintritt, ist der Schmerz groß. Doch trotz Trauer um einen nahestehenden Menschen muss die Beerdigung organisiert werden. Es stehen Entscheidungen zu Fragen wie Feierlichkeiten, Beisetzungsart und Grabpflege an. Ein wichtiger Aspekt wird im Vorwege häufig vergessen: Um eine Beerdigung überhaupt in die Wege leiten zu können, müssen die wichtigsten Familiendokumente vorliegen, um den Verstorbenen beim Standesamt, der Krankenkasse und der Rentenversicherung abzumelden. »Dazu gehören Personalausweis, Krankenversicherungskarte sowie die Rentenversicherungs-

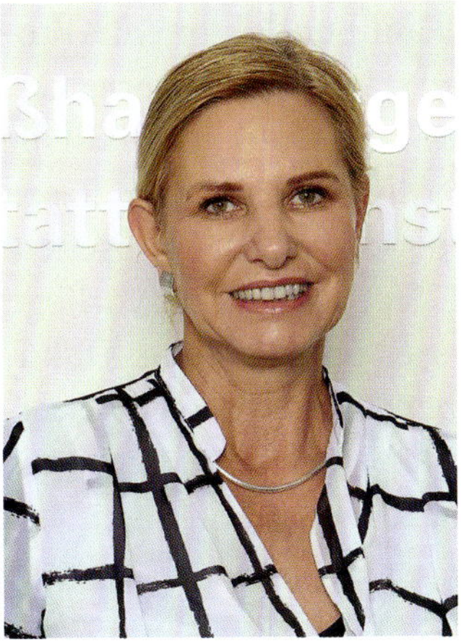

»Wenn die Familiendokumente fehlen, kann sich die Beerdigung verzögern«, weiß Melanie Regenberg.

nummer«, fasst Melanie Regenberg vom Beerdigungsunternehmen GBI zusammen.

Ihr Tipp: »Legen Sie das Stammbuch – wenn vorhanden – oder eine Mappe bereit, in der alle relevanten Dokumente, am besten im Original, enthalten sind.« Darüber hinaus sollte man Angehörige darüber informieren, wo diese Dokumente verwahrt werden. Die Bürokratie nimmt keine Rücksicht auf trauernde Menschen. »Leider gibt es auch in dieser schwierigen Zeit von Behördenseite Auflagen, die wir erfüllen müssen«, so Melanie Regenberg.

Mit Personalausweis und Totenschein wird die Identität des Verstorbenen gegenüber dem Standesamt nachgewiesen. Bei Ledigen reicht die Geburtsurkunde. Bei verwitweten Personen werden die Vorlage der Heiratsurkunde sowie die Sterbeurkunde des Ehepartners verlangt. Bei Geschiedenen ist ein rechtsgültiges schriftliches Urteil vorzulegen.

Dokumente für das Standesamt

Ledige:	***Verwitwete:***	***Geschiedene:***
Personalausweis	*Personalausweis*	*Personalausweis*
Krankenkarte	*Krankenkarte*	*Krankenkarte*
Geburtsurkunde	*Geburtsurkunde*	*Geburtsurkunde*
	Heiratsurkunde	*Scheidungsurteil*
	Sterbeurkunde des Ehepartners	

»Sollte es beim Auffinden der Familiendokumente Probleme geben, helfen wir selbstverständlich weiter«, verspricht Melanie Regenberg. Sie weiß, wie man im Notfall die benötigten Papiere beschafft. Allerdings kann es in diesen Fällen zu Verzögerungen kommen. So kann der Erbschein erst ausgestellt werden, wenn die Sterbeurkunde vorliegt. Darüber hinaus können ohne dieses unerlässliche Dokument auch die Konten des Verstorbenen nicht aufgelöst werden. Die Beerdigungsexpertin rät eindringlich: »Legen Sie die nötigen Familiendokumente bitte rechtzeitig bereit.«

Ich bin da, wenn Du mich brauchst

Angemessenes Verhalten im Trauerfall

Häufig reagieren wir mit Sprachlosigkeit, wenn wir mit dem Tod eines Angehörigen, Freundes, Arbeitskollegen oder Nachbarn konfrontiert werden – egal, ob wir die traurige Botschaft per Brief, aus einer Trauerannonce in der Zeitung oder in einem persönlichen Gespräch erfahren haben. So eine Nachricht verschlägt uns buchstäblich die Sprache. Aus Angst, das Falsche zu sagen, schweigen wir. »Doch diese Verunsicherung kann mit dem einfachen Satz ›Ich möchte mein herzliches Beileid ausdrücken‹ überwunden werden«, weiß Trauer-Experte Dr. Horst Sebastian.

Durch den Ausdruck der Anteilnahme oder des Mitgefühls kommt man mit dem Hinterbliebenen wieder ins Gespräch. Wer Menschen in einer Krise helfen möchte, erreicht viel, wenn er einfach nur zuhört und auf die Erteilung gut gemeinter Ratschläge verzichtet. Der Betroffene wünscht sich meist einen verständnisvollen Zuhörer, dem er erzählen kann, was ihm selbst gerade auf der Seele brennt. Falls die Beziehung zu dem Verstorbenen nicht eng war, zum Beispiel

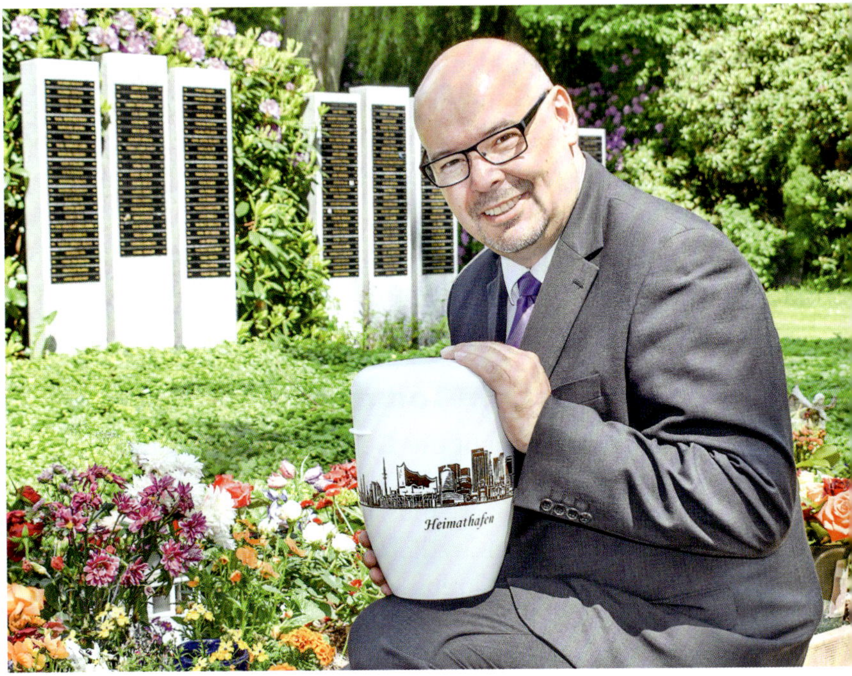

»Beim Grabfeld von Quo Vadis eV kann ein Namensschild des Verstorbenen am Grabmal angebracht werden – eine Alternative zur anonymen Beisetzung«, sagt Dr. Horst Sebastian.

bei Bekannten oder Arbeitskollegen, rät Dr. Sebastian zu einer Trauerkarte. Mit ein paar schriftlichen Worten könne man signalisieren: »Ich denk an Dich.« Als Trauerredner beim Beerdigungsinstitut GBI kommt der 48-jährige Theologe mit vielen Hinterbliebenen ins Gespräch und kennt deren Gemütszustand. Seine Erfahrung: »Jeder geht mit seiner Trauer anders um, das muss man akzeptieren.« Der eine zieht sich in sein Schneckenhaus zurück, der andere reagiert mit Wut und Tränen.

Das Umfeld kann eine große Hilfe bieten, indem es die Reaktionen des Trauernden aushält und diesem das Gefühl vermittelt: »Ich bin da, wenn Du mich brauchst.« Mit etwas Fingerspitzengefühl lässt sich herausfinden, welche Art von Zuwendung gewünscht wird. Behutsame Fragen bringen ans Licht, ob der Hinterbliebene gerade Nähe oder Distanz benötigt. Aber auch lange nach dem Todesfall ist die Frage erlaubt: »Wie geht es Dir heute?« Denn oft können die Hinterbliebenen erst Wochen oder sogar Monate nach der Beerdigung über den Verlust sprechen.

Nach dem Tod des Ehepartners

Die Macht der Gefühle ist gewaltig

Wie viele andere Paare mussten Heidi und Heinz F. mit einer erschütternden ärztlichen Diagnose zurechtkommen: Heinz F. hatte Darmkrebs. »Wir dachten, jetzt geht die Welt unter«, erinnert sich Ehefrau Heidi, »trotzdem haben wir unser Leben auf die Krankheit eingestellt. Alle 14 Tage hat mein Mann die Chemotherapie über sich ergehen lassen. In der Zeit dazwischen haben wir sogar noch eine Kreuzfahrt nach England, Spanien, Portugal und Frankreich unternommen.« Doch der gesundheitliche Zustand des 75-Jährigen verschlechterte sich und er verstarb kurze Zeit später.

Heidi F. wusste nicht, wie sie nach 52 gemeinsamen Ehejahren allein mit der Trauer fertigwerden sollte. Geholfen hat der 72-Jährigen eine Trauergruppe. Die Hemmschwelle, sich vor fremden Menschen zu offenbaren, war groß. Außerdem muss man sich auf die Trauergeschichten der anderen Teilnehmer einlassen. Gleichzeitig verbindet es, vergleichbare Schicksale gemeinsam zu durchleben und sich gegenseitig zu unterstützen.

Die Erfahrung zeigt, dass die Menschen erst lernen müssen, ohne den Partner weiterzuleben. Die Macht der Gefüh-

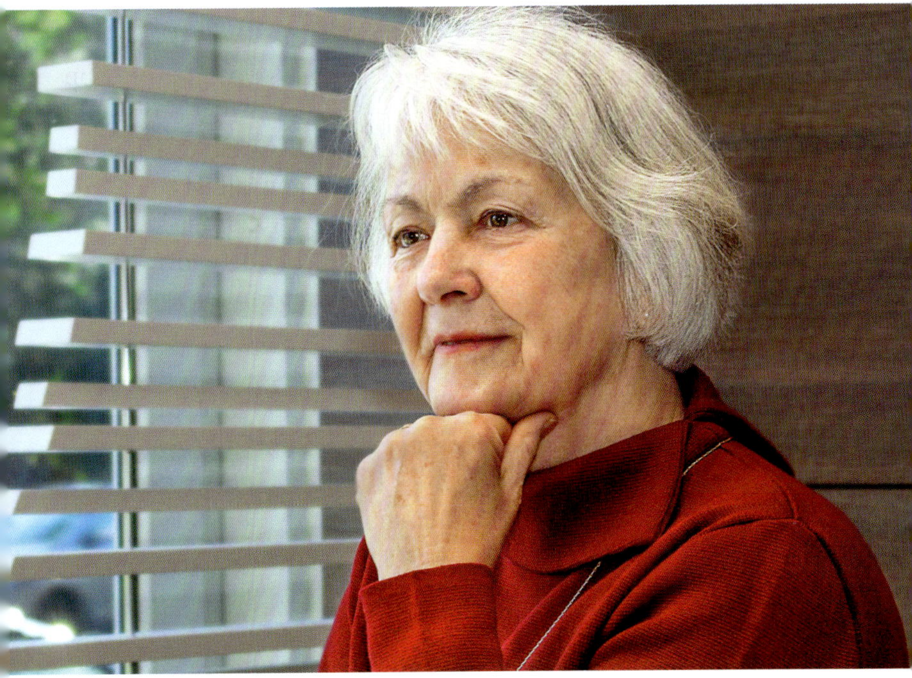

»Niemand muss seine Trauer allein bewältigen«, berichtet Heidi F.

le ist gewaltig. Sie zu ertragen und zu kanalisieren, ist ein langer Prozess.

Heidi F. berichtet inzwischen von einem großen, für sie sehr wichtigen Schritt: »Leider haben mein Mann und ich es nicht geschafft, uns den Kölner Dom anzuschauen. Deshalb habe ich mich allein mit der Bahn auf den Weg gemacht. Fünf Stunden habe ich mir das Kölner Wahrzeichen angesehen.« Eine Reise, ein Besuch im Restaurant oder am Sonntag etwas zu unternehmen – all das will allein erst einmal gelernt sein. Heidi F. ist mit ihrer Trauererfahrung ungern an die Öffentlichkeit gegangen, aber sie möchte Menschen in einer vergleichbaren Situation auf die Möglichkeit von Trauergruppen aufmerksam machen.

Unterstützung bei der Trauerarbeit

Eine Gruppe kann eine große Hilfe sein

Im Laufe unseres Lebens müssen wir alle in unterschiedlichen Lebensbereichen Verlusterfahrungen sammeln. Dennoch setzen wir uns mit Themen wie Krankheit, Tod und Trauer nur ungern auseinander. Hinterbliebene finden daher bei Freunden und Verwandten nicht immer Trost und das benötigte Verständnis. Andere möchten ihre Angehörigen nicht mit ihrem Schmerz behelligen und kämpfen sich lieber allein durch diese dunkle Zeit. »Jeder geht anders mit seiner Trauer um. Eine Trauergruppe kann ein geeigneter Weg sein, um zurück ins Leben zu finden«, macht Trauerbegleiterin Dr. Claudia Heinemann Mut.

Das Leben ist nicht unendlich

Das Umfeld vergisst oft, wie groß die Lücke ist, die der Verstorbene hinterlassen hat. Gerade bei Paaren, die viele Jahre gemeinsam durch gute und schlechte Zeiten gegangen sind, ist der Verlust des Partners nur schwer zu ertragen. Angehörige sind bisweilen überfordert mit der Situation. Aus Unsicherheit oder aus Angst, etwas Falsches zu sagen, ziehen sie sich zurück und lassen die Trauernden mit ihrer Qual allein. »In einer Welt, in der alles möglich scheint, fällt es uns schwer zu akzeptieren, dass das Leben nicht unendlich ist«, hat Trauerbegleiterin Heinemann beobachtet. »Tod und Trauer werden deshalb zu etwas Bedrohlichem, mit dem wir uns nur ungern beschäftigen.«

In einer Gruppe müssen sich manche Trauernde schlicht gestatten, ihren Tränen freien Lauf zu lassen. Andere möchten sich ihren Schmerz von der Seele reden oder empfinden es als hilfreich, ihre Gefühle mit anderen Betroffenen zu

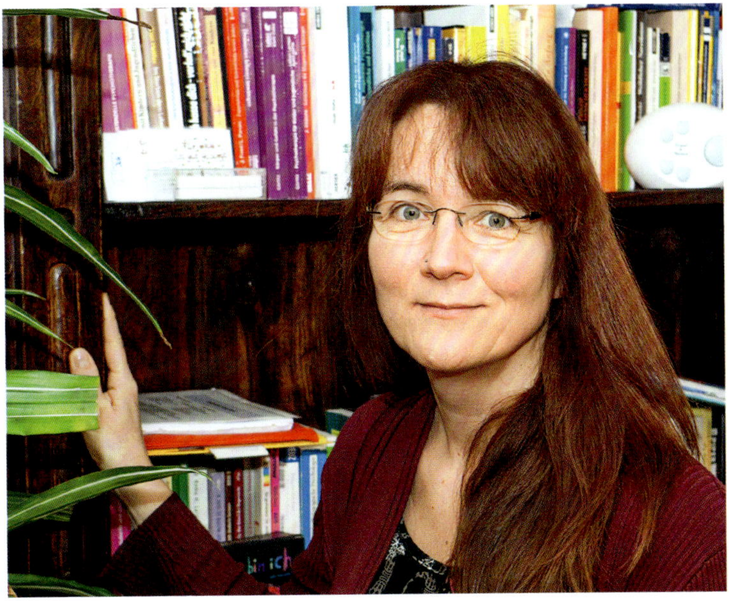

»Jeder trauert anders, deshalb gibt es kein Patentrezept«, weiß Trauerbegleiterin Dr. Claudia Heinemann.

teilen. In jeder der zehn Doppelstunden erarbeitet Dr. Claudia Heinemann mit den Teilnehmern ein Thema. So steht zum Beispiel die Erinnerungsarbeit auf dem Programm. Die Gruppe bringt ihre Erfahrungen ein, hört zu, schweigt und hält den Trauerschmerz gemeinsam aus. »Es gibt keine fertigen Patentrezepte«, weiß die Kursleiterin aus Erfahrung. Auch wenn der Verlust für immer bleibt, dürfen Hinterbliebene durchaus ihre Lebensfreude wiederfinden.

Trauerbegleitung in Einzelsprechstunden oder Gruppen gibt es bei öffentlichen Stellen oder Vereinen, zum Beispiel bei Charon oder dem Institut für Trauerarbeit.

Das Beerdigungsinstitut GBI bietet seinen Kunden und deren Angehörigen die Trauerbegleitung von Dr. Claudia Heinemann kostenlos an. »Uns ist es ein Anliegen, die Hinterbliebenen nach der Bestattung nicht allein zu lassen«, sagt GBI-Mitarbeiterin Melanie Regenberg.

Zu viele Trauergeschichten auf einmal?

Es gibt Menschen, die vom Tod eines Angehörigen so ergriffen sind, dass sie rund um die Uhr trauern. Von Weinkrämpfen über Zwiegespräche mit dem Verstorbenen bis zur Schlaflosigkeit – es gelingt nicht, die Trauer zu kanalisieren. Und es gibt auch Hinterbliebene, die Schwierigkeiten haben, die Gefühle des Verlusts zuzulassen. Es ist ein schwieriger Weg, um vom unerträglichen Schmerz in eine Phase der positiven Erinnerung zu kommen.

Die Diplom-Sozialarbeiterin und Heilpraktikerin für Psychotherapie Kerstin Erl-Hegel leitet für das GBI mehrere Trauergruppen. Etwa zehn Hinterbliebene treffen sich alle 14 Tage. Am Anfang werden in Zweiergesprächen Geschichten über den Verstorbenen und die Umstände des Todes erzählt, der Zuhörer stellt dies dann in der Gruppe kurz vor. So wirkt das Erlebte für den Hinterbliebenen distanzierter. Im Verlauf der Trauerarbeit würdigt man den Verstorbenen und die gemeinsame Geschichte ausführlich. Dieses Gedenken wird von Teilnehmern als heilend empfunden.

Neben verschiedenen Trauerritualen, wie etwa Fotos mitzubringen oder gemeinsam Gedichte zu lesen, ist die Gruppe eine große Hilfe, weil die anderen Teilnehmer Ähnliches durchleben. Das Ziel der zehn Sitzungen ist es, wieder in ein geordnetes Leben zurückzufinden, »deshalb ist die Selbstfürsorge so wichtig«, erklärt Kerstin Erl-Hegel. Die Menschen lernen, dass sie das Recht haben, etwas Schönes für sich zu tun. »Ich gebe jedem drei Marienkäfer für die linke Hosentasche mit auf den Weg.« Nach einem Spaziergang, dem Genießen der Sonnenstrahlen, dem Lesen eines span-

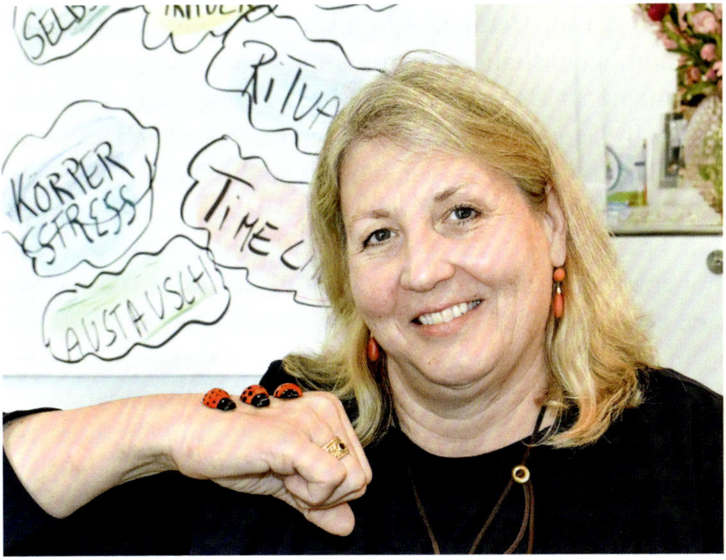

»Ein Marienkäfer steht für ein positives Erlebnis im Laufe des Tages«, erklärt Kerstin Erl-Hegel.

nenden Buches oder einem Treffen mit einer Freundin wandert jeweils ein Käfer in die rechte Hosentasche, sodass am Ende des Tages die Käfer die Seite gewechselt haben und für die positiven Erlebnisse eines Tages stehen.

Demenz aus medizinischer Sicht

Hoffentlich werde ich nicht »tüdelig«!

Der Begriff »Demenz« leitet sich vom lateinischen »demens« ab (de: »weg von« und mens: »Geist«) und bedeutet sinngemäß »weg vom Geist«. Demenz ist heute der Oberbegriff für mehr als 50 Krankheitsformen.

Weltweit leiden etwa 0,5 bis 1 Prozent aller Menschen im Alter von 60 bis 64 Jahren an einer Demenzerkrankung. Die

Anzahl der an Demenz erkrankten Personen steigt in der zweiten Lebenshälfte mit zunehmendem Alter an. Nichtsdestotrotz ist Demenz keine zu erwartende Alterserscheinung: In Deutschland sind bei den 65- bis 69-Jährigen nur etwa 1,2 Prozent betroffen, bei den 80- bis 84-Jährigen etwa 13,3 Prozent und bei den über 90-Jährigen ca. 35 Prozent. Für Frauen ist das Risiko, an einer Demenz zu erkranken, höher als für Männer – das Verhältnis liegt statistisch gesehen etwa bei 3:2.

In der Bundesrepublik leben laut Deutscher Alzheimer Gesellschaft derzeit etwa 1,6 Millionen Demenzpatienten. Sofern kein Durchbruch in Prävention und Therapie gelingt, wird sich die Zahl der Erkrankten bis zum Jahr 2050 auf drei Millionen erhöhen. Die Befürchtung vieler Menschen, selbst einmal betroffen zu sein, ist daher nicht unbegründet. Zweifellos ist die Zahl der Demenzkranken in den letzten Jahrzehnten stark angestiegen, doch lässt sich dieser

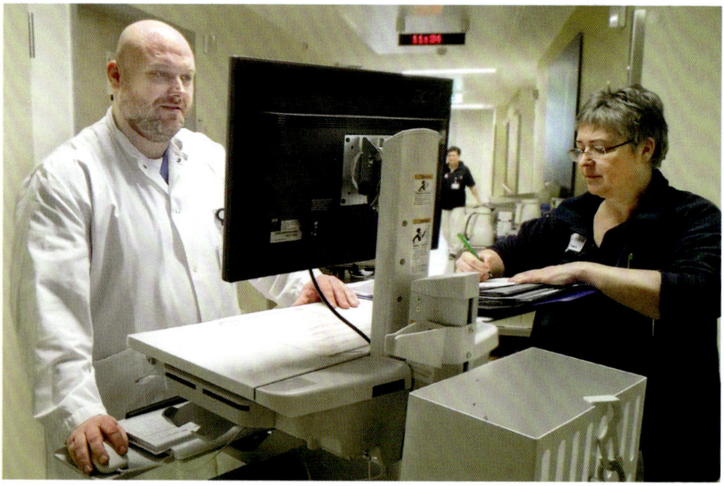

Privatdozent Dr. Dr. Lars Marquardt schaut sich das Computertomogramm (CT) vom Gehirn eines Patienten an.

Anstieg durch die höhere Lebenserwartung erklären.

Wer sich rechtzeitig informiert, über den Verlauf und die Erscheinungsformen der Krankheit Bescheid weiß, kann sachgerechte, wohlüberlegte Entscheidungen treffen. Angehörige können lernen, die Grenzen des Machbaren zu akzeptieren. Privatdozent Dr. Dr. Lars Marquardt, Facharzt für Neurologie und Altersheilkunde (Geriatrie) in der Asklepios Klinik Wandsbek, hat im folgendem Beitrag die Fakten zusammengefasst.

Definition von Demenz

Demenz ist eine chronische Krankheit, die zu Einschränkungen der Hirnleistungsfähigkeit wie zum Beispiel des Gedächtnisses und des Denkvermögens führt. Doch erst, wenn solche Beeinträchtigungen mindestens sechs Monate anhalten, spricht man von einer Demenz. In einem solchen Fall bestehen die Symptome dauerhaft und erreichen ein Ausmaß, das zu Einschränkungen bei der Bewältigung des täglichen Lebens führt (zum Beispiel beim Einkaufen oder Umgang mit Geld, bei der Orientierung, Haushaltsführung oder der persönlichen Hygiene), sodass der Erkrankte zunächst Unterstützung und Hilfe braucht und im späten Krankheitsstadium pflegebedürftig wird.

Vermehrte Vergesslichkeit im Alter und Probleme, sich an Ereignisse zu erinnern, die noch nicht lange zurückliegen, führen nicht zwangsläufig zu einer Demenz. Derartige milde Einschränkungen der Hirnleistungen treten ab dem 65. Lebensjahr bei rund 15 bis 35 Prozent aller Menschen auf. Die Betroffenen verlieren nicht ihre Alltagskompetenz, sie behalten ihr Leben im Griff. Dennoch sollte man sich vergewissern, ob es sich nicht doch um das Frühstadium einer Demenz handelt. Spezielle Untersuchungs- und Testverfahren beim Haus- oder Facharzt bringen Klarheit. Die Symptome der verschiedenen Demenzerkrankungen ähneln sich, doch es gibt auch große Unterschiede.

Ursachen der unterschiedlichen Demenzformen

1. Primäre Demenz

Primäre Demenzen haben ihren Ursprung im Gehirn. Dort sterben Nervenzellen nach und nach ab, die Verbindungen zwischen den Zellen gehen dauerhaft verloren. 80 Prozent aller demenziellen Erkrankungen sind primäre Demenzen. An erster Stelle steht die Alzheimer-Demenz – benannt nach dem Erstbeschreiber Alois Alzheimer. Beinahe zwei Drittel aller Demenzkranken sind von dieser Diagnose betroffen. Meist beginnt die Erkrankung im 7. Lebensjahrzehnt mit Gedächtnisstörungen. In etwa 5 Prozent aller Fälle beginnt eine Alzheimer-Krankheit schon vor dem 65. Lebensjahr. Bisher sind keine Unterscheidungsmerkmale der früh und der spät beginnenden Alzheimer-Krankheit bekannt, Diagnostik und Therapie sind für beide Formen gleich. Bei jüngeren Betroffenen spielen meist genetische Faktoren eine Rolle. Bei Alzheimer sind es bestimmte Eiweißablagerungen im Gehirn, die den Stoffwechsel der Nervenzellen stören.

Häufig wird Demenz mit Alzheimer gleichgesetzt. Tatsächlich ist die Alzheimer-Krankheit aber lediglich eine von vielen Formen der Demenzerkrankung – wenn auch die mit Abstand häufigste. Die Alzheimer-Demenz ist eine chronische, langsam fortschreitende Erkrankung des Gehirns. Der Beginn ist schleichend. Von der ersten Diagnose bis zum Tod vergehen durchschnittlich sieben bis zehn Jahre. Heilbar ist diese Form der Demenzerkrankung bislang nicht, durch eine Therapie lässt sich ihr Verlauf jedoch verzögern.

Die genaue Ursache ist bisher noch ungeklärt. Die alzheimer-typischen Veränderungen im Gehirn werden jedoch mit der Ablagerung von schädlichen Eiweißen (Amyloid-Plaques) an den Nervenzellen und mit einer Störung der Übermittlung von Nervenimpulsen in Verbindung gebracht. Die Übermittlung von Informationen von einer Nervenzelle zur nächsten erfolgt durch chemische Botenstoffe, sogenannte Neurotransmitter. Bei der Alzheimer-Krankheit entsteht in der Hirnrinde ein Mangel des Botenstoffs Acetylcholin und ein Überschuss des Botenstoffes Glutamat, beides führt zu Funktionsstörungen der Nervenzellen. Die Eiweißablagerungen und die Glutamat-Überproduktion führen darüber hinaus vermutlich zur Schädigung der Nervenzellen.

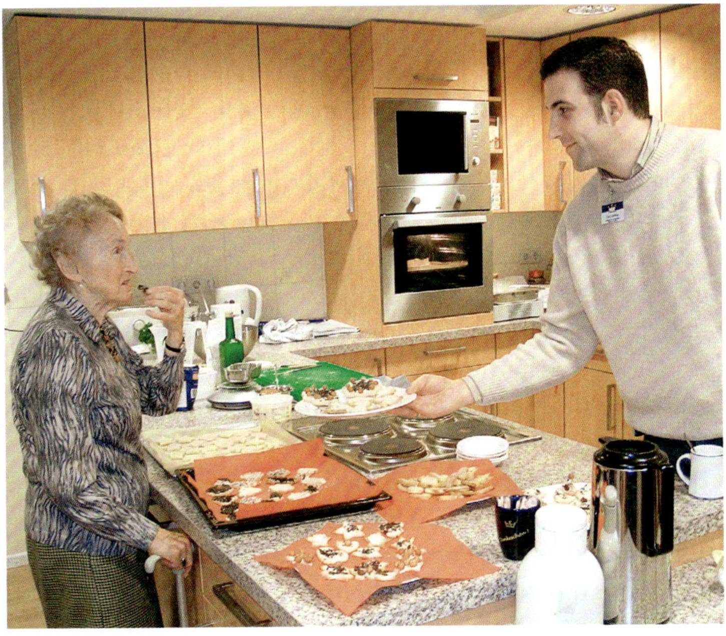

In der Adventszeit wird im Altenheim gebacken. Anschließend knabbern die Bewohner die selbst gebackenen Kekse in gemütlicher Runde.

Diese Veränderungen sind der Grund für nachlassende Denkleistungen, Veränderungen des Verhaltens, des Wesens und für körperliche Störungen wie ein schlurfender oder schwankender Gang oder Inkontinenz. Es ist nicht selten, dass Alzheimer-Erkrankungen in Familien gehäuft vorkommen, es besteht allerdings meist nur ein sehr geringes Risiko der Vererbung, sodass sich Verwandte von Alzheimer-Patienten nicht unnötig sorgen sollten. Eine detaillierte Beratung durch einen Facharzt bringt auch hier Klarheit.

Darüber hinaus gibt es eine erbliche Variante der Alzheimer-Krankheit, bei der es zu Mutationen auf verschiedenen Genen kommt, die die Entwicklung der Krankheit begünstigen. Der Gesamtanteil der erblichen Fälle unter allen Alzheimer-Erkrankten beträgt weniger als fünf Prozent, meist finden sie sich unter den früh erkrankten Alzheimer-Patienten. Von einer erblichen Variante kann man ausgehen, wenn der Krankheitsbeginn vor dem 65. Lebensjahr liegt und in zwei vorhergehenden Generationen ebenfalls eine Alzheimer-Erkrankung früh aufgetreten ist.

Am Verlust der Nervenzellen bei der Alzheimer-Krankheit sind chronisch-entzündliche Vorgänge beteiligt, wie zum Beispiel bei Rheumaerkrankungen. Es geht nicht um akute Entzündungen im Sinne einer ansteckenden Erkrankung. Wissenschaftler haben beobachtet, dass Rheumapatienten, die über einen langen Zeitraum mit entzündungshemmenden Medikamenten behandelt werden, einen gewissen Schutz vor der Alzheimer-Krankheit haben. Ein Allheilmittel sind diese Arzneimittel allerdings nicht. Darüber hinaus haben Forscher festgestellt, dass es einen Zusammenhang zwischen Alzheimer-Demenz und geringer Schulbildung sowie Schädelhirnverletzungen gibt, insbesondere in Verbindung mit Bewusstlosigkeit. Auch Umwelteinflüsse können Auswirkungen auf Entstehung und den

Verlauf dieser Demenz haben.

Leitsymptome der Alzheimer-Erkrankung

- ausgeprägte (Neu-) Gedächtnisstörung
- Störung des visuell-räumlichen Denkens
- Sprachstörung (v.a. Wortfindungsstörung)
- Störung der Handlungsplanung: Schwierigkeiten bei komplexen Tätigkeiten (z. B. Kochen, Finanzen, Gerätebedienung)

Vaskuläre Demenz

Bei etwa jedem fünften Patienten, der an Demenz erkrankt, liegt die Ursache in Durchblutungsstörungen. Die sogenannte »vaskuläre Demenz« ist damit nach Alzheimer die häufigste Form der Demenz.

Vaskuläre Hirnschädigungen, die zu einer Demenz führen, entstehen durch (meist kleine) Hirninfarkte, z. B. aufgrund von Thrombosen, Embolien oder Blutungen im Gehirn. Die Demenz kann nach einer Reihe von Schlaganfällen

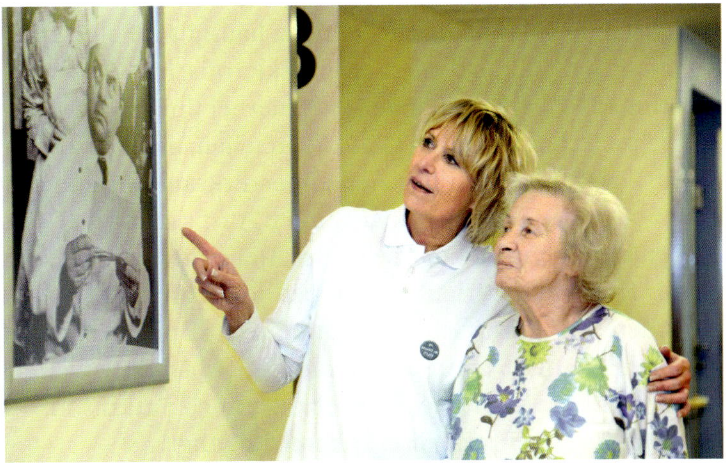

Das Pflegepersonal in der Geriatrie leistet auch Orientierungshilfe, damit sich die Patienten in der unbekannten Umgebung zurechtfinden.

plötzlich, als Folge der Anhäufung vieler kleiner Infarkte aber auch erst allmählich einsetzen (Multiinfarkt-Demenz). Der Beginn liegt meist im späteren Lebensalter. Heilbar ist auch die vaskuläre Demenz nicht. Betroffene sollten sich aber so früh wie möglich in ärztliche Behandlung begeben. Die vaskuläre Demenz verwechseln Laien häufig mit Alzheimer: Häufig wirken die Patienten verwirrt, weil es ihnen schwerfällt, zusammenhängend zu reden, aufmerksam zuzuhören und sich zu orientieren. Diese Symptome treten oft früher und heftiger auf als bei der tatsächlichen Alzheimer-Krankheit. Das Gedächtnis kann bei einer vaskulären Demenz deutlich länger erhalten bleiben als bei Alzheimer. Diese Form der Demenz verläuft oft unter dem klinischen Bild eines Schlaganfalls. Die vaskuläre Demenz ist ebenfalls chronisch, der Zustand des Patienten verschlechtert sich aber eher in Etappen, zwischen den Schüben kommt es zur Stabilisierung und auch zu leichten Verbesserungen. Neben der Multiinfarkt-Demenz und der Demenz nach Schlaganfall tritt eine gefäßbedingte Demenz häufig als Folge einer sogenannten subkortikalen arteriosklerotischen Enzephalopathie (SAE) auf. Es handelt sich hierbei um eine Erkrankung von tiefer liegenden Gehirnbereichen; die Gehirnrinde ist – anders als bei der Alzheimer-Erkrankung – meist kaum betroffen. Nur bei einer starken Ausprägung der SAE tritt eine Demenz hinzu, wie bei der Alzheimer-Erkrankung ist der Krankheitsverlauf prozesshaft fortschreitend.

Andere, seltenere Gehirnerkrankungen können ebenfalls zu einer Demenz führen: Hirntumor, Schädelhirnverletzung, Epilepsie, Multiple Sklerose oder auch Parkinson.

Leitsymptome bei vaskulärer Hirnschädigung:

- Verlangsamung
- Konzentrationsschwäche
- Antriebsminderung

2. Sekundäre Demenzen

Krankheiten außerhalb des Nervensystems (des Gehirns) bedingen ebenfalls einen demenziellen Prozess durch Störung der Sauerstoff- und Nährstoffversorgung der Nervenzellen. Dazu zählen:

- fortgeschrittene Herz-Kreislauf-Erkrankungen wie Herzschwäche, Herzinfarkt oder Bluthochdruck
- unbefriedigend eingestellte Blutzuckerkrankheit (Diabetes mellitus)
- mangelhafte Vitaminzufuhr
- starke Veränderungen der Blutsalzzusammensetzung
- chronischer Alkoholmissbrauch

Stadieneinteilung

Auch die Demenz wird, wie andere chronische Erkrankungen, nach verschiedenen Schweregraden eingeteilt. Ärzte sprechen von einer leichten, einer mittelschweren und einer schweren Demenz.

Bei einer Demenz im Anfangsstadium spürt der Betroffene selbst geringfügige Veränderungen und Unsicherheiten: Vergesslichkeit, Probleme mit dem Kurzzeitgedächtnis, Orientierungsprobleme, Passivität und Antriebslosigkeit. Bei komplizierten Anforderungen des Alltags, zum Beispiel bei Behörden- und Bankangelegenheiten oder der Buchung einer Reise benötigt er Hilfe.

Bei einer fortgeschrittenen demenziellen Erkrankung mittelschwerer Ausprägung sind die Gedächtnisstörungen sehr viel schwerwiegender: Der Patient ist verwirrt, findet sich weder zeitlich oder räumlich noch in der aktuellen Situation zurecht. Verhalten und Reaktion sind unangemessen, die Fähigkeit, sich in das soziale Leben zu integrieren, lässt rapide nach.

Im Endstadium der schweren Demenz ist der Erkrankte vollständig verwirrt und von Hilfe und Pflege abhängig. Körperliche Symptome wie Inkontinenz, Sprach- und Schluckstörungen sind sehr häufig.

Risikofaktoren:

In epidemiologischen Studien wurden folgende Risikofaktoren für die Entwicklung einer Demenz gefunden:

- weibliches Geschlecht: Frauen sind häufiger von Demenz betroffen als Männer, was nur teilweise mit der höheren Lebenserwartung und hormonellen Unterschieden erklärbar ist
- Demenz bei Verwandten ersten Grades
- Schädel-Hirn-Trauma
- Leichte kognitive Störung (»Mild Cognitive Impairment«= MCI)
- Vorliegen bestimmter neurologischer Erkrankungen,

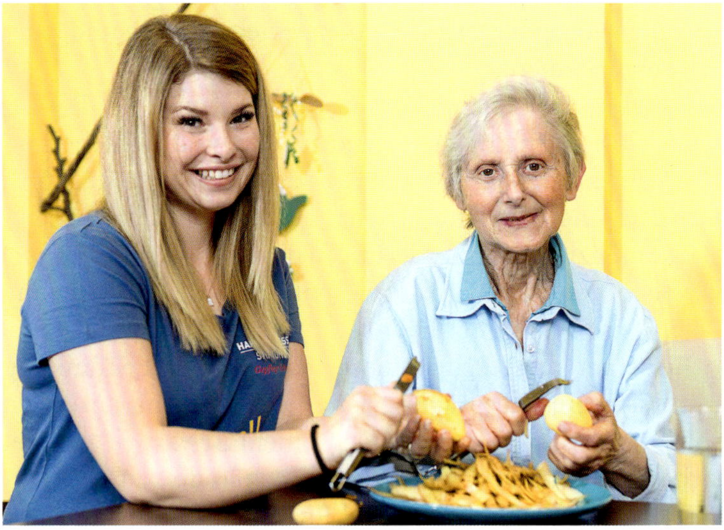

Charline Gubernatis fördert die Selbstständigkeit ihrer Bewohner und schält mit ihnen Kartoffeln zum Mittagessen.

z. B. Parkinson-Krankheit, Down-Syndrom, Chorea Huntington
- Schlaganfall (auch weiter zurückliegend), insbesondere in Kombination mit weiteren kardiovaskulären Risikofaktoren
- geringe psychosoziale Betätigung und geringe geistige Aktivität: Menschen mit höherem Bildungsniveau und einem intellektuell anregenden sozialen Netz scheinen weniger zur Entwicklung einer Demenz zu neigen. Dabei ist es vermutlich eher so, dass die Demenz durch die größere »geistige Reserve« erst später zum Vorschein kommt.
- riskanter Alkoholkonsum und Alkoholabhängigkeit
- vaskuläres Risikoprofil: z. B. Bluthochdruck, Diabetes mellitus, Fettleibigkeit oder Rauchen

Vorbeugung

Zur Vorbeugung einer Demenz empfiehlt sich die gezielte Beeinflussung der Risikofaktoren durch entsprechende Maßnahmen:
- rege geistige Aktivität
- regelmäßige körperliche Bewegung
- ausgewogene Ernährung (z. B. mediterrane Diät)
- ein aktives soziales Leben
- Senkung der vaskulären Risikofaktoren

Symptome

Typische Beeinträchtigungen betreffen die geistige und körperliche Leistungsfähigkeit sowie das Verhalten im Alltag. Kein einzelnes Symptom ist für eine Demenz spezifisch, sondern nur die Gesamtheit der Ausfallerscheinungen:

Nachlassen des Kurzzeitgedächtnisses: Das Aufnehmen, Verarbeiten und der Abruf neuer Informationen wird zunehmend schwierig. Betroffene sind »tüdelig«, verlegen Gegenstände, und es fällt ihnen schwer, sich zu konzentrieren.

Wortfindungsstörungen: Wörter für Alltagsgegenstände fallen dem Erkrankten nicht mehr ein. Die Sätze werden kürzer. Es wird zusehends schwieriger, präzise Formulierungen zu finden. Das Sprechen wird undeutlich, die Lesefähigkeit und das Rechenvermögen lassen nach.

Orientierungsstörungen: Der Demente kann sich in fremder Umgebung immer schlechter orientieren. Nach dem Einkauf im Supermarkt findet er nicht den vertrauten Weg nach Hause oder verläuft sich innerhalb der eigenen vier Wände, findet zum Beispiel nicht mehr zum WC. Eingeliefert in ein Krankenhaus, weiß der Patient nicht, wo er sich befindet (räumliche Orientierung). Die Grenzen zwischen Werktagen, Wochenenden und Feiertagen verschwimmen, wie auch die jahreszeitliche Einordnung. Das Zeitgefühl geht verloren (zeitliche Orientierung). An seine persönlichen Daten erinnert sich der Demenzkranke noch am besten: Alter, Geburtsdatum, verheiratet, Kinder? Je aktueller der zeitliche Bezug ist, desto eingeschränkter sind die Fähigkeiten des Patienten, sich zu orientieren (Orientierung zur Person). Besonders schmerzlich für liebevoll betreuende Angehörige ist, dass sie in diesem Stadium häufig vom Kranken nicht mehr erkannt werden. Dessen Möglichkeiten, sich in neuen Situationen zurechtzufinden oder angemessen zu reagieren, nehmen zusehends ab (situative Orientierung).

Antriebsminderung und Interessenlosigkeit machen sich bemerkbar. Eine allgemeine Tendenz, sich zurückzuziehen, ist zu beobachten.

Kein Interesse an Hobbys, Enkelkindern oder Haustieren: Diese Symptome sind gerade in den früheren Stadien der Erkrankung sehr häufig.

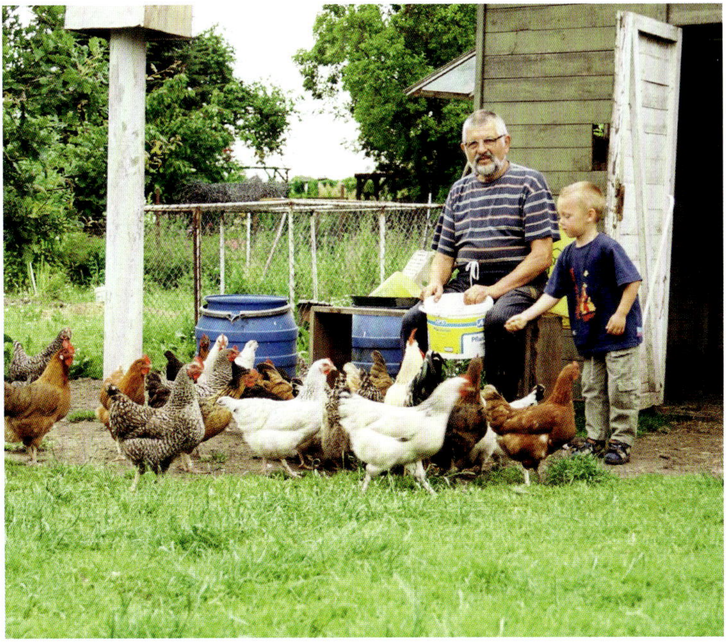

Wer sich Aufgaben sucht und Freude hat, tut viel für seine Gesundheit.

Innere Unruhe: In einer Übergangsphase von der mittleren zur späten Demenz schlägt die Stimmung mancher Patienten bisweilen jäh um: Stundenlang kann ein demenzkranker Mensch reglos am Fenster sitzen – um dann urplötzlich aufzustehen und ruhelos in der Wohnung auf und ab zu gehen. Angehörige sollten sicherstellen, dass die Haustür gut verschlossen ist. Verirren sich Demenzkranke auf die Straße, finden sie kaum zurück – und sind den Gefahren des Autoverkehrs ausgeliefert.

Das Verhalten des Patienten ändert sich vollständig: Für die Familie kann es sehr belastend sein, wenn sich das Verhalten des Demenzkranken verändert. Der früher so besonnene Vater reagiert plötzlich gereizt, ängstlich oder abweisend. Die Mutter fühlt sich verfolgt, rastlos und ungeliebt. Viele

Erkrankte versuchen verzweifelt, sich zu orientieren und sind unglücklich, weil diese Versuche scheitern. Dieser Frust macht sich nicht selten in Form von Aggressionen gegenüber ihrer Umwelt bemerkbar. Ein Stadium, für das Angehörige viel Kraft und Geduld aufbringen müssen.

Sich bedroht fühlen: Der Erkrankte nimmt seine Umwelt oft als fremd wahr, er fühlt sich bedroht. Was er als beängstigend erlebt, wird mit Abwehr und Gegenwehr beantwortet, zum Beispiel mit dem drohend erhobenen Gehstock. Verzweiflung, Weinen und Hoffnungslosigkeit sind mindestens ebenso häufig. Sinnestäuschungen und Halluzinationen, das Sehen, Hören und Wahrnehmen von Personen, Tieren und Dingen, die nicht real sind, machen die Umwelt für den Erkrankten unkontrollierbar.

Die Urteilsfähigkeit ist zunehmend eingeschränkt.

Unangemessene Offenheit über Persönliches und Intimes, unangebrachtes Lachen und lächerliches Verhalten sind weitere Facetten. Auf solche Enthemmungen angemessen zu reagieren, ist für Pflegende oft sehr schwierig.

Die körperlichen Symptome treten im Verlauf der Krankheit zunehmend deutlicher auf. Der Gang wird unsicher, kleinschrittig, schlurfend, der Oberkörper ist nach vorn gebeugt. So kommt es häufig zu Stürzen. Es entwickelt sich eine zunehmende Geh- und Bewegungsunfähigkeit, gefolgt von Bettlägerigkeit mit Gefahr der Ausbildung von Druckgeschwüren. Die Kontrolle über Blase und Darm geht verloren. Die Nahrungsaufnahme kann problematisch werden. Reduziertes Durst- und Hungergefühl können Austrocknung und Unterernährung bewirken. Auch Schluckstörungen mit häufigem Verschlucken und dadurch bedingten Lungenentzündungen sind ernst zu nehmende Probleme.

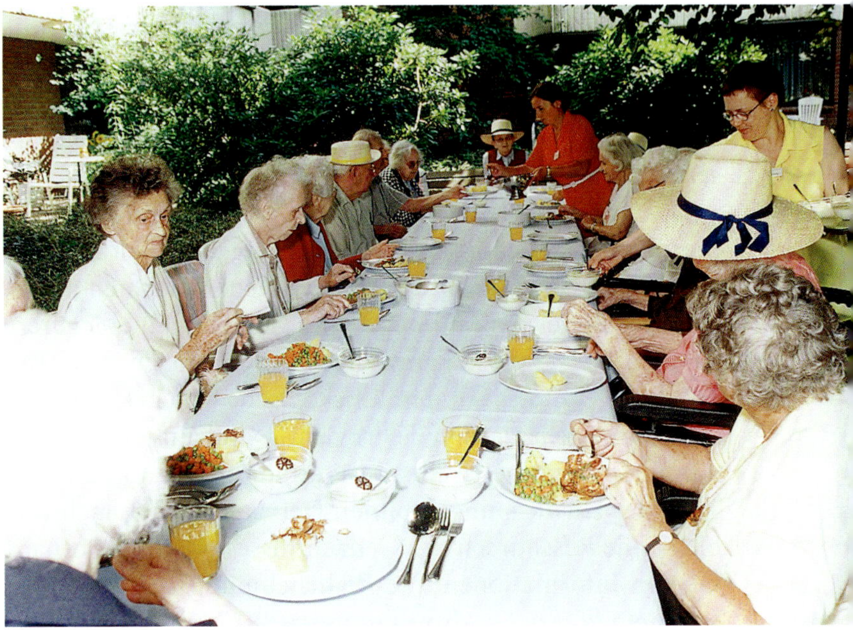

Den Sommer fühlen, zusammen sein, das Vogelgezwitscher wahrnehmen – für diese Atmosphäre ist jeder empfänglich.

Diagnostik

Wer über Monate hinweg an Vergesslichkeit leidet, sollte sich untersuchen lassen. Die Ursache könnte eine Krankheit sein, die behandelt werden muss. Damit Ärzte die richtige Therapie empfehlen können, ist eine exakte Diagnose wichtig. Meist führt der erste Weg in die Hausarztpraxis. Weisen die Symptome auf Alzheimer oder eine andere Form der Demenz hin, können im Einzelfall Spezialisten weiterhelfen, zum Beispiel mit neuropsychologischen Tests. Eine gründliche Erhebung der individuellen Krankheitsvorgeschichte, gezieltes Fragen nach Gedächtnisstörungen und Alltagskompetenz, ergänzt durch die ärztliche Befragung von Angehörigen oder Freunden, sind die Grundlage der Diagnostik. Es folgt die körperliche Untersuchung mit besonderer Berücksichtigung des internistischen und neurologischen Status. Sie dient dem Erkennen anderer Krankheiten, die sekundär zu einer Demenz führen.

Die häufigste Untergruppe, die Demenz vom Alzheimer-Typ, zeigt bei diesen Untersuchungen keine typischen Merkmale. Der Ausschluss anderer Demenzformen macht eine Alzheimer-Erkrankung wahrscheinlich. Eine sicherere Alzheimer-Diagnose kann allerdings erst nach dem Tod durch eine Autopsie und mikroskopische Untersuchung des Gehirns gestellt werden. Sehr wichtig sind außerdem sogenannte psychometrische Testverfahren. Standardisierte Tests der Hirnleistungen bilden Defizite ab, aber auch verbleibende Ressourcen des Gedächtnisses oder der Aufnahme von Informationen und Wahrnehmung. Als Tests sind beispielhaft der Syndromkurztest (SKT), die Mini-Mental-State-Examination nach Folstein (MMST) oder der Test zur Früherkennung von Demenzen und Depressionsabgrenzung von Ihl (TFDD) zu nennen. Doch gerade in den frühen Stadien der Demenzen sind diese Testverfahren leider noch recht unpräzise, sodass ein von der Norm abweichendes Testergebnis keine Diagnose zulässt. Oft wird der Hausarzt mit Fachärzten aus den Bereichen Neurologie, Psychiatrie und Innere Medizin und auch in Zusammenarbeit mit (Neuro-)Psychologen bei der Diagnosestellung zusammenarbeiten.

Begriffsverwirrung und Differenzialdiagnose

Wenn ein Mensch kürzlich Erlebtes schnell vergisst und sich selbst bei einfachen Tätigkeiten kaum konzentrieren kann, muss nicht immer eine Demenz schuld sein. Es gibt Krankheiten, die ähnliche Symptome auslösen, aber ganz andere Ursachen haben. Bei Verwechslung besteht die Gefahr einer nicht ausreichenden oder falschen Behandlung. Bei einem alten Menschen, der beispielsweise verwirrt wirkt, nachts aktiv ist und sich schlecht orientieren kann, vermutet man schnell Demenz. Dabei könnte dafür auch eine schwere Depression verantwortlich sein. Ärzte müssen diese Möglichkeiten bei der Diagnose in Betracht ziehen. Milde Hirnleistungsschwächen kommen in zunehmendem Alter häufig vor. Sie bedeuten jedoch keine Einschränkung der Alltagskompetenz. Ein Übergang in eine Demenz ist möglich, muss aber nicht stattfinden. Der Betroffene sollte den Hausarzt zurate ziehen. Oftmals werden auch Angehörige die Initiative übernehmen müssen.

Eine weitere Störung, die manchmal mit Demenz verwechselt wird, ist das Delir oder Delirium. Damit bezeichnen Mediziner akut auftretende Zustände der Verwirrung, die oft mit weiteren demenzartigen Symptomen einhergehen. Dazu gehört unter anderem, dass sich die Betroffenen kaum situativ orientieren können und nachts »herumgeistern«. Das Delir hat aber ganz andere Ursachen als eine Demenz und muss deshalb auch anders behandelt werden. Die Symptome können beispielsweise Folge von Fieber, Stoffwechselstörungen, Leber- oder Nierenschäden sein. Aber auch Mangelerscheinungen, beispielsweise Flüssigkeitsmangel, und bestimmte Medikamente können Delirien auslösen. Wird die Ursache des Delirs gefunden und behoben, klingen die Beschwerden meist rasch ab.

Was kann man tun?

Die Befürchtung wird zur Realität – die Ärzte diagnostizieren Demenz. Für die meisten ist diese Nachricht ein großer

Schock, der erst einmal verdaut werden muss. Ein offenes Gespräch mit Freunden und der Familie kann helfen, die verständlichen Ängste und Sorgen zu verarbeiten. Das Leben geht auch mit Alzheimer oder einer anderen Form der Demenz weiter. Aber die Schädigungen des Gehirns können nicht rückgängig gemacht werden. Im Gegenteil: Sie werden im Laufe der Zeit zunehmen. Umso wichtiger ist es, schon jetzt vorzusorgen und rechtliche, gesundheitliche und finanzielle Angelegenheiten für die Zukunft in gute Hände zu geben.

Doch auch ein Demenzkranker, dessen Wesen und Verhalten nicht mehr wiederzuerkennen sind, der die Fähigkeit, ein selbstbestimmtes Leben zu führen, verloren hat und pflegebedürftig geworden ist, verliert nicht seine Menschenwürde. Freundlichkeit, sanfte Berührungen, menschliche Wärme, Nähe und Geborgenheit wird der Kranke weiter spüren. Damit Angehörige immer wieder die Kraft finden, die Würde des Kranken zu erhalten, sind folgende Hinweise hilfreich:

Alltagstätigkeiten helfen bei der therapeutischen Arbeit.

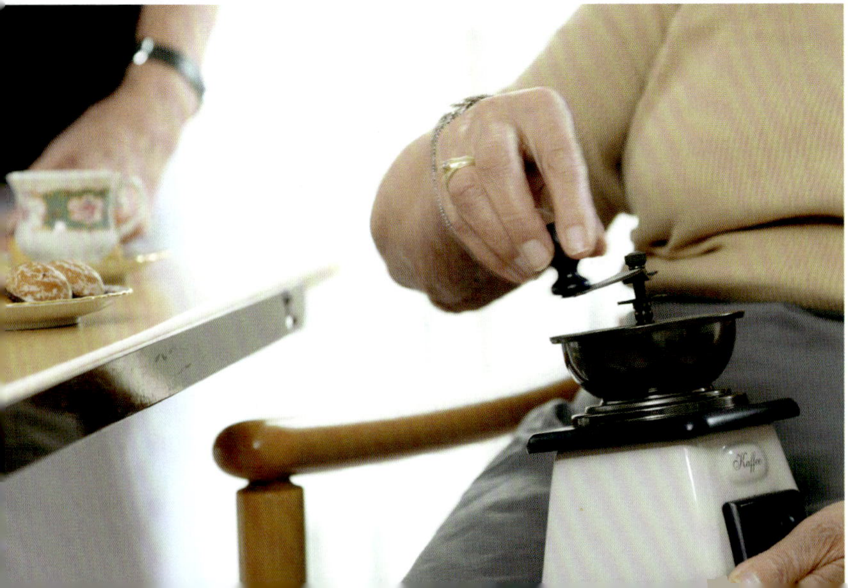

Wissen über die Krankheit erwerben: Sich über die Krankheit zu informieren, macht sie kalkulierbar. Angehörige können sich auf das Kommende einstellen und Lösungen aktiv planen und gestalten.

Die Krankheit als Tatsache annehmen: Es gibt noch keine Heilung für Demenzkranke, die Krankheit verläuft chronisch. Nur die Linderung vieler Symptome durch gezielte Medikamentengabe ist möglich: bei Unruhe beruhigende, bei trauriger Stimmung aufhellende, bei Aggressivität ausgleichende und bei Antriebslosigkeit aktivierende Medikamente. Arzneimittel, die an den Nervenzellen im Gehirn und an den Botenstoffen die Übertragung von Informationen fördern, können die Denkleistung eine Zeit lang stabilisieren und vielleicht verbessern. Der Krankheitsverlauf kann also verlangsamt werden. Dafür sollte die Behandlung möglichst im frühen Stadium der Demenz beginnen, dann sind die Erfolge am wahrscheinlichsten und am größten.

Den Kranken verstehen: Dem Pflegenden erscheinen viele Verhaltensweisen als unangemessen, zum Beispiel Gereiztheit oder Passivität. Durch Gespräche sind Lösungen kaum noch möglich. Pflegende Angehörige sollten herausfinden, wovor der Kranke Angst hat, was ihn wütend oder ungeduldig macht. Häufig können körperliche Nähe, vertraute Musik oder Streicheln den Patienten beruhigen und seine Anspannungen lösen.

Das eigene Verhalten an den Kranken anpassen: Ruhe, Freundlichkeit, Bestimmtheit und Geduld, eine klare Sprache, kurze Sätze sowie einfache Formulierungen verbessern die Verständigung.

Die äußeren Lebensbedingungen anpassen: Die fremde Umgebung eines Pflegeheims oder Krankenhauses verunsichert den Patienten. Vertraute Möbel, Bilder, aber auch Musik helfen ihm, zur Ruhe zu kommen. Bezugspersonen sollten nicht wechseln. Ein vertrautes Gesicht sollte die täglichen Abläufe möglichst in gleicher Art und Weise verrichten. Das schafft einen sicheren und strukturierten Tagesablauf. Ein Demenzkranker, der beruflich immer sehr früh aufstehen musste, wird dies mit großer Wahrscheinlichkeit auch weiterhin tun wollen. Änderungen der Lebensgewohnheiten sind kaum noch möglich. Pflegende müssen für Sicherheit in der Umgebung des Kranken sorgen, zum Beispiel Stolperfallen wie Kabel, Stühle und Teppiche aus dem Weg räumen und für ausreichende Beleuchtung sorgen.

Fähigkeiten erhalten: Ein Demenzpatient möchte nicht wie ein Kleinkind behandelt werden, sondern freut sich über sinnvolle Beschäftigung. Indem man die Kranken in den Alltag einbindet, können Fertigkeiten integriert und erhalten werden. Ob es möglich ist, dass sie den Tisch decken, den Gartenweg fegen oder Wäsche aufhängen, muss im Einzelfall probiert werden. Eine ständige Überforderung ist allerdings nicht empfehlenswert, genauso wenig wie eine ständige Unterforderung. Das Aufsagen von Zahlenreihen ist zum Beispiel nicht geeignet, die Hirnleistung anzuregen. Wer tut dies schon im normalen Alltagsleben! Folglich würde sich der Kranke eher als Schulkind behandelt fühlen und nicht als erwachsener Mensch mit vielen Jahrzehnten Lebenserfahrung.

Körperliche Bewegung tut jedem Menschen gut. Experten wissen, dass sich im fortgeschrittenen Krankheitsstadium einer Demenz Stürze häufen. Daher ist es gut, frühzeitig mit dem Training der Koordination von Bewegungsabläufen zu beginnen. Durch Gymnastikübungen und Spaziergänge wird die Muskulatur gekräftigt und die körperliche Beweglichkeit erhalten. Nach ärztlicher Verordnung kann der Patient gemeinsam mit einem Physiotherapeuten gezielt an seiner Kraft und Ausdauer arbeiten. In der Ergotherapie werden alltagsrelevante Handlungsabläufe trainiert, beispielhaft zu nennen ist das Küchentraining.

Für sich selbst etwas tun: Nur wer belastbar und ausgeglichen ist und sein eigenes Befinden nicht aus den Augen verliert, kann dem Demenzkranken wirklich dauerhaft helfen. Körperlich und seelisch überlastete Angehörige schaden sich selbst. Der Verzicht von Beruf, Freizeit und Urlaub führt oft zu eigenen gesundheitlichen Problemen wie Schlafstörungen, Depressionen, Rückenschmerzen. Schuld- und Versagensgefühle stellen sich fast zwangsläufig ein. Um sich vor Überforderung zu schützen, sollte man sich nicht scheuen, professionelle Pflege in Anspruch zu nehmen. Ambulante Pflegedienste, Pflegeheime, Kurzzeitpflege, Tages- oder Nachtpflegeeinrichtungen bieten die in vielen Fällen dringend notwendige Entlastung und Unterstützung. Die Kurzzeitpflege ermöglicht es Angehörigen zum Beispiel, einen Urlaub oder eine Kur zu machen, auszuspannen und die eigenen Batterien wieder aufzuladen. Neben der körperlichen sollte auch die psychische Überanstrengung nicht auf die leichte Schulter genommen werden. Angehörigen fällt es oft schwer, sich ihre Erschöpfung aufgrund der 24-stündigen Dauerbelastung einzugestehen und über ihre Sorgen und Nöte offen zu sprechen. Der Austausch mit anderen Betroffenen, zum Beispiel in Gesprächskreisen oder einer Selbsthilfegruppe, kann helfen, die eigene Seele zu entlasten.

Tipps von Pflegeprofis

Die Lust auf den Tag wecken

Innere Unruhe, Ängste, Aggressivität und eine Wesensveränderung sind typische Begleiterscheinungen der Demenz. Dadurch entstehen oft Streitigkeiten in der Familie. Ein Blick über die Schulter der Profis hilft Ehepartnern und Kindern.

»Wir lassen unsere Bewohner morgens ausschlafen«, erklärt der Pflegedienstleiter im Stadtdomizil, Holger Carstensen. »Beim Wachwerden ist erst einmal wichtig, dass wir wahrgenommen werden«, ergänzt Johannes van Dijk, Fachkraft für Gerontopsychiatrie. Diese drei Minuten, in denen der Pfleger auf der Bettkante sitzt und langsam Kontakt aufnimmt, wirken Wunder. Zum Ritual gehört auch der Hinweis auf frische Brötchen und Kaffee. Das ermöglicht einen entspannten Start in den Tag. Die Bewohner haben dann mehr Lust und Kraft aufzustehen, sich zu waschen und anzuziehen. So wird die Selbstständigkeit gefördert. Wenn es zum Frühstück geht, finden einige Bewohner den Weg sofort. Andere verlaufen sich, finden ihr Ziel aber trotzdem. Geholfen wird nur, wenn sich ein Bewohner gar nicht mehr zurechtfindet.

Bei fortgeschrittener Demenz sind einige Menschen mit einem fertig gedeckten Frühstückstisch überfordert. »Das Brötchen landet in der Tasse, die Milch auf dem Brot«, erklärt van Dijk, »wir übernehmen dann die Koordination und sind die Schutzengel.« So wird zunächst nur der Brötchenkorb gereicht, danach die Butter, der Käse, die Wurst oder die Marmelade. Diese Übersichtlichkeit ermöglicht es, sich das Frühstück selbst zuzubereiten. »In der Gruppe hilft

Was mögen die Menschen? Johannes van Dijk hat herausgefunden, dass dieser Bewohner gern badet. Damit ist die Körperpflege einfacher.

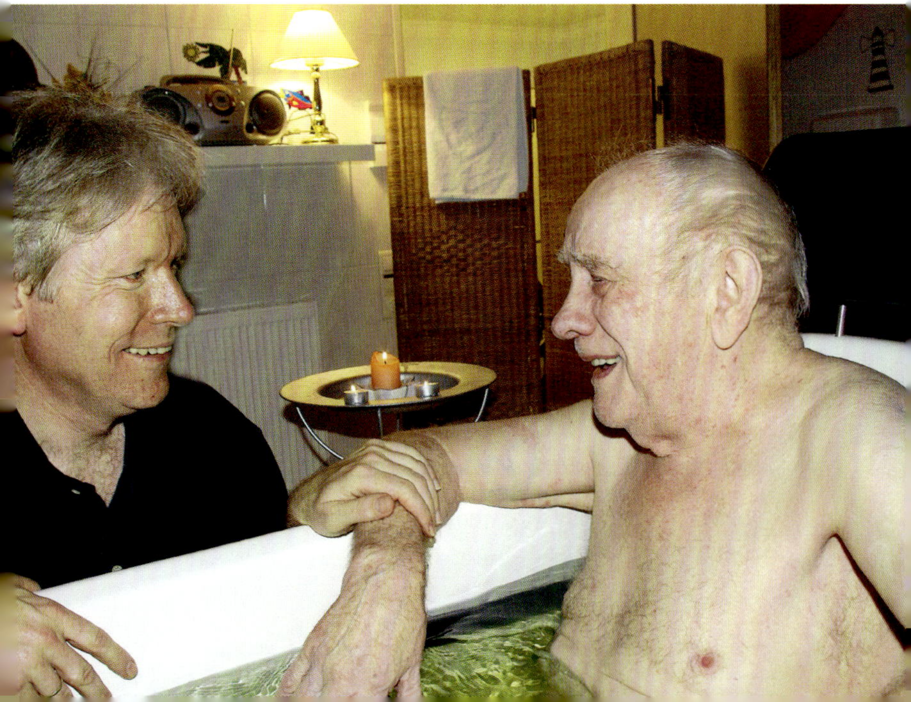

man sich gegenseitig«, ergänzt Carstensen. Außerdem gehören das Tischdecken und der Abwasch zum Tagesablauf. Beide Tätigkeiten ermöglichen Erfolgserlebnisse: »Das kann ich noch, ich habe etwas für die Gemeinschaft getan.«

Langsam an neue Bewohner herantasten

Angehörige sind schnell überfordert, wenn ein Familienmitglied »tüdelig« geworden ist. Doch wer das Prinzip der Krankheit verstanden hat, kann den richtigen Umgang mit Demenz lernen. Regine le Francois arbeitet als Altenpflegerin in der Seniorenwohnanlage Langenhorn der Vereinigten Hamburger Wohnungsbaugenossenschaft (vhw). Sie ist Fachkraft für Gerontopsychiatrie (psychische Erkrankun-

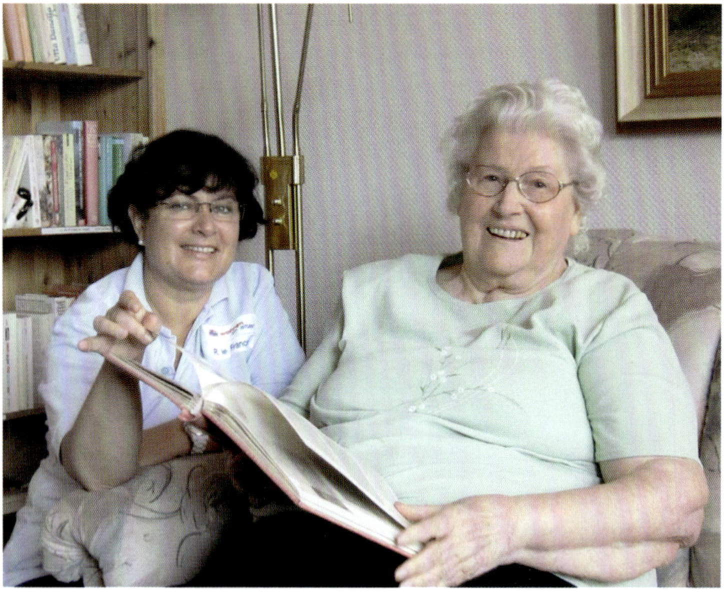

Regine le Francois freut sich, wenn Bewohnerin Antonia Ganz ihr Fotoalbum durchblättert.

gen von älteren Menschen) und gibt praktische Tipps.

Zu Beginn einer Demenzerkrankung haben die Menschen häufig Probleme mit dem Denken, dem Kurzzeitgedächtnis, oder sie können nicht mehr rechnen. Aber der Antrieb, etwas tun zu wollen, und die Gefühle sind noch da. Und so erleben die entsetzten Angehörigen oft, dass der Demenzkranke unruhig ist, ständig seine Sachen packt und weglaufen will. An diesem Punkt kommt es nun darauf an, einen Zugang zu diesem Menschen zu finden. »Wenn ein demenzkranker Bewohner bei uns eingezogen ist und wegläuft, um seine alte Wohnung zu suchen, unternehme ich mit ihm gemeinsam einen Rundgang im Stadtteil. Wenn wir zurückkommen, ist er froh, sich hinsetzen und erholen zu können.« Tipp von Regine le Francois: »Spaziergänge sind ideal, um Bewegungsmangel und innere Unruhe zu bekämpfen.«

Wenn der Therapiehund ins Altenheim kommt, stehen die Bewohner auf und wollen ihn streicheln. Es ist kaum zu erklären, warum die Menschen nach einer Stunde mit dem Hund vollkommen ruhig und ausgeglichen sind. Tipp: Gehen Sie mit einem Demenzkranken dorthin, wo Tiere sind. Zu Freunden, die eine Katze haben, oder in einen Streichelzoo.

Es geht nicht um die Heilung dieser schweren Erkrankung des Gehirns, sondern darum, den Moment zu genießen. Tipp: schöne Erinnerungen können mit einfachen Mitteln geweckt werden, zum Beispiel mit Musik oder einem Fotoalbum. Sie werden sehen, worauf Ihr Angehöriger positiv reagiert.

Regine le Francois versucht, die Gefühle ihrer Bewohner zu teilen, Misstrauen abzubauen und sich Vertrauen zu erarbeiten. Ihr Rat: Auch Menschen, die ihr Leben lang immer etwas distanziert waren, mögen im Alter körperliche Nähe. Eine Umarmung wirkt oft Wunder.

Das Betreuungsrecht

Vorsorgevollmacht, Betreuungsverfügung und Patiententestament

Das Betreuungsrecht bietet die Möglichkeit der persönlichen Vorsorge. Jeder Bundesbürger kann bestimmen, von wem und wie er im Notfall versorgt werden möchte.

Vorsorgevollmacht

»In der Vorsorgevollmacht kann eine Person genannt werden, die mein größtmögliches Vertrauen genießt«, erklärt Hermann Middendorf von der Betreuungsstelle Hamburg. Dieser Angehörige kann in meinem Sinne handeln, ohne dass das Betreuungsgericht eingeschaltet werden muss.

Die Betreuungsstelle Hamburg hält dafür einen Vordruck bereit, der alle Bereiche (Vermögenssorge, Gesundheitssorge und Aufenthaltsbestimmungsrecht) abdeckt. Diese klassische Vorsorgevollmacht ist von den Ärzte-, Notar- und Rechtsanwaltskammern sowie von der Behörde für Gesundheit und Verbraucherschutz entwickelt worden. Auszufüllen ist nur, wer dort im Fall der Fälle bevollmächtigt wird. Datum und Unterschrift des Vollmachtgebers – fertig. »Allerdings werden von zahlreichen Banken die Vorsorgevollmachten nicht akzeptiert, parallel sollten daher Kontovollmachten erteilt werden. Falls im Ernstfall Grundstücke oder Immobilien verkauft werden müssen, sollte dieses Dokument öffentlich beglaubigt sein«, erklärt Middendorf. Diese Beglaubigung wird von der Betreuungsstelle Hamburg kostenlos angeboten.

Alleinstehende Senioren der Jahrgänge 1945 bis 1950 sind die typischen Beratungskunden von Hermann Middendorf. Oft genug haben sie erlebt, dass Nachbarn, Freunde oder

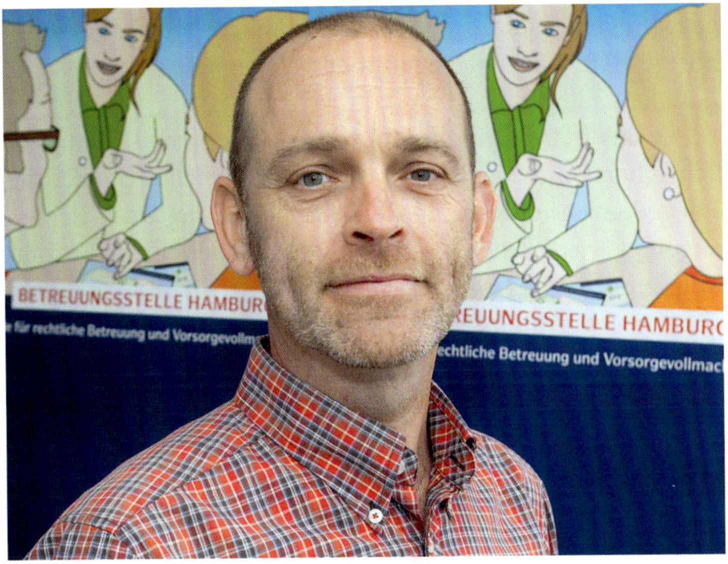

Hermann Middendorf

Verwandte krankheitsbedingt plötzlich nicht mehr in der Lage waren, sich um ihre Angelegenheiten zu kümmern – und es war nichts geregelt. Vorsorgevollmacht? Bankvollmacht? Fehlanzeige. Wer vermeiden will, dass in so einem Fall zunächst über das Betreuungsgericht eine gesetzliche Betreuung eingerichtet werden muss, sollte sich rechtzeitig bei der Betreuungsstelle Hamburg informieren.
☏ 040 / 428 63-60 70

Betreuungsverfügung

In der Betreuungsverfügung kann ebenfalls der Name einer vertrauenswürdigen Person stehen. Im Betreuungsfall entscheidet dann ein Betreuungsrichter beim Amtsgericht und setzt diesen Angehörigen als Betreuer ein. Nur in begründeten Ausnahmefällen kann dieser Wunsch abgelehnt werden. Im Gegensatz zur Vorsorgevollmacht muss der Angehörige dem Gericht gegenüber Rechenschaft über seine Tätigkeit ablegen.

Für das Betreuungsgericht beginnt die Arbeit, wenn ein Schreiben eines besorgten Nachbarn, Angehörigen oder Pflegedienstes eingeht, in dem die Betreuung einer Person angeregt wird. Zunächst klärt ein Mitarbeiter der Betreuungsbehörde die Lage. Dann wird ein ärztliches Gutachten angefordert. Außerdem lernt der Richter zunächst den Betroffenen und den von ihm benannten künftigen Betreuer persönlich kennen, ehe er eine Betreuung einrichtet.

Immobilienverkauf im Pflegefall

Über die Vorsorgevollmacht oder das Betreuungsgericht

Wer kümmert sich um die Vermietung oder den Verkauf meiner Wohnung, wenn ich Geld fürs Altenheim brauche? Viele Senioren wären glücklich darüber, wenn sich eines ihrer Kinder bereit erklärt, sich um die finanziellen Angelegenheiten zu kümmern. Eine Tochter hätte beispielsweise die Möglichkeit, die Immobilie zu vermieten oder zu verkaufen. Über eine Vorsorgevollmacht lässt sich beides regeln, »sofern dieses Dokument öffentlich beglaubigt ist«, erklärt Hermann Middendorf von der Betreuungsstelle Hamburg. Diese Beglaubigung wird hier kostenlos angeboten. ☎ 040 / 428 63-60 70

Große Sorgen haben Alleinstehende, die niemanden haben, der diese verantwortungsvolle Aufgabe übernehmen kann. »Das kommt relativ oft vor«, erklärt Middendorf und erläutert: »Häufig wird von Sozialdiensten im Krankenhaus eine Betreuung beim zuständigen Betreuungsgericht angeregt.« Sofern das Verfahren – die Betreuungsstelle prüft den

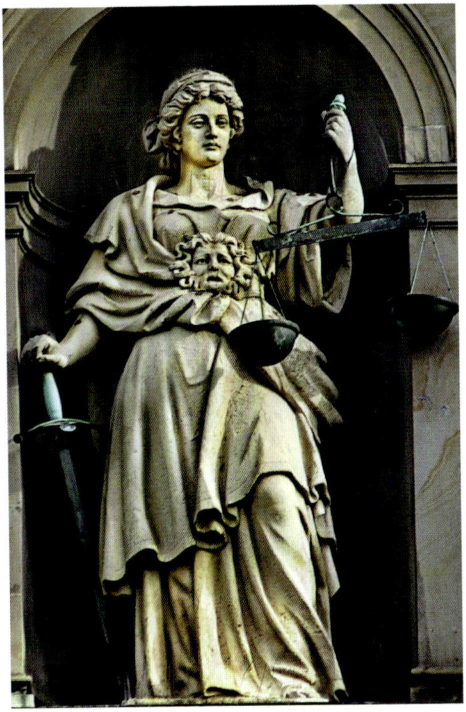

Was über die Vorsorgevollmacht geregelt werden kann, muss nicht vom Betreuungsgericht entschieden werden.

Fall, ärztliche Gutachten werden eingeholt, ein Richter entscheidet – zu einer Betreuung führt, wird ein Betreuer bestimmt. Falls sich nach etwa einem halben Jahr herausstellen sollte, dass eine Patientin nicht mehr in ihrer Wohnung leben kann, kann ein Antrag auf Verkauf der Immobilie gestellt werden. Ein Makler würde ein Wertgutachten erstellen und einen Käufer suchen. Ein Rechtspfleger beim Betreuungsgericht müsste dann den Vorvertrag genehmigen. »Ein Betreuer wird in der Regel verkaufen und eher nicht renovieren lassen sowie einen Mieter suchen«, so der Mitarbeiter der Betreuungsstelle.

Von einem vorzeitigen Verkauf einer Eigentumswohnung, um davon irgendwann einmal die Pflegekosten bezahlen zu können, rät Hermann Middendorf ab: »Es gibt ein geregeltes Verfahren mit zahlreichen Kontrollinstanzen. Das gilt insbesondere beim Immobilienverkauf zu einem marktüblichen Preis.«

Umzug von Bad Segeberg nach Hamburg

Ballast abwerfen für den Neuanfang

Über 20 Jahre hat das Ehepaar Prien in Bad Segeberg gelebt. »Es war eine schöne Zeit am Ihlsee«, sagt Marianne Prien ohne Wehmut. Die pensionierte Lehrerin und der Diplom-Ingenieur hatten ein gutes Verhältnis zu den Nachbarn, aber viele von ihnen sind inzwischen verstorben oder weggezogen. »Außerdem wurde mir die Arbeit auf dem 2.000 Quadratmeter großen Grundstück zu viel«, erklärt Ehemann Johann die Motivation für den Umzug nach Hamburg in eine Seniorenwohnung.

Marianne Prien ist entscheidungsfreudig, kann delegieren und sich auch von liebgewonnenen Gegenständen trennen. Die resolute 82-Jährige sagt: »Was den Leuten Angst macht, ist ihr Gerümpel aufzuräumen.« Ehemann Johann hat dabei mit angepackt, danach taten ihm der Rücken und die Schulter ganz schön weh. Den Hausverkauf hat das Ehepaar an eine Maklerin übergeben. Von der Ermittlung eines guten Verkaufspreises über die zahlreichen Besichtigungstermine bis zum Verkauf beim Notar – damit wollten sich die Priens nicht belasten. »Manchmal ist es besser, den Verkauf eines Hauses nicht selbst zu übernehmen, denn die Alt-Eigentümer wünschen sich oft, dass alles so bleibt, wie es ist. Die Käufer wollen jedoch Veränderungen rund um ihr neues Haus«, gibt Maklerin Nicole Mielke zu bedenken.

Seit einem halben Jahr lebt das Ehepaar Prien nun gemeinsam mit der 11-jährigen Frieda, einem Bearded-Collie, in der neuen 2-Zimmer-Wohnung mit 74 Quadratmetern in der Stiftung Anscharhöhe in Hamburg-Eppendorf. Es gibt zahlreiche Freizeitangebote: Ausflüge, jahreszeitliche Feste, Vorträge, Konzerte, Töpfern, Malen, Singen, Spielenachmittage, Gottesdienste und Bibelstunden. Über den

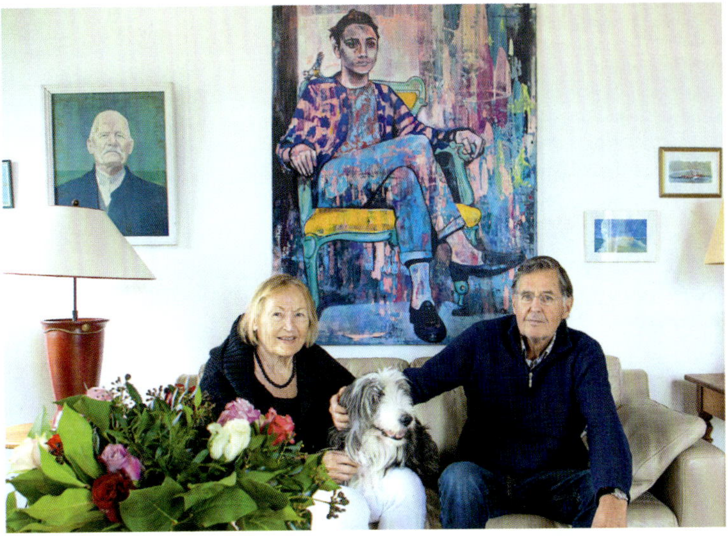

Marianne und Johann Prien haben sich schnell eingelebt.

Hund haben sich bereits zahlreiche Kontakte ergeben. »Die Nachbarn kennen Frieda besser als uns«, sagt Marianne Prien und lacht: »Der Umzug war deshalb unproblematisch, weil wir zu zweit sind.« Allen Interessenten, die mit dem Gedanken liebäugeln, in eine Seniorenwohnung zu ziehen, rät das Ehepaar: »Gehen Sie beherzt an diesen Neuanfang heran. Wir hängen auch nicht an der Vergangenheit, sondern leben im Hier und Jetzt.«

Rechtzeitige Planung ist alles

Tipps vom Profi zum Immobilienverkauf

Nach dem Umzug in eine Seniorenwohnanlage wird die bis dahin noch selbst genutzte Immobilie meistens innerhalb der Familie weitergegeben oder an einen Außenstehenden verkauft. Bei einem anstehenden Verkauf kann es sinnvoll

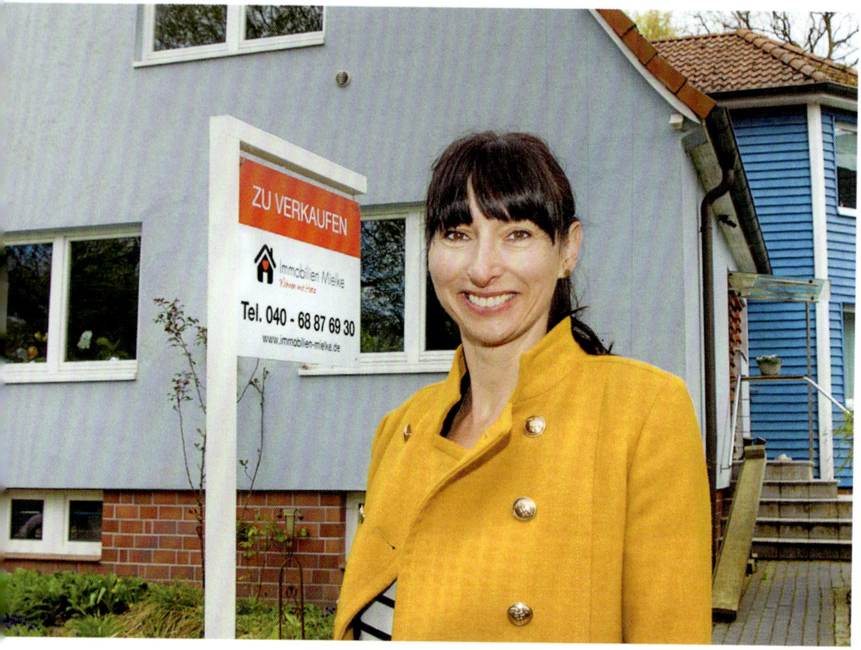

»Der Immobilienmarkt boomt und interessante Immobilien sind sehr gefragt – nicht nur bei Privatpersonen, sondern auch bei Investoren, Projektentwicklern oder Bauträgern. Daher ist es sehr wichtig, einen guten Makler an seiner Seite zu haben, um womöglich nicht zu günstig zu verkaufen«, weiß Nicole Mielke aus Erfahrung.

sein, einen Makler einzuschalten. Der ermittelt den passenden Marktwert, kennt die Abläufe bis zur Unterschrift beim Notar und übernimmt die anstehenden Arbeiten – wie etwa die Suche nach geeigneten Käufern oder die Organisation der zahlreichen Besichtigungstermine. Anders als es neuerdings beim Makeln von Mietwohnungen vorgeschrieben ist, zahlt in der Regel der Käufer die Courtage.

Nicole Mielke hat sich auf den Verkauf von Wohnungen und Häusern von Senioren spezialisiert. Im Laufe der monatelangen Zusammenarbeit lernt sie ihre Kunden gut kennen. So auch das Ehepaar Prien. Sie kennt die Familiengeschichten und freut sich mit ihren Kunden, wenn die Senioren in ihrer neuen Wohnung angekommen sind und der Hausverkauf erledigt ist – eine persönliche Begleitung, in der es auch darum geht, ein neues Zuhause zu finden. Nicole Mielke kennt den Markt rund um das altengerechte Wohnen, kann die Möglichkeiten aufzeigen und hat Kontakt zu den Häusern.

Am Anfang steht die Idee, sich zu verkleinern und in eine Seniorenwohnung zu ziehen. Sinnvoll ist es, zunächst den Verkaufswert für die eigene Immobilie zu ermitteln. Damit hat man eine konkrete Zahl an der Hand, mit der weiter geplant werden kann. Wie viel kann ich künftig für die monatliche Miete ausgeben? Wohin möchte ich ziehen? Wie groß soll die neue Wohnung sein? Wann ziehe ich um? Bleibt genügend Geld, um gegebenenfalls die Pflege bezahlen zu können? Diese Schätzung des Immobilienmarktwertes kostet etwa 300 Euro, die bei einem späteren Immobilienverkauf verrechnet werden können.

Für eine umfangreiche Ermittlung des Verkehrswertes fließen sowohl die Werte für das Grundstück als auch der Zeitwert des Gebäudes mit ein. »Das Alter von Heizung, Fenstern, Dach, Mauerwerk und nachträglich eingebauter Wärmedämmung werden genauso bewertet wie der Wert eines Wintergartens, einer Garage, eines Kamins sowie die Modernisierungsmaßnahmen in den vergangenen Jahren«, erklärt Mielke, die auch zertifizierte Sachverständige für Immobilienbewertung ist. »Dieses umfangreiche Marktwertgutachten hat den Vorteil, dass der Verkäufer kein Geld verschenkt«, sagt Maklerin Mielke und fügt hinzu: »Manch einer orientiert sich an dem, was der Nachbar für sein Haus bekommen hat. Wer aufgrund von Unkenntnis einen zu niedrigen Verkaufspreis ansetzt, wird seine Immobilie garantiert schnell los. Er verkauft jedoch unter Wert.«

Bei den Besichtigungen stellt sich die bange Frage: Wen lasse ich da in mein Haus? Bei einem seriösen Makler erhalten ausschließlich Interessenten Einlass, die sich vorher angemeldet haben und namentlich bekannt sind. Außerdem steht der Makler dem Eigenheimbesitzer zur Seite, wenn zum Beispiel ein Kaufinteressent kniffelige Fachfragen stellt, in die Kaufverhandlungen einsteigt und anfängt, Dinge zu beanstanden, um den Kaufpreis zu drücken.

Außerdem kann sich der Verkäufer die umfangreichen Arbeiten im Hintergrund ersparen: Die Unterlagen wie etwa der Energieausweis, Grundbuchauszug und die Flurkarte müssen vorliegen. Es sind Fotos der Immobilie für eine professionelle Vermarktung im Internet zu erstellen. Bei der Vorauswahl eines möglichen Käufers muss die Finanzierung vorab geprüft werden. Nicht zuletzt ist der Kaufvertragsentwurf mit möglichen Wünschen des Käufers zu prüfen, damit beim Notartermin alles glatt über die Bühne gehen kann.

Immer wieder kommt es vor, dass potenzielle Käufer beim Notar auf den Überraschungseffekt setzen. Dann heißt es plötzlich, man wäre bereit, den Kaufvertrag heute zu unterschreiben, sofern der Kaufpreis nochmals um 2.000 Euro gesenkt werden würde. Außerdem könnte gefordert werden, dass der Kaufpreis erst Monate später fällig wird. Es ist gut, auf solch eine Überrumpelungstaktik vorbereitet zu sein.

Die folgende Situation sollte in jedem Fall vermieden werden: Erst nach der Unterzeichnung des Kaufvertrages stellt sich heraus, dass der Käufer noch keine abgesicherte Finanzierung hat. Ohne eine schriftliche Finanzierungszusage der Bank sollte in keinem Fall eine Beurkundung stattfinden. Danach wäre es nämlich ausgesprochen problematisch, den Kaufvertrag rückgängig zu machen.

Pflegeversicherung

Wie erhalte ich einen Pflegegrad?

Neulich hat uns eine Leserin angerufen: »Ich bin 80 Jahre alt und mir wird immer schwindelig. Zahlt dafür schon die Pflegeversicherung?« Wir haben dann nachgefragt, wobei der Dame schwindelig wird. Die Antwort: »Immer wenn ich meine Gardinen aufhänge und auf der Leiter stehe. Da muss jetzt ein Pflegedienst kommen, der von der Pflegekasse bezahlt wird.« Ob dieser Antrag Aussicht auf Erfolg hat? Welche Voraussetzungen müssen erfüllt sein, um einen Pflegegrad zu erhalten?

Für Einsteiger: das MDK-Gutachten

Um Leistungen zu erhalten, muss der Versicherte einen Antrag bei der Pflegekasse seiner Krankenkasse stellen. Entscheidend ist dabei der Tag der Antragstellung. Stelle ich den Antrag zu früh, wird dieser abgelehnt. Wird der Antrag zu spät gestellt, verzichtet der Versicherte auf Geld.

Hat der Versicherte einen Antrag auf Leistungen aus der Pflegekasse gestellt, meldet sich der Medizinische Dienst der Krankenkassen (MDK) zu einem Hausbesuch an. In diesem etwa einstündigen Gespräch werden viele Fragen gestellt, anschließend wird ein Gutachten angefertigt. Innerhalb von fünf Wochen entscheidet die Krankenkasse aufgrund dieses Gutachtens, welcher Pflegegrad und welche Leistungen bewilligt werden – rückwirkend ab dem Tag der Antragstellung.

Im MDK-Gutachten geht es insgesamt um sechs pflegerelevante Module. Zu jedem Modul werden Punkte verteilt, anhand der Gesamtpunktzahl wird ein Pflegegrad bewilligt. Je mehr Punkte, desto höher der Pflegegrad.

Modul 1: Mobilität

Ist der Versicherte in der Lage, sich im Bett umzudrehen und aufzurichten, aufzustehen, sich im Wohnbereich fortzubewegen oder die Treppen zu steigen? Hier geht es um Körperkraft, Balance und Bewegungskoordination. Bei dieser Abfrage gibt es zwischen 0 und 10 Punkte.

Modul 2: Kognitive und kommunikative Fähigkeiten

Liegt eine Demenz vor, wie weit ist sie fortgeschritten, und welche Fähigkeiten sind noch vorhanden? Von der zeitlichen und örtlichen Orientierung über das Erkennen von Risiken und Gefahren (Strom, Feuer, Verkehr, Treppen) bis zum Mitteilen von Bedürfnissen (Hunger, Durst, Frieren, Schmerzen) erfasst der MDK-Gutachter zahlreiche Details.

Modul 3: Verhaltensweisen und psychische Problemlagen

In diesem Modul werden psychische Erkrankungen erfasst, um eine mögliche Pflegebedürftigkeit zu bestätigen. Erfasst werden zum Beispiel selbstschädigendes Verhalten, nächtliche Unruhe, das Beschädigen von Gegenständen oder die Verweigerung von Nahrung und Medikamenten.

Die Module 2 und 3 ergeben bis zu 15 Punkte.

Modul 4: Selbstversorgung

Zur Selbstversorgung gehören das Essen und Trinken, die Körperpflege, die Toilettengänge sowie das An- und Auskleiden. Bei der Abfrage werden die Punkte nach dem Grad der Selbstständigkeit vergeben. Maximalwert: 40 Punkte.

Modul 5: Krankheits- oder therapiebedingte Arbeiten

Wer krank ist, hat damit eine ganze Reihe von »krankheitsbezogenen« Arbeiten zu erledigen. Schafft es der Patient, ärztliche Anweisungen durchzuführen? Ist er in der Lage, seine Tabletten selbstständig zu nehmen? Macht er regelmäßig seine Atemübungen? Schafft er den Weg zum Arzt oder zum Therapeuten? Es geht um die Selbstständigkeit des Versicherten – mit maximal 20 Punkten.

Modul 6: Gestaltung des Alltags und sozialer Kontakte
Im Modul 6 wird bewertet, ob der Antragsteller seinen Tagesablauf gestaltet, sich beschäftigen oder etwas planen kann und Kontakte mit anderen Menschen pflegt. Hier gibt es bis zu 15 Punkte.

Wie viele Punkte werden für einen Pflegegrad benötigt?

Grad 1	Grad 2	Grad 3	Grad 4	Grad 5
12,5–<27	27–<47,5	47,5–<70	70–<90	90–100

Zur Selbsteinschätzung: das MDK-Gutachten

Ein Blick in das MDK-Gutachten hilft bei der Selbsteinschätzung. Zahlreiche Details werden abgefragt. Hilfreich ist es, die Fragen einmal für sich ganz persönlich zu beantworten. Damit bekommt man ein Gespür dafür, ob der Antrag bei der Pflegekasse Aussicht auf Erfolg hat.

Im MDK-Gutachten geht es insgesamt um sechs Themenbereiche (Module). Zu jedem Modul werden zunächst die Punkte gezählt, die dann umgerechnet und gewichtet werden. Erst anhand der gewichteten Punkte wird ein Pflegegrad bewilligt. Zum besseren Verständnis rechnen wir ein anschauliches Beispiel vor.

Wie viele Punkte gibt es pro Modul?
Modul 1: Mobilität [0 bis 10 gewichtete Punkte]
Modul 2: Kognitive und kommunikative Fähigkeiten
Modul 3: Verhaltensweisen und psychische Problemlagen
Aus den Modulen 2 und 3 zählt nur der Maximalwert, der dann gewichtet wird [0 bis 15 gewichtete Punkte]
Modul 4: Selbstversorgung [0 bis 40 gewichtete Punkte]
Modul 5: Krankheits- oder therapiebedingte Arbeiten [0 bis 20 gewichtete Punkte]
Modul 6: Gestaltung des Alltags und sozialer Kontakte [0 bis 15 gewichtete Punkte]

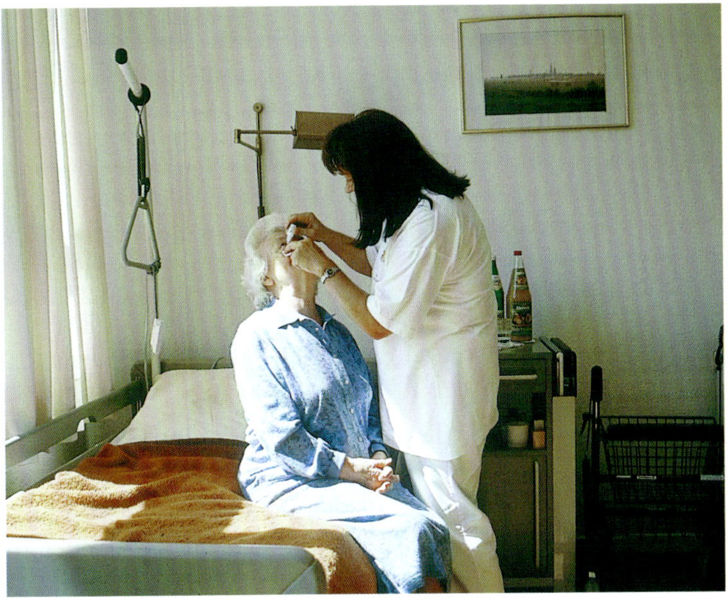

Das Verabreichen von Augentropfen wird im Modul 5 erfasst.

Modul 1: Mobilität

Die Punkte werden nach dem Grad der Selbstständigkeit vergeben.

- selbstständig: 0 gezählte Punkte
- überwiegend selbstständig: 1 gezählter Punkt
- überwiegend unselbstständig: 2 gezählte Punkte
- unselbstständig: 3 gezählte Punkte

Bei dieser Abfrage zur Mobilität geht es um fünf Kriterien.

1. Positionswechsel im Bett [0, 1, 2, 3 gezählte Punkte]
2. Stabile Sitzposition [0, 1, 2, 3 gezählte Punkte]
3. Umsetzen [0, 1, 2, 3 gezählte Punkte]
4. Fortbewegen innerhalb des Wohnbereichs [0, 1, 2, 3 gezählte Punkte]
5. Treppensteigen [0, 1, 2, 3 gezählte Punkte]

Beispiel: Ein Patient kann sich im Pflegebett umdrehen und sich mit Hilfe des Bettgalgens aufrichten. Dafür gibt es 0 Punkte. Er kann auf der Bettkante sitzen, ergibt 0 Punkte. Hilfe von einer Pflegekraft benötigt er beim Umsetzen vom Bett in den Sessel (1 Punkt). Er kann nur wenige Schritte gehen und muss sich dabei bei der Pflegekraft einhaken (1 Punkte). Fürs Treppensteigen fehlt ihm die Muskelkraft, deshalb muss er gestützt werden (2 Punkte). Macht zusammen 4 Punkte.

Gezählte in gewichtete Punkte umrechnen

Der neue Ansatz der Pflegeversicherung lautet: Wie steht es um die Selbstständigkeit des Versicherten? Körperliche Handicaps werden genauso berücksichtigt wie geistige Einschränkungen. Doch die Module fließen unterschiedlich in das Gesamtergebnis ein: Die Punkte werden gewichtet. Die Mobilität (Modul 1) zählt im Gesamtergebnis weniger als die Selbstversorgung (Modul 4). Deshalb werden die gezählten Punkte in gewichtete Punkte umgerechnet.

Modul 1: Umrechnung gezählte in gewichtete Punkte

gezählt:	0–1	2–3	4–5	6–9	10–15
gewichtet:	0	2,5	5	7,5	10

Im **Beispiel** hat unser Patient bei der Mobilität (Modul 1) 4 gezählte Punkte erreicht. Diese werden laut Tabelle zu 5 gewichteten Punkten umgerechnet. In der Gesamtrechnung schlagen die 5 gewichteten Punkte zu Buche, um einen Pflegegrad zu erhalten.

Modul 2: Kognitive und kommunikative Fähigkeiten

Die gezählten Punkte werden nach den vorhandenen Fähigkeiten vergeben.

- Die Fähigkeit ist vorhanden: 0 Punkte
- Die Fähigkeit ist größtenteils vorhanden: 1 Punkt
- Die Fähigkeit ist in geringem Maß vorhanden: 2 Punkte
- Die Fähigkeit ist nicht vorhanden: 3 Punkte

Modul 2 hat 11 Kriterien zur Demenz:

1. Erkennen von Personen aus dem näheren Umfeld
2. Örtliche Orientierung
3. Zeitliche Orientierung
4. Erinnerungsvermögen
5. Steuern von mehrschrittigen Alltagshandlungen (Tischdecken, Anziehen)
6. Entscheidungen im Alltag: dem Wetter angemessene Kleidung
7. Verstehen von Sachverhalten und Informationen
8. Erkennen von Risiken und Gefahren (Strom, Feuer, Verkehr, Treppen)
9. Mitteilen von Bedürfnissen (Hunger, Durst, Frieren, Schmerzen)
10. Verstehen von Aufforderungen (Essen, Trinken, sich kleiden)
11. Beteiligen an einem Gespräch

Modul 3: Verhaltensweisen und psychische Problemlagen

Die Punkte werden nach der Häufigkeit des Verhaltens vergeben.

- nie oder sehr selten: 0 Punkte
- selten: 1 Punkte
- häufig: 3 Punkte
- täglich: 5 Punkte

Die acht Verhaltensauffälligkeiten dieses Moduls können sowohl auf demenzielle Erscheinungen als auch auf geistige Erkrankungen hinweisen.

1. Motorisch geprägte Verhaltensauffälligkeiten
2. Nächtliche Unruhe
3. Selbstschädigendes und autoaggressives Verhalten
4. Beschädigen von Gegenständen
5. Physisch aggressives Verhalten gegenüber Personen
6. Verbale Aggression
7. Vokale Auffälligkeiten (Schreien, Schimpfen)
8. Abwehr pflegerischer, unterstützender Maßnahmen (Nahrung, Medikamente)
9. Wahnvorstellungen
10. Ängste
11. Antriebslosigkeit und depressive Verstimmungen
12. Sozial inadäquates Verhalten (z. B. Distanzlosigkeiten)
13. Sonstige inadäquate Handlungen (z. B. Nesteln an der Kleidung)

Zurück zu unserem Patienten aus dem **Beispiel**: Er hat demenzielle Erscheinungen. Aus dem Modul 2 ergeben sich 6 gezählte Punkte (örtliche Orientierung: 1 Punkt, zeitliche Orientierung 1 Punkt, Erinnerungsvermögen 2 Punkte, Beteiligen am Gespräch 2 Punkte).
Aus dem Modul 3: Unser Patient ist nachts unruhig und erhält dafür 1 gezählten Punkt.

Es zählt der Maximalwert aus Modul 2 oder 3

Bei den Modulen 2 und 3 werden nur die gezählten Punkte aus dem Modul mit der höheren Punktzahl berücksichtigt.

Modul 2/3: Umrechnung gezählte in gewichtete Punkte

gezählt 2:	0–1	2–5	6–10	11–16	17–33
gezählt 3:	0	1–2	3–4	5–6	7–65
gewichtet:	0	3,75	7,5	11,25	15

Unser Patient nimmt 6 gezählte Punkte aus dem Modul 2 für die Gesamtrechnung mit, der eine Punkt aus dem Modul 3 bleibt damit unberücksichtigt. Aus der Umrechnungstabelle ergeben sich 7,5 gewichtete Punkte.

Modul 4: Selbstversorgung

Bei dieser Abfrage werden die Punkte nach dem Grad der Selbstständigkeit vergeben. Es gibt jedoch eine Ausnahme: Beim Kriterium 13 (Ernährung parenteral oder über Sonde) wird nach der Häufigkeit gefragt.

1. Waschen des vorderen Oberkörpers [0, 1, 2, 3 Punkte]
2. Körperpflege am Kopf (Kämmen, Zahnpflege, Reinigung der Zahnprothese, Rasieren) [0, 1, 2, 3 Punkte]
3. Waschen des Intimbereichs [0, 1, 2, 3 Punkte]
4. Duschen, Baden inkl. Haare waschen [0, 1, 2, 3 Punkte]
5. An- und Auskleiden des Oberkörpers [0, 1, 2, 3 Punkte]
6. An- und Auskleiden des Unterkörpers [0, 1, 2, 3 Punkte]
7. Mundgerechtes Zubereiten der Nahrung und Eingießen von Getränken [0, 1, 2, 3 Punkte]
8. Essen [0, 3, 6, 9 Punkte]
9. Trinken [0, 2, 4, 6 Punkte]
10. Toilettenbenutzung [0, 2, 4, 6 Punkte]
11. Bewältigung der Folgen einer Harninkontinenz, Umgang Katheter Urostoma [0, 1, 2, 3 Punkte]

Das Kämmen gehört zur Pflege.

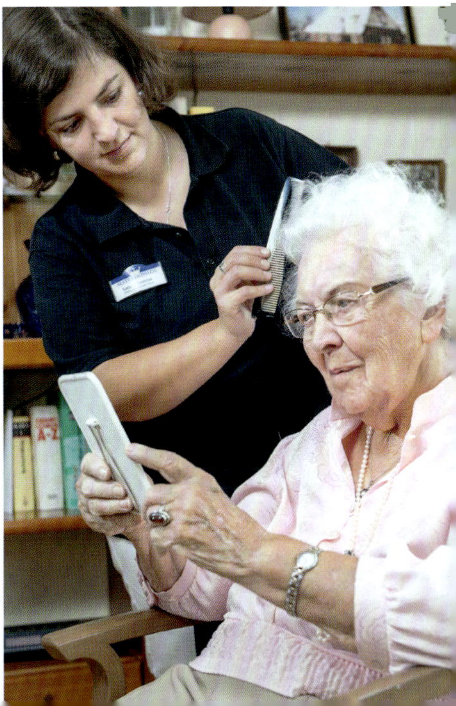

12. Bewältigung der Folgen einer Stuhlinkontinenz, Umgang mit Stoma [0, 1, 2, 3 Punkte]
13. Ernährung parenteral oder über Sonde [nicht täglich, nicht auf Dauer: 0 Punkte; täglich, zusätzlich zu oraler Ernährung: 3 Punkte; ausschließlich oder nahezu ausschließlich: 6 Punkte]

Modul 4: Umrechnung gezählte in gewichtete Punkte

gezählt:	0–2	3–7	8–18	19–36	37–54
gewichtet:	0	10	20	30	40

Unser **Beispiel**-Patient erhält 14 gezählte Punkte. Rund um die Körperpflege benötigt er Anleitungen und Hilfe, macht 12 Punkte. Bei der Toilettenbenutzung gibt es 2 Punkte. Laut der Umrechnungstabelle ergeben sich 20 gewichtete Punkte.

Modul 5: Krankheits- oder therapiebedingte Arbeiten

Bei den »krankheitsbezogenen« Arbeiten geht es um Fragen der Häufigkeit und der Selbstständigkeit. Schafft es der Patient, ärztliche Anweisungen durchzuführen? Ist er in der Lage, seine Tabletten selbstständig zu nehmen? Macht er regelmäßig seine Atemübungen? Kann er zum Beispiel seinen Blutdruck, Puls, Blutzucker sowie seine Körpertemperatur kontrollieren? Zieht er aus diesen Messungen die richtigen Schlüsse und spritzt sich die erforderliche Insulindosis? In welchen Fällen muss er den Arzt anrufen?

Bei den Kriterien 1 bis 7 geht es um die Häufigkeit. Dabei werden monatliche und wöchentlich vorkommende Maßnahmen durch 30 bzw. durch 7 geteilt und damit in einen Durchschnittswert pro Tag umgerechnet.

- gar nicht oder seltener als einmal täglich: 0 Punkte
- mindestens ein bis maximal dreimal täglich: 1 Punkt

- mehr als dreimal bis maximal achtmal täglich: 2 Punkte
- mehr als achtmal täglich: 3 Punkte

1. Medikation [0, 1, 2, 3 Punkte]
2. Injektionen [0, 1, 2, 3 Punkte]
3. Versorgung intravenöser Zugänge [0, 1, 2, 3 Punkte]
4. Absaugen und Sauerstoffgabe [0, 1, 2, 3 Punkte]
5. Einreibungen oder Kälte- und Wärmeanwendungen [0, 1, 2, 3 Punkte]
6. Messung und Deutung von Körperzuständen [0, 1, 2, 3 Punkte]
7. Körpernahe Hilfsmittel (Hörgerät, Prothesen, Kompressionsstrümpfe) [0, 1, 2, 3 Punkte]

Bei den Kriterien 8 bis 11 geht es ebenfalls um die Häufigkeit der Maßnahme. Auch hier werden monatliche und wöchentlich vorkommende Maßnahmen durch 30 bzw. durch 7 geteilt und damit in einen Durchschnittswert pro Tag umgerechnet.

- nie oder seltener als einmal wöchentlich: 0 Punkte
- ein- bis mehrmals wöchentlich: 1 Punkt
- ein- bis zweimal täglich: 2 Punkte
- mindestens dreimal täglich: 3 Punkte

8. Verbandwechsel und Wundversorgung [0, 1, 2, 3 Punkte]
9. Versorgung mit Stoma [0, 1, 2, 3 Punkte]
10. Regelmäßige Einmalkatheterisierung und Nutzung von Abführmethoden [0, 1, 2, 3 Punkte]
11. Therapiemaßnahmen in häuslicher Umgebung (Krankengymnastik, Atmen) [0, 1, 2, 3 Punkte]

Unser Patient braucht einmal täglich Hilfe beim Anziehen der Kompressionsstrümpfe – ergibt 1 gezählten Punkt.

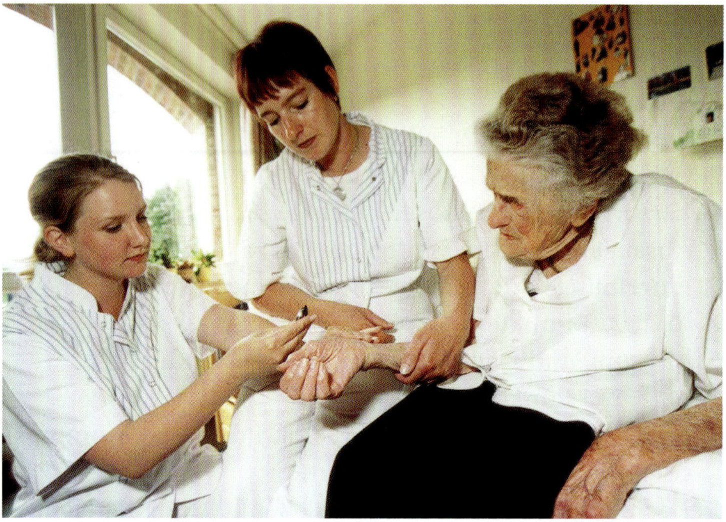

Qualität in der Altenpflege beginnt mit einer soliden Ausbildung. Fachwissen, Teamarbeit, gute Organisation und menschliche Zuwendung machen professionelle Altenpflege aus.

Bei den Kriterien 12 bis 15 geht es um die Häufigkeit – vom Besuch beim Arzt oder Therapeuten über die Heimbeatmung bis zur Dialyse. Die Punkte werden nach den Kriterien gar nicht, täglich, wöchentlich oder monatlich vergeben.

12. Zeit- und technikintensive Maßnahmen in der häuslichen Umgebung, z. B. bei invasiver Beatmung [selbstständig oder gar nicht: 0 Punkte, täglich: 60 Punkte, wöchentlich: 8,6 Punkte, monatlich: 2 Punkte]
13. Arztbesuche [selbstständig oder gar nicht: 0 Punkte, wöchentlich: 4,3 Punkte, monatlich: 1 Punkt]
14. Besuche anderer medizinischer oder therapeutischer Einrichtungen (bis zu drei Stunden) [selbstständig oder gar nicht: 0 Punkte, wöchentlich: 4,3 Punkte, monatlich: 1 Punkt]

15. Zeitlich ausgedehnte Besuche anderer medizinischer oder therapeutischer Einrichtungen (länger als drei Stunden, z. B. bei Dialyse) [selbstständig oder gar nicht: 0 Punkte, täglich: 60 Punkte, wöchentlich: 8,6 Punkte, monatlich: 2 Punkte]

Zwischenergebnis

Die bei den Kriterien 12 bis 15 ermittelten Punkte werden zu einem Zwischenergebnis addiert und den nachstehenden Einzelpunkten zugewiesen:

0 bis unter 4,3 = 0 gezählte Punkte
4,3 bis unter 8,6 = 1 gezählter Punkt
8,6 bis unter 12,9 = 2 gezählte Punkte
12,9 bis unter 60 = 3 gezählte Punkte
60 und mehr = 6 gezählte Punkte

Beispiel: Unser Muster-Patient geht einmal monatlich zu einem »zeitlich ausgedehnten Besuch in eine therapeutische Einrichtung« (1 Punkt) und einmal wöchentlich zum Arzt (4,3 Punkte), ergibt 5,3 Punkte. Hieraus resultiert ein Wert von 1 Punkt laut Zwischenergebnis für die Kriterien 12 bis 15.

16. Einhaltung einer Diät und anderer krankheits- oder therapiebedingter Verhaltensvorschriften

Bei manchen Erkrankungen werden Diäten oder Essvorschriften vom Arzt angeordnet. Dazu zählen auch ärztlich angeordnete Nahrungs- und Flüssigkeitszufuhr, zum Beispiel bei Stoffwechselstörungen, Nahrungsmittelallergien, Essstörungen wie Appetitlosigkeit. Es kann jedoch auch um eine Langzeit-Sauerstoff-Therapie bei unruhigen Patienten gehen. Bewertet wird der Grad der Selbstständigkeit des Patienten bei der Einhaltung dieser Vorschriften und der daraus resultierende Bedarf an personeller Unterstützung.

- selbstständig: 0 Punkte
- überwiegend selbstständig: 1 Punkt
- überwiegend unselbstständig: 2 Punkte
- unselbstständig: 3 Punkte

Um die gezählten Punkte für das Modul 5 zu ermitteln, werden die Zwischenergebnisse addiert und in gewichtete Punkte umgerechnet.

Modul 5: Umrechnung gezählte in gewichtete Punkte

gezählt:	0	1	2–3	4–5	6–15
gewichtet:	0	5	10	15	20

> Die 2 gezählten Punkte (1 Punkt fürs Anziehen der Kompressionsstrümpfe sowie 1 Punkt für Arzt- und Therapiebesuche) werden in 10 gewichtete Punkte umgerechnet.

Modul 6: Gestaltung des Alltagslebens und sozialer Kontakte

Die Punkte werden nach dem Grad der Selbstständigkeit vergeben: Die Person ist …

- … selbstständig: 0 Punkte
- … überwiegend selbstständig: 1 Punkt
- … überwiegend unselbstständig: 2 Punkte
- … unselbstständig: 3 Punkte

Im Modul 6 wird bewertet, ob der Antragsteller seinen Tagesablauf gestaltet, sich beschäftigen oder etwas planen kann und Kontakte mit anderen Menschen pflegt.

1. Gestaltung des Tagesablaufs und Anpassung an Veränderungen [0, 1, 2, 3 Punkte]
2. Ruhen und Schlafen [0, 1, 2, 3 Punkte]
3. Sich beschäftigen [0, 1, 2, 3 Punkte]
4. Vornehmen von in die Zukunft gerichteten Planungen [0, 1, 2, 3 Punkte]

5. Interaktionen mit Personen im direkten Kontakt [0, 1, 2, 3 Punkte]
6. Kontaktpflege zu Personen außerhalb des direkten Umfelds [0, 1, 2, 3 Punkte]

Modul 6: Umrechnung gezählte in gewichtete Punkte

gezählt:	0	1–3	4–6	7–11	12–18
gewichtet:	0	3,75	7,5	11,25	15

Unser Patient ist ein ruhiger Vertreter und auffallend passiv geworden, deshalb erhält er bei der Gestaltung des Tagesablaufs und beim Kriterium »sich beschäftigen« jeweils 2 Punkte. Er hat kaum noch Kontakt mit anderen Menschen, deshalb gibt es auch hier jeweils 2 Punkte. Macht insgesamt 8 gezählte Punkte. Nach der Umrechnung ergeben sich 11,25 gewichtete Punkte.

Einteilung in einen Pflegegrad

Grad 1	Grad 2	Grad 3	Grad 4	Grad 5
12,5–<27	27–<47,5	47,5–<70	70–<90	90–100

Ergebnis für unseren **Beispiel**-Patienten:

Modul 1 Mobilität:	5 Punkte
Modul 2 Demenz:	7,5 Punkte
Modul 3 psychische Erkrankungen:	0 Punkte
Modul 4 Selbstversorgung:	20 Punkte
Modul 5 Krankheitsbedingte Arbeit:	10 Punkte
Modul 6 Alltagsgestaltung:	11,25 Punkte
	53,75 Punkte

Mit 53,75 gewichteten Punkten erhält dieser Versicherte den Pflegegrad 3.

Modul 7: Außerhäusliche Aktivitäten

Modul 8: Haushaltsführung

Mit den »außerhäuslichen Aktivitäten« sind zum Beispiel das Verlassen der Wohnung, die Nutzung öffentlicher Verkehrsmittel oder die Teilnahme an Veranstaltungen gemeint. Bei der Haushaltsführung geht es um das Einkaufen, Putzen oder Behördengänge. Diese Lebensbereiche werden zwar in den Modulen 7 und 8 erfasst, fließen aber nicht in die Einstufung der Pflegebedürftigkeit ein. Sie dienen der Anpassung der Pflegeplanung und der Erfassung des Rehabilitations- und Präventionsbedarfs.

Unsere 80-jährige Leserin, der beim Aufhängen der Gardinen schwindelig wurde, hat offenbar erste Probleme bei der Haushaltsführung. Pflegebedürftig ist diese Dame jedoch nicht.

Widerspruch

Wenn der Versicherte mit der Entscheidung der Pflegekasse über Leistungen aus der Pflegeversicherung nicht einverstanden ist, kann er dagegen Widerspruch einlegen. Der Widerspruch muss innerhalb eines Monats nach Bekanntgabe des Pflegegrades schriftlich bei der Pflegekasse erhoben werden.

Es reicht nicht aus, deshalb den Sachbearbeiter anzurufen. Allerdings muss die Pflegekasse den Widerspruch schriftlich aufnehmen, wenn der Versicherte dort persönlich vorspricht. Mit dieser Niederschrift bei der Pflegekasse soll denjenigen Versicherten die Wahrnehmung ihrer Rechte erleichtert werden, die im Verfassen von Schriftstücken ungeübt sind.

Der Versicherte hat einen Anspruch darauf, in die Akten der Pflegekasse Einsicht zu nehmen, insbesondere in das

MDK-Gutachten. Dies ergibt sich aus § 25 SGB X (Sozialgesetzbuch, 10. Buch). Nur so kann der Widerspruch sinnvoll begründet werden. Es reicht also, zunächst Widerspruch innerhalb der vorgegebenen Frist einzulegen und gleichzeitig das Gutachten anzufordern, sofern es nicht bereits mitgeschickt worden ist. Die Begründung kann dann nachgereicht werden.

Sollte die Pflegekasse an ihrer ursprünglichen Entscheidung festhalten, muss sie einen schriftlichen Widerspruchsbescheid erlassen. Darin müssen eine Begründung für die Zurückweisung des Widerspruchs und eine Belehrung über die Möglichkeit einer Klage vor dem Sozialgericht enthalten sein.

Häusliche Pflege

Sach- und Geldleistungen

Zu Hause, im Residenz-Appartement oder in einer Seniorenwohnung werden Leistungen zur häuslichen Pflege gewährt. Pflegebedürftige und ihre Angehörigen können sich entscheiden, ob sie mit dem Pflegedienst Leistungspakete oder ein Zeitkontingent vereinbaren möchten. Beim Zeitkontingent entscheidet die Familie, welche Leistungen erbracht werden sollen.

Sachleistungen

Wird ein ambulanter Pflegedienst beauftragt, rechnet er diese Sachleistungen direkt mit der Pflegekasse ab, und zwar bis zur maximalen Zuschusshöhe des jeweiligen Pflegegrades. Leistungen, die darüber hinausgehen, muss der Versicherte selbst zahlen.

Monatliche Sachleistungen bis zu:

Grad 1	Grad 2	Grad 3	Grad 4	Grad 5
125,–*	689,–	1.298,–	1.612,–	1.995,–

*Die Euro 125,– werden nur gegen Rechnung für zusätzliche Entlastungsleistungen erstattet, siehe Seite 110.

Pflegegeld

Hierbei handelt es sich um eine Geldleistung. Angehörigen, Nachbarn und Freunden soll damit eine materielle Anerkennung für ihren Einsatz zukommen. Oft wird die häusliche Pflege in der Familie in geeigneter Weise und in ausreichendem Umfang sichergestellt, ohne Hilfe von außen. Dem Versicherten wird dann der Zuschuss in voller Höhe, der abhängig vom Pflegegrad ist, überwiesen.

Monatliche Geldleistungen:

Grad 1	Grad 2	Grad 3	Grad 4	Grad 5
125,–*	316,–	545,–	728,–	901,–

*Die Euro 125,– werden nur gegen Rechnung für zusätzliche Entlastungsleistungen erstattet, siehe Seite 110.

Kombinationsleistungen

Die Pflegekasse rechnet einen Teil direkt mit einem Pflegedienst ab, der Rest wird anteilig als Geldleistung ausgezahlt. Zu beachten ist aber, dass die Investitionskosten nicht durch die Versicherung übernommen werden. Beispiel für Pflegegrad 3: Der Versicherte nimmt Leistungen eines Pflegedienstes von € 1.068,40 in Anspruch. Davon müssen die Investitionskosten von 1 €/Tag abgezogen werden (1.068,40 – 30 = 1.038,40). Das sind 80 % von € 1.298,–. Bleibt ein Anteil von 20 % vom Pflegegeld (€ 545,–): € 109,00.

Tages- und Nachtpflege

Unter Tages- und Nachtpflege, der sogenannten teilstationären Pflege, versteht man die zeitweise Betreuung in einer Pflegeeinrichtung.

Monatliche Zuschüsse bis zu:

Grad 1	Grad 2	Grad 3	Grad 4	Grad 5
0,–	689,–	1.298,–	1.612,–	1.995,–

Außerdem können für die Finanzierung der Tages- und Nachtpflege auch die zusätzlichen Entlastungsleistungen in Höhe von € 125 ausgegeben werden, siehe Seite 110.

Kürbisernte aus dem eigenen Kleingarten eines Altenheims

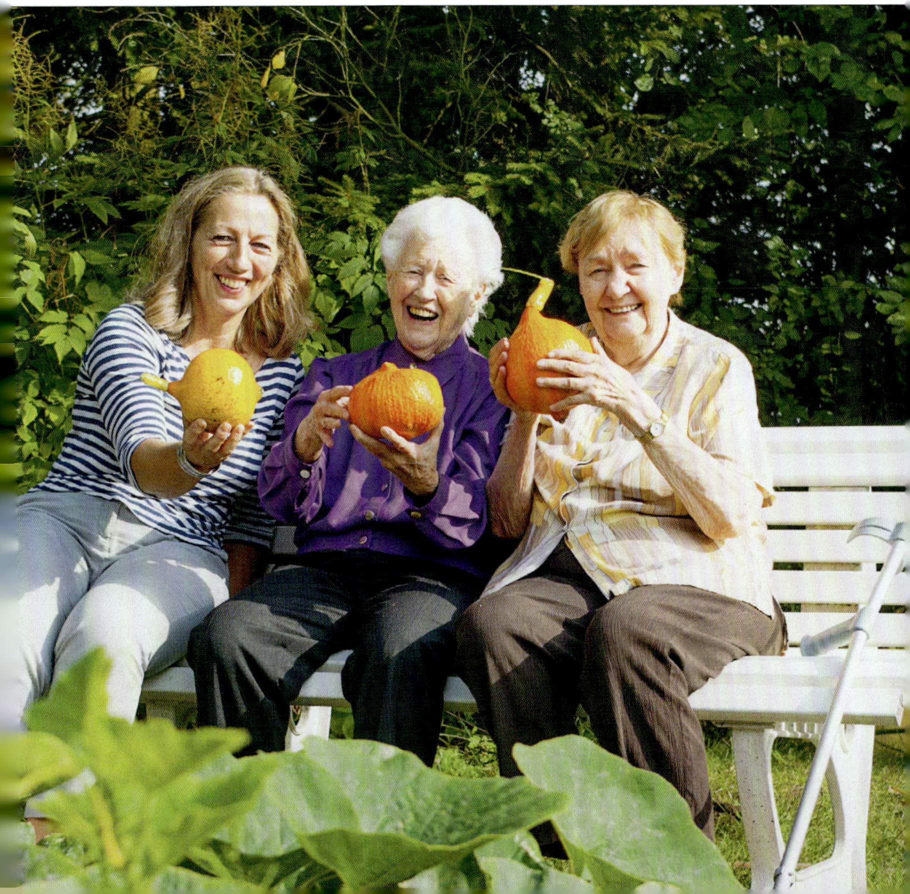

Zusätzliche Entlastungsleistungen

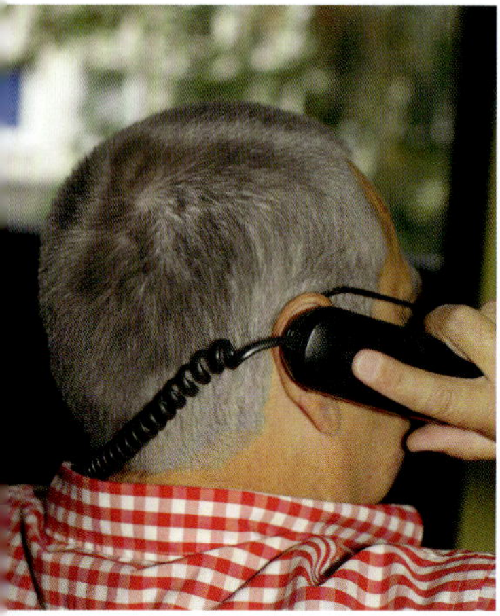

Demenzpatienten brauchen viele Anleitungen, um zum Beispiel telefonieren zu können.

Die Betreuung eines Pflegebedürftigen reduziert sich nicht nur auf die Körperpflege, das An- und Ausziehen und Zubereiten der Mahlzeiten. Oft sind Ehepartner oder Kinder den ganzen Tag über damit beschäftigt, den Betroffenen zu beaufsichtigen, ihn zu unterhalten oder für Anregungen zu sorgen. Doch auch die Angehörigen brauchen Pausen von diesem harten 24-Stunden-Job. Deshalb stellt die Pflegeversicherung allen Pflegebedürftigen monatlich zusätzlich 125 Euro für Entlastungsleistungen zur Verfügung.

Das Geld kann für professionelle Betreuung ausgegeben werden, zum Beispiel für tagesstrukturierende Maßnahmen eines Pflegedienstes oder für den Eigenanteil bei der Kurzzeit-, Tages- oder Nachtpflege. Die Entlastungsleistungen werden nur gegen Vorlage einer Rechnung von der Pflegekasse erstattet.

Unterstützung für Angehörige

Pflege und Betreuung erfordern einen hohen Einsatz von Familie, Freunden oder Nachbarn. Oft können die Angehörigen ihren Beruf nur noch eingeschränkt oder gar nicht mehr ausüben. Deshalb wird die soziale Absicherung dieses Personenkreises per Gesetz besonders berücksichtigt. Damit soll die Pflegebereitschaft gefördert, der hohe Einsatz anerkannt sowie ein Ausgleich für einen möglichen Verzicht auf Berufstätigkeit geschaffen werden.

Renten- und Unfallversicherung

Die Pflegekasse zahlt für Pflegepersonen unter bestimmten Voraussetzungen Beiträge zur gesetzlichen Renten- und Unfallversicherung. Dazu sind die entsprechenden Anträge bei der Pflegekasse zu stellen. Nähere Informationen gibt:

- die Pflegekasse
- die Broschüre »Rente für Pflegepersonen – Ihr Einsatz lohnt sich«, die kostenlos erhältlich ist bei:
  Deutsche Rentenversicherung-Bund ☏ *0800/100 004 80 70*
  Vertriebs-Callcenter
  10704 Berlin
  www.deutsche-rentenversicherung-bund.de
- das kostenlose Faltblatt »Gesetzliche Unfallversicherung für häusliche Pflegepersonen«, erhältlich bei:
  Unfallkasse Nord ☏ *0431/640 70*
  Seekoppelweg 5 a, 24113 Kiel
  www.uk-nord.de

Freistellung von der Arbeit

Die meisten pflegebedürftigen Senioren werden von der Familie zu Hause betreut und gepflegt. Um die Pflege von nahen Angehörigen und den Beruf besser miteinander zu verbinden, gibt es verschiedene Möglichkeiten der beruflichen Auszeit.

Kurzfristige Arbeitsverhinderung bis zu zehn Tage

Manchmal müssen Angehörige plötzlich bei der Pflege innerhalb der Familie einspringen. Die Pflegeversicherung ermöglicht Arbeitnehmern, sich bis zu zehn Tage ganz oder teilweise von der Arbeit befreien zu lassen. Dieser Anspruch auf Pflegezeit besteht, wenn ein pflegebedürftiger naher Angehöriger aufgrund einer akuten gesundheitlichen Krise gepflegt werden muss oder eine entsprechende Pflege zu organisieren ist. Hierzu zählt auch das Zusammentragen von Informationen, um die Pflege zu planen. Der Medizinische Dienst der Krankenkassen stellt in so einem Fall eine Bestätigung aus, die beim Arbeitgeber einzureichen ist. Diese Regelung gilt für alle Betriebe, egal, wie viele Mitarbeiter dort beschäftigt sind. Der Arbeitgeber zahlt für diese Zeit kein Gehalt. Für die bis zu zehntägige Auszeit erhalten berufstätige Angehörige von der Pflegekasse des Pflegebedürftigen als Lohnersatzleistung das Pflegeunterstützungsgeld. Der Antrag ist vom Beschäftigten bei der Pflegekasse des Pflegebedürftigen zu stellen. Wie viel Pflegeunterstützungsgeld gezahlt wird, richtet sich nach dem Einkommen. Gezahlt werden 70 Prozent des Bruttoverdienstes, maximal 90 Prozent vom Nettoverdienst.

Pflegezeit bis zu sechs Monate

Wer über einen längeren Zeitraum seinen Angehörigen zu Hause pflegen möchte, kann sich ganz oder teilweise bis zu sechs Monate von der Arbeit freistellen lassen. Die Pflegezeit muss zehn Tage vorher angemeldet werden. Dazu ist eine Bescheinigung vorzulegen, in der mindestens der Pflegegrad 1 bestätigt wird.

Für die bis zu sechsmonatige Freistellung von der Arbeit wird weder das Gehalt weitergezahlt, noch gibt es eine Lohnersatzleistung von der Pflegekasse. Zur teilweisen Finanzierung des eigenen Lebensunterhalts kann beim Bundesamt für Familie ein zinsloses Darlehen beantragt werden. Die Auszahlung des Darlehens erfolgt in monatlichen Raten. Die Rückzahlung beginnt mit dem Ende der Pflegezeit.

Wer kein Gehalt bezieht, ist auch nicht kranken- oder pflegeversichert. Hier ist es ratsam, für die Pflegezeit bei der eigenen Krankenkasse eine freiwillige Versicherung abzuschließen. An den Kosten beteiligt sich die Pflegekasse des Pflegebedürftigen mit einem Beitragszuschuss. Diese Regelung gilt nur für Betriebe mit mindestens 16 Beschäftigten.

Familienpflegezeit

Wer einen Angehörigen zu Hause über längere Zeit pflegen will und berufstätig ist, kann mit seinem Arbeitgeber eine schriftliche Vereinbarung schließen, die das Einkommen bei reduzierter Arbeitszeit weitgehend sichert. Einen Rechtsanspruch auf Familienpflegezeit gibt es nur bei Betrieben mit mindestens 26 Mitarbeitern. In der Pflegephase kann für maximal 24 Monate die Arbeitszeit auf bis zu 15 Stunden pro Woche reduziert werden.

Wer zum Beispiel die Arbeitszeit seiner Vollzeitbeschäftigung halbiert, erhält in der Pflegephase weiterhin 75 Prozent seines Bruttoeinkommens. In der Nachpflegephase arbeitet man wieder Vollzeit und erhält weiterhin 75 Prozent vom Lohn, bis das Zeitkonto wieder ausgeglichen ist. Zur teilweisen Finanzierung des eigenen Lebensunterhalts kann beim Bundesamt für Familie ein zinsloses Darlehen beantragt werden. Die Auszahlung des Darlehens erfolgt in monatlichen Raten. Die Rückzahlung beginnt mit dem Ende der Familienpflegezeit.

Für den Fall, dass der Arbeitnehmer während der Familienpflegezeit erwerbsunfähig wird oder stirbt, muss eine private Familienpflegezeitversicherung abgeschlossen werden, die den Arbeitgeber vor einem Ausfall schützt. Weitere Informationen finden Sie im Internet unter:
www.familien-pflege-zeit.de

Wohnungsanpassung

Wenn die körperliche Bewegungsfreiheit nachlässt, merkt man schnell, wie mühsam es sein kann, die Wohnung oder das eigene Haus zu nutzen. Es ist nicht mehr möglich, allein zu duschen, da der Einstieg in die Badewanne mittlerweile zu hoch geworden ist. Das Bad und das Schlafzimmer im ersten Stockwerk sind nur über eine Treppe zu erreichen, die man nicht mehr sicher herauf- und herunterkommt. Hier gilt es, Abhilfe zu schaffen. Zusätzliche Einbauten wie ein Treppenlift, die Umgestaltung des Badezimmers mit einer Dusche oder seine Verlegung ins Erdgeschoss kosten Geld. Dafür gibt es folgende Fördermaßnahmen.

4.000 Euro von der Pflegekasse

Wenn ein Pflegegrad vorhanden ist, zahlt die Pflegekasse einen Zuschuss. Unter Berücksichtigung einer angemessenen Eigenbeteiligung werden bis zu 4.000 Euro pro Maßnahme bezahlt. Der gleichzeitige Einbau eines Treppenlifts und der Umbau des Bades gelten als eine Maßnahme.

Eine Baumaßnahme darf erst begonnen werden, wenn die Pflegekasse den Zuschuss bewilligt hat. Wer schon vorher mit dem Umbau anfängt, erhält im Nachhinein keinen Zuschuss.

KfW-Förderbank-Programm Nr. 159

Die Kreditanstalt für Wiederaufbau fördert den altersgerechten Umbau mit zinsgünstigen Krediten, um unabhängig von Alter und Einschränkung eine selbstbestimmte Lebensführung zu ermöglichen. Dazu zählen alle Maßnahmen zur Barrierereduzierung in der Wohnung, im Wohngebäude

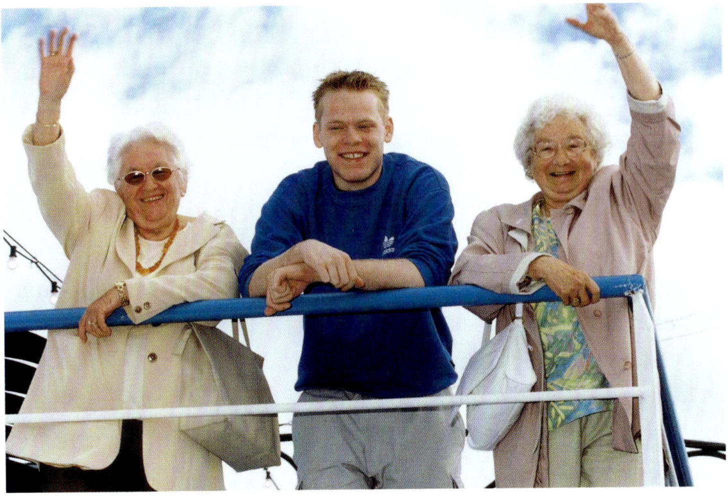

Das Engagement von jungen Menschen im Rahmen des Freiwilligen Sozialen Jahres ist wichtig: Sie helfen bei hauswirtschaftlichen Tätigkeiten, machen Boten- und Fahrdienste, begleiten bei Ausflügen und Spaziergängen.

und im Umfeld. Privatpersonen oder Mieter können mit schriftlicher Zustimmung des Vermieters 100 Prozent der förderfähigen Kosten, maximal 50.000 Euro pro Wohneinheit, beantragen. Die Baumaßnahme darf auch hier erst beginnen, nachdem der Antrag genehmigt worden ist. Die Zinsen beginnen ab 0,75 Prozent per anno. Ein Antrag auf Leistungen des KfW-Förderbank-Programms Nr. 159 erfolgt immer über die eigene Hausbank.

Vollstationäre Pflege

Im Alten- und Pflegeheim sowie im Pflegebereich einer Residenz werden Zuschüsse für vollstationäre Pflege gewährt.

Beantragt der Versicherte vollstationäre Pflege, nehmen die MDK-Mitarbeiter auch dazu Stellung, ob eine Unterbringung in einer vollstationären Einrichtung erforderlich ist. Sie bescheinigen dann die »Heimpflegebedürftigkeit«.

Heimpflegebedürftigkeit

Unter folgenden Voraussetzungen wird Heimpflegebedürftigkeit von der Pflegekasse attestiert:

- Fehlen einer Pflegeperson
- fehlende Bereitschaft möglicher Pflegepersonen
- drohende oder bereits eingetretene Überforderung der Pflegeperson
- drohende oder bereits eingetretene Verwahrlosung des Pflegebedürftigen
- Eigen- oder Fremdgefährdungstendenzen des Pflegebedürftigen
- räumliche Unzulänglichkeiten lassen die Pflege nicht zu

Leistungen der Pflegekasse

Grad 1	Grad 2	Grad 3	Grad 4	Grad 5
125,–*	770,–	1.262,–	1.775,–	2.005,-

*Die Euro 125,– werden nur gegen Rechnung für zusätzliche Entlastungsleistungen erstattet, siehe Seite 110.
Die Pflegekassen übernehmen dabei maximal 75 Prozent des Heimentgeltes.

Vorbereitung auf die Begutachtung

Bevor die Pflegekasse eine Entscheidung über die Pflegebedürftigkeit trifft, findet ein angemeldeter Besuch des Medizinischen Dienstes der Krankenkassen statt. Die Gutachter haben den Umfang der Pflegebedürftigkeit festzustellen und sind dabei auf die Angaben der Pflegebedürftigen und Angehörigen angewiesen. Zur Entscheidungsfindung werden Einzelheiten über alle Hilfestellungen und Pflegeleistungen benötigt, die am Tag und in der Nacht erbracht werden.

Hilfreich ist es, eine Woche lang ein Pflegetagebuch zu führen, das dem MDK bei der Begutachtung vorgelegt werden sollte. Dies ermöglicht eine detaillierte Aufzeichnung der Hilfs- und Pflegetätigkeiten. Das ist eine gute Gedächtnisstütze, um beim Besuch des Gutachters nichts zu vergessen. Ein Pflegetagebuch kann bei den Krankenkassen angefordert werden.

Kurzzeitpflege

Wer pflegebedürftig im Sinne der Pflegeversicherung ist, hat ab Pflegegrad 2 Anspruch auf 28 Tage Kurzzeitpflege im Jahr. Das kann nach einem Krankenhausaufenthalt nötig sein oder zur Bewältigung von Krisensituationen bei der häuslichen Pflege. Hierfür steht ein Zuschuss in Höhe von bis zu 1.612 Euro für die Pflegekosten zur Verfügung. Unterkunft, Verpflegung und die Investitionskosten bezahlt man selbst. Mit der Übertragung der Ansprüche aus der Verhinderungspflege können bis zu 56 Tage Kurzzeitpflege mit einem Gesamtzuschuss von 3.224 Euro gewährt werden. Während der Kurzzeitpflege wird das hälftige Pflegegeld (siehe Seite 108) bis zu vier Wochen weitergezahlt.

Kurzzeitpflege-Einrichtungen finden Sie ab Seite 160.

Verhinderungspflege

Ist der pflegende Angehörige im Urlaub oder krank, wird eine externe Pflegekraft oder Vertretung benötigt. Die Verhinderungspflege wird bis zu 28 Tage bezuschusst. Hierfür stehen pro Jahr 1.612 Euro zur Verfügung. Mit der Übertragung von Ansprüchen aus der Kurzzeitpflege können Zuschüsse bis zu 2.418 Euro für 42 Tage Verhinderungspflege gewährt werden. Während der Verhinderungspflege wird das hälftige Pflegegeld bis zu vier Wochen weitergezahlt.

Tipp: Wer erst nach Ablauf der Kurzzeitpflege die Verhinderungspflege, oder umgekehrt, beantragt, dem wird das hälftige Pflegegeld nicht nur für vier Wochen, sondern bis zu acht Wochen weitergezahlt. Möglich ist es außerdem, die »zusätzlichen Entlastungsleistungen« zu nutzen, um die Rechnung zu begleichen. Trotzdem wird immer ein Eigenanteil zu zahlen sein. Kurzzeitpflege-Einrichtungen, siehe Seite 160, und Pflegeheime, siehe Seite 350, bieten Kurzzeit- und Verhinderungspflege an.

Der schwere Gang zum Sozialamt

Kein Elternunterhalt bei Einkommen bis 100.000 Euro. Welche Regelungen gelten für Ehepaare?

Wenn Eltern pflegebedürftig werden und nicht genug Geld für die Pflege durch einen ambulanten Dienst oder im Pflegeheim vorhanden ist, springt die Sozialhilfe ein. Bisher hat sich das Sozialamt nach einer Einkommensprüfung das Geld von den Kindern anteilig zurückgeholt. Seit Anfang 2020 gibt es in diesen Fällen eine deutliche Verbesserung für die Angehörigen: Verdienen die Kinder jährlich weniger als 100.000 Euro brutto, müssen sie dem Sozialamt die entstandenen Kosten nicht mehr erstatten. Diese Regelung gilt jedoch nicht für Ehepaare. Was bleibt der gesunden Ehefrau zum Leben, wenn der demenzkranke Ehemann im Heim wohnt? Muss das Haus verkauft oder beliehen werden?

Was bleibt dem gesunden Ehepartner zum Leben?

In unserem Fallbeispiel lebt der Ehemann im Pflegeheim. Das Ehepaar hat zusammen ein Renteneinkommen in Höhe von 2.000 Euro. Es ist zunächst das Ersparte für die Heimkosten einzusetzen. Erst wenn dieses unter dem Sockelbetrag von 10.000 Euro liegt, springt die Sozialhilfe ein. Zur Ermittlung des Beitrags für die Heimkosten werden der gesunden Ehefrau insgesamt 1.787,00 Euro für Ausgaben vom Familieneinkommen anerkannt, und zwar Grundfreibetrag (864 Euro), Familienzuschlag (303 Euro), Kaltmiete (600 Euro), Versicherungsprämien (20 Euro pro Monat für Haftpflicht, Hausrat, Glas) sowie Schuldverpflichtungen und Kosten für eine Haushaltshilfe. Von diesem »bereinigten Nettoeinkommen« in Höhe von 213 Euro (2.000 – 1.787

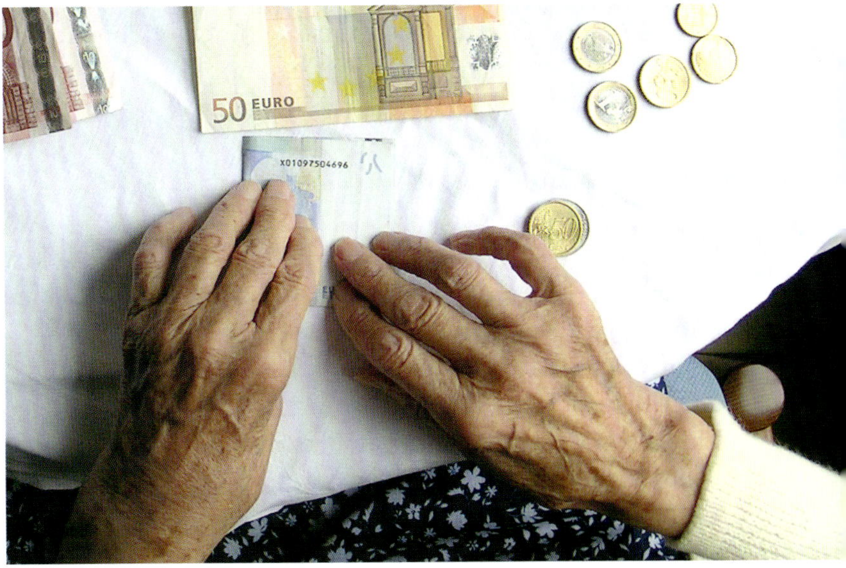

Kinder mit einem Brutto-Einkommen bis zu 100.000 Euro müssen nicht mehr für die Pflegekosten ihrer Eltern aufkommen.

Euro) werden 70 Prozent als Kostenbeitrag gefordert (149,10 Euro) zuzüglich 345 Euro für die Einsparung der Verpflegung. Grund: Der Ehemann wird ja bereits im Heim mit Essen und Trinken versorgt.

Das heißt: Von 2.000 Euro Rente bleiben dem gesunden Ehepartner 1.505,90 Euro zum Leben. 494,10 Euro (149,10 + 345 Euro) sind für die Heimkosten des Ehemanns abzuzweigen. Den Rest übernimmt das Sozialamt.

2.000,00	Rente
– 864,00	Grundfreibetrag
– 303,00	Familienzuschlag
– 600,00	Kaltmiete
– 20,00	Hausrat- und Haftpflichtversicherung
= 213,00	bereinigtes Nettoeinkommen
	hiervon 70 Prozent
= 149,10	geforderter Kostenbeitrag für das Heimentgelt
+ 345,00	Einsparung der Verpflegung
= 494,10	Kostenbeitrag für das Heimentgelt

Oma bleibt in ihrem kleinen Häuschen

Gisela Meyer ist verzweifelt: Ihr Ehemann Günter (82) ist vor einiger Zeit an Demenz erkrankt. Bisher hat sie seine Betreuung zu Hause noch mit Hilfe eines Pflegedienstes geschafft. Jetzt hat sich sein Zustand so verschlechtert, dass ein Umzug in ein Pflegeheim bevorsteht. Die 76-jährige Ehefrau möchte in dem gemeinsamen Reihenhäuschen wohnen bleiben und befürchtet, nun für die Heimkosten eine Hypothek bei der Bank aufnehmen zu müssen.

Stefan Kinzel vom Betreuungsverein Insel e.V. kennt ähnliche Fälle aus der Praxis. Häufig kümmern sich die Kinder oder andere Familienmitglieder um die Angelegenheit. Gi-

»Das Grundsicherungsamt gewährt ein Darlehen, sichert sich allerdings eine Grundschuld auf die Immobilie«, erklärt Stefan Kinzel vom Betreuungsverein Insel e.V.

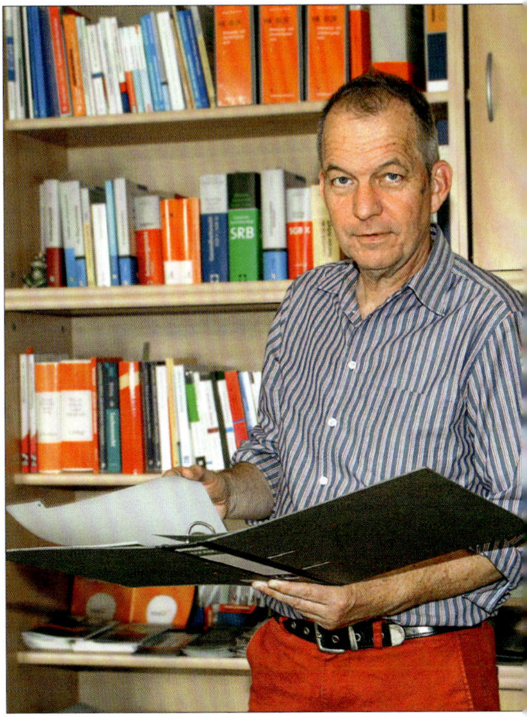

sela Meyer hat aber niemanden, der einspringt, darum würde das Gericht ihr einen amtlich bestellten Betreuer zur Seite stellen, der ihr auf dem Weg durch den Behördendschungel hilft. »Wenn ein Haus oder eine Eigentumswohnung im Spiel ist, wird es kompliziert«, weiß der Diplom-Sozialpädagoge Stefan Kinzel.

Was tun, wenn das Ersparte aufgebraucht ist, die Rente und die Zuschüsse der Pflegeversicherung für den Eigenanteil an den Heimkosten und für den Lebensunterhalt von Frau Meyer nicht ausreichen? In solchen Fällen kann ein Antrag beim Grundsicherungsamt auf Übernahme der ungedeckten Heimkosten gestellt werden. Die gesunde Ehefrau kann in ihrem Reihenhaus wohnen bleiben! Ihre Immobilie muss nicht verkauft werden, solange sie dort selbst wohnt. Das Grundsicherungsamt sichert sich allerdings eine Grundschuld. Die Leistungen des Grundsicherungsamtes werden also als Darlehen gewährt. Nähere Informationen erteilen die Grundsicherungs- und Sozialämter.

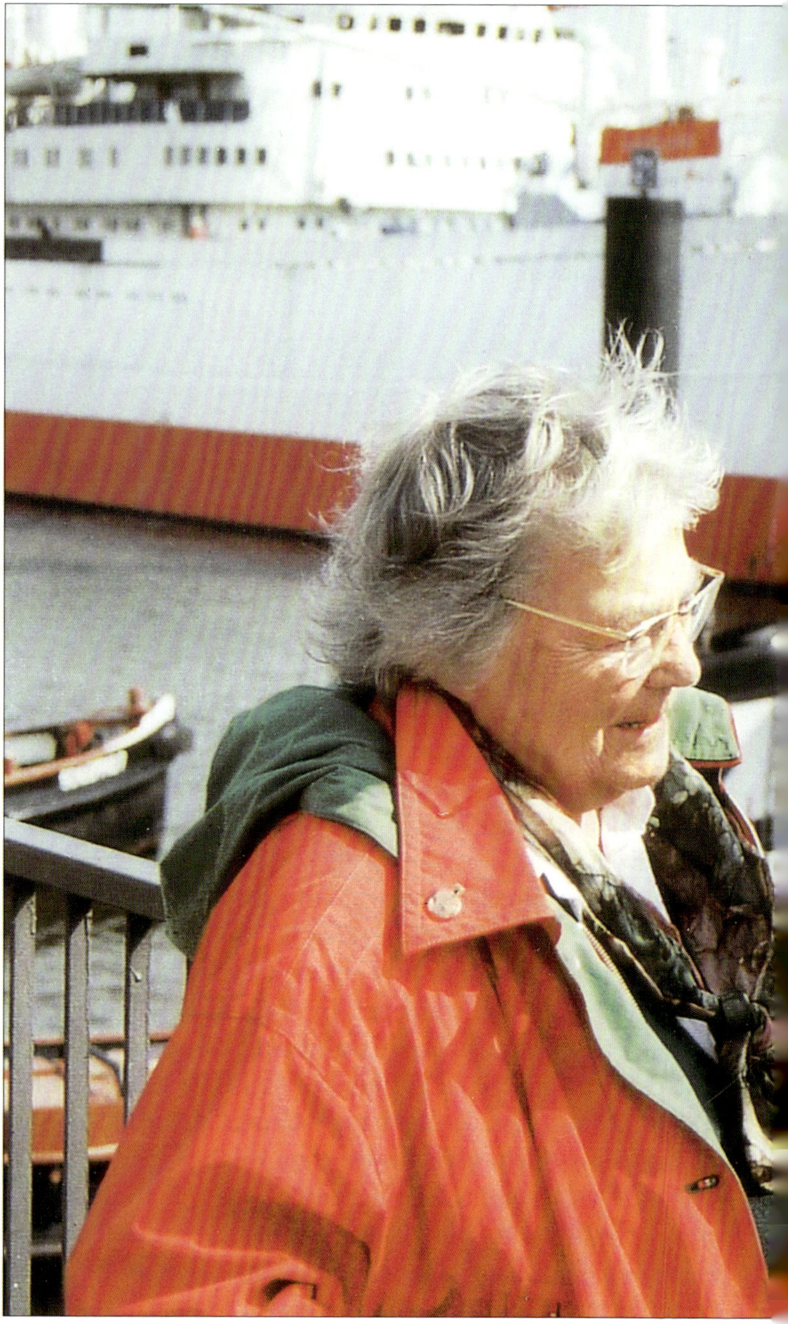

Zu Hause

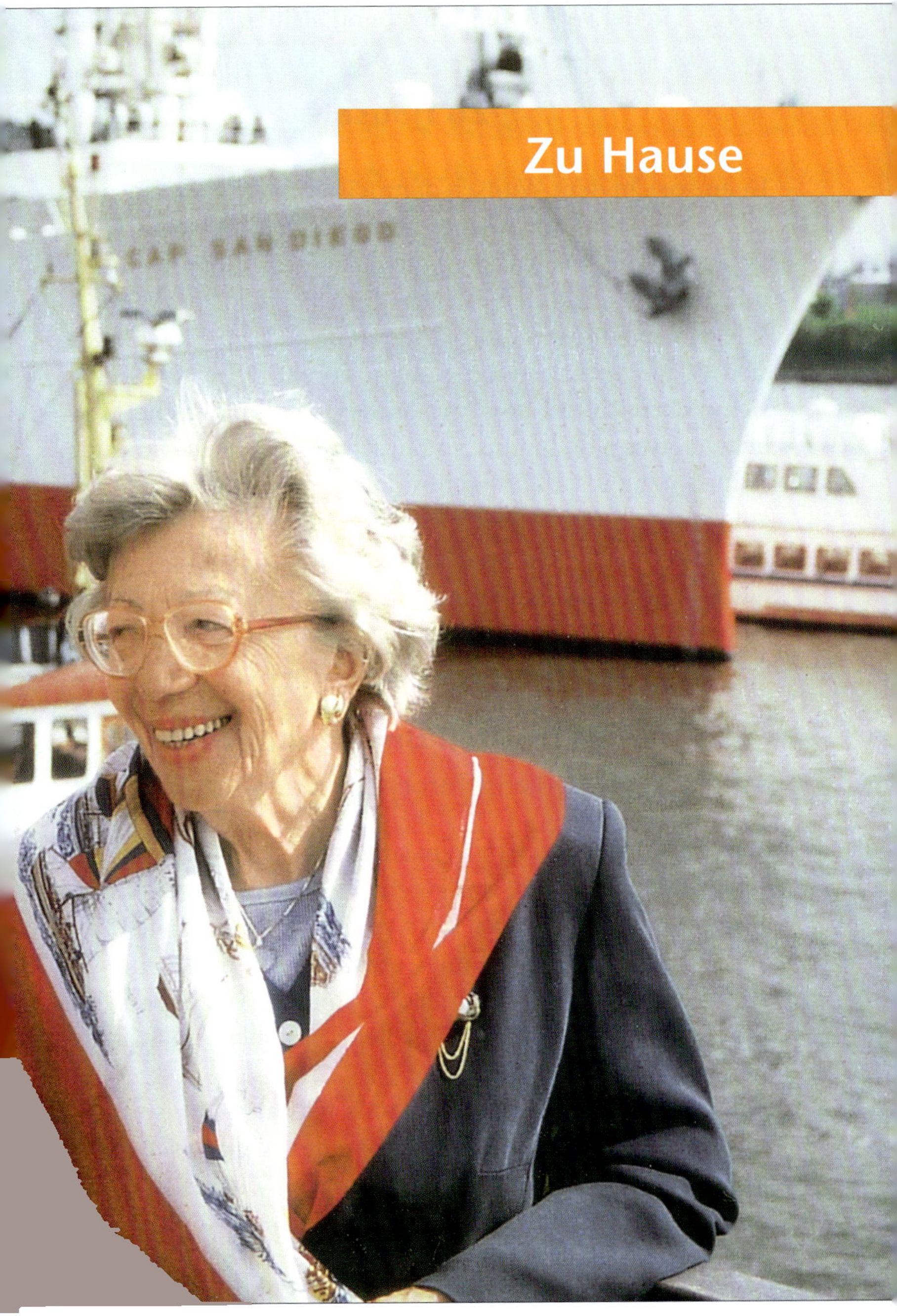

Zu Hause

Es entspricht dem Wunsch der meisten Menschen, so lange wie möglich in den eigenen vier Wänden zu leben. Diese Entscheidung, ausdrücklich nicht in eine Seniorenwohnung oder bei einsetzender Pflegebedürftigkeit nicht gleich ins Pflegeheim zu ziehen, ist richtig. Denn auch zu Hause lassen sich Pflege und Betreuung organisieren. Dabei sollte man sich rechtzeitig einen Überblick verschaffen, welche Möglichkeiten es gibt, um im Notfall schnell handeln zu können. »Ein Umzug ins Heim ist nur dann notwendig, wenn man aufgrund einer Demenz nicht mehr allein zurechtkommt, die Einsamkeit nicht mehr erträgt oder im Notfall nicht in der Lage ist, Hilfe zu rufen«, erklärt Privatdozent Dr. Dr. Lars Marquardt, Facharzt für Neurologie und Geriatrie.

In der vertrauten Umgebung bleiben

Wenn der Pflegedienst vorbeischaut und sich kümmert

Marie-Louise Jungwirth freut sich schon auf den morgendlichen Besuch. »Dank der guten Pflege geht es mir wieder besser. Kopfmäßig bin ich noch gut in Schuss, doch der Körper macht nicht mehr so mit«, erzählt die Seniorin, die sich nur mit einem Rollator durch die Wohnung bewegen kann. Die 79-Jährige empfängt Pflegedienstmitarbeiterin Susanne Siemers-Grundt.

Nach dem Tod des Mannes musste Marie-Louise Jungwirth ihr Leben neu ordnen, doch der Körper setzte ihr Grenzen. »Ich hatte das Radfahren und Schwimmen vernachlässigen müssen, musste den Fitnesssport aufgeben«, erzählt sie. All das geht heute nicht mehr, sie geht nur noch selten vor die Tür. So erwies es sich als Glücksfall, dass sie

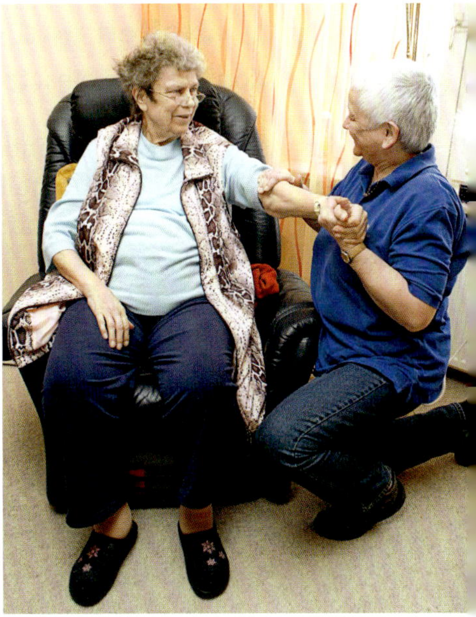

Marie-Louise Jungwirth und Pflegefachkraft Susanne Siemers-Grundt bei den Mobilitätsübungen

den Kontakt zum Pflegedienst noch besaß. Ein Anruf und schon gab es Hilfe bei den Dingen, die auf einmal so schwerfielen: Hilfe bei der Körperpflege, Anlegen und Ausziehen von Kompressionsstrümpfen oder der Medikamentengabe. »Wir sind jeweils morgens und abends für sie da«, sagt Susanne Siemers-Grundt, die der älteren Dame große Fortschritte bescheinigt. »Wir geben Frau Jungwirth ein großes Stück Lebensqualität zurück, denn es werden auch Mobilitätsübungen durchgeführt«, ergänzt die Pflegefachkraft. Diese kleinen Übungen, die die Arme und Beine oder den Gleichgewichtssinn trainieren, bieten ihr die Möglichkeit, in der vertrauten Umgebung zu bleiben. Auch schaut regelmäßig die Tochter vorbei, besorgt den Einkauf und geht ihrer Mutter gern zur Hand.

Dass die Pflege mehr als nur waschen, anziehen und Medikamentengabe ist, wissen nicht nur die Menschen, die tagtäglich vom Pflegedienst betreut und umsorgt werden. »Natürlich gehört dazu auch das Gespräch mit unseren Betreuten. Schließlich kümmern wir uns ja um Menschen«, sagt Susanne Siemers-Grundt. Für sie stehen die zu pflegenden Menschen an erster Stelle, wird ihnen durch die ambulante Pflege die Chance auf ein weitestgehend selbstbestimmtes Leben geboten.

Helfen und Hilfe annehmen

Konflikte bei einsetzender Pflegebedürftigkeit

Immer wieder sehen Kinder, dass ihre alt gewordenen Eltern zunehmend schlechter zurechtkommen. Doch alle gut gemeinten Vorschläge und Unterstützungsangebote werden abgelehnt. Warum ist das so? Wie können die Angehörigen lernen, Gelassenheit zu üben, und die Senioren versuchen, Hilfsangebote nicht kategorisch auszuschlagen?

Die 47-jährige Annalena Peters macht sich große Sorgen um ihre Eltern. Das Ehepaar lebt im eigenen Haus und ist bereits überfordert. Das Schlafzimmer liegt im ersten Stock und die 74-jährige, gebrechliche Mutter ist schon mehrfach auf der Treppe gestürzt. Zum Glück hat sie sich bisher nichts gebrochen. Doch als nach langen Diskussionen und Streitigkeiten die Tochter gemeinsam mit dem Bruder das Ehebett im Wohnzimmer aufgestellt hatte, hing über Wochen der Familiensegen schief. Der leicht demenzkranke Vater hatte zwar den Sinn des Umräumens verstanden, fühlte sich jedoch bevormundet.

»Die Autarkie ist den Menschen das Allerwichtigste«, sagt Diplom-Psychologin Sigrid Jaacks. Der Weg in die Abhängigkeit kann starke Abwehrmechanismen auslösen, weil damit große Ängste verbunden sein können. Besonders schwer ist das übrigens für die Menschen, die es nie gelernt haben, über ihre Gefühle zu sprechen. »Wenn ich mich auf die ambulante Pflege in der vertrauten Häuslichkeit einlasse, muss ich den Mitarbeitern meine Hilfebedürftigkeit offenbaren«, erklärt Jaacks. Da ist es leichter, so ein Angebot abzulehnen. Zur Begründung heißt es dann oft: »Waschen kann ich mich noch allein. Die vom Pflegedienst machen ja eh nur den Fußboden schmutzig.« Carsten Hackamp, Geschäftsführer vom PTW-Pflegeteam, hat oft genug miterlebt, dass die Kinder mit ihren Geschwistern in Streit geraten, weil die pflegebedürftigen Eltern jede Hilfe ablehnen.

Stefan Loß, Pflege- und Betreuungskraft bei PTW, berichtet, dass die Kinder vom Gesundheitszustand der Eltern oft ziemlich erschrocken sind. Deshalb bereiten sie gleich einen Umzug ins Altenheim oder ein Rundum-sorglos-Paket eines Pflegedienstes mit mehreren Einsätzen am Tag vor. »Doch die Betroffenen sollten mitentscheiden können«, gibt Stefan Loß zu bedenken. »Heute ist zum Beispiel eine Patientin aus dem Krankenhaus entlassen worden, wir sollten die Pflege daheim übernehmen. Doch die Dame hat eben abgesagt. Sie würde das allein schaffen.« Stefan Loß muss jetzt abwarten: Entweder berappelt sich die Dame in den nächsten Tagen und schafft die eigene Pflege selbst – von der Körperpflege über das Wechseln von Verbänden und das Zusammenstellen und Einnehmen der Tabletten bis

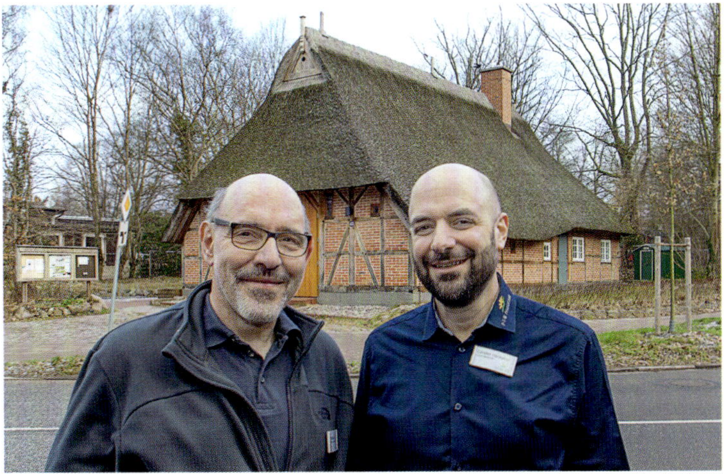

Im »Kiek mol in-Treff« in der Räucherkate in Volksdorf bieten Carsten Hackamp (rechts) und Stefan Loß ihren Patienten ein buntes Programm.

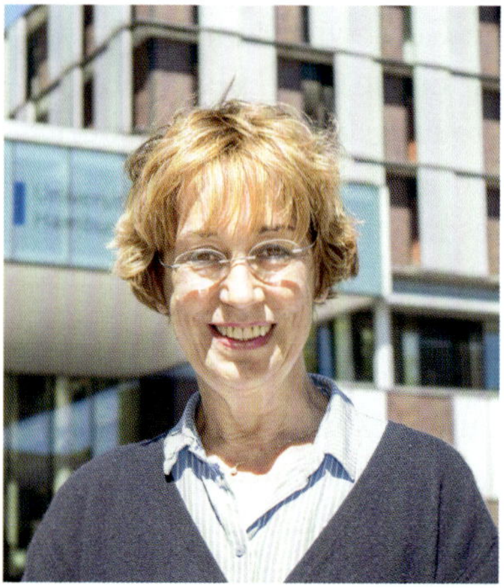

»Die Selbstständigkeit zu verlieren kann große Ängste auslösen«, weiß Diplom-Psychologin Sigrid Jaacks.

zum Haushalt –, oder sie wird schnell an ihre Grenzen stoßen. Mit dieser Erfahrung im Hinterkopf kann diese Patientin die Leistungen der ambulanten Pflege womöglich bei einem zweiten Anlauf eher annehmen.

Mit einem Problem haben viele Menschen zu kämpfen, die in der vertrauten Häuslichkeit leben: mit der Einsamkeit. Doch um dem ständigen Alleinsein zu begegnen, lässt sich die Pflege zu Hause gut mit den Angeboten einer Tagespflegeeinrichtung kombinieren. Wenn die Angehörigen jedoch vorschlagen, regelmäßig die Tagespflege zu besuchen, stoßen sie auf Ablehnung. Stefan Loß hat beobachtet, dass die Menschen regelrecht »Angst vor sozialen Kontakten« haben. Der Pflegedienst PTW bietet seinen Patienten immer am letzten Dienstag im Monat einen schönen Nachmittag mit Kaffee und Kuchen in der Räucherkate in Volksdorf an. Oft wird kurzfristig abgesagt. Meist befürchten die Senioren, keinen Kontakt in der Gruppe zu finden. »Die anderen kennen sich alle, und ich sitze mit einer Dame zusammen, mit der ich nicht ins Gespräch komme«, lautet dann die Begründung.

Zwei Ratschläge hat Carsten Hackamp für Familien, bei denen Pflege und Betreuung zu organisieren sind: Einige Kinder meinen es gut, wollen aber zu viel übernehmen. Einige von ihnen entwickeln sich zu regelrechten Helikopter-Kindern. Lassen Sie Ihre Eltern mitentscheiden, welche Pflege- und Betreuungsangebote nötig sind. Und der Rat an die Senioren, die bereits mit sich selbst und dem Haushalt überfordert sind: Probieren Sie die Unterstützungs- und Betreuungsangebote aus und entscheiden Sie erst dann, was Ihnen davon hilft, selbstständig und so lange wie möglich in der vertrauten Häuslichkeit zu bleiben. Bedenken Sie bitte außerdem, dass es Ihren Angehörigen schwerfällt, für Sie die richtigen Entscheidungen zu treffen.

Mit der Altenpflegerin unterwegs

Ina Dunkel hat heute elf Patienten versorgt

Mit dem Fahrrad ist Krankenpflegehelferin Ina Dunkel jeden Tag im Stadtteil unterwegs – so wie früher die Gemeindeschwester. Elf Patienten hatte die 29-Jährige im Laufe des heutigen Vormittags zu versorgen: Hilfe beim Aufstehen, Waschen, Duschen und Ankleiden, Frühstück zubereiten. Aber auch kurze Einsätze waren dabei, so musste sie einer älteren Dame Kompressionsstrümpfe anziehen, Patienten Medikamente geben und Insulin spritzen.

Bei der ambulanten Pflege wird zügig gearbeitet, die Zeiten und Preise sind bei den sogenannten Leistungskomplexen fest vorgegeben. Die Mitarbeiter tragen Verantwortung. Doch selbstverständlich wird während der Pflege und medizinischen Versorgung auch geklönt und gelacht. Außerdem werden von der Pflegekasse Zuschüsse für Betreuungszeiten (125 Euro für »Zusätzliche Entlastungsleistungen« pro Monat, siehe Seite 110) gezahlt. »Das nutzen unsere Patienten auch«, berichtet Ina Dunkel. »Ein älterer Herr hat mir das Schachspielen beigebracht. Er war ganz stolz!« Ina Dunkel und ihre Kollegen lesen vor, spielen Rummikup, machen Spaziergänge oder gehen mit den Patienten zum Einkaufen. Auch das Gedächtnistraining ist beliebt.

Viele pflegebedürftige Senioren leben allein, können kaum ohne fremde Hilfe die Wohnung verlassen. Es gibt nur wenige Kontakte zur Familie, zu Nachbarn und Freunden. Es fällt den Menschen schwer, an dieser Situation etwas zu ändern. Man muss erst einmal lernen, mit der Einsamkeit zu leben. »Die Menschen fühlen sich trotzdem in den eigenen vier Wänden wohl, weil es ihr eigenes Reich ist«, hat Ina Dunkel beobachtet. Umso wichtiger ist es, dass die Mitarbeiter der ambulanten Altenpflege ihre Patienten aufmuntern und ihnen Zuwendung schenken. Ina Dunkel freut sich jetzt auf ihren wohlverdienten Feierabend, will zu Hause die Beine hochlegen und entspannen: »Das musste ich auch erst einmal lernen, von der Arbeit abzuschalten.«

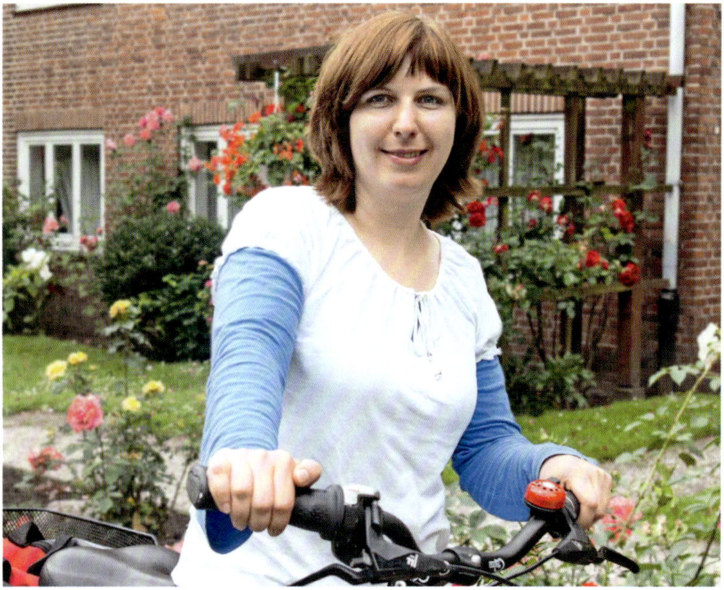

Ina Dunkel ist mit dem Fahrrad im Stadtteil unterwegs.

Senioren-Assistenz

Unterstützung und Zuwendung im Alter

Wer so lange wie möglich in der vertrauten Umgebung leben möchte, kann sich zahlreiche Dienstleistungen – vom Pflegedienst über die Fußpflege bis zur Haushaltshilfe – in das eigene Zuhause holen. Um den Rest kümmert sich in der Regel die Familie. Doch was tun, wenn es eine Ehefrau allein nicht schafft, ihren demenzkranken Mann rund um die Uhr zu beaufsichtigen? Wer kümmert sich um alleinstehende Menschen, die einsam sind? Die verantwortungsvolle Aufgabe der Seniorenbetreuung kann auch in gute Hände außerhalb der Familie gegeben werden.

Die Idee zur Senioren-Assistenz ist aus persönlicher Betroffenheit entstanden. Der Vater von Ute Büchmann brauchte nach dem Tod seiner Frau dringend Unterstützung – bei den kleinen Dingen des Alltags genauso wie bei der Trauerarbeit. Doch Tochter Ute wohnte nicht vor Ort und konnte dadurch nicht täglich für ihren Vater da sein. Ute Büchmann wird nie vergessen, wie hilflos sie dieser Situation damals gegenüberstand. Aus der Idee, dass es anderen Familien ähnlich gehen müsse, hat Ute Büchmann mit Pioniergeist und Weitsicht inzwischen ein staatlich anerkanntes Ausbildungsinstitut gegründet, das »Qualifizierte Senioren-Assistenten nach dem Plöner Modell« zertifiziert.

Diese Senioren-Assistenten – inzwischen mehr als 1.000 in Deutschland – ergänzen Anforderungen und Wünsche, die über Pflege und Haushaltsführung hinausgehen. Ganz nach Bedarf: stundenweise oder auch längerfristig. Sie begleiten ihre Kunden zum Arzt, informieren über Rechtsfragen rund um die Pflegeversicherung, sorgen für das leibliche Wohl und leisten Gesellschaft ganz nach den individuellen Bedürfnissen der Senioren.

Kompetenz mit Herz

Manchmal geht es bei der Hilfestellung für Senioren nicht um eine gute Pflege, die Mahlzeitenversorgung oder das Sauberhalten der Wohnung. Gerade alleinstehende Menschen brauchen einen persönlichen Ansprechpartner, mit dem sie ihre Gedanken sortieren, die eigenen Wünsche formulieren und – wenn nötig – schriftlich niederlegen können. Bei der Suche nach solch einem Vertrauten sind die Menschen häufig auf Mund-zu-Mund-Propaganda angewiesen. So ging es auch Willi Fuhrmann, der vor fünf Jahren auf Empfehlung seiner Nachbarin auf die Senioren-Assistentin Andrea Otto aufmerksam geworden ist.

Der 96-Jährige hatte damals nach 71 Ehejahren gerade seine Frau verloren und befand sich in tiefer Trauer. Ihm hat zunächst das Einfühlungsvermögen der Senioren-Assistentin geholfen, »die mir in meinen schwersten Stunden nach dem Verlust meiner geliebten Ehefrau Halt gegeben hat, den ich in dieser Situation so dringend brauchte.« Gerade in der Anfangszeit hat die Senioren-Assistentin diesen älteren Herrn oft besucht. Ein Punkt lag ihm ganz besonders am Herzen: Er wollte bis zu seinem Lebensende in seinem eigenen Zuhause leben. Andrea Otto hat daraufhin einen Antrag bei der Pflegeversicherung gestellt, einen guten Pflegedienst und eine Haushaltshilfe organisiert – alles natürlich in Absprache mit Willi Fuhrmann.

Im Laufe der Jahre hat sich Andrea Otto so weit vorgearbeitet, dass inzwischen auch die Vorsorgedokumente – Vorsorgevollmacht, Betreuungsverfügung und Patientenverfügung – ausgefüllt und unterschrieben sind. Rund um seine eigene Beerdigung hat Willi Fuhrmann seine Wünsche formuliert und einen Bestattungsvorsorgevertrag abgeschlossen. Außerdem ist die Auflösung seiner Wohnung geregelt.

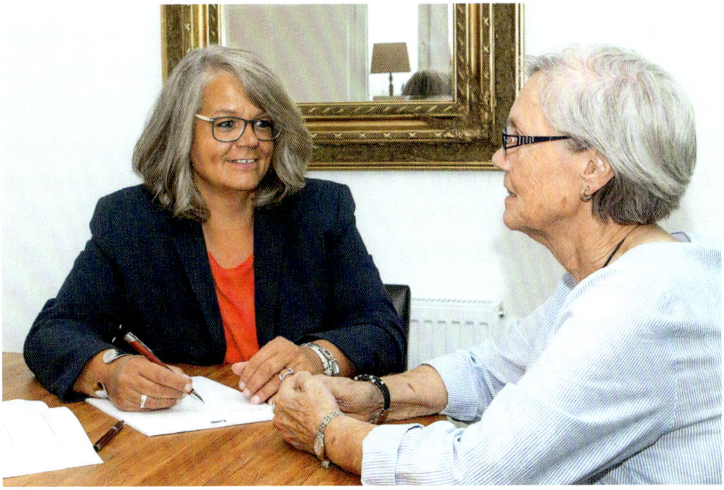

In einem Gespräch kann man Andrea Otto rechtzeitig kennenlernen, um jederzeit einen vertrauten Ansprechpartner zu haben.

»Ich bin zutiefst beruhigt, weil alle Detailfragen geklärt sind«, sagt der 96-Jährige und wirkt dabei tiefenentspannt.

»An diesem Fahrplan für die Zukunft haben wir lange gearbeitet«, erklärt Andrea Otto. So eine Seniorenbetreuung, zu der auch die Begleitung zum Arzt oder das Zuhören beim Erzählen von Geschichten aus dem Leben des Kunden gehören, ist zeitaufwendig. Manchmal erinnert Willi Fuhrmann seine Senioren-Assistentin daran, ihren Aufwand in Rechnung zu stellen. Interessanterweise können die Arbeitszeiten teilweise über verschiedene Pflege- und Krankenversicherungsleistungen abgerechnet werden. Wenn diese Möglichkeiten erschöpft sind, zahlen die Kunden ihre Senioren-Assistenz aus eigenen Mitteln. »Für mich ist Frau Otto eigentlich unbezahlbar«, freut sich Willi Fuhrmann.

Andrea Otto führt ihr Beratungsbüro in der Schweriner Straße 2c im Hinterhaus, in Hamburg-Rahlstedt. Dort können Interessenten Kontakt aufnehmen. In den meisten Fällen werden jedoch Hausbesuche gewünscht, weil den Menschen der Weg ins Beratungsbüro zu beschwerlich ist.

Andrea Otto ☎ 040 / 59 45 92 01 oder 0176 / 48 50 92 01
im Osten von Hamburg
Betreuung-Service@Otto-Kontakt.de
Begleitung und Betreuung aller Art, Regelung der Formalitäten rund um die Vorsorgedokumente, Wohnungsauflösungen, Organisation von Beerdigungen
www.betreuung-und-service.com

Büroarbeiten übernehmen

Marion Bromm hat sich im Laufe der Jahre ein profundes Fachwissen angeeignet. Ihr Lebensgefährte war bis zu seinem Tod vor sechs Jahren chronisch krank. In dieser Zeit hat die ausgebildete Sekretärin gelernt, sich durch den Dschungel des Gesundheitssystems zu kämpfen. Denn wer einen nahestehenden Angehörigen betreut, muss auch ein Talent für die mit der Pflege verbundene Arbeit am Schreibtisch haben: Rechnungen von Krankenhäusern, Ärzten, Krankenkassen, Kurzzeitpflegeeinrichtungen und ambulanten Pflegediensten sind zu prüfen und zu begleichen. Anträge bei der Pflegekasse müssen gestellt sowie betreuungsrechtliche Fragen geklärt werden.

Diese Erfahrungen helfen Marion Bromm bei ihrer Tätigkeit als Senioren-Assistentin. Oft sind ältere Menschen ungeübt, wenn es darum geht, Anträge zu stellen, um einen Schwerbehindertenausweis oder Leistungen aus der Pflegekasse zu erhalten. Es fällt ihnen schwer, Rechnungen bei der privaten Krankenkasse oder der Beihilfe einzureichen. Doch wer das nicht kann, verzichtet auf viel Geld! »Ich freue mich jedes Mal, wenn ich etwas für meine Kunden heraus-

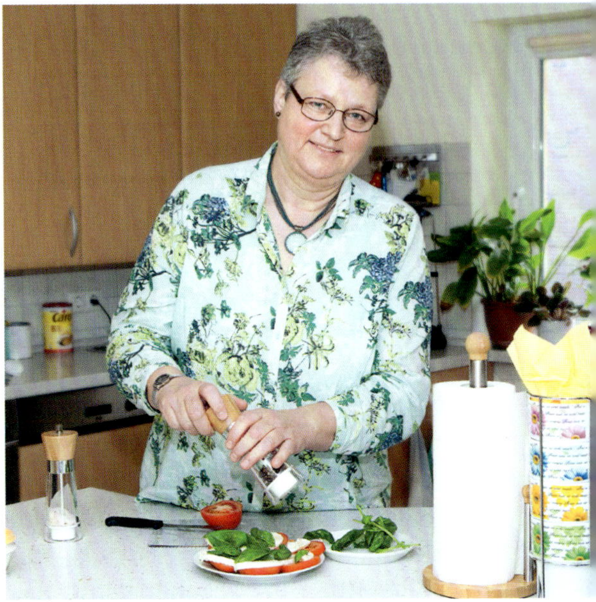

Marion Bromm kocht gern für ihre Kunden. Ein Tomatensalat mit Mozzarella schmeckt, ist gesund und schnell zubereitet.

geholt habe«, erzählt die 61-Jährige. »Wenn im Büro einmal alles richtig sortiert ist, ist da gar nicht mehr so viel zu tun«, beschreibt sie den Arbeitsaufwand. »Meine Kunden sammeln Briefe und Rechnungen und ich arbeite die eingegangene Post regelmäßig ab«, sagt die Privatsekretärin, die man auch stundenweise buchen kann.

Gleichzeitig steht Marion Bromm für ein Plus an Lebensqualität in der vertrauten Umgebung. Sie kocht für ihre Kunden oder fährt mit ihnen zum Einkaufen. Durch die Senioren-Assistenz werden genau die Dinge wieder ermöglicht, die man allein nicht mehr schafft oder sich nicht mehr zutraut. Verzichten muss man darauf jedoch nicht.

Marion Bromm 0176 / 433 78 243
in Hamburg-Nord, Eimsbüttel, Wandsbek, Norderstedt
bromm.m@web.de
Schreibtisch- und Finanzarbeiten, Kochen, Begleitung zum Arzt, ins Theater und zum Einkaufen, Behördengänge, Ausflüge
www.die-senioren-assistenten.de/marion-bromm

Wege aus der Depression

Wo gibt es professionelle Hilfe?

Psychische Erkrankungen sind noch immer ein Tabuthema. So geht es auch Petra Wegener: »Die Nachbarn sollen nicht über mich reden.« Die 68-Jährige hat jedoch gelernt, Hilfe in Anspruch zu nehmen und dadurch ihr Leben wieder selbst in die Hand zu nehmen. Dazu gibt es in der Psychiatrie zahlreiche Kunstgriffe, die zu einem dauerhaften Therapieerfolg beitragen. Den Anfang, um ihr Leben neu auszurichten, sollten Menschen mit seelischen Tiefs allerdings selbst machen, indem sie zum Hausarzt gehen und sagen: »Ich brauche Hilfe!« Auch wenn sie sich nicht sicher sind, ob es sich bei ihnen bereits um eine behandlungsbedürftige Erkrankung handelt.

Die Patientin Wegener kennt das traurig-leere Gefühl, nicht mehr am Leben teilhaben zu wollen. Manchmal will

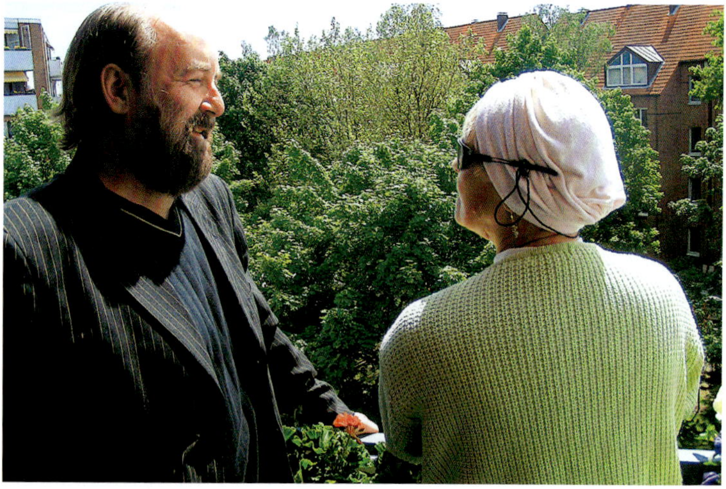

Michael Thiel freut es, wenn Petra Wegener etwas für sich tut und zum Beispiel Blumen für den Balkon kauft.

sie einfach nichts mehr hören und sehen, dann bleibt sie den ganzen Tag im Bett. Spätestens zur Mittagszeit hat sie jegliches Selbstwertgefühl verloren, weil sie weiß, dass andere Menschen in dieser Zeit bereits eingekauft und den Haushalt erledigt haben. Hinzu kommen körperliche Beschwerden wie Atemnot und Erstickungsanfälle, Magen- und Kopfschmerzen. So geht es oft tagelang.

Der Psychologe Michael Thiel weiß, dass die Betroffenen »sich selbst fremd geworden sind«. Es ist ihnen kaum möglich, aus eigener Kraft wieder in Schwung zu kommen. Und das, obwohl sie bis zum Ausbruch der Krankheit ihr Leben im Griff hatten. »Wir kennen aber auch die Wege aus der Krankheit«, sagt Thiel. Zur Behandlung, die vom Arzt verschrieben und von den Krankenkassen bezahlt wird, gehören der Einsatz von Medikamenten sowie Gespräche. »Was man redet, frisst sich nicht in die Seele ein«, bringt es der Psychologe auf den Punkt. Außerdem können ambulante Pflegedienste mit einer Zulassung zur »fachpsychiatrischen Krankenpflege« die häusliche Therapie von psychisch Kranken übernehmen. In kleinen Schritten werden die Menschen, die aufgrund der Krankheit oft ihren Haushalt vernachlässigen, motiviert, tägliche Arbeiten wie den Abwasch oder das Kochen wieder selbst zu erledigen. Eine gemeinsam erarbeitete Tagesstruktur ist dabei sehr hilfreich.

Petra Wegener wird seit 13 Jahren betreut. Immer wieder gibt es Rückschläge, doch auch damit weiß Michael Thiel umzugehen. Durch seine kontinuierliche Unterstützung kann seine Patientin in ihrer eigenen Wohnung leben. Hier hat sie ihr kleines »Nest«, in dem sie sich geborgen fühlt.

Hilfe kann jeder in Anspruch nehmen, der den Eindruck hat, sein Leben nicht mehr in den Griff zu bekommen. Ab Seite 184 sind Pflegedienste aufgeführt, die »fachpsychiatrische Krankenpflege« anbieten.

Umbau der Wohnung

Altersgerechtes Wohnen in den eigenen vier Wänden

Die Entscheidung ist gefallen: Ein älteres Ehepaar hat sich ganz bewusst entschieden, so lange wie möglich in der vertrauten Umgebung zu bleiben. Die beiden Senioren wissen, dass ihre Wohnung im dritten Stock ohne Aufzug in Zukunft zum Problem werden kann. Zufällig wird im Erdgeschoss eine Wohnung frei. Die beiden greifen zu. Um in die neue, baugleiche Wohnung mit 71 Quadratmetern zu gelangen, sind immer noch sechs Treppenstufen zu überwinden. Genau genommen ist das zwar kein barrierefreies Wohnen, aber diesen Kompromiss nehmen sie in Kauf. Die Wohnung muss komplett renoviert werden. Dabei lassen sich zahlreiche Details berücksichtigen, um künftig altersgerecht wohnen zu können.

Beim Badkomfort an morgen denken

Im Bad wollen wir uns wohlfühlen, aber auch sicher bewegen können; die Ausstattung soll unseren heutigen Anforderungen entsprechen, uns aber auch noch morgen unterstützen. Dabei lässt sich schon mit kleinen Veränderungen viel verbessern: Eine Handtuchstange, auf der man sich lieber nicht abstützen sollte, lässt sich durch einen stabilen Haltegriff mit Ablagefunktion fürs Handtuch ersetzen. Die feste Verankerung in der Wand sollte ein Profi übernehmen. Kein großer Umbau ist auch der Austausch des alten Waschbeckens gegen ein neues mit Beinfreiheit, sodass man einen Stuhl oder Hocker heranrücken kann. Noch mehr Komfort bieten Waschtische mit seitlich eingearbeiteten Mulden zum Festhalten. Solche Modelle müssen nicht wie die von der Pflegestation aussehen, sie sind auch in stilvollem Design

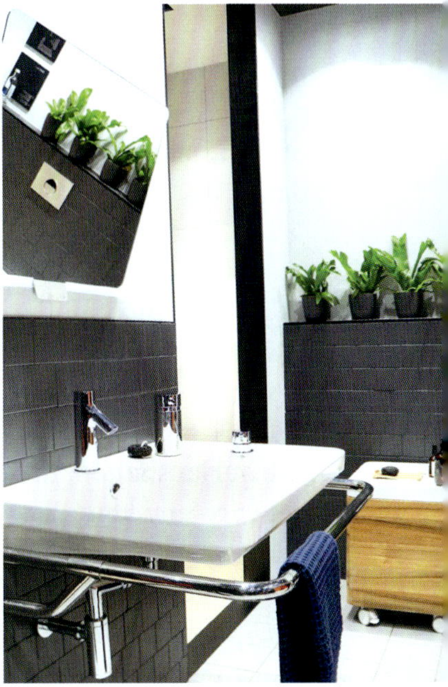

Sicherheit rund ums Waschbecken. Der Handtuchhalter mit einer stabilen Befestigung in der Wand kann auch zum Abstützen genutzt werden.

erhältlich. Der neue Einhandmischer, wenn gewünscht mit verlängertem Bedienhebel, ist ebenfalls eine kleine Verbesserung.

Zu empfehlen ist auch ein kippbarer Spiegel, der so eingestellt werden kann, dass man sich auch im Sitzen gut sehen kann. Solche Badspiegel sind im Kommen.

Helle Beleuchtung von beiden Seiten ist eine Wohltat. Licht ist generell nicht nur eine Frage der Ästhetik, sondern bei eingeschränkter Sehfähigkeit ein Sicherheitsfaktor. Das Generationenbad bietet Badkomfort für den Benutzer »in den besten Jahren« bis ins hohe Alter.

Die Badewanne mit Tür

Wenn es um die zukunftssichere Badmodernisierung geht, ist fast immer vom Ersatz der alten Wanne durch eine bodengleiche Dusche die Rede. Dabei fällt ein Verzicht auf das lieb gewordene Eintauchen ins warme Wasser mit seinen hausmedizinischen Vorzügen mitunter schwer. Zwar punktet die barrierefreie Dusche mit leichter Erreichbarkeit, andererseits sind Entspannungsbäder für Muskeln und Gelenke sowie Erkältungsbäder wichtige Argumente für die Wanne. Nicht von ungefähr stellt sich daher die Frage nach einer 2-in-1-Lösung: Duschbadewannen, die hinter einer niedrigen Schwelle geräumigen Platz zum Brausen bieten und sich bei Bedarf in eine vollwertige Badewanne verwandeln lassen. Solche Wannen mit einer verschließbaren Türöffnung sind zunehmend im Sanitärfachgroßhandel verfügbar.

Die Bade-Duschwannen-Kombinationen lassen sich am besten als barrierearm beschreiben: Die Nutzung der Wanne ist zwar nicht bodengleich, es geht hier um die Höhe von etwa einer Treppenstufe. Dafür muss jedoch keine Oberkante von 50 Zentimetern mehr überwunden werden.

Die Kombi-Wannen bieten sich für Senioren ebenso an wie in Haushalten, in denen sowohl geduscht als auch gebadet wird und kein Platz für zwei Installationen nebeneinander ist. Die Innovationen für mehr Wannenkomfort gehen bei einigen Kombis noch darüber hinaus. Es sind Modelle mit integriertem Hebesitz verfügbar, wo man auf Tastendruck per Motor ins Wasser abgesenkt und wieder zurückgeholt wird. Auch hierbei handelt es sich um eine Lösung

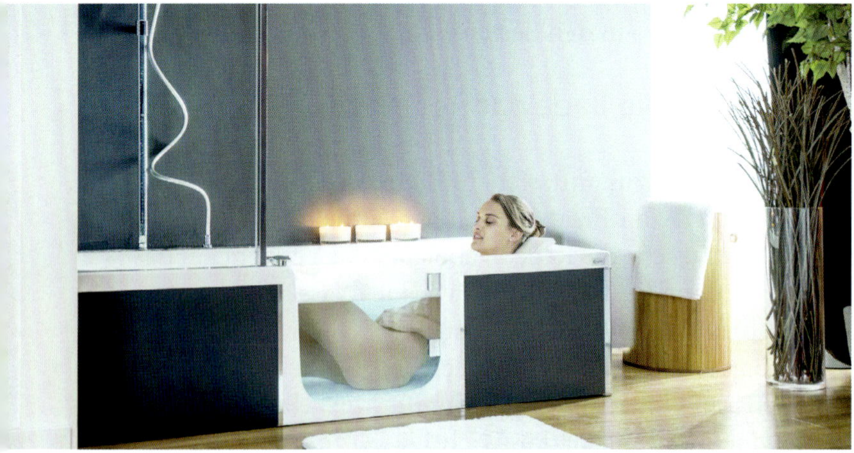

Auf Sanitärmessen und über den Sanitärfachgroßhandel können Interessenten die Badewanne mit Tür ausprobieren.

mit niedrigschwelliger Türöffnung und bequemer Duschfläche.

Welche Fußböden sind schön und praktisch?

Fliesen in Bad, Küche und Flur sowie Parkett im Wohnzimmer – das hat sich bewährt. Doch ein schöner beigefarbener Teppichboden im Schlafzimmer kann sich schnell als Planungsfehler herausstellen. Zum Beispiel, wenn die Bewohnerin etwas zitterig ist und gern ihre morgendliche Tasse Tee auf der Bettkante trinkt. Da kleckert schon mal etwas zu Boden. Nach kurzer Zeit muss die Auslegeware ersetzt werden. Eine Alternative ist das sogenannte Design-Parkett. Dieser Vinyl-Belag sieht durch seine Maserung täuschend echt aus, fühlt sich aufgrund der Prägung fast so an wie ein echter Holzfußboden und erzeugt weniger Gehgeräusche als Laminat. Vinyl-Belag ist unempfindlicher gegen Kratzer als Echtholzparkett und lässt sich gut sauber halten.

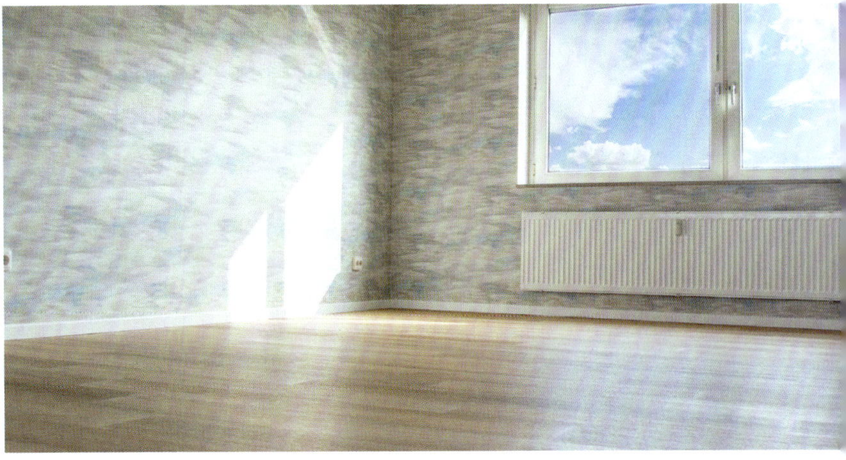

Design-Parkett sieht täuschend echt aus, lässt sich leicht sauber halten und ist eine gute Alternative zu Laminat.

Tagespflege

Gemeinsam den Tag verbringen

Ältere Menschen, die in ihrer vertrauten Umgebung wohnen, können zusätzlich in der Tagespflege betreut werden. Die Gäste werden morgens mit dem Bus abgeholt und am Nachmittag wieder nach Hause gebracht. Ein gemeinsames Frühstück, Gymnastik, Tanzen, Singen, Spiele sowie Gedächtnistraining stehen auf dem Programm. Nach dem Mittagessen und der Mittagsruhe gibt es Kaffee und Kuchen, bevor es gegen 16:00 Uhr wieder nach Hause geht.

Das Ehepaar Czernitzki lebt allein in seinem Haus und kommt zweimal in der Woche in die Tagespflege. Gisela

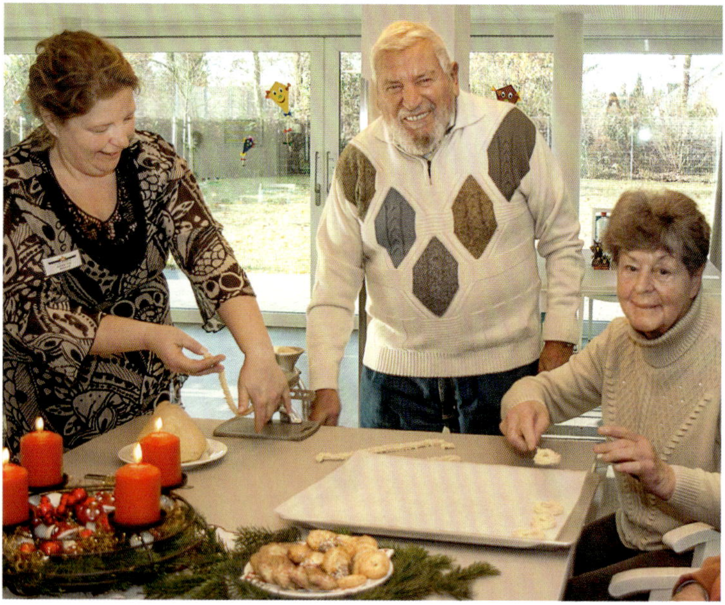

Betreuungskraft Jeanette Vogt ist Hannes-Siegfried Czernitzki dabei behilflich, den Teig durch die Plätzchenmühle zu drehen. Die selbst gebackenen Kekse bringt Gisela Czernitzki-Leyk ihrem Sohn mit.

Czernitzki-Leyk war eine berufstätige Mutter. Vier Kinder hat die 81-Jährige gemeinsam mit Ehemann Hannes-Siegfried (86) großgezogen und als staatlich geprüfte Masseurin und Bademeisterin gearbeitet. »Ich habe deshalb noch nie in meinem Leben Kekse gebacken«, erzählt sie. Dazu kommt das Ehepaar erst heute in der Tagespflege »Tagwerk« (Bramfeld) der Frank Wagner Holding.

Der Backofen ist vorgeheizt, weihnachtliche Musik erfüllt den Raum. Den Gästen ist die Vorfreude auf das Backen anzusehen. Alles ist bereits vorbereitet. Hannes-Siegfried Czernitzki dreht den Teig durch die Plätzchenmühle. Ehefrau Gisela legt die Kringel aufs Backblech. Einer der Söhne hatte den regelmäßigen Besuch in der Tagespflege vorgeschlagen, damit seine Eltern nicht vereinsamen. Hinter Gisela Czernitzki-Leyk liegt nämlich eine gesundheitlich schwierige Zeit: Bei einem Treppensturz hatte sie sich zwei Hals- und einen Brustwirbel sowie die rechte Hand gebrochen. Hinzukam ein weiterer Sturz in der Reha – Oberschenkelhalsbruch. »Ich hatte vier Operationen. Das war zu viel für mich, und ich bekam Depressionen. Doch jetzt geht es mir auf einmal wieder gut, weil es hier so nett ist.«

Pflegedienstleiterin Ute Willersheuser weiß aus Erfahrung, dass der regelmäßige Besuch in der Tagespflege für die Senioren zunächst ungewohnt ist. Sie können sich den Alltag vor Ort nicht vorstellen. Die meisten kommen auf Anregung ihrer Kinder. Doch bereits nach wenigen Wochen sind die Abläufe in Fleisch und Blut übergegangen und die Tagespflege hat sich bereits zum zweiten Wohnzimmer entwickelt. »Die Geselligkeit tut den Menschen gut. Da viele Senioren nicht mehr selbst kochen, können sie hier gesund zu Mittag essen. Außerdem fördern wir die Alltagsfähigkeiten, damit unsere Gäste noch lange in ihrer vertrauten Häuslichkeit leben können«, erklärt Willersheuser.

Tagespflege im Überblick

Tagespflege Ottensen

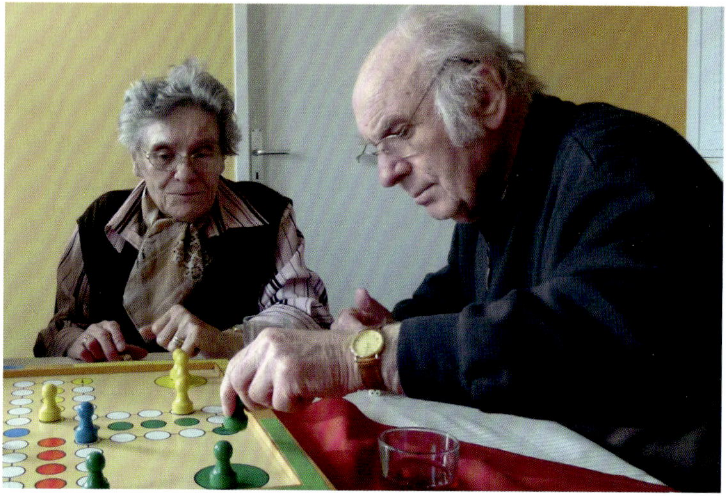

Anschrift: Hohenzollernring 15, 22763 Hamburg-Othmarschen (Zugang über Bernadottestraße 41)
Leitung: Birgit Fenner, Diakonie Alten Eichen
www.diakonie-alten-eichen.de
Pflegedienstleitung: Ingrun Uhl-Ostrowski
☎ 040/880 85 75
Tagespflege mit 15 Plätzen
Tagespflege: montags bis freitags geöffnet

- Verpflegung mit 2 Mahlzeiten, nachmittags Kaffee
- Gemeinschaftsräume, Speiseraum, Kaminzimmer, Ruheraum, Terrasse, Garten mit Sinnesanregungen
- Ausflüge, Spaziergänge, jahreszeitliche Feste, Konzentrationstraining, Stäarkung von Alltagskompetenzen, z. B. Einkäufe und Gartengruppen, Singen, Spielen, Gedächt-

nistraining, Andachten, Musikalische und Kreative Angebote, Klönschnack, Bewegungs- und Balanceübungen
- Mittagsruhe und Mittagsbetreuung
- Bei Bedarf ist ein Umzug in eine der angeschlossenen Einrichtungen möglich, siehe Seite 214 und 361.

Ausstattung: Alle Sanitärbereiche sind mit einer Rufanlage ausgestattet. Im Innen- und Außenbereich sind seniorengerechte Sitz- und Liegemöglichkeiten vorhanden.

Entgelte pro Tag:

	Grad I	Grad II	Grad III	Grad IV	Grad V
Unterkunft:	14,83	14,83	14,83	14,83	14,83
Investitionskosten:	8,17	8,17	8,17	8,17	8,17
Pflege:	70,58	73,59	76,60	79,61	82,63
Zu zahlen:	**93,58**	**96,59**	**99,60**	**102,61**	**105,63**

Zuschuss der Pflegekasse: siehe Seite 109

Fahrdienst: Die Kosten sind im pflegebedingten Aufwand enthalten. Abholzeiten zwischen 8:00 und 9:15 Uhr, Rückfahrt ab 15:00 Uhr.

Die Tagespflege Ottensen ermöglicht älteren Menschen, sich in vertrauter Umgebung als Teil der Gemeinschaft zu fühlen. Sie finden hier die für Sie notwendige Unterstützung. Durch gezielte Betreuungsangebote werden Interessen und Fähigkeiten erhalten und gestärkt. Durch die wohnliche Gestaltung der Räume in der alten Villa fühlt man sich hier wie in einem zweiten Zuhause. Ein Beratungsgespräch kann gerne vorab in Anspruch genommen werden, auf Wunsch erstellen wir einen Kostenvoranschlag. Zudem besteht die Möglichkeit eines Probetages nach Vereinbarung.

Birgit Fenner, Leiterin

Tagespflege im Max Herz-Haus am Albertinen-Haus

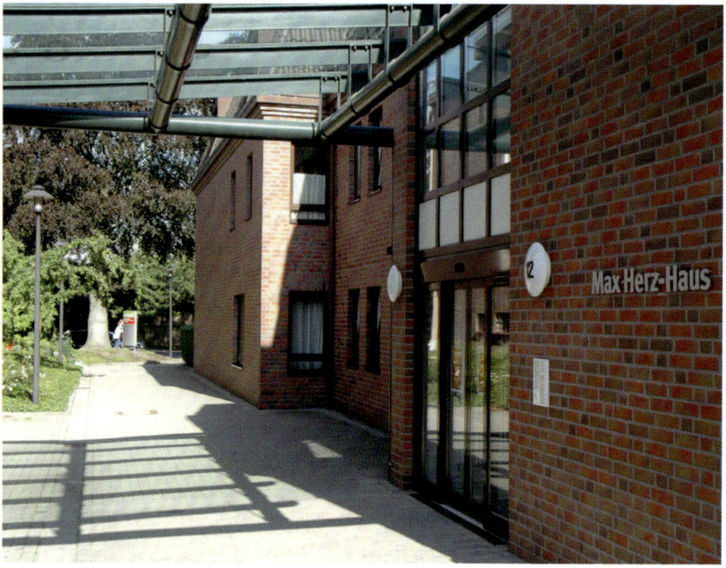

Anschrift: Sellhopsweg 18–22, 22459 Hamburg-Schnelsen
Leitung: Frank Blume, ☏ 040/55 81 19 08
www.albertinen.de
Beratung: Angelika Habighorst, ☏ 040/55 81 19 24
Tagespflege mit 20 Plätzen für Menschen mit Demenz
Tagespflege: montags bis freitags geöffnet

- Verpflegung mit 3 Mahlzeiten, nachmittags Kaffee
- Gemeinschaftsraum, Terrasse, Garten
- Gymnastik, Spielen, Singen, Ergotherapie, Biografiearbeit
- Angeschlossene Wohn-Pflegeeinrichtung, siehe Seite 391, Service-Wohnanlage siehe Seite 223

Ausstattung: Gemeinschaftsraum mit offener Küche, gemütlicher Sitzecke und einem Bereich für gemeinsame Aktivitäten. Zusätzlich stehen Schlafsessel zur Verfügung. Separater Gruppenraum für Kleingruppen-Arbeit.

Entgelte pro Tag:

	Grad I	Grad II	Grad III	Grad IV	Grad V
Unterkunft:	14,05	14,05	14,05	14,05	14,05
Investitionskosten:	10,13	10,13	10,13	10,13	10,13
Pflege:	66,31	69,05	71,78	74,52	77,25
Zu zahlen:	**90,49**	**93,23**	**95,96**	**98,70**	**101,43**

Zuschuss der Pflegekasse: siehe Seite 109

Fahrdienst: Die Kosten von € 10,40 sind im pflegebedingten Aufwand enthalten. Die Tagespflege ist montags bis freitags jeweils von 9:30 bis 17:30 Uhr geöffnet. Die Tagesgäste werden morgens von einem Fahrdienst zu Hause abgeholt und am Abend wieder zurückgebracht.

Möglichst lange in der vertrauten Umgebung bleiben zu können – auch bei abnehmender Gesundheit – das wünschen sich viele Menschen im Alter. Die Tagespflege im Max Herz-Haus bietet Menschen mit Demenz dafür die Voraussetzungen. Die Mitarbeiterinnen gestalten mit den Tagesgästen gemeinsam den Tagesablauf. Dabei fließen Lebensgewohnheiten mit ein, die aktuellen Befindlichkeiten der Gäste, ihre Bedürfnisse und individuellen Grenzen werden stets beachtet. Der strukturierte Tagesablauf bietet Orientierung und trägt zur Stabilisierung bei. Der regelmäßige Aufenthalt in der Tagespflege führt beim Erkrankten zu mehr Wohlbefinden: Er ist ausgeglichener, was sich wiederum entlastend auf die Angehörigen auswirkt.

Angelika Habighorst, Pflegedienstleiterin

Tagespflege St. Georg/Hamburg-Mitte

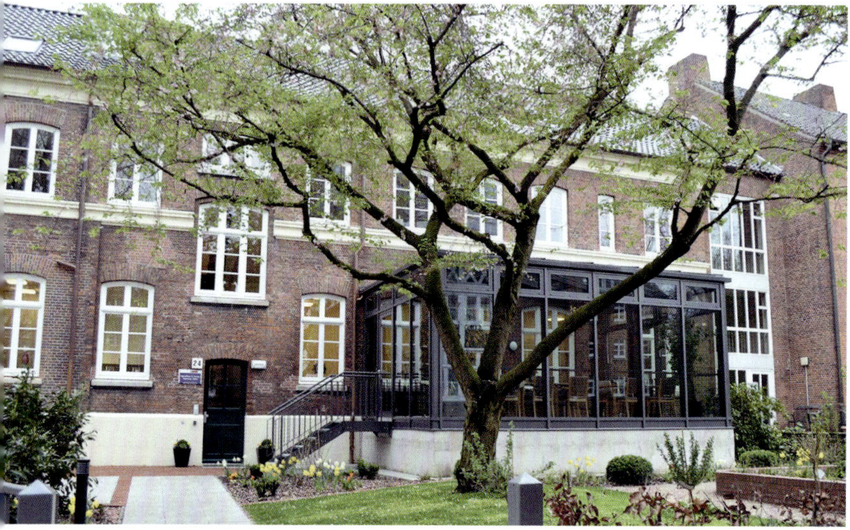

Anschrift: Alexanderstraße 24, 20099 Hamburg-St. Georg (Zugang über Stiftstraße 65)
Leitung: Birgit Fenner, Diakonie Alten Eichen
www.diakonie-alten-eichen.de
Pflegedienstleitung: Gabriele Harloff, ☎ 040/284 078 470
Tagespflegeeinrichtung mit 20 Plätzen
Tagespflege: montags bis freitags geöffnet

- Verpflegung mit 2 Mahlzeiten, nachmittags Kaffee
- Gemeinschaftsräume, Esszimmer, Wintergarten, Terrasse und Garten
- Ausflüge, jahreszeitliche Feste, Tanzvergnügen, Singen, Malen, Musik- und kreative Angebote, Andachten, Gymnastik
- Mittagsruhe und Mittagsbetreuung
- Bei Bedarf ist ein Umzug in eine der angeschlossenen Einrichtungen möglich, siehe Seite 214 und Seite 361.

Ausstattung: Alle Sanitärbereiche sind mit einer Rufanlage ausgestattet. Im Haus sind seniorengerechte Sitz- und Liegemöglichkeiten vorhanden, im Außenbereich entsprechende Sitzmöglichkeiten.

Entgelte pro Tag:

	Grad I	Grad II	Grad III	Grad IV	Grad V
Unterkunft:	14,77	14,77	14,77	14,77	14,77
Investitionskosten:	12,70	12,70	12,70	12,70	12,70
Pflege:	68,34	71,24	74,14	77,04	79,94
Zu zahlen:	**95,81**	**98,71**	**101,61**	**104,51**	**107,41**

Zuschuss der Pflegekasse: siehe Seite 109

Fahrdienst: Die Kosten sind im pflegebedingten Aufwand enthalten. Abholzeiten zwischen 8:00 und 9:45 Uhr, Rückfahrt ab 15:30 Uhr.

St. Georg ist ein ganz besonderer Stadtteil in Hamburg, hier leben Generationen und Kulturen friedlich und offen miteinander im Klima einer ganz besonderen Nachbarschaft. Auch wenn diese bunte Mischung viele jüngere Bewohner anzieht, leben hier immer mehr ältere und teilweise auch pflegebedürftige Menschen. Viele dieser Menschen müssen ihre Wohnungen und den Stadtteil verlassen, weil sie aufgrund einer körperlichen, seelischen oder geistigen Beeinträchtigung nicht mehr ohne Betreuung und Pflege sein können. Für die Angehörigen ist die familiäre Betreuung oft nicht möglich, sodass häufig nur der Umzug in ein Heim bleibt. Das müsste in vielen Fällen nicht sein. Hier ist eine Tagespflege für Senioren ein attraktives neues Angebot.

Birgit Fenner, Leiterin

Hartwig-Hesse-Stiftung
Tagespflege Parkquartier Hohenfelde

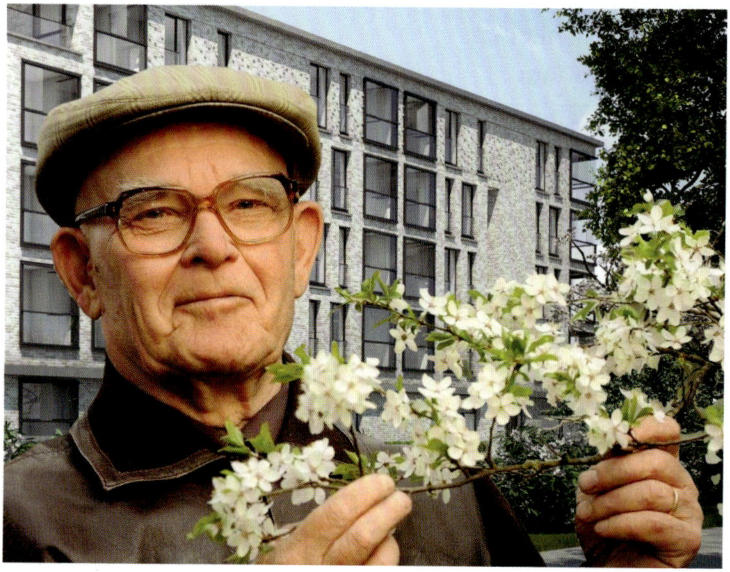

Anschrift: Mühlendamm 31, 22087 Hamburg-Hohenfelde
Beratung: Mareike Kobel ☏ 040/53 45 99 70
www.hartwig-hesse-stiftung.de
Tagespflege mit 14 Plätzen
Tagespflege: montags bis freitags geöffnet

- Verpflegung mit 2 Mahlzeiten, nachmittags Kaffee und Kuchen
- Gemeinschaftsräume, Ruheräume, Fernsehraum
- Ausflüge, Spaziergänge, Gedächtnistraining, Kochen, Backen, Musik- und Tanztherapie, Gymnastik, Spielkreise, Singen, Vorlesen aus Zeitungen oder Büchern
- Als einzeltherapeutische Leistungen können Krankengymnastik, Lauftraining und Ergotherapie in Anspruch genommen werden.

Ausstattung: Es stehen seniorengerechte Sitz- und Liegemöglichkeiten zur Verfügung. Es gibt eine barrierefreie Dusche.

Entgelte pro Tag:

	Grad I	Grad II	Grad III	Grad IV	Grad V
Unterkunft	14,34	14,34	14,34	14,34	14,34
Investitionskosten:	13,60	13,60	13,60	13,60	13,60
Pflege:	69,42	72,24	75,04	77,85	80,67
Zu zahlen:	**97,36**	**100,18**	**102,98**	**105,79**	**108,61**

Zuschuss der Pflegekasse: siehe Seite 109

Fahrdienst: Die Kosten von € 10,95 sind nicht im pflegebedingten Aufwand enthalten. Abholzeiten ab 8:00 Uhr, Rückfahrt ab 16:30 Uhr. Andere Zeiten auf Anfrage.

Im Parkquartier Hohenfelde sind durch die HANSA Baugenossenschaft 101 Wohnungen entstanden, die sich um einen Park anordnen. Einen besonderen konzeptionellen Ansatz bietet die im Erdgeschoss des Gebäudes am Mühlendamm integrierte Tagespflege für 14 Nutzer. Die hier betreuten Pflegebedürftigen oder deren Angehörige können auf Wunsch im selben Gebäude auch Wohnungen beziehen. Die Hartwig-Hesse-Stiftung ist für diesen integrativen Ansatz Kooperationspartner der HANSA.
Kern der Tagespflege ist ein wohnlich ausgestatteter Wohn-Essbereich mit entsprechender Küche. Hinzu kommen Ruhe- und Therapiebereiche sowie eine Terrasse mit einem Übergang in die Parkanlage. Zudem gibt es im Quartier auch eine Wohn-Pflege-Gemeinschaft für acht Menschen mit Demenz.

Maik Greb, Geschäftsführer

Hospital zum Heiligen Geist
Tagespflege Heilig Geist

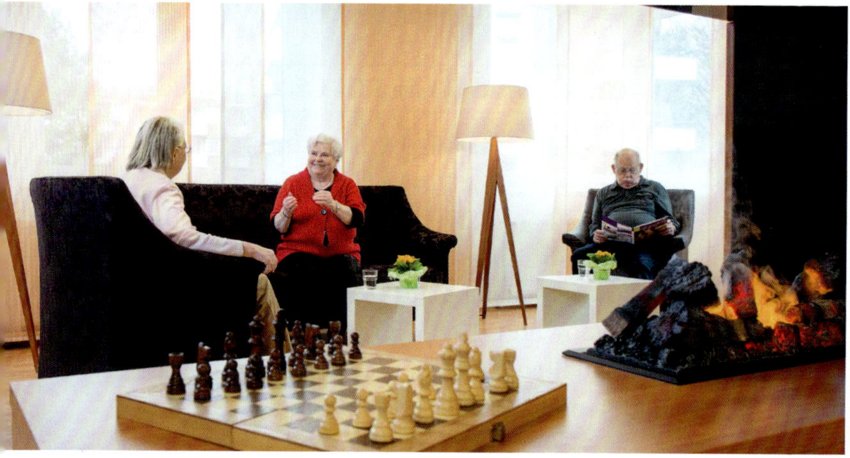

Anschrift: Hinsbleek 11, 22391 Hamburg-Poppenbüttel
Pflegedienstleitung: Kathrin Denzer, www.hzhg.de
Beratung: Sylvia Benke, ☏ 040/60 60 11 11
310 Wohnungen, Alten- und Pflegeheim mit 740 Plätzen und 38 Kurzzeitpflegeplätzen, Tagespflege
Tagespflege: montags bis freitags geöffnet

- Verpflegung mit spätem Frühstück, Mittagessen, nachmittags Kaffee und Kuchen
- Gemeinschafts- und Ruheräume
- Ausflüge, Spaziergänge, Spielkreise, gemeinsames Kochen und Backen, Musik- und Wellnessangebote, Gymnastik, Lesen aus Zeitungen oder Büchern
- Angeschlossenes Pflegeheim, siehe Seite 451
- Angeschlossene Seniorenwohnungen, siehe Seite 254
- Angeschlossene Kurzzeitpflege, siehe Seite 164

Ausstattung: Seniorengerechte Sitz- und Ruhemöglichkeiten, barrierefreie Dusche

Entgelte pro Tag:

	Grad I	Grad II	Grad III	Grad IV	Grad V
Unterkunft:	13,86	13,86	13,86	13,86	13,86
Investitionskosten:	13,60	13,60	13,60	13,60	13,60
Pflege:	54,87	57,60	60,33	63,06	65,79
Zu zahlen:	**82,33**	**85,06**	**87,79**	**90,52**	**93,25**

Zuschuss der Pflegekasse: siehe Seite 109

Fahrdienst: Auf Wunsch werden unsere Tagesgäste von unserem Fahrdienst mit dem Bus abgeholt und am Nachmittag wieder nach Hause gebracht. Die Fahrtkosten betragen pro Tag € 10,10. (Ab Pflegegrad II werden die Fahrtkosten von der Pflegekasse übernommen)

Direkt in ruhiger Lage am Alsterwanderweg liegt die Tagespflege Heilig Geist mit modernen, neu ausgestatteten Gemeinschafts- und Ruheräumen. Die sehr gute Infrastruktur der »Kleinen Stadt für Senioren« des Hospitals zum Heiligen Geist steht für ergänzende einzeltherapeutische Leistungen, zum Beispiel Krankengymnastik, durch unsere Physiotherapie zur Verfügung.

Kathrin Denzer, Pflegedienstleiterin

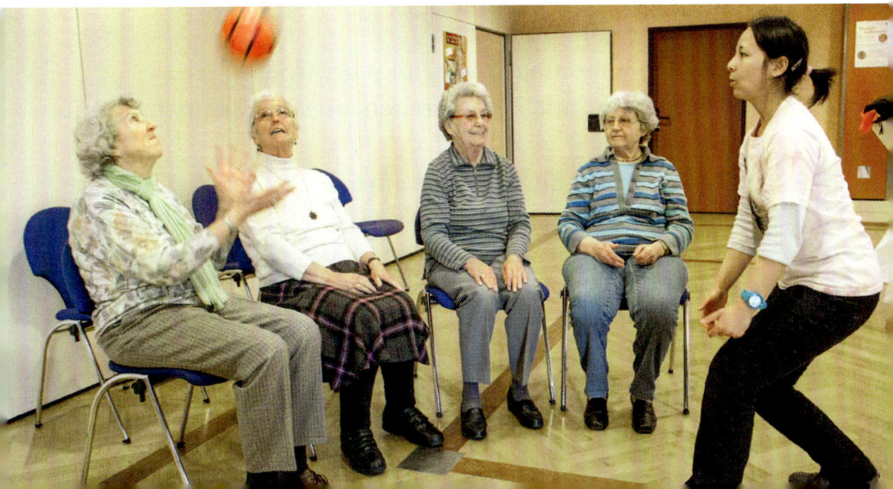

Tagespflege Wellingsbüttel

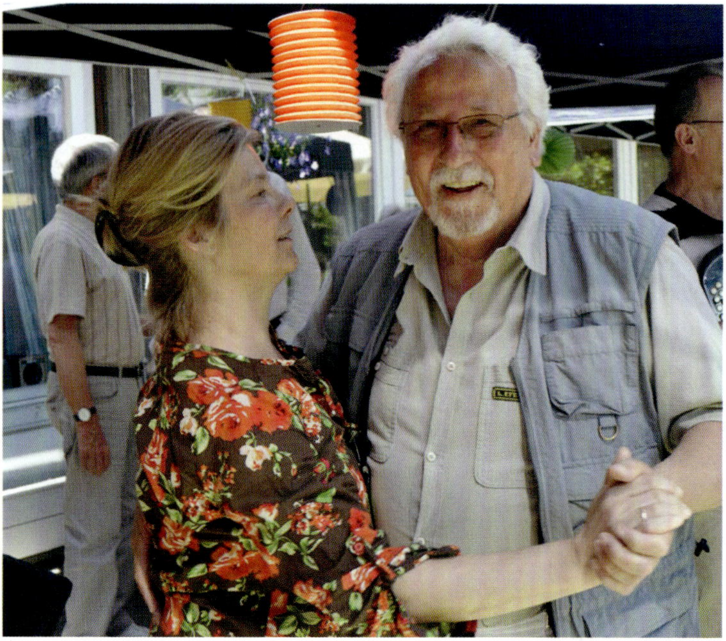

Anschrift: Rabenhorst 39, 22391 Hamburg-Wellingsbüttel
Leitung: Birgit Fenner, Diakonie Alten Eichen
www.diakonie-alten-eichen.de
Pflegedienstleitung: Tanja Barthel, ☎ 040/53 69 74 10
Tagespflege mit 20 Plätzen
Tagespflege: montags bis freitags geöffnet

- Verpflegung mit 2 Mahlzeiten, eigene Küche, nachmittags Kaffee
- Atrium, Gemeinschaftsräume, Esszimmer, Terrasse, Garten
- Ausflüge, jahreszeitliche Feste, Wochenmarktbesuche, Tanzvergnügen, Singen, Malen, Andachten, Gymnastik, Musik- und kreative Angebote

- Mittagsruhe und Mittagsbetreuung
- Bei Bedarf ist ein Umzug in das angeschlossene Alten- und Pflegeheim möglich, siehe Seite 468.

Ausstattung: Alle Sanitärbereiche sind mit Rufanlage ausgestattet. Im Innen- und Außenbereich sind seniorengerechte Sitz- und Liegemöglichkeiten vorhanden.

Entgelte pro Tag:

	Grad I	Grad II	Grad III	Grad IV	Grad V
Unterkunft:	14,53	14,53	14,53	14,53	14,53
Investitionskosten:	10,92	10,92	10,92	10,92	10,92
Pflege:	69,50	72,46	75,42	78,37	81,33
Zu zahlen:	**94,95**	**97,91**	**100,87**	**103,82**	**106,78**

Zuschuss der Pflegekasse: siehe Seite 109

Fahrdienst: Die Kosten sind im pflegebedingten Aufwand enthalten. Abholzeiten zwischen 7:45 und 9:15 Uhr, Rückfahrt ab 15:00 Uhr.

Die Tagespflege wendet sich an Menschen, die durch unterschiedliche körperliche oder geistige Alterserkrankungen in ihrer Selbstständigkeit eingeschränkt sind oder die für die Bewältigung ihres Tagesablaufs Unterstützung benötigen. Jeder ist willkommen, unabhängig von Alter, Herkunft, sozialer Stellung oder Religionszugehörigkeit.
Unser Motto heißt: »Dem Menschen zuliebe«

Birgit Fenner, Leiterin

Tagesbetreuung im Haus Alstertal

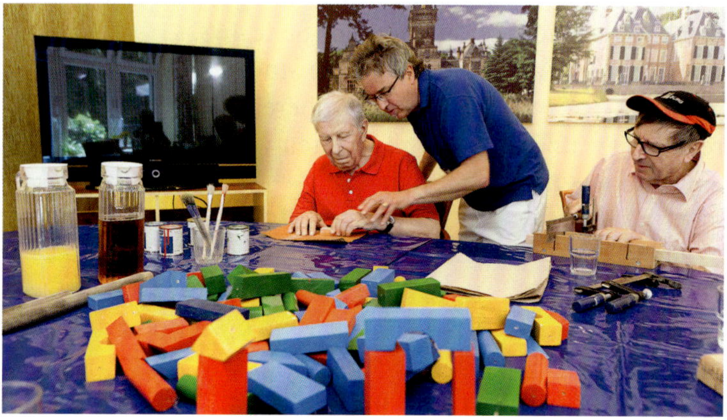

Anschrift: Wellingsbütteler Landstraße 217
22337 Hamburg-Ohlsdorf, www.haus-alstertal.de
Direktion: Simone Zmura, ☎ 040/50 71 50
Vermietung: Stefanie Grundherr, ☎ 040/970 70 970
Seniorenpflegeeinrichtung mit 134 Plätzen

- Die Tagesbetreuung im Haus Alstertal ist eine Art Tagespflege light. Von 11 bis 17 Uhr wird für Demenzkranke ein buntes Programm geboten, vom Vorlesen über das Singen von Volksliedern bis zur Gymnastik. Ein Schwerpunkt liegt auf der Entspannung durch das »Snoezelen«. Das ist eine Art Tiefenentspannung mit dem Ziel, psychische Reserven für den Alltag wiederzugewinnen.
- Mittagessen, Kaffee und Kuchen
- In dieser Zeit können Angehörige etwas anderes unternehmen oder am Erfahrungsaustausch teilnehmen. Wie kommen andere Familien mit dieser Krankheit zurecht? »In der Gruppe fühlen sich die Menschen verstanden und haben endlich mal wieder einen Gesprächspartner, der das Gleiche leistet und durchlebt«, sagt Direktorin Simo-

ne Zmura und fügt hinzu: »Demenz bedeutet oft auch Isolation, weil sich Freunde und Nachbarn abwenden.«
- Fortbildung: Das genaue Wissen über die unterschiedlichen Krankheitsbilder und die Wirkungsweise der zur Verfügung stehenden Medikamente hilft, die Demenz besser zu verstehen. So können die Teilnehmer in kleinen Übungen beispielsweise lernen, wie man es schafft, ruhig zu bleiben, wenn der Kranke zum 20. Mal dasselbe fragt. Dies hilft, eine liebevolle Atmosphäre aufrechtzuerhalten, von der alle Beteiligten profitieren.

Preis: 30 Euro
Nahverkehr: S-Bahnhof Kornweg, Linie: S1

Kurzzeitpflege

Ursprünglich sollte die Kurzzeitpflege die Familie entlasten, wenn pflegende Angehörige Urlaub machen. Doch auch für Menschen, die nach der Entlassung aus dem Krankenhaus nicht sofort wieder zu Hause leben können, ist die Kurzzeitpflege ideal: nach Augenoperationen, Schlaganfällen, Stürzen oder Krebsbehandlungen. Informationen über die Zuschüsse bei der Kurzzeitpflege bzw. Krankenhausvermeidungspflege sind auf Seite 117 zu finden.

Pflege nach einem Krankenhausaufenthalt

Wer noch Kraft schöpfen muss, um wieder auf die Beine zu kommen, kann nach einem Klinikaufenthalt und der anschließenden Reha zum Beispiel die Kurzzeit- und Verhinderungspflege in Anspruch nehmen. Altenpfleger, Krankenschwestern und Therapeuten unterstützen gemeinsam mit den behandelnden Ärzten die Patienten dabei, wieder in der

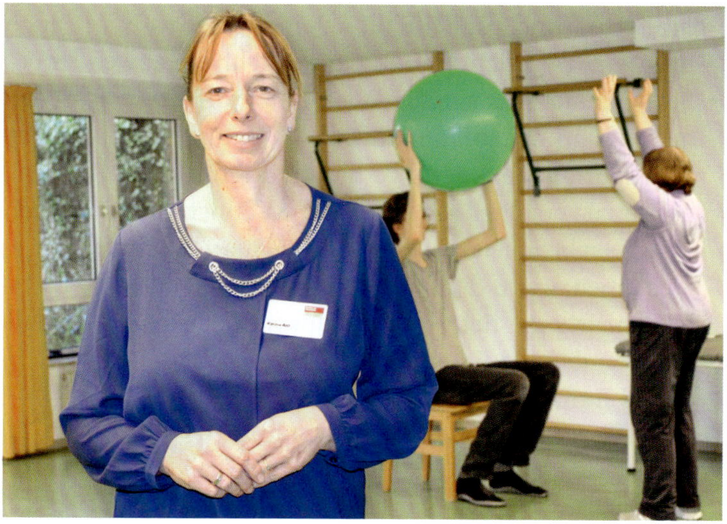

Karina Arlt elebt oft, dass die Kurzzeitpflegebewohner ihr Ziel erreichen und danach wieder zu Hause leben können.

vertrauten Umgebung leben zu können. Bis zu acht Wochen zahlt die Pflegekasse bei Versicherten mit einem Pflegegrad einen Zuschuss von maximal 3.224 Euro.

Karina Arlt arbeitet seit 25 Jahren auf der Pflegestation in der Residenz am Wiesenkamp in Volksdorf und trägt mit ihrem Team die pflegerische Verantwortung für 97 Bewohner. »Nach der Entlassung aus dem Krankenhaus und der Reha brauchen einige Patienten noch Unterstützung. Die kommen zu uns, weil sie noch sehr schwach auf den Beinen sind oder Orientierungsstörungen nach der Narkose haben«, erklärt die Pflegedienstleiterin.

Am Anfang lautet die Frage: Was ist Ihr Ziel? Wenn die Kurzzeitbewohner dann antworten, dass sie wieder nach Hause wollen, ist das ein gutes Zeichen. Dann ist die Motivation hoch, um bei der Therapie – vom Gehtraining beim Physiotherapeuten bis zum Sprechen und Schlucken beim

Logopäden – mit vollem Elan mitzumachen und bis an die Grenzen zu gehen. Manchmal fühlen sich die Neuankömmlinge jedoch noch so kraftlos, dass sie zunächst seelisch aufgebaut werden müssen. »Wir setzen dann gemeinsam kleinere Ziele, um erste Erfolgserlebnisse zu haben. Wenn ein Bewohner wieder auf der Bettkante sitzen, stehen und ein paar Schritte gehen kann, steigt seine Motivation deutlich«, freut sich Karina Arlt über die kleinen Fortschritte.

In der Gemeinschaft finden sich immer Gleichgesinnte, die ähnliche Probleme und Sorgen haben. Die Bewohner helfen sich gegenseitig, muntern sich auf. Außerdem tragen die zahlreichen Freizeitangebote zur Genesung bei. Beim Singen, Gedächtnistraining, Tanznachmittag, Besuch vom Therapiehund, Porzellanmalen oder Dämmerschoppen werden die Senioren so weit abgelenkt, dass sie eine Zeit lang nicht an ihre Krankheit denken.

Oft sind die Patienten zum Beispiel von einer Operation noch so mitgenommen, dass sie für sich noch keine gesundheitliche Perspektive erkennen können. Wenn Karina Arlt den Krankenhausbericht liest, die Anordnungen ausführt, den Einsatz der Therapeuten plant, weiß sie bereits, dass die Neuankömmlinge zwar noch pflegerische Unterstützung benötigen, aber gute Aussichten haben, wieder selbstständig leben zu können.

Karina Arlt hat mit 17 Jahren den Beruf der Altenpflegerin gelernt und ist seit 33 Jahren in der Pflege tätig. Sie freut sich immer wieder darüber, wenn die Kurzzeitpflegebewohner ihr Ziel erreichen und danach wieder in ihren eigenen vier Wänden leben können. »Die Menschen sind sehr dankbar«, berichtet Arlt. »Das zeigt sich auch in den positiven Rückmeldungen. Manchmal bekommen wir zu den Feiertagen eine Karte, auf der dann der Satz steht: ›Machen Sie sich um mich keine Sorgen, mir geht es gut‹.«

Kurzzeitpflege im Überblick

Stadtdomizil
Altenpflege-Zentrum

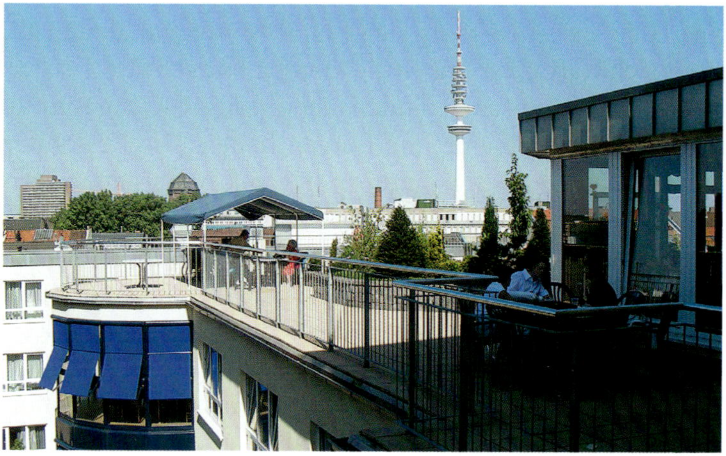

Anschrift: Lippmannstraße 21
22769 Hamburg-Sternschanze
Direktion: Sabine Riediger, ☏ 040/43 28 10
Vermietung: Stefanie Grundherr, ☏ 040/970 70 970
www.stadtdomizil.com
Kurzzeitpflege-Einrichtung mit 5 Plätzen
Wohnen: Übergangspflege nach Krankenhausaufenthalt, Kurzzeit- und Urlaubspflege

- Unterkunft in Einzel- und Doppel-Appartements
- Verpflegung: 4 Mahlzeiten aus eigener Küche, Menüwahl
- Das Therapieangebot beinhaltet z. B.: Krankengymnastik, Kunst- und Beschäftigungstherapie, Snoezelen, Meditation, Tierempathie-Therapie, Basale Stimulation, Wassertreten, Wohlfühlbäder, Schwimmbadbesuche.

- Die Freizeitangebote des Stadtdomizils stehen zur Verfügung, siehe Seite 371.
- Demenz: Betreuung durch spezielle Angebote im Tagesablauf

Pflegenoten:

Pflege	Demenz	Betreuung	Wohnen	**Gesamt**	Bewohner
1,0	1,0	1,0	1,0	**1,0**	1,0

Ausstattung: Die Appartements haben Pflegebett, Nachttisch, Tisch und Stühle, Schrank, WC und barrierefreie Dusche, teilweise Balkon, Notruf, Telefon, Internet- und TV-Anschluss.

Entgelt für bis zu 28 Tage im Jahr:

Pflegegrade	pro Tag	für 28 Tage	Zuschuss der Pflegeversicherung
Grad 2	114,88	3.216,64	708,68
Grad 3	131,06	3.669,68	1.161,72
Grad 4	147,82	4.141,76	1.612,00
Grad 5	155,48	4.353,44	1.612,00

Zuschläge: Für Komfortleistungen werden Zuschläge bis zu € 17,75 pro Tag, für therapeutische Dienstleistungen ggf. € 4,00 pro Tag erhoben.

Nahverkehr: Bernstorffstraße, Bus: 3

Lage: Citylage, Wohngebiet. Kiosk im Haus, kleine Geschäfte in der Nähe

Unser Stadtdomizil lebt getreu dem Motto »Mitten im Leben«. Das Stadtdomizil mit seinen Aussichten auf viele Wahrzeichen Hamburgs ist nicht nur durch den hohen Einzelzimmeranteil hochmodern. Die Architektur bietet reichlich Entfaltungsmöglichkeiten, das Farbkonzept eine

warme und geschützte Atmosphäre. Zwei Wohnbereiche sind spezialisiert auf die Betreuung demenziell erkrankter Menschen.
Unsere kulturellen Veranstaltungen finden mehrmals wöchentlich statt. Verschiedene Beschäftigungsangebote bieten wir an sieben Tagen in der Woche an und von April bis Oktober tägliche Fahrten zu unserem Schrebergarten. Wir haben einen überdurchschnittlich hohen Fachkräfteanteil und verfügen über hochmotivierte Mitarbeiter. Unser Haus ist geprägt durch eine konsequente Bewohnerorientierung und Offenheit. Dies bewirkt viel Lebendigkeit und Lebensfreude. Wir laden Sie ein und beraten Sie gern, auch am Wochenende.

Sabine Riediger, Direktorin

Haus Weinberg

Anschrift: Beim Rauhen Hause 21, 22111 Hamburg-Horn
Einrichtungsleitung: Ulrich Bartels, ☎ 040/65 59 11 50
www.rauheshaus.de
Pflegedienstleitung: Gaby Arndt, ☎ 040/65 59 12 78
Kurzzeitpflege mit 14 Plätzen
Wohnen: Übergangspflege nach Krankenhausaufenthalt, Kurzzeit- und Urlaubspflege

- Unterkunft in Einzelzimmern
- Verpflegung mit 4 Mahlzeiten aus hauseigener Küche, mittags 2 Menüs zur Wahl, nachmittags Kaffee
- Ausflüge, jahreszeitliche Feste, Musik- und Kochgruppen, Spiel- und Bastelgruppen, Bingo, Qigong, Vorlesen, Hauszeitung, Andachten, Gottesdienste, Seelsorge, Filmnachmittage, Angehörigenbeirat

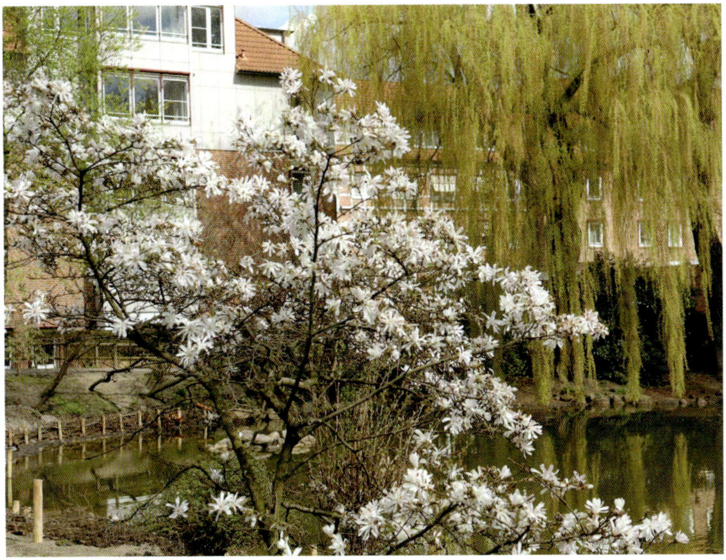

- Keine Mindestaufenthaltsdauer
- Angeschlossenes Alten- und Pflegeheim, siehe Seite 399.

Pflegenoten:

Pflege	Demenz	Betreuung	Wohnen	**Gesamt**	Bewohner
3,0	2,7	1,0	1,0	**2,2**	1,1

Ausstattung: Die Zimmer haben Pflegebett, Nachttisch, Einbauschrank, Kühlschrank, WC und barrierefreie Dusche, Sessel und Anrichte, Notruf, Telefon und Fernseher.

Entgelte pro Tag für bis zu 28 Tage im Jahr:

Pflegegrade	pro Tag	für 28 Tage	Zuschuss der Pflegeversicherung
Grad 1	143,29	3.977,40	0
Grad 2-5	143,29	3.977,40	1.612,00

Nahverkehr: U-Bahnhof Rauhes Haus, Linien: U2, U4

Lage: Blohms Park, Wohngebiet. Geschäfte in der Nähe, Einkaufsdienst

Die solitäre Kurzzeitpflege im Haus Weinberg ist eine einzigartige Einrichtung: Durch einen speziellen Kurzzeitpflegebereich können wir auf die besondere Lebenssituation unserer Gäste eingehen. Begleitet durch eine Beraterin bieten wir den Bewohnern bei Urlaub der Pflegeperson, nach Krankenhausaufenthalten und bei akuten Pflegesituationen eine Hilfe nach Ihren zeitlichen Wünschen an. Wir bieten Begleitung in jeder Lebenssituation: unterstützende Angebote im Haus Weinberg, z. B. die zusätzliche Betreuung bei Demenz, Palliativpflege, Arztbesuche, die Hilfestellung bei der Rückkehr nach Hause sowie die Auswahl von ambulanten Angeboten. Fragen Sie nach freien Plätzen!

Gaby Arndt, Pflegedienstleiterin

Hospital zum Heiligen Geist
Kurzzeitpflege Heilig Geist

Anschrift: Hinsbleek 11
22391 Hamburg-Poppenbüttel
Beratung: Sylvia Benke, ☎ 040/60 60 11 11
Mitglied im Diakonischen Werk, www.hzhg.de
310 Wohnungen, Alten- und Pflegeheim mit 740 Plätzen und 38 Kurzzeitpflegeplätzen, Tagespflege
Wohnen: Übergangspflege nach Krankenhausaufenthalt, Kurzzeit- und Urlaubspflege

- Unterkunft in Einzel- und Doppelzimmern
- Verpflegung mit 4 Mahlzeiten, Menüwahl
- Krankengymnastik, Bewegungstherapie, Massagen, Logopädie, Ergotherapie
- Die Freizeitangebote der »Kleinen Stadt für Senioren« können genutzt werden, siehe Seite 451.

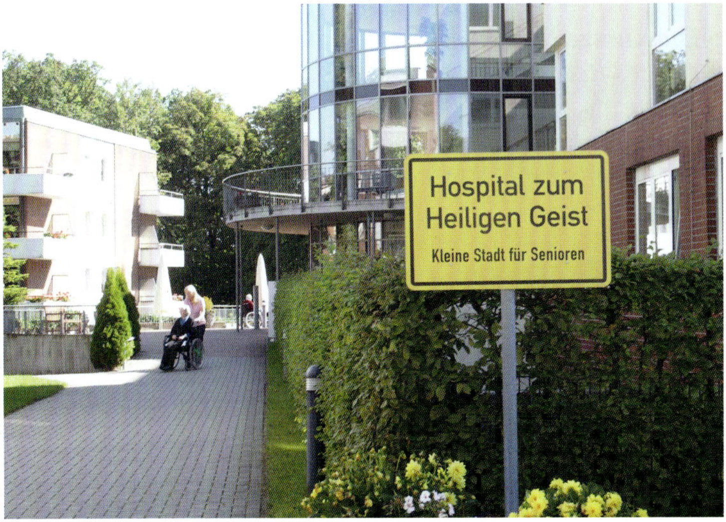

- Angeschlossene Seniorenwohnungen, siehe Seite 254.
- Pflegedienst, Seite 193; Tagespflege, Seite 152

Pflegenoten:

Pflege	Demenz	Betreuung	Wohnen	**Gesamt**	Bewohner
1,0	1,4	1,0	1,0	**1,0**	1,2

Ausstattung: Die Zimmer haben Einbauschrank, Kühlschrank, WC und barrierefreie Dusche, Notruf, Telefon und Fernseher.

Entgelt im Doppelzimmer für bis zu 28 Tage im Jahr:

Pflegegrade	pro Tag	für 28 Tage	Zuschuss der Pflegeversicherung
Grad 1–5	133,94	3.750,32	1.612,–

Zuschläge: für ein Einzelzimmer täglich € 4,10

Nahverkehr: Hinsbleek, Bus: 179

Alte Landstraße (Nord), Bus: 24, 174, 176

Lage: Wohngebiet, Alsterwanderweg. Krämerladen, Parkrestaurant auf dem Gelände

Die Kurzzeitpflege im Hospital zum Heiligen Geist ist ein eigener Betrieb. Wir unterstützen Sie professionell, wenn Sie vorübergehend Hilfe benötigen, zum Beispiel nach einem Krankenhausaufenthalt oder wenn Ihre Angehörigen im Urlaub sind. Das kompetente und sehr freundliche Team in unserer Kurzzeitpflege Heilig Geist bietet Ihnen gute Pflege rund um die Uhr und individuell auf Ihre aktuelle Lebenssituation abgestimmte Hilfs- und Betreuungsangebote. Damit Sie schnell wieder nach Hause zurückkehren können. Rufen Sie uns an!

Gudrun Franke, Pflegedienstleiterin

Alsterdomizil
Seniorenpflege Gut Wellingsbüttel

Anschrift: Wellingsbüttler Weg 71
22391 Hamburg-Wellingsbüttel
Direktion: Diaz Liedicke, ☏ 040/970 70-0
Vermietung: Stefanie Grundherr, ☏ 040/970 70 970
www.alsterdomizil.de
Kurzzeitpflegeeinrichtung mit 16 Plätzen
Wohnen: Übergangspflege nach Krankenhausaufenthalt, Kurzzeit- und Urlaubspflege

- Unterkunft in Einzel- und Doppel-Appartements
- Verpflegung mit 4 Mahlzeiten als Buffet, Salatbuffet
- Lobby, Restaurant, Sonnen- und Dachterrassen, Klönecken, Parkanlage, Aufenthaltsräume
- Das Therapieangebot beinhaltet z. B.: Krankengymnastik, Kunst- und Beschäftigungstherapie, Snoezelen, Meditation, Tierempathie-Therapie, Basale Stimulation, Wassertreten, Wohlfühlbäder.

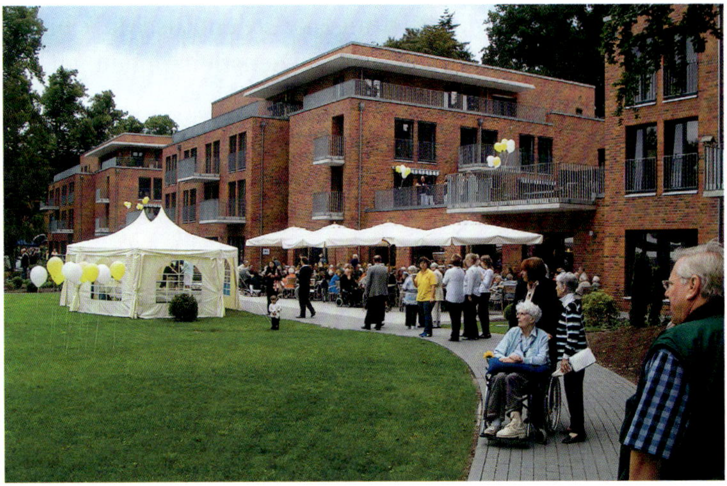

- Die Freizeitangebote des Alsterdomizils stehen zur Verfügung, siehe Seite 466.
- Café und Bistro, Kosmetik und Wellness gegen Gebühr im Herrenhaus, siehe Seite 300.

Pflegenoten:

Pflege	Demenz	Betreuung	Wohnen	**Gesamt**	Bewohner
1,0	1,0	1,0	1,0	**1,0**	1,1

Ausstattung: Die Appartements haben Pflegebett, Nachttisch, Tisch und Stühle, Schrank, barrierefreies Badezimmer mit WC, teilweise Balkon oder Terrasse, Notruf, Telefon, Internet- und Kabelanschluss.

Entgelt für bis zu 28 Tage im Jahr:

Pflegegrade	pro Tag	für 28 Tage	Zuschuss der Pflegeversicherung
Grad 2	121,13	3.391,64	708,68
Grad 3	137,31	3.844,68	1.161,72
Grad 4	154,17	4.316,76	1.612,00
Grad 5	161,73	4.528,44	1.612,00

Zuschläge: Für Komfortleistungen werden Zuschläge bis zu € 20,– pro Tag, für therapeutische Dienstleistungen ggf. € 6,– pro Tag erhoben.
Nahverkehr: S-Bahnhof Wellingsbüttel, Linie: S1
Lage: Wohngebiet, Parkanlage, Alsterwanderweg. Kiosk im Haus

Das Alsterdomizil bietet eine ganz besondere Wohnform für pflegebedürftige Senioren: Für den Bewohner entsteht der Eindruck, dass die Pflege zur Nebensache wird, denn die Aktivitäten des täglichen Lebens orientieren sich an den Hausgemeinschaften mit Gruppen und einem Höchstmaß an Normalität.
Sie haben bei uns die Möglichkeit, all das im Rahmen eines Kurzzeitpflege-Aufenthaltes in Anspruch zu nehmen. Die Anlage besteht aus vier Pflegevillen, die überwiegend Einzel-Appartements aufweisen. Jedes einzelne Haus ist spezialisiert: stationäre Altenpflege oder professionelle Dementenbetreuung. Für uns ist professionelle und liebevolle Pflege an jedem einzelnen Bewohner wichtig – und das in einem gepflegten, hotelähnlichen Ambiente. Wir freuen uns auf Ihren Besuch.

Diaz Liedicke, Direktor

Die Fallpauschale im Krankenhaus

Die Patienten werden möglichst früh entlassen

Früher gab es die Regelung, dass die Krankenhäuser nach Aufenthaltstagen ihrer Patienten abrechneten. Das ist heute anders! Die Klinik erhält für jede Behandlung, für jede Operation eine Pauschale. Diese Änderung hat Konsequenzen für den Patienten. Er wird schneller entlassen als früher und für wenige Tage oder Wochen zu Hause durch einen ambulanten Dienst gepflegt: Spritzen werden gegeben, Verbände gewechselt oder Einreibungen durchgeführt. Die notwendige medizinische Versorgung wird vom Krankenhaus verordnet. Möglicherweise ist auch jemand vorübergehend bei der Körperpflege, Ernährung und im Haushalt behilflich. Der Patient ist gut beraten, sich auf seine Entlassung vorzubereiten – entweder bei geplanten Operationen bereits vorher oder bei unerwarteten Klinikaufenthalten noch im Krankenhaus. Dazu sollte er sich rechtzeitig mit einem Pflegedienst seiner Wahl in Verbindung setzen. Die Pflegekräfte stehen beratend zur Seite und kümmern sich darum, dass die Pflege direkt nach der Entlassung reibungslos weitergeführt werden kann. Und bitte nicht vergessen, bei Bedarf spätestens einen Tag vorher bei einem Menüdienst anzurufen, damit am nächsten Tag eine warme Mahlzeit auf dem Tisch steht.

Hilfe beim Duschen

Bei Bedarf kommt der Pflegedienst auch nur zweimal in der Woche

Hilde P. mag ohne Hilfe keine heißen Bäder nehmen, die sie besonders an kalten Tagen über alles liebt. Neulich hat die 93-Jährige es nicht mehr geschafft, aus eigener Kraft aus der Badewanne herauszusteigen. Zum Glück konnte sie über den Pieper am Handgelenk den Hausnotruf auslösen und kurz danach befreite ein Mitarbeiter des Notrufdienstes die Rentnerin aus ihrer misslichen Lage. Aus Angst, erneut in diese Situation zu kommen, verzichtet Hilde P. jetzt auf das Badevergnügen und wäscht sich lieber am Waschbecken.

Ob es sich um Gleichgewichtsprobleme beim Einsteigen in die Badewanne handelt oder ob beim Aussteigen einfach die Kräfte versagen – für viele Senioren wäre es eine große Hilfe, wenn ihnen zweimal in der Woche jemand beim Duschen und Baden zur Seite stünde.

Wer nur zweimal pro Woche Hilfe beim Baden braucht, ist nicht pflegebedürftig im Sinne der Pflegeversicherung. Doch niemand braucht auf dieses Stück Sicherheit und Lebensqualität zu verzichten. Man kann nämlich einen Pflegedienst beauftragen, regelmäßig eine Pflegerin oder einen Pfleger ins Haus zu schicken – ähnlich wie man es vielleicht schon bei der Fußpflege handhabt. Die monatlichen Kosten dafür liegen bei rund 150,– Euro.

Sicherheit auf Knopfdruck

Postbote rettet Seniorin das Leben

Das kam Postbote Andreas Walla seltsam vor: Schon drei Tage lang waren die Rollläden an einer Doppelhaushälfte in seinem Zustellbezirk herabgelassen, das Fahrrad stand an derselben Stelle, ein Fenster war offen und der Briefkasten quoll über. Auch auf sein Klingeln reagierte niemand. Der umsichtige Brief- und Paketzusteller rief geistesgegenwärtig die Feuerwehr und rettete so einer alten Dame das Leben.

Die Feuerwehr brach die Haustür auf und fand die alleinlebende Seniorin bewusstlos auf dem Boden. Sofort wurde der Rettungswagen gerufen. Es stellte sich heraus, dass sie gestürzt war. Er habe viele ältere Menschen auf seiner Tour, erzählt Andreas Walla. Ein solcher Extremfall sei ihm aber in den 26 Jahren, in denen er als Postbote in Volksdorf unterwegs ist, noch nicht untergekommen.

Wer kümmert sich um mich, wenn ich in meinem Haus

Andreas Walla hat einer alten Dame das Leben gerettet.

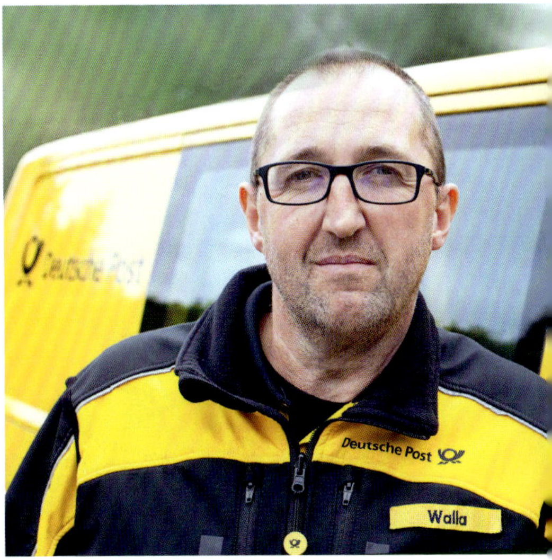

gestürzt bin und nicht mehr ans Telefon komme, um Hilfe zu rufen? Diese Frage bewegt viele alleinlebende Senioren, die voll im Leben stehen. Eine aufmerksame Nachbarschaft, Freunde und Familienangehörige können Sicherheit geben. Möglich ist es zum Beispiel, eine Telefonkette zu organisieren. Dabei rufen sich die Teilnehmer regelmäßig an, sodass niemand tagelang hilflos sich selbst überlassen ist.

Ein Hausnotruf bringt ebenfalls Sicherheit. Über einen kleinen Sender am Handgelenk und eine Freisprechanlage kann eine Verbindung in die Hausnotrufzentrale hergestellt werden: Entweder macht sich ein Mitarbeiter mit einem Wohnungsschlüssel auf den Weg oder eine Vertrauensperson- wird informiert, um vor Ort behilflich zu sein.

Jan Jänisch kennt seine Kunden, die den Hausnotruf Heilig Geist des Hospitals zum Heiligen Geist nutzen. Er weiß um die Ängste der häufig alleinlebenden Senioren im Alstertal aus den Beratungsgesprächen, schließt die Geräte vor Ort an die bestehende Telefonleitung an und nimmt in der Notrufzentrale die Anrufe entgegen.

Immer wieder sind es die Kinder, die ihren Eltern – ähnlich wie beim Schwesternotruf im Pflegeheim – ein Stück Sicherheit ins Haus bringen wollen. »Ich bin doch noch gar nicht so hinfällig, aber meine Tochter möchte das gern«,

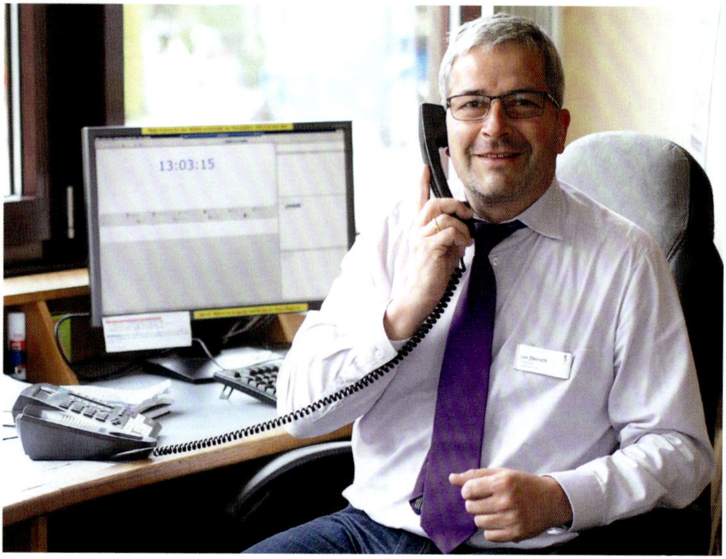

Jan Jänisch kennt zwischen Fuhlsbüttel und Volksdorf fast alle seine Kunden persönlich.

bekommt Jan Jänisch oft zu hören. Doch wer einmal in einer misslichen Lage war oder Sorge hat, stundenlang hilflos in der Wohnung zu sein, weiß die Vorzüge des Systems zu schätzen. Auf Wunsch kann täglich auf eine Taste am Gerät gedrückt werden, um zu überprüfen, ob es dem Nutzer gut geht. Wird dieser Anwesenheitsknopf nicht gedrückt, wird ein Alarm ausgelöst. Daraufhin gibt es zunächst einen freundlichen Anruf von Jan Jänisch oder seinen Kollegen, bei Verdacht auf einen Notfall wird sofort Hilfe gerufen.

Übrigens: Der gestürzten alten Dame, die Andreas Walla das Leben zu verdanken hat, geht es in der Zwischenzeit besser, hat ihr Retter erfahren. Für ihre Tochter war der Unfall ein Weckruf: Sie hat ihre Mutter zu sich nach München geholt, wo sie jetzt im Kreise der Familie ihren Lebensabend genießt.

Hausnotruf Heilig Geist
vom Hospital zum Heiligen Geist

☏ *040/60 60 11 11*

Basisangebot: *€ 23,00 pro Monat*
einmalige Anschlussgebühr: € 45,00
Bereitstellung und Installation des Hausnotrufgerätes inkl. Handsender, Entgegennahme von Notrufen. Bei Bedarf wird nach einem Notruf eine angegebene Kontaktperson informiert, die notwendige Hilfemaßnahmen einleitet.

Gesamtangebot: *€ 43,00 pro Monat*
einmalige Anschlussgebühr: € 45,00
Als Ergänzung zum Basisangebot: auf Wunsch Absicherung durch Passivalarm. Gesicherte und dokumentierte Verwahrung der Wohnungsschlüssel und Notfallversorgung durch den Hausnotruf Heilig Geist in der Wohnung des Kunden.

Liegt ein Pflegegrad vor, können auf Antrag die Kosten für das Basisangebot und anteilig für die Anschlussgebühr von der Pflegekasse übernommen werden.
Einsatzgebiete: *Bergstedt, Duvenstedt, Fuhlsbüttel, Hummelsbüttel, Lemsahl-Mellingstedt, Ohlsdorf, Poppenbüttel, Sasel, Volksdorf, Wellingsbüttel*

Was kostet die Pflege zu Hause?

Für Peter A. ist der Pflegegrad 2 bewilligt worden. Seine Frau Helga braucht dringend morgens und abends Entlastung. Wenn es um das Duschen und Waschen geht, steht sie jedes Mal vor einem großen Problem: Er will sich nicht an-

und ausziehen, Duschen und Haare waschen empfindet er als unangenehm. Das führt täglich zum Streit. Lange hat Helga A. überlegt, ob sie sich Hilfe von außen durch einen Pflegedienst holen soll. Doch es ist ihr peinlich, dass jemand von den dauernden Auseinandersetzungen erfährt. Hinzu kommt, dass ihr Mann keine Fremden in der Wohnung haben möchte. Schließlich ruft Helga A. doch bei einem Pflegedienst an.

Schon beim ersten persönlichen Gespräch mit der Chefin des Pflegedienstes spürt das Ehepaar, dass Sympathie vorhanden ist. Peter A. freut sich sogar darauf, dass mal wieder jemand zu Besuch kommt. Zwei Tage später erscheint die Pflegerin zum ersten Mal. Anders als erwartet, beginnt sie ihre Arbeit nicht sofort damit, Herrn A. beim Duschen behilflich zu sein, sondern unterhält sich mit ihm, um ihm die Berührungsängste zu nehmen. Peter A. ist wie ausgewechselt. Erst am zweiten Tag steht ihm die Schwester morgens im Bad zur Seite. Helga A. ist erleichtert und freut sich sehr darüber, wie umgänglich sich ihr Mann plötzlich gegenüber der professionellen Altenpflegerin zeigt. Außerdem hat sie jetzt eine Gesprächspartnerin, mit der sie endlich einmal über alles reden kann.

Pflege auf Bestellung

Bei der ambulanten Pflege sind die einzelnen Tätigkeiten – vom morgendlichen Anziehen und Waschen bis zum Wechseln der Bettwäsche – in sogenannten Leistungskomplexen (kurz LK) festgelegt. Jeder Komplex hat eine Punktzahl, die große Morgen-/Abendtoilette zum Beispiel 412 Punkte. Dieser LK 4 ist umfangreicher als die kleine Morgen-/Abendtoilette (LK 2) mit 206 Punkten. Die einzelnen Pflegedienste haben unterschiedliche Preise in Form von

»Punktwerten«. Der Preis für einen Einsatz einer Pflegerin ergibt sich wie folgt:
Punktzahl pro LK x Punktwert des Pflegedienstes = Preis
Beispiel:
Ein Pflegedienst hat einen Punktwert in Höhe von 4,73 Cent. Daraus ergibt sich für die große Morgen-/Abendtoilette:
412 x 4,73 Cent = € 19,49 für den LK 4

Was kostet die Pflege von Peter A.?

Bei Helga und Peter A. kommt die Pflegerin morgens und abends – also 60-Mal im Monat.

30 x morgens LK 4:	
30 x 412 Punkte x 4,73 Cent	= € 584,63
30 x abends LK 2:	
30 x 206 Punkte x 4,73 Cent	= € 292,31
30 Prozent Wochenendzuschlag an 8 Tagen	= € 70,16
1,20 Euro Investitionskosten pro Tag:	
30 x € 1,20	= € 36,00
60 x € 2,84 Anfahrt pro Einsatz:	= € 170,40
	€ 1.153,50

Peter A. hat Pflegegrad 2 und erhält Sachleistungen in Höhe von 689,– Euro. Bleibt ein Eigenanteil von 464,50 Euro.

Pflegezeit buchen

Die Pflegeversicherung bietet die Möglichkeit, Patienten besser zu betreuen. Die Versicherten können Pflegezeiten in Anspruch nehmen. Wer beispielsweise morgens im Badezimmer länger braucht, kann statt der Leistungskomplexe (LK 1 bis 4) Zeit für die Morgentoilette buchen. Dasselbe

Prinzip gilt bei der Hauswirtschaft. Es gibt immer Kleinigkeiten zu erledigen, wie z. B. den Müll herunterzubringen, Brötchen, Zeitungen und Zigaretten zu besorgen oder die Spülmaschine auszuräumen. Diese Pflegezeit kann minutengenau abgerechnet werden.

Beispiel:

10 Minuten werden mit 15 Punkten pro Minute berechnet:
10 Minuten x 15 Punkte x 4,70 Cent = € 7,05

Im Beispielfall unseres Ehepaares hat Helga A. großen Gesprächsbedarf. Deshalb bucht sie den Pflegedienst zusätzlich 1 Stunde in der Woche.

60 Minuten LK 203 (Unterstützung bei emotionalen Problemlagen)
60 x 10 Punkte x 4,70 Cent = € 28,20

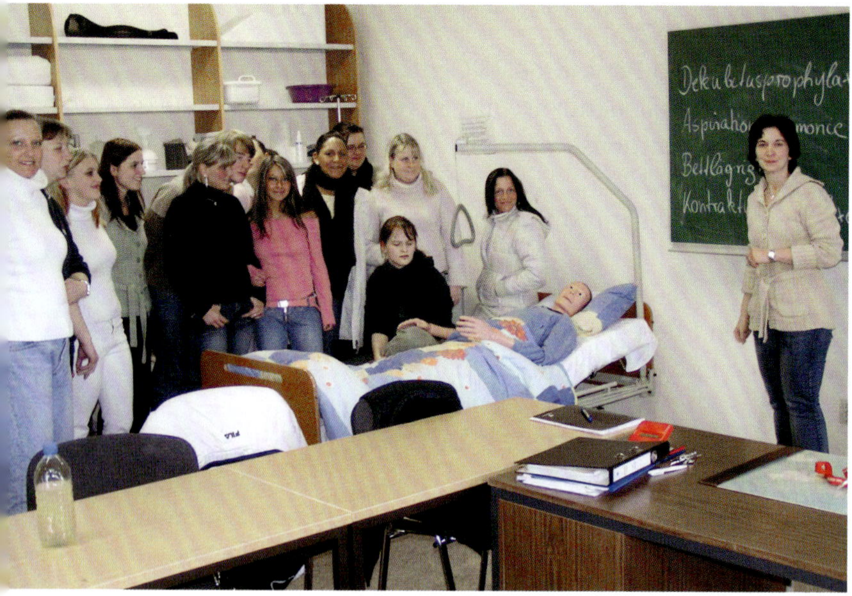

Altenpflege ist anstrengend – körperlich und seelisch. Trotzdem engagieren sich viele junge Menschen in diesem Beruf.

Wie viele Punkte hat ein Leistungskomplex?

Die folgende Tabelle gibt Aufschluss darüber, welche Punktzahl die einzelnen Leistungskomplexe besitzen und was für die einzelnen Leistungen bei der Pflege daheim zu zahlen ist. Dabei gibt die Preisspanne die Preisunterschiede der einzelnen Pflegedienste an.

Punktzahlen der Leistungskomplexe

LK	Punkte/ Preisspanne	Erläuterung
1	258 € 12,20 – € 13,67	Kleine Morgen-/Abendtoilette Hilfe beim Verlassen und Aufsuchen des Bettes, An- und Auskleiden, Teilwaschen, Mund- und Zahnpflege, Kämmen
2	206 € 9,74 – € 10,92	Kleine Morgen-/Abendtoilette Wie LK 1, jedoch ohne die Hilfe beim Verlassen und Aufsuchen des Bettes
3	464 € 21,95 – € 24,59	Große Morgen-/Abendtoilette Hilfe beim Verlassen und Aufsuchen des Bettes, An- und Auskleiden, Waschen/Duschen/Baden, Rasieren, Mund- und Zahnpflege, Kämmen
4	412 € 19,49 – € 21,84	Große Morgen-/Abendtoilette Wie LK 3, jedoch ohne die Hilfe beim Verlassen und Aufsuchen des Bettes
5	103 € 4,87 – € 5,46	Bett machen, Lagern, Bewegungsaktivierung
6	258 € 12,20 – € 13,67	Hilfe bei der Nahrungsaufnahme
7	206 € 9,74 – € 10,92	Sondenkost bei implantierter Magensonde
8	52 € 2,46 – € 2,76	Darm- und Blasenentleerung (nur in Kombination mit LK 1–4)
9	155 € 7,33 – € 8,22	Darm- und Blasenentleerung inklusive An- und Auskleiden (nicht in Kombination mit LK 1–4)

LK	Punkte/ Preisspanne	Erläuterung
10	103 € 4,87 – € 5,46	Hilfe beim Verlassen und/oder Wiederaufsuchen der Wohnung
11	618 € 29,23 – € 32,75	Hilfestellung beim Verlassen und Wiederaufsuchen der Wohnung sowie Begleitung
12	100 € 4,73 – € 5,30	Beheizen der Wohnung (Ofenheizung)
13	600 € 28,38 – € 31,80	Für die Reinigung der Wohnung während der Woche
14	60 € 2,84 – € 3,18	Wechseln der Bettwäsche
15	450 € 21,29 – € 23,85	Wechseln und Waschen der Wäsche und Kleidung
16	350 € 16,56 – € 18,55	Einkauf/Vorratseinkauf (1x wöchentlich)
17	60 € 2,84 – € 3,18	Kleine Besorgung (max. 1x täglich)
18	270 € 12,77 – € 14,31	Zubereitung einer warmen Mahlzeit
19	350 € 16,56 – € 18,55	Kochen einer warmen Mahlzeit für Personen, bei denen aus medizinischen Gründen ein besonderer Aufwand bei der Zubereitung notwendig ist
20	80 € 3,78 – € 4,24	Zubereitung einer sonstigen Mahlzeit

Abrechnung nach Zeitaufwand

LK	Punkte/ Preisspanne	Erläuterung
201	15 pro Minute € 0,71 – € 0,80	Körperpflege Mobilität Ernährung
202	15 pro Minute € 0,71 – € 0,80	Haushaltsführung Vom Reinigen der Fußböden über das Einkaufen bis hin zum Kochen und Spülen.

203	10 pro Minute € 0,47 – € 0,53	Betreuerische Pflegeleistungen Begleitung zu Freunden und Verwandten, zu Veranstaltungen, bei Behördengängen oder zum Friedhof. Hilfe bei emotionalen Problemlagen und bei der Versorgung von Haustieren. Gedächtnistraining, Dementenbetreuung. Unterstützung bei der Organisation von Dienstleistungen (Fahrdienste, Gärtner, Haushaltshilfe), finanziellen Angelegenheiten, Behördengängen und Terminen (Ärzte und Therapeuten).
205	13 pro Minute € 0,61 – € 0,69	Betreuung in der Sterbephase Pflegersiche und spirituelle Begleitung Unterstützung der Angehörigen Hilfe im Umgang mit Sterben, Tod und Trauer

Pflege ist Vertrauenssache

Das erste Kennenlernen

Es ist bedrückend zu merken, die alltäglichen Dinge nicht mehr selbst zu schaffen, und es fällt wohl niemandem leicht, dabei um Hilfe bitten zu müssen. Zum Beispiel, wenn der Gleichgewichtssinn gestört ist und man deswegen beim Beziehen des Bettes oder beim Ankleiden Probleme hat. Vertrauen ist wichtig, um sich in solch einer Lage an einen ambulanten Pflegedienst zu wenden.

Beim ersten Besuch des Pflegedienstes in der Wohnung des Pflegebedürftigen geht es um das gegenseitige Kennenlernen. Der Pflegedienstmitarbeiter möchte darüber hinaus etwas über die Lebensgewohnheiten und Wünsche des künftigen Patienten erfahren. Wann möchten Sie morgens aufstehen? Möchten Sie lieber von einer Dame oder von einem Herrn versorgt werden? Ein Pflegedienst, der diese scheinbar unwichtigen Kleinigkeiten erfragt, hat schon viel zur Zufriedenheit des neuen Patienten beigetragen, denn sein gewohnter Tagesablauf soll möglichst nicht beeinträchtigt werden. Außerdem berechnet der Mitarbeiter des ambulanten Dienstes an diesem Tag die monatlichen Kosten für die Pflege.

Bei der Begutachtung hilft der Pflegedienst

Dass auf einen Antrag bei der Pflegeversicherung ein negativer Bescheid folgt, ist kein Einzelfall. Im häuslichen Bereich wird etwa ein Drittel der Anträge abgelehnt. Oft sind die Anspruchsvoraussetzungen tatsächlich nicht erfüllt, aber auch die MDK-Gutachter machen Fehler. Erste Anlaufstelle für das Verfahren sind daher die ambulanten Dienste.

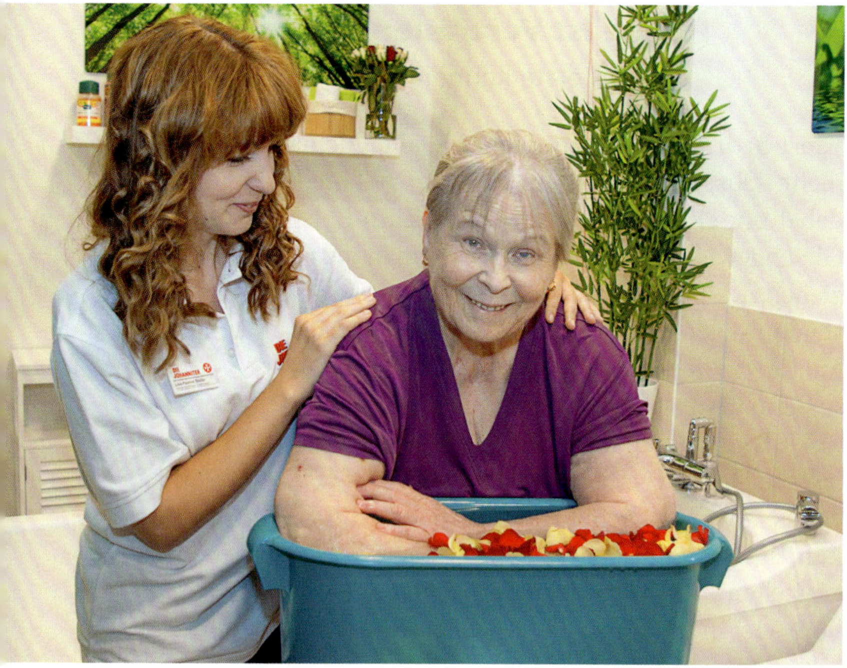

Naturmedizin: Armbäder nach Sebastian Kneipp.

Sie wissen, was im Sinne der Pflegeversicherung zählt, um einen Pflegegrad zu erhalten. Ein Vertreter des künftigen ambulanten Dienstes sollte beim Begutachtungstermin dabei sein. Er kann kontrollieren, ob der Gutachter auch tatsächlich alle relevanten Pflegezeiten anerkennt.

Die Pflegedienste rechnen auch mit den Krankenkassen ab

Nicht alle Leistungen, die ein ambulanter Dienst erbringt, werden über die Pflegeversicherung abgerechnet. Sofern der Arzt verschreibt, dass Medikamente verabreicht oder Spritzen gegeben werden müssen, kann auch dies von den Pflegekräften eines ambulanten Dienstes übernommen werden. Diese Leistungen heißen »Behandlungspflege« und werden von den Pflegediensten direkt mit der Krankenkasse abgerechnet. Hierfür ist nur eine Rezeptgebühr fällig.

Ein Beispiel: Für Hilde P. wurde der Pflegegrad 2 anerkannt. Die Hilfe beim Anziehen und Waschen zählt zu den Leistungen, die über die Pflegeversicherung abgedeckt werden. Bis zu einer Höhe von 689 Euro rechnet der ambulante Dienst direkt mit der Pflegekasse ab. Alles, was darüber liegt, zahlt die 83-Jährige selbst. Außerdem ist die Rentnerin Diabetikerin und auf die lebenswichtigen Insulinspritzen angewiesen. Ihr Hausarzt hat dreimal täglich eine Blutzuckerkontrolle und eine entsprechende Insulingabe verordnet. 90 Mal im Monat rechnet der ambulante Pflegedienst diese Diabetikerversorgung als Behandlungspflege direkt mit der Krankenkasse ab.

Achtung: Ein ambulanter Dienst, der keine Zulassung für die häusliche Krankenpflege hat, darf nicht mit der Krankenkasse abrechnen. Die Kosten für die Behandlungspflege würden dem Versicherten in Rechnung gestellt.

Notruf

Die ambulanten Dienste sind rund um die Uhr über das Telefon zu erreichen. Ob der Notarzt gerufen wird oder ein Mitarbeiter des Pflegedienstes mit dem Wohnungsschlüssel vorbeikommen soll, muss im Einzelfall entschieden werden. Oft reicht ein Gespräch, um Ängste und Einsamkeitsgefühle wieder in den Griff zu bekommen. Die Mitarbeiter am Telefon sind geschult, die richtigen Maßnahmen einzuleiten. Der Notruf gibt die Sicherheit, jederzeit einen kompetenten Ansprechpartner zu haben.

Pünktlichkeit

Für den Pflegebedürftigen beginnt der Tag oftmals erst, wenn der vertraute Mitarbeiter des ambulanten Dienstes beim Anziehen und Waschen behilflich war. Pünktlichkeit ist zwar wichtig, dennoch kann es zu Verschiebungen im

Bewegung im Alter beim Hamburger Sportbund: ☎ 040/419 08 111

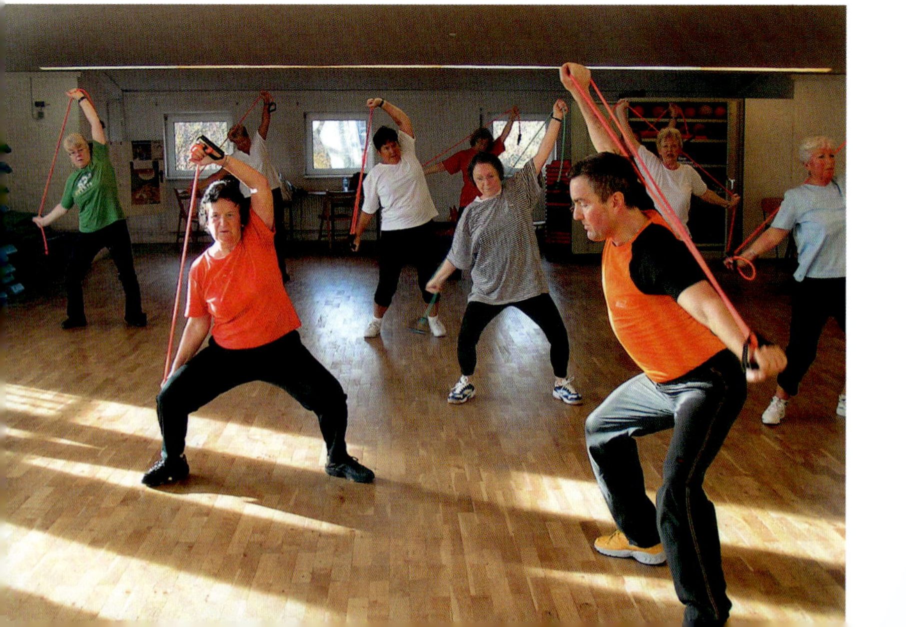

Zeitplan des Pflegedienstmitarbeiters kommen. Ein kurzer Anruf beim Kunden beruhigt in solchen Fällen – bei guten Pflegediensten ist das eine Selbstverständlichkeit.

Pflegemitarbeiter vor Ort

Die vertrauten Mitarbeiter und der Patient bilden ein Team. Was kann der Betroffene noch selbstständig machen? Wie möchte er angesprochen und angefasst werden? Ist er selbst oder ein Familienangehöriger der Hauptansprechpartner? Mit einer kleinen Gruppe von Pflegemitarbeitern haben sich die Abläufe schnell eingespielt. Es ist eine reine Organisationsfrage, das Pflegeteam überschaubar klein zu halten. Dann ist es auch kein Problem, wenn durch Krankheit oder Urlaub mal ein neuer, für den Patienten zunächst fremder Mitarbeiter die Pflege übernimmt.

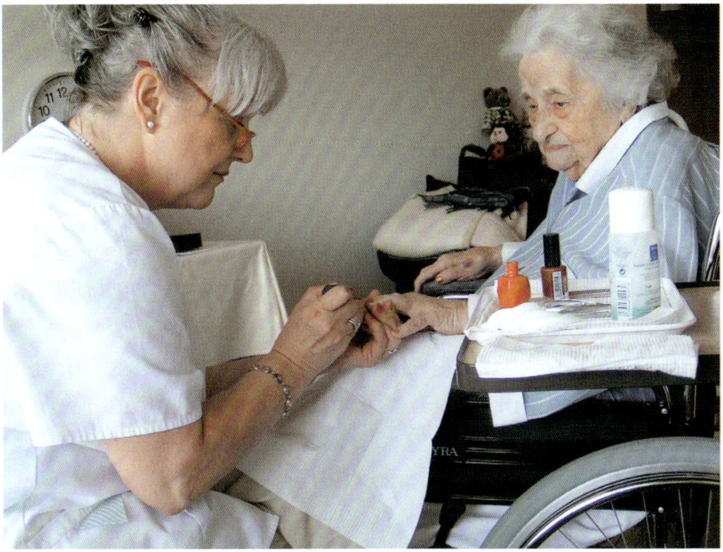

Die schönen Dinge im Leben sind wichtig.

Ambulanter Pflegedienst der Hartwig-Hesse-Stiftung

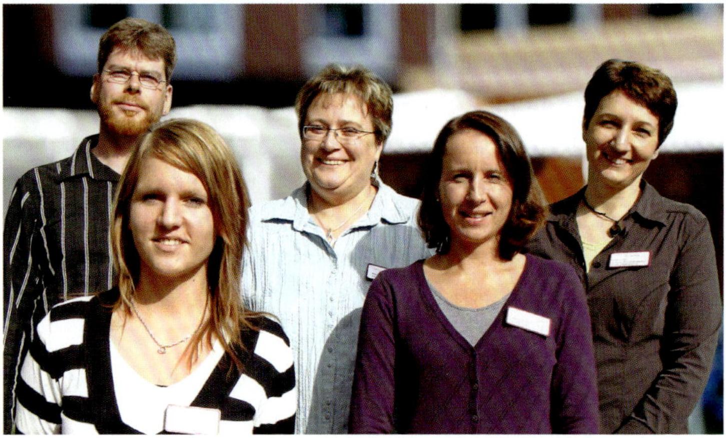

Klaus Rosenfeld und das Team des Pflegedienstes

Anschrift: Alexanderstraße 29
20099 Hamburg-St. Georg
Klövensteenweg 25, 22559 Hamburg Rissen
Ansprechpartner: Rafael Schick, ☎ 040/25 32 84 17 (St. Georg); Meike Kieser, ☎ 040/81 90 60 (Rissen)
Einsatzgebiet: Altstadt, Barmbek-Süd, Blankenese, Borgfelde, Bramfeld, Eilbek, HafenCity, Hamm, Hammerbrook, Hohenfelde, Marienthal, Neustadt, Rissen, St. Georg, Steilshoop, Sülldorf, Uhlenhorst
Pflegeangebot:
Leistungsangebot: Alten- und Krankenpflege, Spezielle Pflege bei Schlaganfall, Diabetes, Krebs, Multiple Sklerose, Par-

kinson, Alzheimer, 24-Stunden-Betreuung, Anleitung und Beratung pflegender Angehöriger, Familienpflege, Haushaltshilfe, Krankenhausnachsorge, künstliche Ernährung, Pflege bei ambulanter Krebstherapie, Pflege und Betreuung von Demenzkranken, Sterbebegleitung, Wundversorgung

Das Team: 120 Mitarbeiter

Rund-um-die-Uhr-Versorgung:

Notruf: 24 Stunden über das Telefon zum Bereitschaftsmitarbeiter

Notfallfhilfe: Innerhalb von 15 Minuten ist ein Mitarbeiter vor Ort.

Pünktlichkeit: Anruf bei mehr als 15 Minuten Verspätung

Pflegenoten:

Pflege	Rezept	Organisation	**Gesamt**	Kunden
1,1	1,0	1,0	**1,0**	1,0

Pflegekosten:

Leistungspunkt: Cent 5,52, z.B. kleine Morgentoilette (LK 2) € 11,38

Investitionskosten: € 1,11 pro Einsatztag

Anfahrtskosten: € 3,31 pro Anfahrt

Service:

Freizeitaktivitäten: (teilweise gegen Bezahlung) Begleitung zu Veranstaltungen, Hilfe bei sozialen Kontakten, Klönstunde, Spaziergänge, Spielen, stundenweise Betreuung als Ersatz für Pflegeperson, Vorlesen

Haushalt: (gegen Bezahlung) Begleitung zum Einkaufen, zum Arzt, zu Behörden, Beratung zur Verbesserung der Wohnsituation, Einkäufe, Frühjahrsputz, Hilfe beim Schriftwechsel, Versorgung von Haustieren

Vermittlung: Essen auf Rädern, Friseur und Fußpflege, Hausnotruf, Krankengymnastik

Weitere Dienstleistungen: Bestellung von Medikamenten, Hilfsmitteln, Brötchen und Zeitungen, Unterstützung und

Beratung bei Beantragung von Leistungen bei den Kostenträgern, Begleitung bei der Begutachtung durch den Medizinischen Dienst (MDK) für einen Pflegegrad

Wohnen, Betreuung und Pflege im Alter gehören für die Hartwig-Hesse-Stiftung zusammen. Wir stehen Ihnen rund um die Uhr zur Verfügung und bieten Ihnen alle Leistungen rund um die Themen Grundpflege, Behandlungspflege, Beratung, Betreuung und hauswirtschaftliche Versorgung in der eigenen Wohnung oder in einer Wohn-Pflege-Gemeinschaft. Die Einsätze organisieren wir aus unseren Einsatzstellen in St. Georg und Rissen. Wir haben zudem besondere Kompetenzen im Bereich der Demenzversorgung. Zu unseren Mitarbeitern gehören qualifizierte Altenpflegerinnen und Altenpfleger, Krankenschwestern, Pflegehelferinnen, hauswirtschaftliche Hilfen und Freiwilligendienstleister. Gemeinsam bilden sie ein engagiertes Team, das Ihnen die Leistung bietet, die Sie brauchen. Ergänzend arbeiten wir mit Tagespflege- und Wohn-Pflege-Einrichtungen zusammen.

Maik Greb, Geschäftsführer

Aktiv-Pflege Ambulanter Pflegedienst Netzeband Behrmann

Anschrift: Foorthkamp 7, 22419 Hamburg-Langenhorn
Ansprechpartner: Holger Netzeband, Gerd Behrmann
☎ 040/53 04 85 15, www.aktiv-pflege.de
Einsatzgebiet: im gesamten Bezirk Eimsbüttel und Hamburg-Nord sowie in Altona, Altstadt, Bahrenfeld, Borgfelde, Bramfeld, Eilbek, Farmsen-Berne, Groß Flottbek, HafenCity, Hamm, Hammerbrook, Horn, Hummelsbüttel, Lurup,

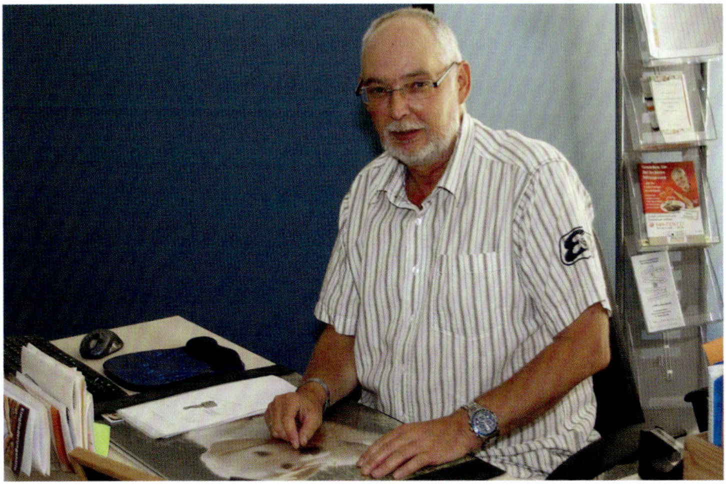

Holger Netzeband

Marienthal, Neustadt, Nienstedten, Osdorf, Othmarschen, Ottensen, Poppenbüttel, Rahlstedt, Sasel, Sternschanze, St. Georg, St. Pauli, Steilshoop, Tonndorf, Volksdorf, Wandsbek, Wellingsbüttel und Norderstedt

Pflegeangebot:

Leistungsangebot: Alten- und Krankenpflege, Soziotherapie, Diabetikerversorgung, Betreuung altersverwirrter Menschen sowie von Menschen mit psychischen und sozialen Problemen (fachpsychiatrische Krankenpflege), Eingliederungshilfe für psychisch kranke Menschen, Krankenhausnachsorge

Das Team: 45 Mitarbeiter, Pflege auch in der Sprache polnisch

Rund-um-die-Uhr-Versorgung:

Notruf: 24 Stunden über das Telefon zum Bereitschaftsmitarbeiter

Notfallhilfe: Innerhalb von 40 Minuten ist ein Mitarbeiter vor Ort.

Pünktlichkeit: Anruf bei mehr als 15 Minuten Verspätung

Mitarbeiter vor Ort: 2 bis 3 Mitarbeiter in den Pflegegraden 1 bis 5

Pflegenoten:

Pflege	Rezept	Organisation	**Gesamt**	Kunden
1,0	1,0	1,0	**1,0**	1,0

Pflegekosten:

Leistungspunkt: Cent 4,83, z. B. kleine Morgentoilette (LK 2) € 9,95

Investitionskosten: € 1,02 pro Einsatztag

Anfahrt: € 2,90 pro Anfahrt

Service:

Freizeit: (teilweise gegen Bezahlung) gemeinsame Freizeitaktivitäten: z. B. Schwimmen, Billard, Bowling

Haushalt: (gegen Bezahlung) Begleitung zum Einkaufen und zum Arzt, Einkäufe, Frühjahrsputz, Beratung zur Verbesserung der Wohnsituation

Vermittlung: Hausnotruf, Friseur und Fußpflege, Mittagessen, Beratung zur Wohnraumanpassung, Wohnungsrenovierung

pflege-in.hamburg

Anschrift: Fahrenkrön 121, 22179 Hamburg-Bramfeld

Ansprechpartner: Yvonne Wegener, Daniela Buck, ☎ 040/46 00 24 00

www.pflege-in.hamburg

Einsatzgebiet: Barmbek, Bramfeld, Farmsen-Berne, Hohenfelde, Hummelsbüttel, Ohlsdorf, Poppenbüttel, Rahlstedt, Tonndorf, Sasel, Steilshoop, Wellingsbüttel

Pflegeangebot:

Leistungsangebot: Alten- und Krankenpflege, Angehörigen- und Nachbarschaftsschulungen, Diabetikerversorgung,

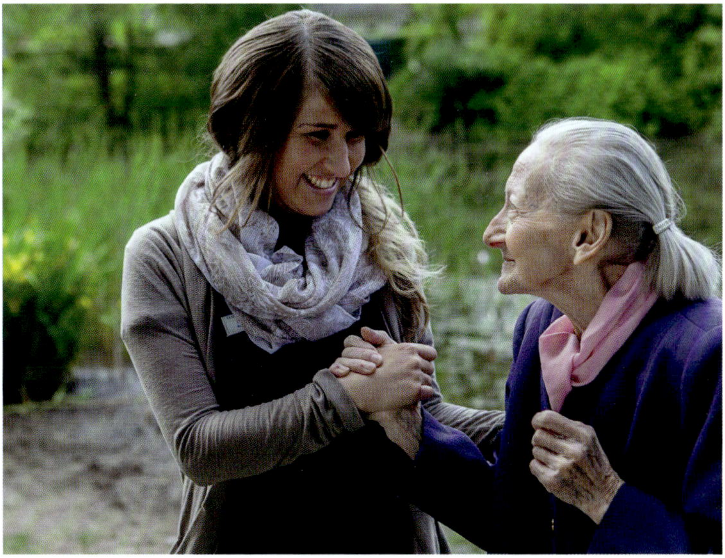

Haushaltshilfe, PEG-Versorgung, stundenweise Betreuung demenzkranker und altersverwirrter Menschen, Urlaubs- und Krankheitsvertretung für pflegende Angehörige, Verbandwechsel und spezielle Wundversorgung

Das Team: 24 Mitarbeiter

Rund-um-die-Uhr-Versorgung:

Notruf: 24 Stunden über das Telefon zum Bereitschaftsmitarbeiter

Notfallhilfe: Innerhalb von 30 Minuten ist ein Mitarbeiter vor Ort.

Pünktlichkeit: Bei normalem Tageseinsatz erfolgt bei mehr als 30 Minuten Verspätung ein Anruf.

Pflegekosten:

Leistungspunkt: Cent 5,2, z. B. kleine Morgentoilette (LK 2) € 10,71s

Investitionskosten: € 1,20 pro Einsatztag

Anfahrt: € 3,01 pro Anfahrt

Service:
Freizeit: (teilweise gegen Bezahlung) Begleitung zu Veranstaltungen, Hilfe bei sozialen Kontakten, Klönstunde, Spaziergänge, Vorlesen
Haushalt: (gegen Bezahlung) Begleitung zum Einkaufen, zum Arzt, zu Behörden, Einkäufe, Grundreinigung, Hausputz, Versorgung von Haustieren, Wäscheservice
Vermittlung: Ergotherapie, Friseur und Fußpflege, Hausnotruf, Hospizdienst, Krankenbeförderung, Krankengymnastik, Kurzzeitpflege, Logopäde, Mittagessen, Pflegehilfsmittel für einen reibungslosen Pflegeablauf, Seniorenberatungsstellen, Servicewohnen, Wohngemeinschaft für junge pflegebedürftige Menschen
Sonstige Dienstleistungen: Qualitätssicherungsbesuche bei häuslicher Pflege, Beratung zur Wohnraumanpassung, Unterstützung bei Betreuungsanträgen, Organisation aller Rezepte, Pflegemittel, Unterstützung bei Erstanträgen bei der Pflegekasse, Höhergruppierungen und Widersprüchen – auch beim Pflegegeld und bei der Begleitung rund um die MDK-Begutachtung

PTH Pflegeteam »to huus«

Anschrift: Bramfelder Chaussee 216
22177 Hamburg-Bramfeld
Ansprechpartner: Susann Grondin, Anke Albersmann, Thomas Pfarr, ☏ 040/64 22 12 22
kostenfrei: ☏ 0800/773 82 52, www.pflegeteam-to-huus.de
Einsatzgebiet: Alsterdorf, Barmbek, Bramfeld, Eilbek, Eimsbüttel, Eppendorf, Farmsen-Berne, Hamm, Hohenfelde, Horn, Hummelsbüttel, Jenfeld, Marienthal, Ohlsdorf, Pop-

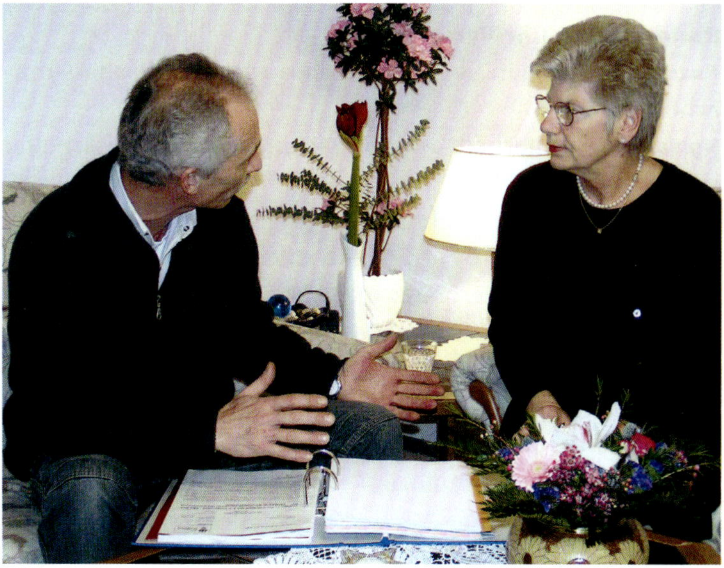

Thomas Pfarr im Beratungsgespräch.

penbüttel, Rahlstedt, Sasel, Steilshoop, Wellingsbüttel, Winterhude

Pflegeangebot:

Leistungsangebot: Alten- und Krankenpflege, Familienpflege, Betreuungs- und Entlastungsleistungen, Nachtversorgung, Diabetikerversorgung, Multiple Sklerose, Schlaganfall und andere neurologische Erkrankungen, stundenweise Betreuung demenzkranker und altersverwirrter Menschen, Urlaubs- und Krankheitsvertretung für pflegende Angehörige, Krankenhausnachsorge, Wund-, PEG-, Port- und Stoma-Versorgung, Kinderbetreuung bei Erkrankung eines Elternteils, Haushaltshilfe und Ambulante Sozialpsychiatrische Hilfen

Das Team: 60 Mitarbeiter

Rund-um-die-Uhr-Versorgung:

Notruf: 24 Stunden über das Telefon zum Bereitschaftsmitarbeiter

Notfallhilfe: Innerhalb von 30 Minuten ist ein Mitarbeiter vor Ort.

Pünktlichkeit: Anruf bei mehr als 15 Minuten Verspätung

Mitarbeiter vor Ort: 2 bis 3 Mitarbeiter in den Pflegegraden 1 und 2, 3 bis 5 Mitarbeiter in den Graden 3 bis 5.

Pflegekosten:

Leistungspunkt: Cent 4,74, z. B. kleine Morgentoilette (LK 2) € 9,76

Investitionskosten: € 1,20 pro Einsatztag

Anfahrt: € 2,84 pro Anfahrt

Service:

Freizeit: (teilweise gegen Bezahlung) Klönstunde, Vorlesen, Hilfe bei sozialen Kontakten, Spaziergänge, Begleitung zu kulturellen Veranstaltungen

Haushalt: (gegen Bezahlung) Begleitung zum Einkaufen, zum Arzt, zu Behörden, Lebensmitteleinkäufe, Grundreinigung, Hausputz, Wäsche waschen, Versorgung von Haustieren und alles, was mit dem Haushalt zu tun hat

Vermittlung: Hausnotruf, Friseur und Fußpflege, Mittagessen, Pflegehilfsmittel, Krankenbeförderung, Krankengymnastik, Logopäde

Sonstige Dienstleistungen: Unterstützung bei Befreiungsanträgen für Zuzahlungen, Beratung zur Wohnraumanpassung, Unterstützung bei Betreuungsanträgen, Organisation aller Rezepte, Pflegemittel, Pflegehilfsmittel

Pflegekasse: Unterstützung bei Erstanträgen, Höhergruppierungen und Widersprüchen – auch beim Pflegegeld, Beratung der Angehörigen bei der Führung eines Pflegetagebuches, Begleitung bei der MDK-Begutachtung, nach Bedarf auch Unterstützung bei der Erstellung von Widersprüchen

Hospital zum Heiligen Geist
Ambulante Pflege Heilig Geist

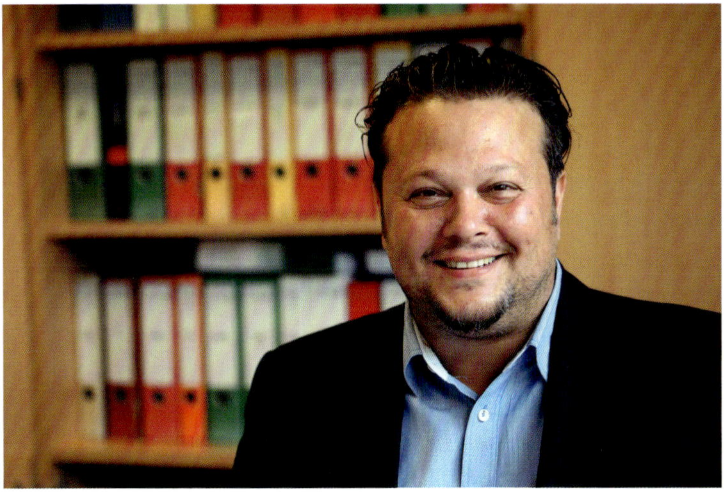

Christian Deanovic

Anschrift: Alte Landstraße 284 a,
22391 Hamburg-Poppenbüttel, www.hzhg.de
Ansprechpartner: Sandra Bätz ☏ 040/60 60 14 30
Einsatzgebiet: Hummelsbüttel, Poppenbüttel, Sasel, Wellingsbüttel
Anschrift: Duvenstedter Damm 60
22397 Hamburg-Duvenstedt
Ansprechpartner: Christian Deanovic ☏ 040/60 60 14 35
Einsatzgebiet: Bergstedt, Duvenstedt, Lemsahl-Mellingstedt, Wohldorf-Ohlstedt
Pflegeangebot:
Leistungsangebot: Alten- und Krankenpflege, Diabetikerversorgung, Multiple Sklerose, Betreuung altersverwirrter Menschen, Krankenhausnachsorge, künstliche Ernährung,

Wundversorgung
Das Team: 30 Mitarbeiter
Rund-um-die-Uhr-Versorgung:
Notruf: 24 Stunden über das Telefon zur eigenen Notrufzentrale
Notfallhilfe: Innerhalb von 30 Minuten ist ein Mitarbeiter vor Ort.
Pünktlichkeit: Anruf bei mehr als 30 Minuten Verspätung
Mitarbeiter vor Ort: 3 bis 5 Mitarbeiter in den Pflegegraden 1 bis 5
Pflegekosten:
Leistungspunkt: Cent 5,3
z. B. kleine Morgentoilette (LK 2) € 10,94
Investitionskosten: € 1,20 pro Einsatztag
Anfahrt: € 3,19 pro Anfahrt
Service:
Freizeit: (teilweise gegen Bezahlung) Begleitung zu Veranstaltungen, Konzerte, Spaziergänge, Gottesdienste, Theater, Fahrten mit dem hauseigenen Bus, Hauszeitung »Rund um den Glockenturm«
Vermittlung: Begleitung, Beratung und Bringdienste nach Absprache, Hausnotruf, Friseur und Fußpflege, Mittagessen, Pflegehilfsmittel, Krankenbeförderung, Kurzzeitpflege
Umzug: Ein Umzug in das Hospital zum Heiligen Geist ist möglich, siehe Seiten 254 und 451.

PTW Pflegeteam

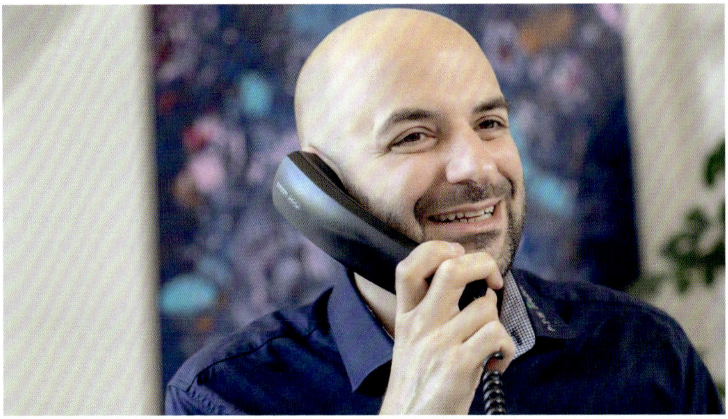

Carsten Hackamp

Anschrift: Halenreie 42, 22359 Hamburg-Volksdorf
Ansprechpartner: Carsten Hackamp, ☎ 040/41 11 99-0
Einsatzgebiet: Bergstedt, Farmsen-Berne, Poppenbüttel, Rahlstedt, Sasel, Volksdorf
Pflegeangebot:
Leistungsangebot: Alten- und Krankenpflege, Beratung und Unterstützung bei der Verhandlung mit Kostenträgern, Pflege und Betreuung von Demenzkranken, Diabetikerversorgung, Krankenhausnachsorge, künstliche Ernährung, Parkinson, Pflegeberater zur Klärung aller Fragen rund um die Pflege, Schlaganfall, Sterbebegleitung, Verbandswechsel und spezielle Wundversorgung, Verhinderungspflege
Das Team: 63 Mitarbeiter
Qualitätszeichen: ICW zertifizierte Wundexpertinnen
Rund-um-die-Uhr-Versorgung
Notruf: 24 Stunden über das Telefon zum Bereitschaftsmitarbeiter. Auf Wunsch des Kunden wird ein Notrufsystem vermittelt.

Notfallhilfe: Innerhalb von 15 Minuten ist ein Mitarbeiter vor Ort.

Pünktlichkeit: Anruf bei mehr als 30 Minuten Verspätung

Pflegenoten:

Pflege	Rezept	Organisation	**Gesamt**	Kunden
1,4	1,0	1,0	**1,1**	1,0

Pflegekosten:

Leistungspunkt: Cent 4,73

z. B. kleine Morgentoilette (LK2) € 9,74

Investitionskosten: € 1,20 pro Einsatztag

Anfahrt: € 2,84 pro Anfahrt

Service:

Freizeit: (gegen Bezahlung) Ausflüge, Begleitung zu Veranstaltungen, ehrenamtlicher Besuchsdienst, gemeinsames Einkaufen, Hilfe bei sozialen Kontakten, Konzerte, Spaziergänge, Spiele, Vorlesen

Haushalt: (gegen Bezahlung) Begleitung zum Einkaufen, zum Arzt, zu Behörden, Haushaltsgeldverwaltung, Hausputz, hauswirtschaftliche Versorgung, Wohnraumberatung

Vermittlung: Hausnotruf, Hospizdienst, Krankengymnastik, Mittagessen, Verleih von Pflegehilfsmitteln, Rollstühlen, ADK-Matratzen und Toilettenstühlen

Weitere Dienstleistungen:

Begleitung bei der Begutachtung des MDK, bei Bedarf auch für Widersprüche.

Gute Noten für die ambulante Pflege

Einmal im Jahr wird jeder Pflegedienst vom Medizinischen Dienst der Krankenkassen (MDK) geprüft. Bei der **Pflege** werden die Leistungen für Körperpflege, Ernährung und eine nachvollziehbare Krankenbeobachtung beurteilt. Unter dem Stichwort **Rezept** wird bewertet, wie die vom Arzt per Rezept verordneten Behandlungen durchgeführt werden. Unter der **Organisation** sind die Abläufe im Betrieb, klare Anordnungen, Fortbildung und Kostenvoranschläge zu verstehen. Diese Teilnoten führen zu einem **Gesamtergebnis**, die Befragung der **Kunden** rundet die Bewertung ab.

Mittagstisch im Altenheim

Eine Alternative zum Essen auf Rädern

Auf eine warme Mahlzeit am Tag sollte niemand verzichten. Zahlreiche Altenheime bieten einen Mittagstisch für Bewohner aus dem Stadtteil an. Geboten werden Salat, Suppe, Hauptgericht und Nachtisch zu Preisen zwischen 4 und 7 Euro. Der Vorteil: Man kommt einmal am Tag an die frische Luft und isst in Gesellschaft, gemeinsam mit Bewohnern der Seniorenwohnanlage nebenan.

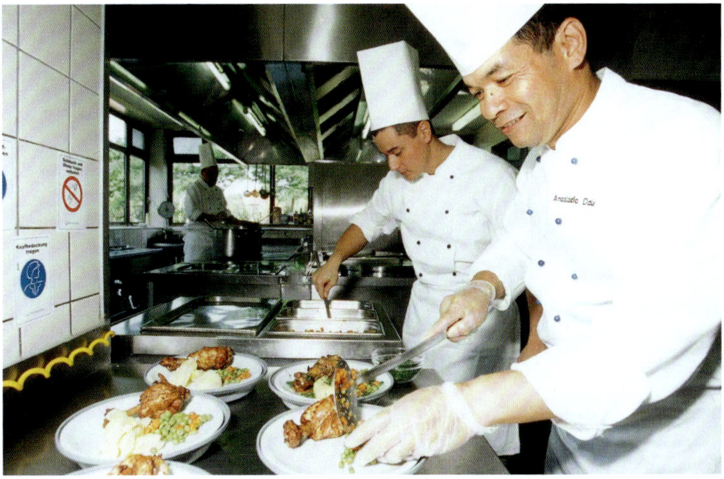

Das gemeinsame Mittagessen ist ein wichtiges Ereignis des Tages.

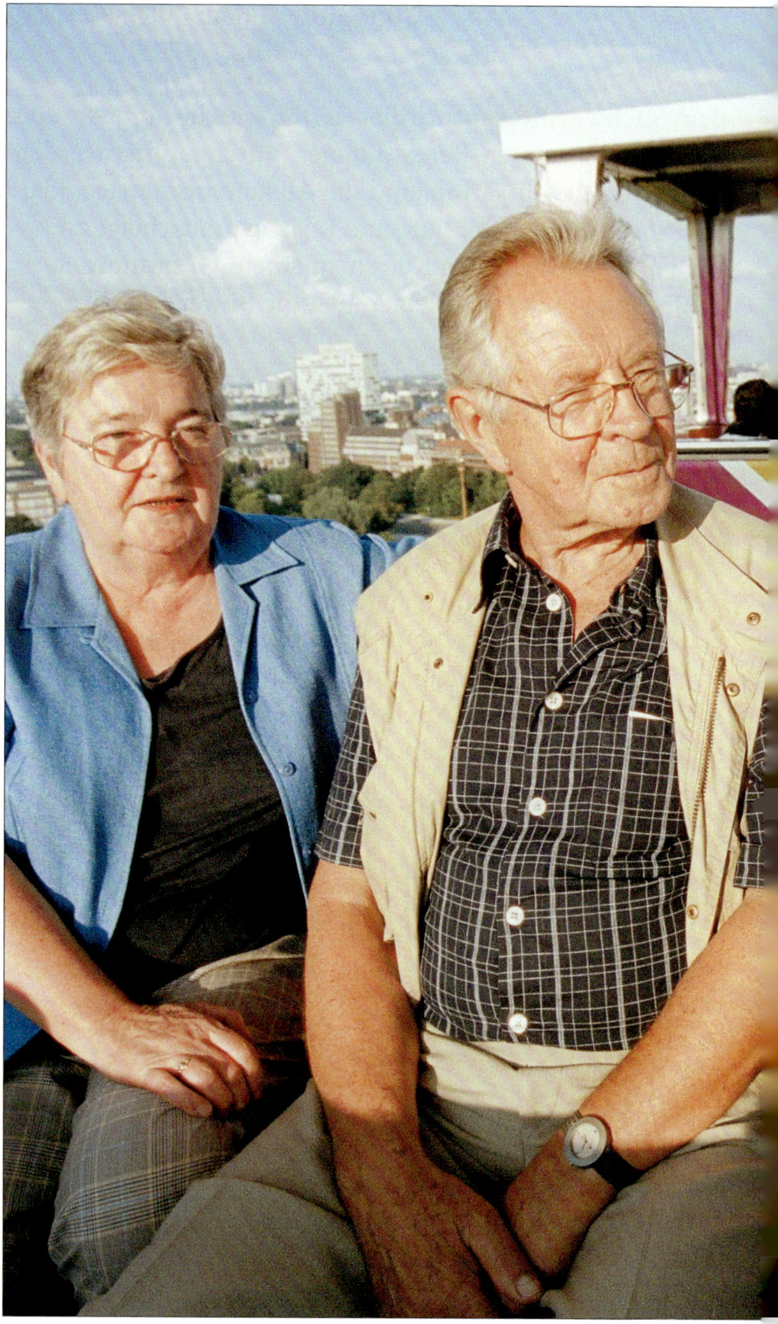

Seniorenwohnungen

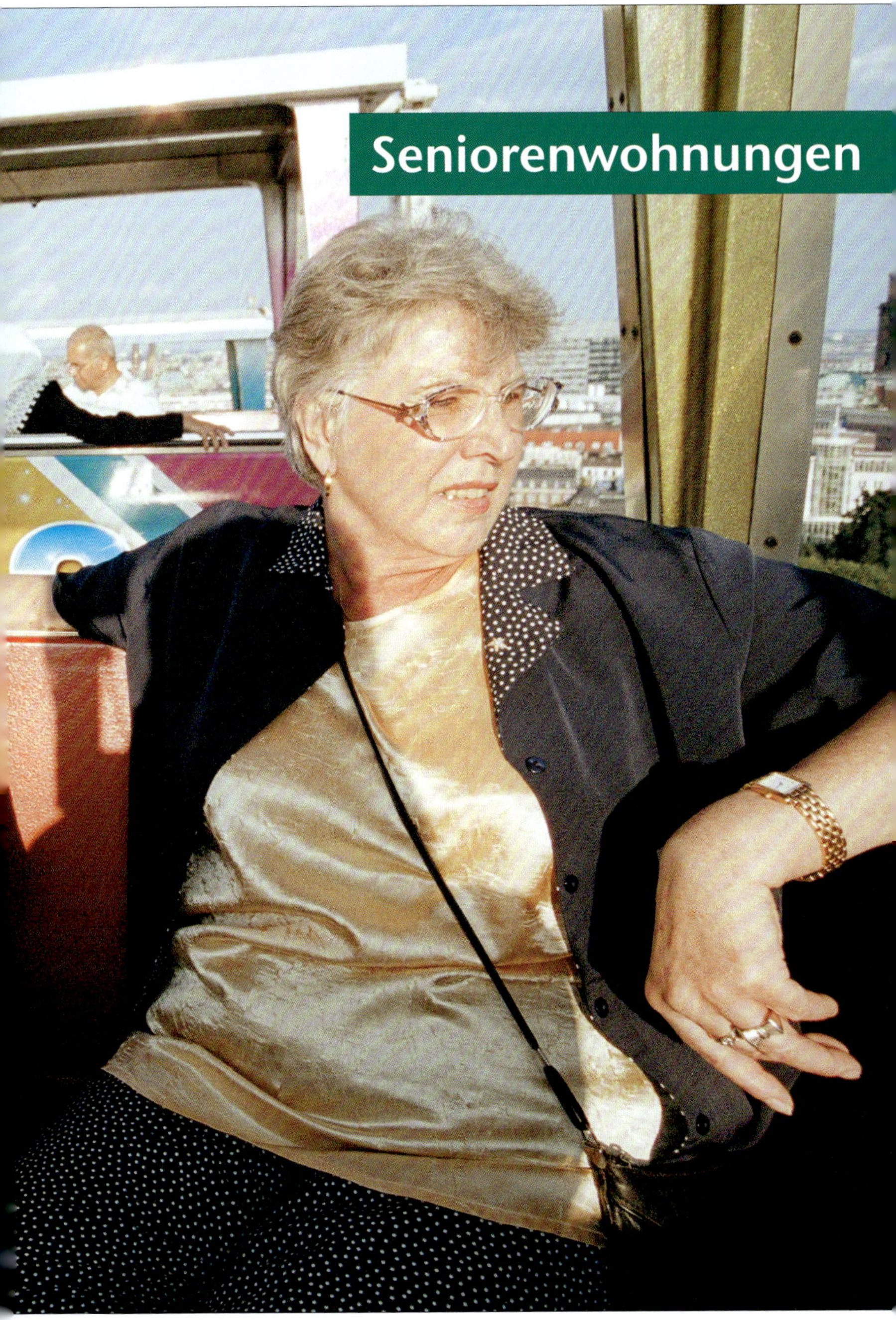

Neuanfang im Service-Wohnen

Für den kleinen Geldbeutel

Im Alter verändern sich die Ansprüche an die eigenen vier Wände: Haus und Garten sind allein nur schwer zu bewirtschaften. Oder die Wohnung liegt im dritten Stock, ohne Fahrstuhl und es gibt Schwierigkeiten beim Treppensteigen. Eine Alternative ist das Service-Wohnen. Geboten werden altengerecht ausgestattete Wohnungen, ein breit gefächertes Betreuungsangebot und das Ganze zu bezahlbaren Mieten. Die Fragen, die sich zu so einem Neuanfang stellen, lauten: Lebt man da wie im Altenheim? Wie ist die Nachbarschaft? Finde ich Anschluss?

Cornelis van Beek führt seinen Haushalt selbst

Cornelis van Beek hat sich für das Service-Wohnen entschieden und ist in eine Seniorenwohnanlage mit 124 Woh-

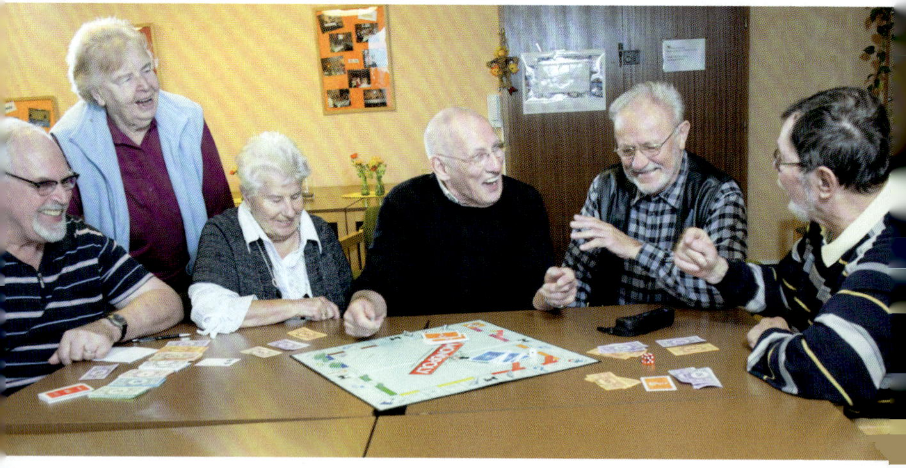

Cornelis van Beek (Mitte) spielt Monopoly mit seinen Nachbarn.

nungen gezogen. Der ehemalige Lkw-Fahrer lebt in einer 40 Quadratmeter großen Einzimmerwohnung und führt dort seinen eigenen Haushalt. Im Haus gibt es einen Aufzug und einen gern genutzten Gemeinschaftsraum. Zur Wohnung gehören Küche, WC und Dusche sowie ein Balkon. Der 74-Jährige hat sich hier liebevoll eingerichtet. »Als ich diese Wohnung vor drei Jahren besichtigt habe, wusste ich: Die will ich haben! Allerdings waren meine Möbel zu groß. Die sechssitzige Couchgarnitur musste gegen ein kleines Sofa getauscht werden. Ich habe mir auch einen neuen Kleiderschrank gekauft.«

Im Rahmen des Service-Wohnens werden zum Beispiel Ausflüge oder regelmäßige Treffen der Mieter bei Kaffee und Kuchen angeboten. So finden neue Bewohner schnell Kontakt. »Man muss offen und ehrlich auf die Menschen zugehen«, rät Cornelis van Beek. Gemeinsam mit den Nachbarn hat er eine Spielerunde ins Leben gerufen. Außerdem gibt es einmal in der Woche Wii-Bowling. Dieser freundschaftliche Kontakt ist ihm sehr wichtig. Im Lauf der Jahre hat sich eine Clique gebildet, in der einer dem anderen hilft. »Als es mir neulich nicht gut ging, wurde für mich gekocht«, freut sich Cornelis van Beek, »und heute gehe ich mit meiner Nachbarin, die seit Kurzem auf einen Rollstuhl angewiesen ist, ins Einkaufszentrum.«

Ingrid Marquardt ist rundum glücklich

»Nach dem Tod meines Mannes war die Stille in unserem großen Haus fast greifbar«, erzählt Ingrid Marquardt mit leiser Stimme. Das Ehepaar war über 60 Jahre glücklich verheiratet und leitete Seite an Seite ein Versicherungs- und Verwaltungsbüro. Der Sohn hatte längst eine eigene Familie gegründet. Über ein Jahr quälte sich die Seniorin durch die

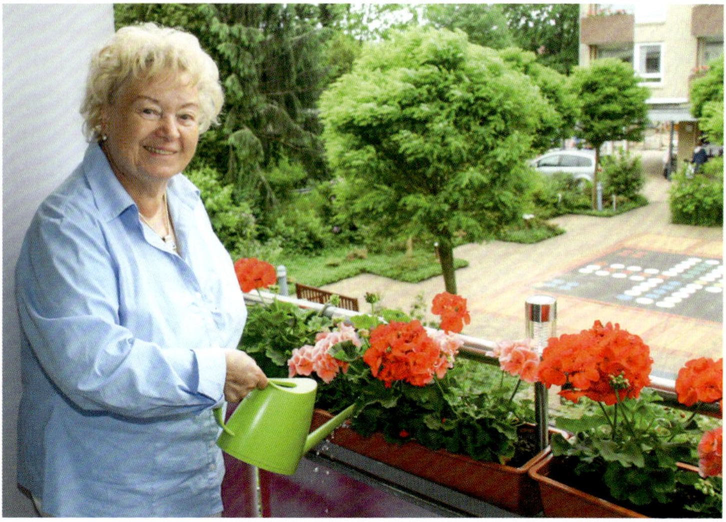

Ingrid Marquardt hat nur noch die Balkonblumen zu gießen und muss nicht mehr den eigenen Garten bewirtschaften.

einsamen Stunden in dem leeren Bungalow. Bei einem Wochenendausflug an die See mit einer Freundin wurde der heute 85-Jährigen klar: »Ich kann nicht allein leben, ich brauche einen Gesprächspartner.« Schnell war klar, dass der Umzug in eine Seniorenwohnung die Lösung ihres Problems sein würde.

Seit sechs Jahren wohnt Ingrid Marquardt nun schon in einer Seniorenwohnung. Sie hat eine Zweizimmerwohnung mit Küche, Bad und Balkon. Ihr Leben noch einmal komplett umzukrempeln, machte ihr zunächst Angst. Mit ihrem Sohn durchstreifte sie Möbelhäuser auf der Suche nach einer Einrichtung für ihr neues Domizil, fand allerdings nichts Passendes. Kurzerhand wurde ein Tischler beauftragt, die vertraute Schrankwand verkleinern zu lassen. Fotos von ihrem Mann Gerhard und Sohn Michael mit Familie sowie Blumen sorgen für eine heimelige Atmosphäre.

»Ich fühle mich hier rundum glücklich«, versichert Ingrid Marquardt. Langweilig oder einsam sei es nie, denn die Seniorenwohnanlage biete viele Freizeitangebote. Erst gestern habe sie beim Kegeln den ersten Platz belegt. Toll findet sie auch die eingeschworene Gemeinschaft im Haus. Die Geburtstage der Bewohner werden zusammen im Café der Einrichtung gefeiert. Jeder legt fünf Euro in die Kasse, damit das Geburtstagskind die Kosten nicht allein tragen muss. Wenn jemand krank wird, kümmern sich die Nachbarn. Mittags trifft man sich zum Essen im Restaurant, wo täglich drei Gerichte zur Auswahl stehen. Lediglich Frühstück und Abendbrot bereitet sich Ingrid Marquardt selbst zu. Vor der abendlichen Tagesschau spielt die agile Bewohnerin außerdem fast täglich das Kartenspiel Skip-Bo mit ihrer Nachbarin.

Hannelore Spottke hat ihr Nest gefunden

Hannelore Spottke lebt in einer 44 Quadratmeter großen Einzimmer-Seniorenwohnung und führt dort ihren eigenen Haushalt. Zur Wohnung gehören Küche, Duschbad, Südterrasse und ein kleiner Garten. Die 76-Jährige kannte die Wohnanlage bereits, denn hier hatte schon ihre Mutter gelebt. Heute ist das der Alterswohnsitz der Tochter, die sich liebevoll eingerichtet hat.

Auch zwei Jahre nach ihrem Einzug wird Hannelore Spottke immer mal wieder gefragt, warum sie in einem Haus mit alten Menschen lebt. Schließlich sei sie dazu viel zu jung und vital. Mit einem Blick auf den Parkplatz erklärt die leidenschaftliche Autofahrerin eine Veränderung rund um das Älterwerden. Noch vor zehn Jahren standen auf dem Gelände kaum Autos. Heute sind fast alle Stellplätze vermietet, weil viele Nachbarn aktiv sind und selbstständig leben

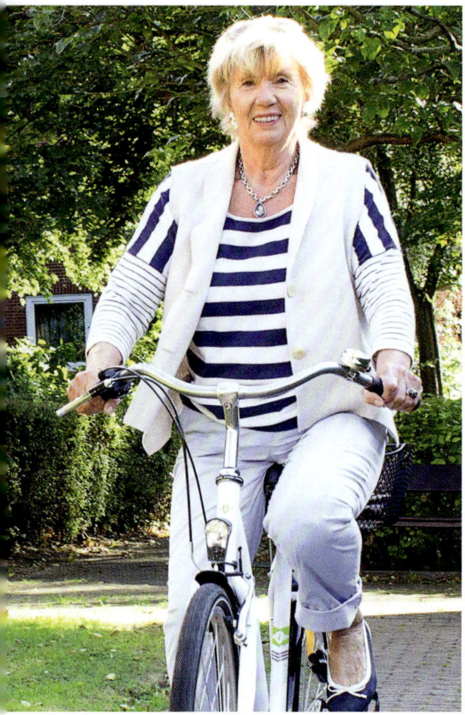

Hannelore Spottke erledigt ihre Einkäufe mit dem Fahrrad.

wollen. Hannelore Spottke hat nette Nachbarn gefunden – Gleichgesinnte, mit denen man etwas Schönes unternehmen kann. »Im Haus gibt es Wii-Bowling und eine Skatrunde, da mache ich mit. Außerdem gehen wir mittwochs ins Fitness-Center«, berichtet die ehemalige Maklerin.

Sollte ein langjähriger Bewohner krank werden und Hilfe benötigen, kümmern sich die Nachbarn. Außerdem vermitteln die Mitarbeiter des Hauses Hilfestellungen, damit zum Beispiel nach einem Krankenhausaufenthalt die Versorgung daheim – vom Pflegedienst über das Mittagessen bis zur Medikamentenversorgung – gewährleistet ist. Dafür ist eine Servicepauschale zu zahlen. Das bedeutet ein Stück Sicherheit im Notfall.

Mieter führen Haushalt selbst

Putzen, Kochen und die Pflege gehören nicht zum Service-Wohnen

Helga Bogner kümmert sich um Interessenten, die ein günstiges Apartment im Service-Wohnen suchen, zeigt ihnen die Wohnanlage und begleitet beim Entscheidungsprozess.

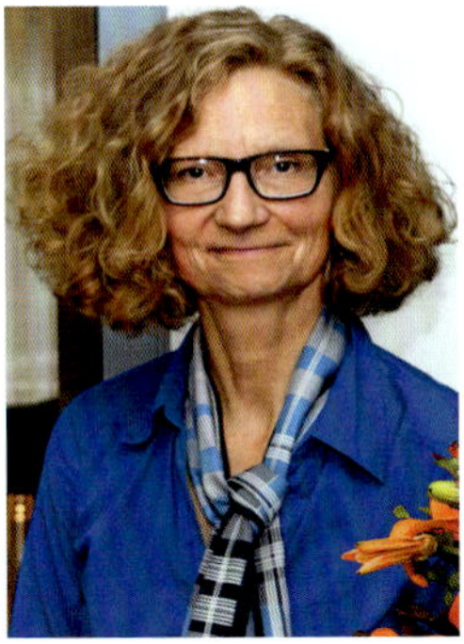
Helga Bogner

Frau Bogner, was interessiert die älteren Hamburger am Service-Wohnen?
Die Hamburger schauen sich vorsorglich schon einmal um, weil sie zum Beispiel Probleme im eigenen Haus mit den Treppen haben und barrierefreies Wohnen mit einer guten Nachbarschaft suchen.

Was hält die Menschen davon ab, bei Ihnen einzuziehen?
Wenn in unserem Haus eine Wohnung frei wird, rufe ich die Interessenten auf der Warteliste an. Viele von ihnen sagen, dass sie noch nicht umziehen können. Ich höre immer wieder: »Der Garten ist so schön. Ich bin noch nicht so weit.«

Was ist mit den Wartezeiten? Warum dauert es so lange, bis man eine Seniorenwohnung angeboten bekommt?
Theoretisch kann es Jahre dauern. Aber viele Interessenten auf der Warteliste ziehen doch nicht um, wenn wir ihnen eine Wohnung anbieten. Von den beiden Bewohnern, die jetzt gerade einziehen, hat sich die eine Dame vor einem Jahr bei uns angemeldet und die andere erst vor drei Monaten. Beide waren überrascht, dass es so schnell ging.

Was bietet das Service-Wohnen?
Man hat eine eigenständige Wohnung mit Küche, Bad und Balkon. Zur Wohnung gehört ein Notruf und ein Ansprechpartner steht rund um die Uhr zur Verfügung. Wer zum Beispiel Probleme damit hat, einen Antrag bei der Pflegekasse zu stellen, dem helfen wir beim Ausfüllen. Wir bieten Freizeitangebote wie Gymnastik, jahreszeitliche Feste, Vorträge und gemeinsame Ausflüge. Es gibt ein Mietercafé. Dadurch entwickeln sich Kontakte mit den Nachbarn, und einer achtet auf den anderen.

Gucken sich die Nachbarn gegenseitig in die Kochtöpfe?
Nein. Jeder Bewohner entscheidet selbst darüber, wie viel Gemeinschaft er haben möchte. Einige Mieter leben eher zurückgezogen, weil sie einen eigenen Freundeskreis haben.
Wird das Service-Wohnen manchmal auch als preisgünstiges »Altenheim light« falsch verstanden?
Ja, wenn ich Interessenten das Haus zeige, weise ich darauf auch immer wieder hin. Der Begriff Service-Wohnen ist verwirrend. Die Mieter führen ihren Haushalt selbstständig. Das Putzen, Kochen und die Pflege durch einen ambulanten Dienst gehören ausdrücklich nicht zum Service! Manche Senioren überschätzen sich, wenn sie bei uns einziehen wollen. Entweder waren sie bereits in ihrer alten Wohnung mit dem Haushalt überfordert oder sie sind demenzkrank und können deshalb nicht mehr allein in einer Wohnung leben.

Seniorenwohnungen kompakt

Das Service-Wohnen bietet ein breit gefächertes Betreuungs- und Freizeitangebot. Die Mieter führen ihren Haushalt selbst und richten sich mit ihren eigenen Möbeln ein. Die Wohnungen haben Küche, Bad, TV- und Telefonanschluss, Keller sowie größtenteils Balkon oder Terrasse. Ein Aufzug ist vorhanden. Zur Wohnung gehört insbesondere das altengerecht ausgebaute Bad. So gibt es Duschen ohne Einstieg oder niedrige Badewannen. Haltegriffe und Sitze geben Sicherheit beim Duschen und Baden.

Was ist Service-Wohnen?

Das Besondere an dieser Wohnform ist, dass es einen Ansprechpartner für die Bewohner gibt. Dieser Service-Mitar-

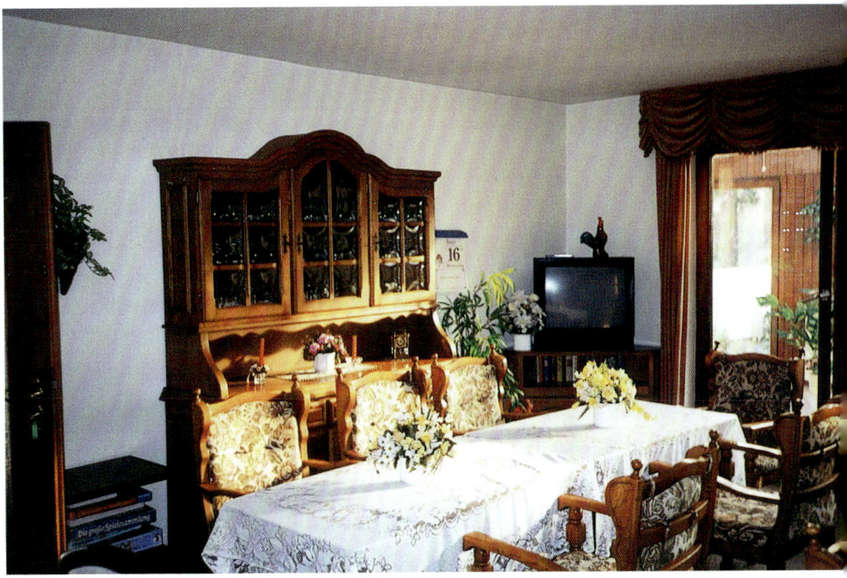

Stilvoll eingerichtet: der Gemeinschaftsraum einer Seniorenwohnanlage

beiter sorgt dafür, dass innerhalb der Hausgemeinschaft Aktivitäten stattfinden. Der Besuch bei Hagenbeck gehört genauso zum Programm wie das gemeinsame Frühstück einmal im Monat. Dadurch entsteht eine Nachbarschaft, in der die Bewohner aufeinander achten. Wenn ein Mieter krank oder pflegebedürftig wird, fällt das sofort auf und es wird für Hilfe gesorgt: Das kann ein Pflegedienst sein, der organisiert wird. Möglicherweise wird eine Haushaltshilfe benötigt. Es muss eingekauft, das Mittagessen geliefert oder ein Notruf bestellt werden. Wohlgemerkt: Der Service-Mitarbeiter kann so ein Hilfspaket zusammenstellen, und die Nachbarn sind dabei eine große Unterstützung. Die professionellen Hilfsleistungen sind jedoch vom Mieter extra zu bezahlen, weil sie nicht Teil des Betreuungsprogramms sind – es sei denn, die entsprechenden Angebote wie etwa der Notruf gehören vertragsgemäß zu den Service-Leistungen.

Es lohnt sich also, den Vertrag genau zu lesen, um unangenehme Überraschungen zu vermeiden. Nicht alles, was man sich wünscht, geht über das Service-Angebot in Erfüllung.

Grenzen des Service-Wohnens

Unter Service-Wohnen versteht jeder das, was er will. Damit sind Enttäuschungen programmiert, die durch gute Vorbereitung vermieden werden können. Bei aller Vorfreude auf den Neuanfang in einer Seniorenwohnanlage – nicht alle Probleme, die Senioren in ihrer alten Wohnung haben, sind automatisch mit einem Umzug gelöst.

Für Menschen, die unter einer psychischen Erkrankung leiden und behandlungsbedürftig sind, bietet diese Wohnform keine Therapie. Ebenso wenig kommt es für jemanden infrage, der zu lange in der eigenen Wohnung geblieben ist, den Haushalt nicht mehr schafft und bereits seine Selbstständigkeit verloren hat. In diesem Fall ist die Betreuung und Pflege eines Altenheimes gefragt. Wer dies berücksichtigt, wird viel Freude an seinem neuen Zuhause haben.

Miete und Servicepauschale

Neben dem Mietvertrag ist gleichzeitig ein Service-Vertrag, in dem der Umfang der Angebote beschrieben ist, abzuschließen. Zu zahlen sind Miete, Betriebs- und Heizkosten sowie die Servicepauschale.

Pflege auf Bestellung

Pflegebedürftige Bewohner können zum Beispiel durch den hauseigenen ambulanten Pflegedienst in der Wohnung versorgt werden. Ausführliche Informationen zur Pflegeversi-

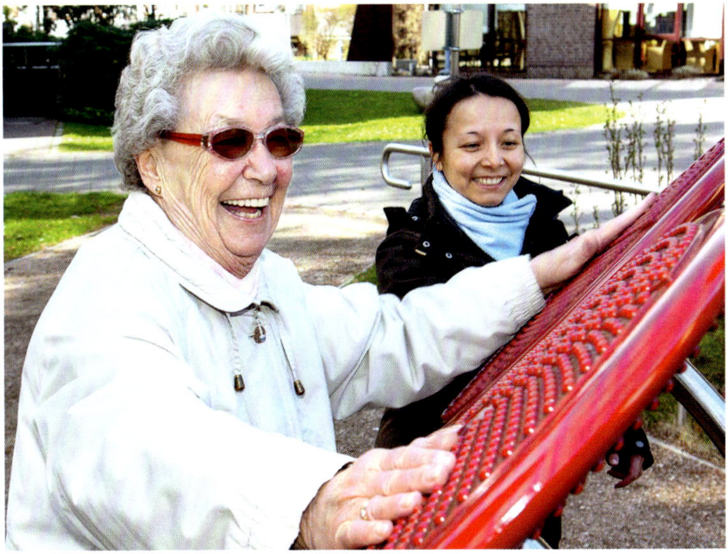

Fitnessgeräte im Garten sind beliebt.

cherung sowie zur häuslichen Pflege siehe Seiten 92 und 107. Einige Wohnanlagen sind direkt einem Alten- und Pflegeheim angeschlossen. Sollte die ambulante Pflege in den eigenen vier Wänden nicht mehr durchführbar sein, ist ein Umzug innerhalb des Hauses jederzeit möglich.

Wie bekomme ich einen § 5-Schein?

In der Vergangenheit sind viele Seniorenwohnungen für Bewohner mit kleinem Geldbeutel gebaut worden. Bei Wohnungsgrößen zwischen 30 und 50 Quadratmetern für eine Person sind Mieten von 350 bis 600 Euro (warm, inkl. Servicepauschale) zu zahlen. Da dieser Wohnraum öffentlich gefördert wird, gibt es für die Mieter Einkommensgrenzen. Viele Senioren fragen nun: Habe ich Anspruch auf eine sogenannte § 5-Schein-Wohnung? Gibt es Ausnahmen?

Maßgebend ist immer das Bruttojahreseinkommen. Zunächst werden davon 102 Euro als Werbungskosten anerkannt und dann vom verbleibenden Einkommen zehn Prozent für Beiträge zur gesetzlichen Krankenversicherung abgezogen. Sofern nach diesen Abzügen das errechnete Nettoeinkommen pro Jahr eine Höhe von 18.000 Euro bei alleinstehenden Senioren (27.000 Euro bei Ehepaaren) nicht übersteigt, stellt das Bezirksamt den § 5-Schein, auch »Wohnberechtigungsschein«, aus.

Ein Zahlenbeispiel: Von einer Jahresbruttorente von 20.102 Euro werden zunächst 102 Euro und dann 2.000 Euro (10 Prozent für Krankenkassenbeiträge) abgezogen. Die errechnete Nettojahresrente liegt bei 18.000 Euro (also 1.500 Euro monatlich), das heißt innerhalb der vorgegebenen Einkommensgrenzen.

Wer über ein höheres Einkommen verfügt, kann in Ausnahmefällen seinen persönlichen Härtefall geltend machen. Zwei Beispiele: Eine Seniorin wohnt im dritten Stock ohne Fahrstuhl. Aufgrund von Arthrose in den Knien fällt ihr das Treppensteigen so schwer, dass sie ihre Wohnung kaum noch verlassen kann.

Aufgrund einer schweren Erkrankung muss eine Frau in einem Pflegeheim untergebracht werden. Ihr Ehemann möchte jedoch weiterhin mit ihr unter einem Dach leben und in eine Seniorenwohnung in diesem Haus ziehen. In beiden Fällen sind die Einkommensgrenzen zwar überschritten, dennoch kann das Wohnungsamt im Rahmen der »Härtefallregelung« einen Wohnberechtigungsschein ausstellen.

Der § 5-Schein ist zwei Jahre gültig. Haben Sie Fragen zu diesem Thema? Über die zentrale Rufnummer der Hamburger Behörden gibt es Auskunft: ☎ 115, außerhalb von Hamburg: ☎ 040/428 28-0.

Seniorenwohnungen im Überblick

Seniorenwohnungen Bahrenfeld

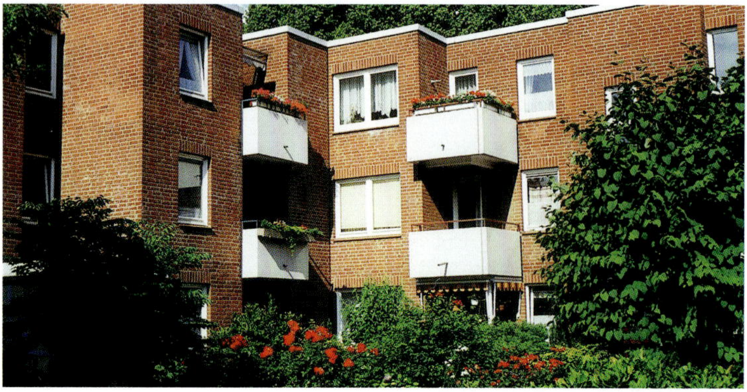

Anschrift: Lyserstraße 27 a–c, 22761 Hamburg-Bahrenfeld
Vermietung: ☏ 040/251 51 20, Vereinigte Hamburger Wohnungsbaugenossenschaft eG (vhw), Hohenfelder Allee 2, 22087 Hamburg, www.vhw-hamburg.de
23 Wohnungen
Wohnen: Mietwohnung ohne Serviceangebot

- Bei Bedarf ist ein Umzug in eine Pflegeeinrichtung der vhw möglich.

Ausstattung: Die Wohnungen haben WC und Dusche, Balkon oder Terrasse, Keller, Telefon- und TV-Anschluss, Aufzug.

Miete:

1,5-Zimmer-Wohnung	47 m^2	ca. € 470,–
2-Zimmer-Wohnung	53 m^2	ca. € 525,–
3-Zimmer-Wohnung	92 m^2	ca. € 840,–

Nebenkosten sind in der Miete enthalten.
Teilweise ist ein § 5-Schein erforderlich.
Energieausweis: Baujahr 1984, Verbrauchsausweis, 261 kWh/(m^2a), Erdgas

Genossenschaftsanteile: Beim Einzug sind ein Eintrittsgeld von € 55,– sowie Genossenschaftsanteile zwischen € 1.404,– und € 2.756,– zu zahlen. Die Höhe ist abhängig von der Wohnungsgröße.
Nahverkehr: S-Bahnhof Bahrenfeld, Linie: S1
Bahrenfelder Marktplatz, Bus: 16, 37
Lage: Wohngebiet. Kleine Geschäfte in der Nähe

Seniorenzentrum Böttcherkamp

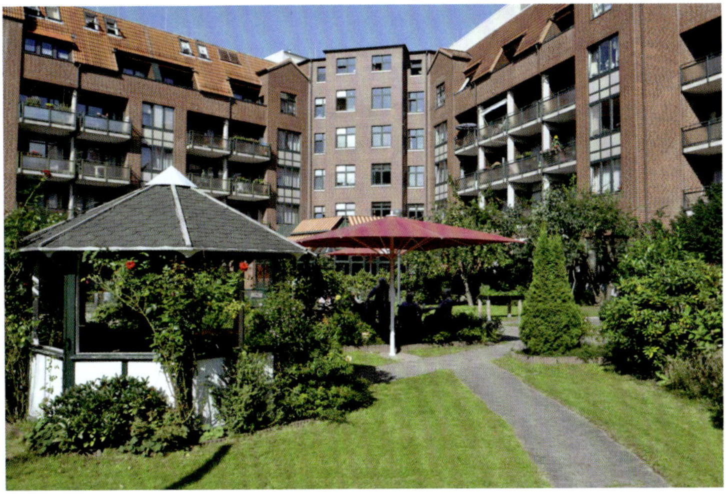

Anschrift: Böttcherkamp 187a, 22549 Hamburg-Osdorf
Vermietung: Telefon: 040/853 33 40, Böttcherkamp GbR, Kieler Straße 212, 22525 Hamburg
www.jensen-vermoegensverwaltung.de
76 Wohnungen, Seniorenzentrum mit 146 Plätzen
Wohnen: Mietwohnung ohne Serviceangebot

- Bei Bedarf ist ein Umzug in das benachbarte Seniorenzentrum Böttcherkamp möglich, siehe Seite 359.

Ausstattung: Die Wohnungen haben Küche, WC und Dusche, teilweise Balkon, Keller, Telefon- und TV-Anschluss, Aufzug.

Miete:

1-Zimmer-Wohnung	38 bis 56 m²	€ 521,00 bis € 759,00
1,5-Zimmer-Wohnung	38 bis 49 m²	€ 521,00 bis € 686,00
2-Zimmer-Wohnung	49 bis 56 m²	€ 666,00 bis € 835,00
2,5-Zimmer-Wohnung	70 m²	€ 944,00
3-Zimmer-Wohnung	76 m²	€ 994,00

Nebenkosten sind in der Miete enthalten.

Energieausweis: Baujahr 1987, Verbrauchsausweis, 109 kWh (m²a) Fern-/Nahwärme

Kaution: 3 Monats-Kaltmieten

Nahverkehr: Böttcherkamp, Bus: X3, 21, 37

Lage: Wohngebiet, Luruper Moorgraben, Helmuth-Schack-See, Bornpark. Geschäfte in der Nähe

Reincke-Gedächtnis-Haus

Anschrift: Bernadottestraße 41
22763 Hamburg-Othmarschen

Leitung: Diakon Henning Rachuy, Diakonie Alten Eichen
www.diakonie-alten-eichen.de

Beratung: Lars Rabe, ☏ 040/880 60 95

45 Wohnungen

Wohnen: Service-Wohnen

- Notruf rund um die Uhr
- Beratung und Vermittlung von Dienstleistungen
- Kostenlose Nutzung der Gemeinschaftseinrichtungen
- Gemeinschaftsraum, Wintergarten, Terrasse und Garten
- Jahreszeitliche Feste, Musizieren, Vorträge, Konzerte

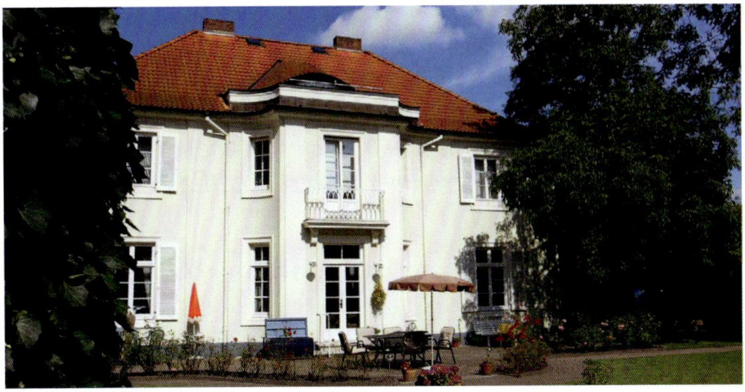

- Bei Bedarf ist ein Umzug in die Auguste-Viktoria-Stiftung in der Elbchaussee 88 möglich, siehe Seite 361.

Ausstattung: Die Wohnungen haben Küche, WC und Dusche, Notruf, Balkon, Terrasse oder Loggia, Telefon- und TV-Anschluss, Aufzug.

Miete:

Zimmer	Größe (m^2)	Kaltmiete	Nebenk.	Service	Miete (€)
1	ca. 42	498,00	120,00	80,81	698,81
2	ca. 55	650,00	165,00	80,81	895,81

Betreuungszuschlag für eine zweite Person: € 108,29

Nahverkehr: Hohenzollernring, Bus: 15

Lage: Ruhiges Wohngebiet, Elbnähe. Geschäfte in der Nähe

Das Service-Wohnen im Reincke-Gedächtnis-Haus ist geprägt von einer persönlichen und familiären Atmosphäre in einer überschaubaren Gemeinschaft. Die Seniorinnen und Senioren leben in schönen Appartements mit interessanten Grundrissen in bevorzugter Elbnähe. Ein großzü-

giger Garten, gemütliche Wintergärten und stilvolle Gemeinschaftsräume in der alten Villa runden das Raumangebot ab. Die Diakoniestation Ottensen und das Tagespflegehaus Ottensen befinden sich ebenfalls auf dem Gelände und garantieren bei Bedarf qualifizierte Betreuung und Pflege vor Ort.

Diakon Henning Rachuy, Leiter

Stiftung Hanna Reemtsma Haus Wohnen im Park

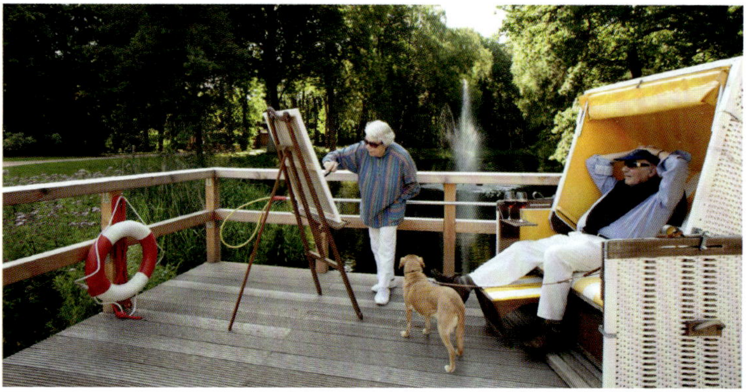

Anschrift: Kriemhildstraße 17, 22559 Hamburg-Rissen
Geschäftsführer: Christoph Nemitz
Vermietung: Laura Walczak, Kriemhildstraße 15
☏ 040/81 95 80, www.hanna-reemtsma-haus.de
59 Wohnungen, Wohnpflegehaus mit 3 stationären Wohngemeinschaften mit 41 Plätzen, Dementenwohngemeinschaft
Wohnen: Mietwohnungen mit Service

- Notruf rund um die Uhr
- Restaurant, Sport- und Physiotherapie, Heilpraktik,

Thalassobad, Tages- und Freizeiträume, Tiefgarage, Parkanlage, Teich, Sommerhaus und vieles mehr...

- Konzerte, Vorträge, vielfältige Kulturangebote, Netzwerk Bürgerverein und Musik, Literaturkreise
- Bei Bedarf ist ein Umzug in das stationäre Wohnpflegehaus möglich, siehe Seite 367.

Ausstattung: Die Wohnungen haben Einbauküche, barrierefreies Bad, Abstellraum, Balkon oder Terrasse, Telefon und TV-Anschluss, Aufzug.

Miete:

2-Zimmer-Wohnung	56 bis 77 m²	ca. € 1.773,– bis € 2.356,–
3-Zimmer-Wohnung	85 bis 119 m²	ca. € 2.405,– bis € 3.122,–

Nebenkosten und Servicepaket (€ 560,–) sind in der Miete enthalten.
Servicepaket für eine zweite Person: € 445,–

Nahverkehr: S-Bahnhof Rissen, Linie: S1

Lage: Wohn- und Waldgebiet Klövensteen. Krämerladen im Haus. Ein Shuttlebus fährt zum Ortszentrum Rissen, zum S-Bahnhof und zum Marktplatz Blankenese.

»Naturnah und schön wohnen in Hamburg«
Die Vorzüge der Stadt und die Vorzüge des Lebens auf dem Land – im Hanna Reemtsma Haus Wohnen im Park verbinden sie sich und lassen Sie naturnah und sehr komfortabel leben. Das Servicewohnen, eine zukunftsweisende Bauqualität, eine hochwertige Ausstattung, geräumige Wohnkultur (barrierefrei) werden höchsten Ansprüchen gerecht. 5 Villen mit Wohnungen von 2-3 Zimmern in den Größen von 56-119 m² in einer Naturoase von Hamburg. Das Servicezentrum bildet das Herzstück des Hauses mit Restaurant, Physio- und Sporttherapie, Podologin, Heilpraktik, Kosmetik, Haarkunst, Kultur und vielem mehr.

Christoph Nemitz, Geschäftsführer

Malteserstift Johannes XXIII.

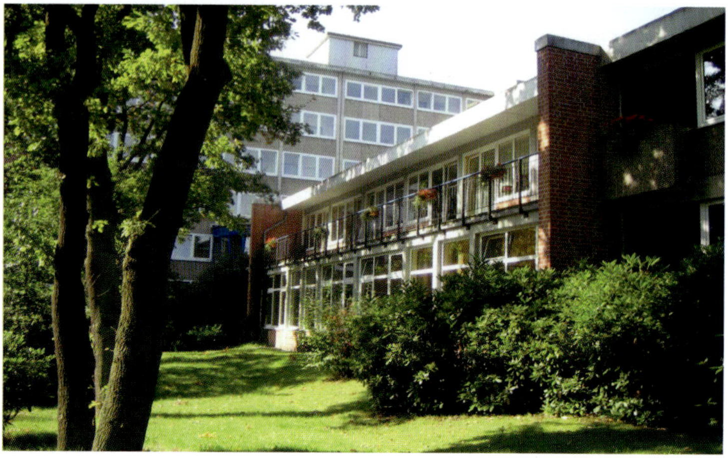

Anschrift: Bornbrook 7/11, 21031 Hamburg-Lohbrügge
Hausleitung: Anja Stremplat, ☏ 040/739 23 20
Malteser Caritas Hamburg gGmbH
www.malteserstift-johannes-xxiii.de
40 Servicewohnungen und Pflegeeinrichtung mit 54 Plätzen
Wohnen: Mietwohnung mit Service

- Notruf rund um die Uhr
- Kostenlose Nutzung der Gemeinschaftseinrichtungen
- Alle Mahlzeiten gegen Entgelt
- Restaurant, Kapelle, Garten
- Jahreszeitliche Feste, Chor, Konzerte, Spiel- und Bastelgruppen, Bingo, Andachten, Gottesdienste, Dementen-Gottesdienst, Seelsorge, Vorlesungen, Filmnachmittage
- Bei Bedarf ist ein Umzug ins angeschlossene Pflegeheim möglich, siehe Seite 379.

Ausstattung: Die Wohnungen haben Küche mit Herd und Spüle, WC und Dusche, Notruf, Balkon, Telefon- und TV-Anschluss, Aufzug.

Miete:

1-Zimmer-Wohnung	29 m^2	€ 449,00
2-Zimmer-Wohnung	45 m^2	€ 646,00

Nebenkosten und Betreuungszuschlag (€ 46,82) sind in der Miete enthalten. Zuschlag für eine zweite Person monatlich € 23,39.

Nahverkehr: Heidkampsredder, Bus: 234

Lage: Wohngebiet, Sackgasse, Bornbekteich. Wochenmarkt wöchentlich im Haus, Geschäfte in der Nähe

Im Alter in guten Händen

Im Malteserstift Johannes XXIII. steht der ältere Mensch mit seinen Wünschen und Bedürfnissen im Mittelpunkt. Das Malteserstift Johannes XXIII. in Hamburg-Lohbrügge ist von einer parkähnlichen Anlage mit hübschen Teichen und Pflanzen umgeben. Hier kann man sich bei Spaziergängen gut erholen und wohnt trotzdem zentral: Unser Haus befindet sich nur ein Stück oberhalb des Stadtzentrums inmitten eines ansprechenden Wohngebiets. Schon nach einem kurzen Fußweg durch den Park erreicht man ein kleines Einkaufszentrum.

Anja Stremplat, Hausleiterin

Seniorenwohnungen Lohbrügge

Anschrift: Dohnanyiweg 3, 21031 Hamburg-Lohbrügge

Vermietung: ☎ 040/251 51 20, Vereinigte Hamburger Wohnungsbaugenossenschaft eG (vhw), Hohenfelder Allee 2, 22087 Hamburg, www.vhw-hamburg.de

30 Wohnungen

Wohnen: Mietwohnung ohne Serviceangebot

- Bei Bedarf ist ein Umzug in eine Pflegeeinrichtung der vhw möglich.

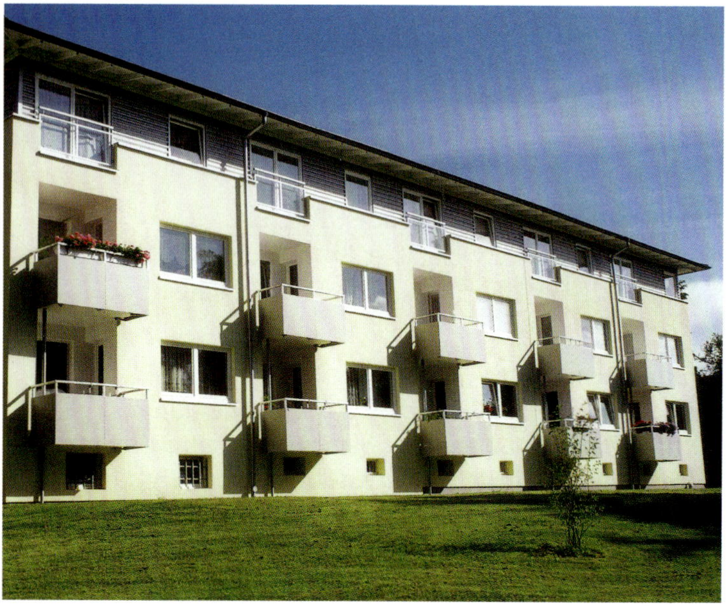

Ausstattung: Die Wohnungen haben Küche, WC und Dusche, Balkon, Keller, Telefon- und TV-Anschluss, Aufzug.

Miete:

1,5-Zimmer-Wohnung	ca. 44 bis 52 m²	ca. € 420,– bis € 500,–
2-Zimmer-Wohnung	ca. 47 bis 56 m²	ca. € 450,– bis € 550,–

Nebenkosten sind in der Miete enthalten.
Ein § 5-Schein ist teilweise erforderlich.
Energieausweis: Baujahr 1968, Verbrauchsausweis, 175,3 kWh/(m²a), Fernwärme

Genossenschaftsanteile: Beim Einzug sind die Aufnahmegebühr von € 55,– sowie Genossenschaftsanteile, je nach Größe der Wohnung, zwischen € 1.768,– und € 2.184,– zu zahlen.

Nahverkehr: Korachstraße, Bus: 12, 234

Lage: Wohngebiet, Park »Grünes Zentrum«

Seniorenwohnanlage Lokstedt

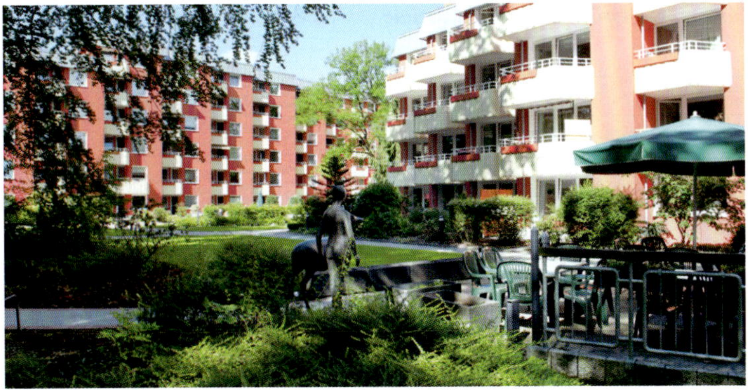

Anschrift: Julius-Vosseler-Straße 8, 22527 Hamburg-Lokstedt
Gazellenkamp 1+3 22529 Hamburg-Lokstedt
Leitung: Oliver Langpaap
Vermietung: Birgit Otto und Katja Rump
☎ 040/560 84 20 00, Vereinigte Hamburger Wohnungsbaugenossenschaft eG (vhw), www.vhw-hamburg.de
112 Wohnungen, Pflegewohnen mit 114 Plätzen
Wohnen: Mietwohnung mit Serviceangebot

- Notruf rund um die Uhr
- Regelmäßige Sprechstunden des Sozialen Dienstes
- Beratung und Vermittlung von Dienstleistungen
- Nutzung der Gemeinschaftseinrichtungen
- Nutzung Bewegungsbad und Sauna gegen Entgelt
- Veranstaltungen
- Mittagessen im Restaurant gegen Entgelt
- Bei Bedarf ist ein Umzug in die angeschlossene Pflegeeinrichtung möglich, siehe Seite 383.

Ausstattung: Die Wohnungen haben Küche, WC und Dusche, Balkon oder Terrasse, Keller, Telefon- und TV-Anschluss, Aufzug.

Miete:

Zimmer	Größe (m^2)	Kaltmiete	Nebenk.	Service	Miete (€)
1	ca. 40	316,00	128,00	75,36	519,36
1,5	ca. 40	322,00	127,00	75,36	524,36
2	ca. 57	461,00	175,00	75,36	711,36

Servicepauschale für eine zweite Person: € 26,16
In der Servicepauschale sind die Kosten für den Notruf € 23,00 enthalten.
Ein § 5-Schein ist erforderlich; Energieausweis: Baujahr 1984, Bedarfsausweis, 69,1 kWh/(m^2a), Erdgas, Energieeffizienzklasse E, KWK regenerativ

Genossenschaftsanteile: Zum Erwerb der Mitgliedschaft sind 25 Genossenschaftsanteile in Höhe von € 1.300,– notwendig, zuzüglich eines einmaligen Eintrittsgeldes von € 55,–. Beim Einzug sind die Anteile auf € 2.444,– bis € 3.640,– zu erhöhen. Die Höhe ist abhängig von der Wohnungsgröße.

Nahverkehr: Oddernskamp, Bus: 22, 281, 391, 392

Lage: Hagenbecks Tierpark, Niendorfer Gehege. Geschäfte in der Grelckstraße und am Siemersplatz

Die Seniorenwohnanlage Lokstedt bietet verschiedene altersgerechte Wohnformen an. Die 1985 erbaute und im Jahr 2010 vollständig modernisierte Einrichtung befindet sich am Straßendreieck Gazellenkamp/Oddernskamp/Julius-Vosseler-Straße, in der Nachbarschaft zum NDR. Hagenbecks Tierpark und das Niendorfer Gehege sind beliebte Ausflugsziele. Durch unseren ambulanten Dienst geben wir Ihnen die Möglichkeit, möglichst lange ein selbstständiges Leben in Ihrer Wohnung zu führen. Der 24-Stunden-Notruf bietet Ihnen hierbei ein zusätzliches Maß an Sicherheit. Das gastronomische Angebot sowie ein umfangreiches Veranstaltungsprogramm helfen, sich in unserer Gemeinschaft zu Hause zu fühlen.

Oliver Langpaap, Leiter

Albertinen-Haus Service-Wohnanlage

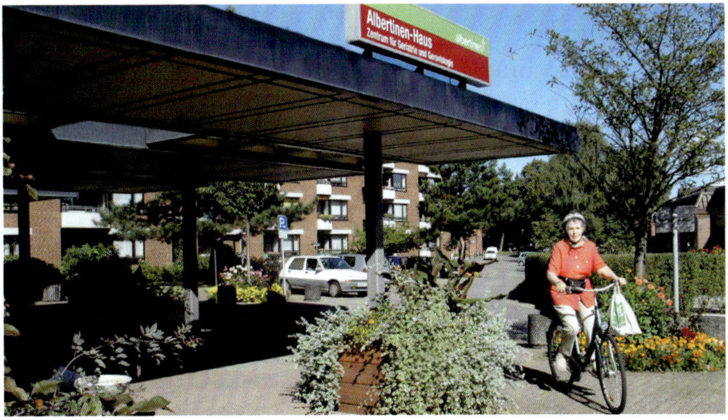

Anschrift: Sellhopsweg 18–22, 22459 Hamburg-Schnelsen
Beratung: Doris Reinhard, ☎ 040/55 81 15 80
www.albertinen.de
150 Wohnungen, Wohn-Pflegeeinrichtung mit 82 Plätzen, Wohngruppe und Wohngemeinschaft für Menschen mit Demenz, Kurzzeitpflege
Wohnen: Mietwohnung mit Service

- Notruf rund um die Uhr
- Frühstück, Mittagessen, Kaffee und Kuchen gegen Bezahlung in der Cafeteria
- Sozialpädagogische Beratung, Vermittlung von Dienstleistungen
- Cafeteria, Kegelbahn, Bewegungsbad, Bibliothek mit Hörbüchern, Internet-Café, Gästewohnungen
- Ausflüge, jahreszeitliche Feste, Kino, Ausstellungen, Vorträge, Konzerte, Tai-Chi, Krafttraining, spezielle Verkaufstage für Mode und Schuhe, Bibelstunden, Gottesdienste
- Hauseigener ambulanter Pflegedienst

- Bei Bedarf ist ein Umzug in die angeschlossene Wohn-Pflegeeinrichtung möglich, siehe Seite 391.

Ausstattung: Die teilweise behindertengerechten Wohnungen haben eine Einbauküche, WC und Dusche, Balkon oder Terrasse, Keller oder Hauswirtschaftsraum, Telefon- und TV-Anschluss, Aufzug.

Miete:

Zimmer	Größe (m^2)	Kaltmiete	Nebenk.	Service	Miete (€)
1,5	44	434,32	110,00	70,00	614,32
2	55	525,50	137,50	70,00	733,00
3	82	1.091,66	205,00	70,00	1.366,66

Servicepauschale für eine zweite Person: € 25,00

Nahverkehr: Sellhopsweg (Albertinen-Haus), Bus: 5, 191, 195

Lage: Wohngebiet am Niendorfer Gehege. Kiosk, regelmäßiger Marktstand, Geschäfte in der Nähe

Das Albertinen-Haus – Zentrum für Geriatrie und Gerontologie – verknüpft in einem modellhaften und in seiner Komplexität einmaligen Konzept verschiedenste Angebote für ältere Menschen. Vielfältige Service-Dienste machen unseren Bewohnern das Leben leichter. Fachärzte halten Sprechstunden ab, Optiker und Hörgeräte-Akustiker sowie ein Sanitätshaus beraten direkt vor Ort. Ein Schwerpunkt liegt in unserem Haus auf den Angeboten zur Gesundheitsförderung. Das Albertinen-Haus profitiert von seiner Lage am Naherholungsgebiet Niendorfer Gehege und zugleich von der Nähe zur Frohmestraße mit vielen Einkaufsmöglichkeiten, Apotheken und Arztpraxen. Dank optimaler Anbindung an öffentliche Verkehrsmittel gelangt man innerhalb von 45 Minuten zum Bahnhof Dammtor und ins Stadtzentrum.

Doris Reinhard, Betreuerin

Malteserstift Bischof-Ketteler-Haus

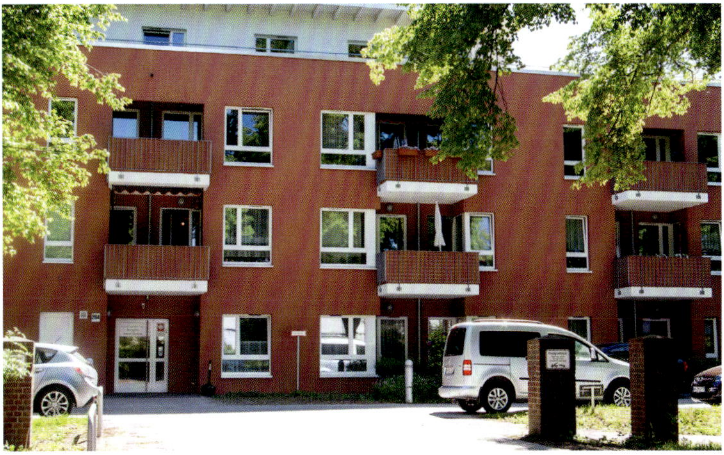

Anschrift: Holsteiner Chaussee 284
22457 Hamburg-Schnelsen
Einrichtungsleitung: Regina Wilhelm
Caritas Hamburg GmbH, Kettelerweg 5, 22457 Hamburg
www.malteserstift-bischof-ketteler.de
Beratung: Petra Selent, ☎ 040/559 86 80
34 Apartments, Pflegeeinrichtung mit 129 Plätzen, Kurzzeitpflege
Wohnen: Mietwohnung mit Service

- Notruf rund um die Uhr
- Kostenlose Nutzung der Gemeinschaftseinrichtungen
- Mittagessen im Pflegeheim gegen Entgelt
- Gemeinschaftsraum, Kapelle, Garten
- Ausflüge, jahreszeitliche Feste, Konzerte, Spiel- und Bastelgruppen, Bingo, Andachten, Gottesdienste, Seelsorge, Vorlesungen, Filmnachmittage
- Bei Bedarf ist ein Umzug in die angeschlossene Pflegeeinrichtung möglich, siehe Seite 389.

Ausstattung: Die Wohnungen haben Küche mit Herd und Spüle, WC und barrierefreie Dusche, Notruf, Balkon, Telefon- und TV-Anschluss, Aufzug.

Miete:

2-Zimmer-Wohnung	54 bis 59 m^2	€ 1.106,– bis € 1.212,–
2,5-Zimmer-Wohnung	76 bis 84 m^2	€ 1.485,– bis € 1.631,–
3-Zimmer-Wohnung	108 bis 110 m^2	€ 2.071,– bis € 2.216,–

Nebenkosten und Servicepauschale (€ 46,82) sind in der Miete enthalten.
Betreuungszuschlag für eine zweite Person: € 23,39

Kaution: 3 Monatskaltmieten
Nahverkehr: Schnelsen, AKN: A1
Kriegerdankweg, Bus: 183, 191, 195
Lage: Wohngebiet, Niendorfer Gehege. Geschäfte in der Nähe

Idyllisch und doch zentral im Nordwesten Hamburgs liegt unsere Einrichtung, umgeben von einem schönen Park. Alles, was man für ein komfortables Leben im Alter braucht, befindet sich direkt vor der Tür: Geschäfte, Natur pur und gute Verkehrsanbindungen. Unser Haus bietet innovative Wohnkonzepte. Die barrierefreien Neubauwohnungen im Bereich Servicewohnen richten sich an Senioren, die selbstständig leben können und bei Bedarf Angebote aus dem Bereich Pflegewohnen in Anspruch nehmen möchten, wie zum Beispiel die Mahlzeiten oder die Freizeitangebote. Der Bereich »Pflegewohnen« bietet qualifizierte Pflege in 123 Einzel- und 3 Doppelzimmern, verteilt auf elf Wohngemeinschaften, in denen auch gemeinsam gekocht wird. Die Bewohner leben in familiärer Atmosphäre mit individuellen Rückzugsmöglichkeiten.

Regina Wilhelm, Einrichtungsleiterin

Servicewohnen Am Schleemer Bach

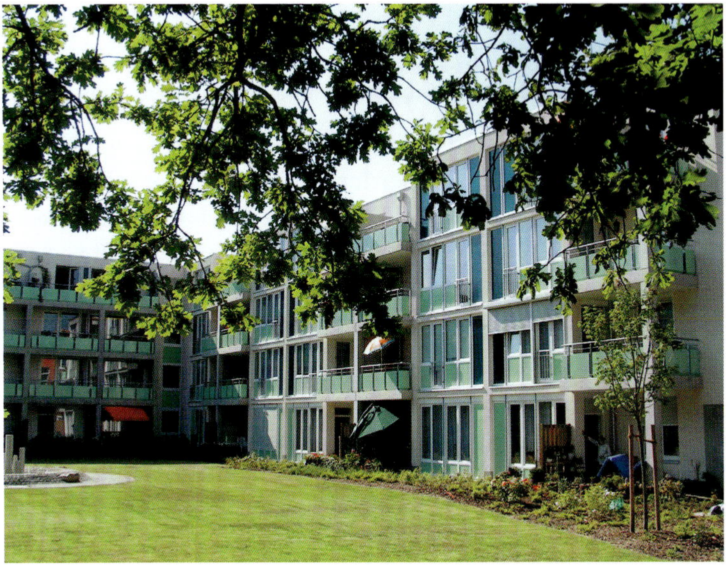

Anschrift: Pergamentweg 34, 22117 Hamburg-Billstedt
Vermietung: ☏ 040/251 51 20, Vereinigte Hamburger Wohnungsbaugenossenschaft eG (vhw), Hohenfelder Allee 2, 22087 Hamburg, www.vhw-hamburg.de
78 Wohnungen
Wohnen: Mietwohnung mit Serviceangebot
- Regelmäßige Sprechzeiten des Sozialen Dienstes
- Beratung und Vermittlung von Dienstleistungen
- Nutzung der Gemeinschaftseinrichtungen
- Veranstaltungen, zum Teil mit Kostenumlage
- Bei Bedarf ist ein Umzug in eine Pflegeeinrichtung der vhw möglich.

Ausstattung: Die Wohnungen haben Küche, barrierefreies Duschbad mit WC, Balkon oder Terrasse, Keller, Telefon- und TV-Anschluss, Aufzug.

Miete:

2-Zimmer-Wohnung	50 bis 72 m^2	€ 621,– bis € 806,–
2,5-Zimmer-Wohnung	ca. 62 m^2	€ 701,–

Servicepauschale für eine zweite Person: € 26,16
Energieausweis: Baujahr 2003, Verbrauchsausweis, 96 kWh/(m^2a), Fernwärme

Genossenschaftsanteile: Beim Einzug ist ein Eintrittsgeld von € 55,– zu zahlen. Außerdem müssen Genossenschaftsanteile in Höhe von € 2.600,– bis € 3.744,– erworben werden. Die Höhe ist abhängig von der Wohnungsgröße.
Nahverkehr: U-Bahnhof Merkenstraße, Linie: U2
Lage: Wohngebiet. Kleine Geschäfte in der Nähe

Servicewohnen Luisenhofstieg

Anschrift: Luisenhofstieg 12–16, 22117 Hamburg-Billstedt
Vermietung: ☏ 040/251 51 20, Vereinigte Hamburger Wohnungsbaugenossenschaft eG (vhw), Hohenfelder Allee 2, 22087 Hamburg, www.vhw-hamburg.de
114 Wohnungen
Wohnen: Mietwohnung mit Serviceangebot
- Regelmäßige Sprechzeiten des Sozialen Dienstes
- Beratung und Vermittlung von Dienstleistungen
- Nutzung der Gemeinschaftseinrichtungen
- Veranstaltungen, zum Teil mit Kostenumlage
- Bei Bedarf ist ein Umzug in eine Pflegeeinrichtung der vhw möglich.

Ausstattung: Die Wohnungen haben Küche, WC und barrierefreie Dusche, Balkon oder Terrasse, Keller, Telefon- und TV-Anschluss, Aufzug.

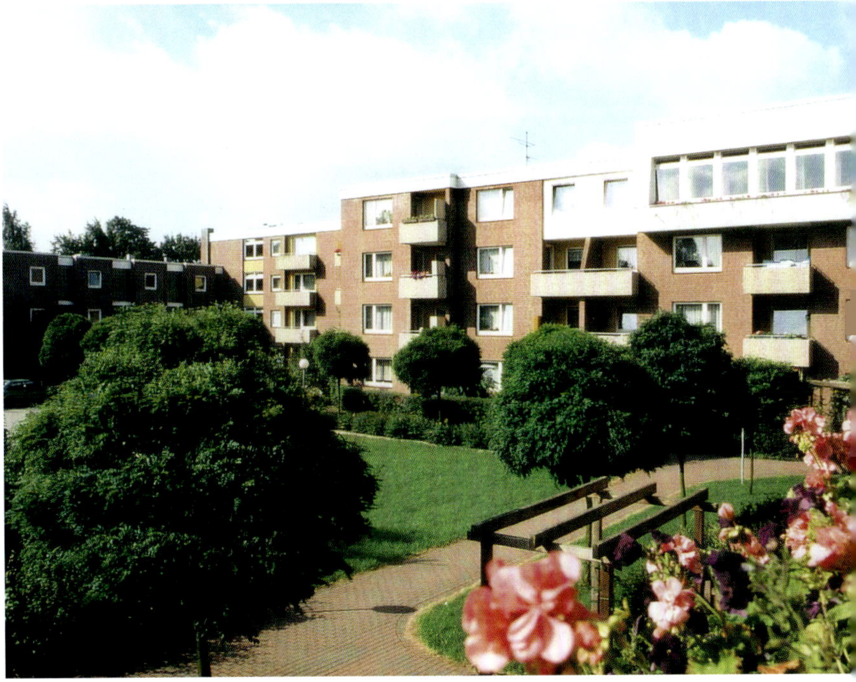

Miete:

Zimmer	Größe (m^2)	Kaltmiete	Nebenk.	Service	Miete (€)
1	ca. 42	315,00	120,00	54,81	489,81
2	ca. 55	393,00	155,00	54,81	602,81

Servicepauschale für eine zweite Person: € 27,47

Energieausweis: Baujahr 1981, Verbrauchsausweis, 184 kWh/(m^2a), Erdgas

Genossenschaftsanteile: Beim Einzug ist ein Eintrittsgeld von € 55,– zu zahlen. Außerdem müssen Genossenschaftsanteile in Höhe von € 1.716,– bis € 2.236,– erworben werden. Die Höhe ist abhängig von der Wohnungsgröße.

Nahverkehr: U-Bahnhof Merkenstraße, Linie: U2

Lage: Wohngebiet. Kleines Einkaufszentrum in der Nähe

Evangelisches Altenwohnheim Billwerder Bucht

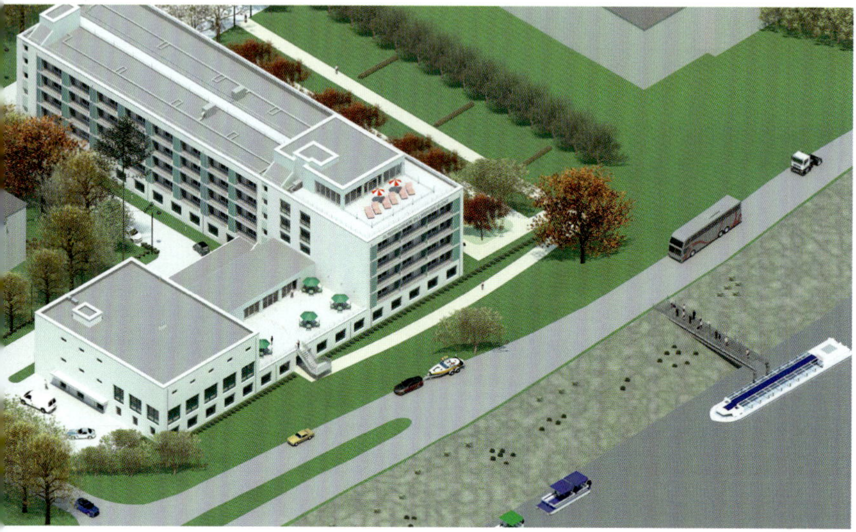

Anschrift: Vierländer Damm 292
20539 Hamburg-Rothenburgsort
Heimleitung: Jörg Wisotzki, www.diakoniestiftung.de
Vermietung: Cathleen Hube, Cornelia Domke
☎ 040/78 08 20, Diakoniestiftung Alt-Hamburg
56 Wohnungen, Alten- und Pflegeheim mit 54 Plätzen
Wohnen: Mietwohnung mit Betreuung

- Notruf rund um die Uhr
- Mittagessen oder Vollverpflegung gegen Bezahlung
- Speiseraum, Aufenthalts- und Hobbyräume, große Dachterrasse mit Elbblick, Gästezimmer, Sitzgruppen, Raum für private Feiern
- Ausflüge, jahreszeitliche Feste, Konzerte, Gymnastikgruppe, Gedächtnistraining, Kino, Bingo, Gottesdienste und Bibelstunden, Einzelbetreuung

- Hilfestellung bei schriftlichen Angelegenheiten
- Bei Bedarf können Sie von uns mit allen Leistungen eines Pflegeheimes in der Wohnung versorgt werden. Dann sind statt der Miete die Kosten für einen Pflegeplatz zu bezahlen, siehe Seite 401.

Ausstattung: Die Wohnungen haben Einbauküche, WC und Dusche, Einbauschrank, Balkon, Notruf, Telefon- und TV-Anschluss, Aufzug.

Miete:

Zimmer	Größe (m^2)	Kaltmiete	Nebenk.	Service	Miete (€)
1	39	225,62	125,35	66,43	417,40
2	ab 49	286,06	158,94	66,43	511,43
2	bis 63	367,43	204,81	90,44	662,68

(Wohnung für 2 Personen)

Ein § 5-Schein ist erforderlich. Betreuungszuschlag für eine zweite Person: € 24,01

Kautio n: Je nach Wohnungsgröße zwischen € 564,05 und € 918,58

Nahverkehr: Zollvereinsstr., Bus: 3, 119, 120, 122, 124, 224

Lage: Billwerder Bucht, Elbe, Traunspark. Gemischtwarenladen und Supermarkt in der Nähe

Im März 2015 ist unser Neubau fertiggestellt worden. Im Anschluss wurde unser altes Gebäude abgerissen und ein großer Garten für die Bewohner angelegt. Unser Anliegen ist, dass Sie sich in unserem Haus sicher und geborgen fühlen. Deshalb liegt uns eine persönliche und wohnliche Atmosphäre sehr am Herzen. Unsere Angebote sind in hohem Maß individuell ausgerichtet. Dazu gehört insbesondere, dass Sie alle Pflegeleistungen auch in der eigenen Wohnung erhalten können.

Jörg Wisotzki, Heimleiter

Haus St. Hildegard

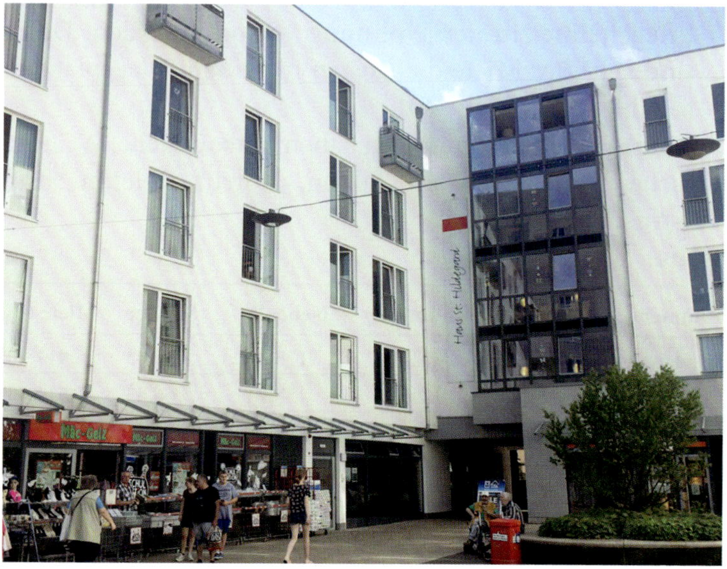

Anschrift: Rothenburgsorter Marktplatz 2
20539 Hamburg-Rothenburgsort
Einrichtungsleitung: Rimon Kersting, ☏ 040/468 97 20
Pflegewerk Hamburg gGmbH, www.pflegewerk-hamburg.de
41 Wohnungen, Pflegeeinrichtung mit 78 Plätzen, Kurzzeitpflege
Wohnen: Mietwohnung mit Service

- Notruf rund um die Uhr
- Kostenlose Nutzung der Gemeinschaftseinrichtungen
- Mittagessen im Pflegeheim gegen Entgelt
- Ausflüge, jahreszeitliche Feste, Konzerte, Musik- und Kochgruppen, Spiel- und Bastelgruppen, Bingo, Andachten, Gottesdienste, Seelsorge, Vorträge
- Bei Bedarf ist ein Umzug in die angeschlossene Pflegeeinrichtung möglich, siehe Seite 402.

Ausstattung: Die rollstuhlgerechten Wohnungen haben Küche, WC und barrierefreie Dusche, Notruf, Balkon, Telefon- und TV-Anschluss, Aufzug.

Miete:

Zimmer	Größe (m²)	Kaltmiete	Nebenk.	Service	Miete (€)
1	30,88	335,60	118,54	46,82	500,96
2	53,51	557,10	189,59	46,82	793,51

Betreuungszuschlag für eine zweite Person: € 23,39

Kaution: 3 Monatskaltmieten

Nahverkehr: Rothenburgsorter Marktplatz, Bus: 3, 119, 130

Lage: Wohngebiet, Stadtteilzentrum Rothenburgsort. Geschäfte in der Nähe

Das Pflege-/Servicewohnen im Haus St. Hildegard am Rothenburgsorter Marktplatz bietet alles, was im Leben älterer Menschen wichtig ist: Komfort, qualifizierte und liebevolle Betreuungs- und Pflegeangebote sowie kurze Wege. Sie brauchen für Ihre täglichen Besorgungen das Stadtteilzentrum nicht zu verlassen und erreichen alles bequem und barrierefrei: Arztpraxen, eine Apotheke, einen Super- und Drogeriemarkt, die Haspa sowie weitere Läden und Cafés. Im Bereich »Servicewohnen« leben Sie selbstständig in Ihrer Wohnung und können bei Bedarf die Leistungen des unmittelbar angrenzenden Pflegeheims in Anspruch nehmen. Das Pflegeheim bietet in 78 Einzelzimmern qualifizierte Pflegeleistungen rund um die Uhr. Auf jeder Etage bildet eine große Wohnküche das Zentrum. Wer es ruhiger mag, kann sich in das gemütliche Balkonzimmer zurückziehen.

Rimon Kersting, Einrichtungsleiter

Seniorenwohnungen Wilhelmsburg

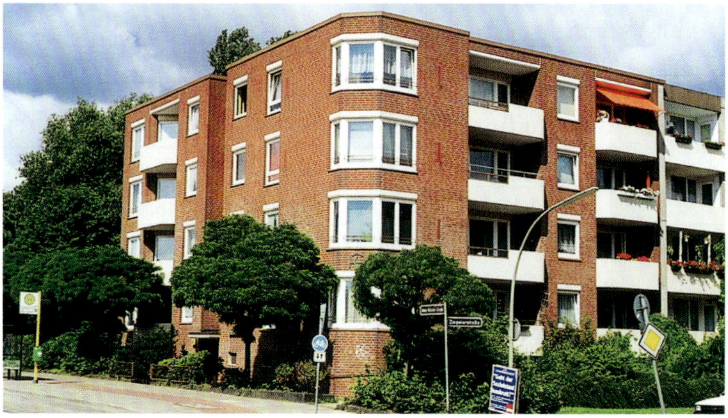

Anschrift: Georg-Wilhelm-Straße 164
21107 Hamburg-Wilhelmsburg
Vermietung: ☏ 040/251 51 20, Vereinigte Hamburger Wohnungsbaugenossenschaft eG (vhw), Hohenfelder Allee 2
22087 Hamburg, www.vhw-hamburg.de
16 Wohnungen
Wohnen: Mietwohnung ohne Serviceangebot

- Tiefgaragenplatz kann angemietet werden.
- Bei Bedarf ist ein Umzug in eine Pflegeeinrichtung der vhw möglich.

Ausstattung: Die Wohnungen haben Einbauküche, WC und Vollbad, Loggia, Keller, Telefon- und TV-Anschluss, Aufzug.

Miete:

1,5-Zimmer-Wohnung	ca. 47 m²	ca. € 470,–
2-Zimmer-Wohnung	ca. 60 bis 69 m²	ca. € 600,– bis € 700,–
Teilweise rollstuhlgerecht		

Nebenkosten sind in der Miete enthalten.
Energieausweis: Baujahr 1979, Verbrauchsausweis, 149 kWh/(m²a), Erdgas

Genossenschaftsanteile: Beim Einzug sind das Eintrittsgeld von € 55,– sowie Genossenschaftsanteile, je nach Größe der Wohnung, zwischen € 1.300,– und € 1.404,– zu zahlen.
Nahverkehr: Ziegelerstraße, Bus: 154
Lage: Wohngebiet. Kleine Geschäfte in der Nähe

Seniorenwohnungen Alsterdorf

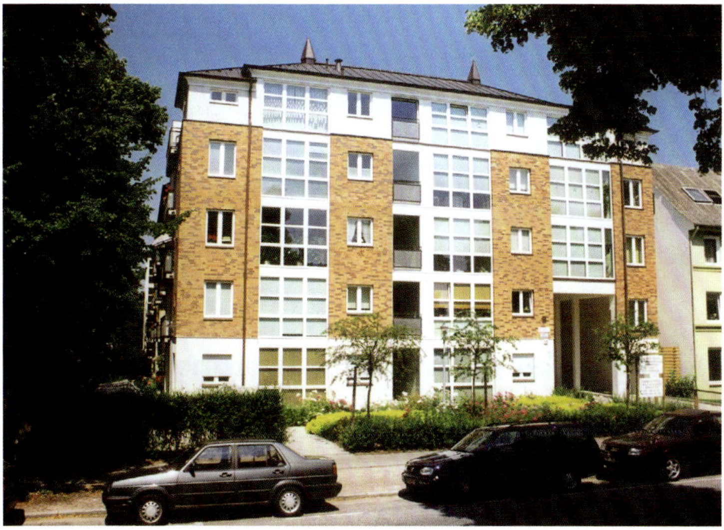

Anschrift: Alsterdorfer Straße 529
22337 Hamburg-Alsterdorf
Vermietung: ☏ 040/251 51 20, Vereinigte Hamburger Wohnungsbaugenossenschaft eG (vhw), Hohenfelder Allee 2, 22087 Hamburg, www.vhw-hamburg.de
35 Wohnungen
Wohnen: Mietwohnung ohne Serviceangebot
- Bei Bedarf ist ein Umzug in eine Pflegeeinrichtung der vhw möglich.

Ausstattung: Die Wohnungen haben Einbauküche, WC und barrierefreie Dusche, Balkon oder Terrasse, Keller, Telefon- und TV-Anschluss, Aufzug.

Miete:

Zimmer	Größe (m^2)	Kaltmiete	Nebenk.	Service	Miete (€)
1,5	ca. 42	420,00	120,00	0,00	540,00
2	ca. 53	520,00	151,00	0,00	671,00
2,5	ca. 63	620,00	160,00	0,00	780,00

Energieausweis: Baujahr 1999, Verbrauchsausweis, 152 kWh/(m^2a), Erdgas

Genossenschaftsanteile: Beim Einzug ist ein Eintrittsgeld von € 55,– zu zahlen. Außerdem sind Genossenschaftsanteile in Höhe von € 2.184,– bis € 3.328,– zu erwerben. Die Höhe ist abhängig von der Wohnungsgröße.

Nahverkehr: U-/S-Bahnhof Ohlsdorf, Linien: U1, S1

Lage: Wohngebiet, Alsterlauf. Kleine Geschäfte in der Nähe

Evangelisch-reformierte Stiftung Altenhof

Anschrift: Winterhuder Weg 98–108
22085 Hamburg-Barmbek/Süd

Heimleitung: Petra Winkler, ☏ 040/229 41 10
www.stiftung-altenhof.de
45 Wohnungen, Pflegeheim mit 118 Plätzen

Wohnen: Mietwohnung mit Betreuung

- Notruf
- Bibliothek, Festsaal, Schwimmbad, Café, Garten, Terrasse, Dachterrasse
- Feste, Basteln, Spaziergänge, Spiele, Musik, Besuchsdienst, Gottesdienst, Gesprächskreis
- Ausflüge und Freizeiten in Ratzeburg gegen Bezahlung
- Mahlzeiten im Altenheim gegen Bezahlung

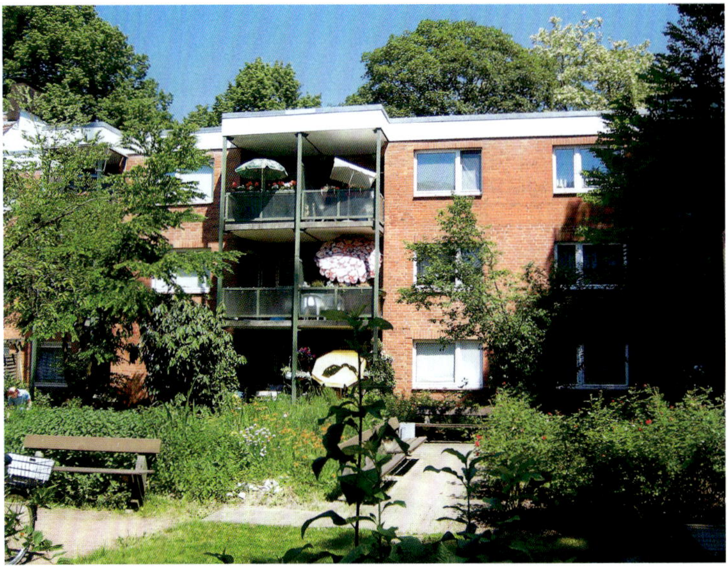

- Bei Bedarf ist ein Umzug in das angeschlossene Alten- und Pflegeheim möglich, siehe Seite 412.

Ausstattung: Die Wohnungen haben Küche, Dusche und WC, Balkon, Terrasse oder Wintergarten, Keller, Telefon- und TV-Anschluss, Aufzug.

Miete:

1-Zimmer-Wohnung	42,85 bis 51,00 m^2	€ 469,99 bis € 545,78
2-Zimmer-Wohnung	44,46 bis 54,49 m^2	€ 484,96 bis € 578,24

Nebenkosten und Betreuungszuschlag (€ 71,84) sind in der Miete enthalten.
Betreuungszuschlag für eine zweite Person: € 21,57

Kaution: 3 Monatskaltmieten

Nahverkehr: Beethovenstraße, Bus: 25, 172, 173

Lage: Wohngebiet, Geschäfte in der Nähe

Unsere Bewohner im »Service-Wohnen« haben ihre eigene kleine abgeschlossene Wohnung in der Nähe zur wunder-

schönen Alster und zum Einkaufszentrum Hamburger Meile. Die persönliche und liebevolle Betreuung sowohl im »Service-Wohnen« als auch in unserem Haupthaus ist uns als christliches Haus ein Herzensanliegen. Auch das wunderbare Flair der neu gestalteten Grünanlage erfreut Herz und Gemüt. Was dürfen wir Ihnen noch anbieten? Ein sehr gutes und reichhaltiges Essen, wenn Sie mögen, vielfältige Freizeitangebote, ein täglich offenes, beheiztes Schwimmbad und nicht nur einfach wohnen, sondern wie es der bekannte 23. Psalm sinngemäß sagt: »Service-Wohnen« als ein wunderbares und sorgenfreies Zuhause mit einer sehr guten Nachbarschaft. Aufgehoben und nicht allein und doch in den eigenen vier Wänden. Überzeugen Sie sich doch bitte selbst, wir freuen uns auf Sie.

Petra Winkler, Heimleiterin

Seniorenwohnanlage Kiefhörn

Anschrift: Kiefhörn 1 – 5, 22049 Hamburg-Dulsberg
Leitung: Franziska Siefke
Vermietung: Angela Reh, ☎ 040/696 802 000
Vereinigte Hamburger Wohnungsbaugenossenschaft eG (vhw), www.vhw-hamburg.de
68 Wohnungen, Pflegewohnen mit 74 Plätzen
Wohnen: Mietwohnung mit Serviceangebot

- Notruf rund um die Uhr
- Regelmäßige Sprechstunden des Sozialen Dienstes
- Beratung und Vermittlung von Dienstleistungen
- Nutzung der Gemeinschaftseinrichtungen
- Veranstaltungen
- Mittagessen im Restaurant gegen Entgelt

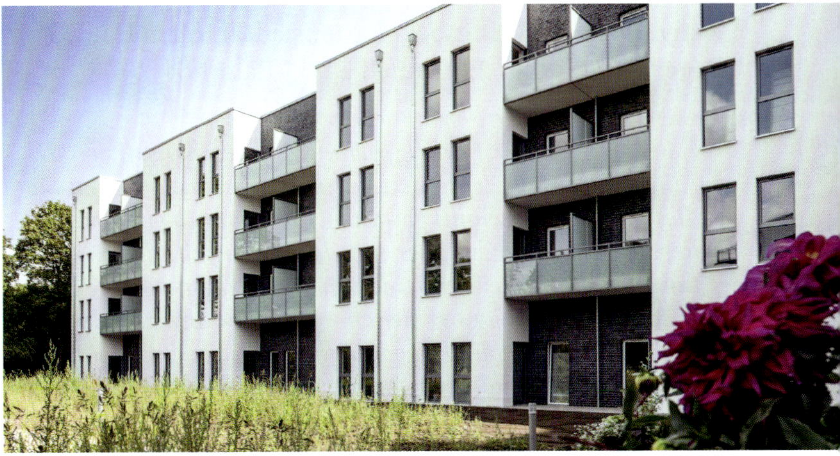

- Bei Bedarf ist ein Umzug in die angeschlossene Pflegeeinrichtung möglich, siehe Seite 416.

Ausstattung: Die Wohnungen haben Küche, WC und barrierefreie Dusche, Balkon oder Terrasse, Keller, Telefon- und TV-Anschluss, Aufzug.

Miete:

Zimmer	Größe (m^2)	Kaltmiete	Nebenk.	Service	Miete (€)
1	ca. 47	299,00	141,00	52,36	492,36
2	ca. 53	337,00	159,00	52,36	548,36
3	ca. 68	441,00	207,00	52,36	700,36

Servicepauschale für eine zweite Person: € 26,16
Hausnotrufsystem: € 23,00
Ein Wohnberechtigungsschein ist erforderlich.
Energieausweis: Baujahr 2015, Bedarfsausweis, 47,5 kWh/(m^2a), KWK regenerativ

Genossenschaftsanteile: Zum Erwerb der Mitgliedschaft sind 25 Genossenschaftsanteile in Höhe von € 1.300,– notwendig, zuzüglich eines einmaligen Eintrittsgeldes von € 55,–. Beim Einzug sind die Anteile auf € 1.352,– bis € 1.820,– zu erhöhen. Die Höhe ist abhängig von der Wohnungsgröße.

Nahverkehr: U-Wandsbek-Gartenstadt, Linien: U1, U3
Lage: Wohngebiet. Einkaufen am U-Bahnhof

Gerade im Alter ist es angenehm, von Beschwernissen des Alltags entlastet zu werden. In unserem Haus können Sie diesen Lebensabschnitt gestalten. Selbstständig in der eigenen Wohnung leben, aber mit der Sicherheit, dass im benachbarten Pflegeheim rund um die Uhr kompetente Mitarbeiter zur Verfügung stehen – das ist »Servicewohnen« in der Seniorenwohnanlage Kiefhörn. Vielleicht benötigen Sie einmal Rat und Hilfe von den examinierten Pflegekräften, möchten am Essen teilnehmen oder bei Veranstaltungen und Hobbygruppen mitmachen. Wenn nötig, können Sie sich von unserem Ambulanten Dienst in der Wohnung pflegen lassen. Sicher haben Sie vor einer Entscheidung noch viele Fragen, die wir in einem persönlichen Gespräch klären können. Wir freuen uns auf Ihren Besuch.

Franziska Siefke, Leiterin

Stiftung Anscharhöhe

Anschrift: Tarpenbekstraße 107, 20251 Hamburg-Eppendorf
Vermietung: Sylvia Schmitz, ☏ 040/46 69-311
www.anscharhoehe.de
54 Wohnungen, Pflegeheim mit 160 Plätzen
Wohnen: Mietwohnung mit Betreuung

- Notruf rund um die Uhr
- Mittagessen gegen Bezahlung im Gemeinschaftsraum oder Lieferung in die Wohnung
- Gemeinschaftsraum, Café »Coffee and more«
- Ausflüge, jahreszeitliche Feste, Vorträge, Konzerte, Malen, Singen, Spielenachmittage, Gottesdienste, Bibelstun-

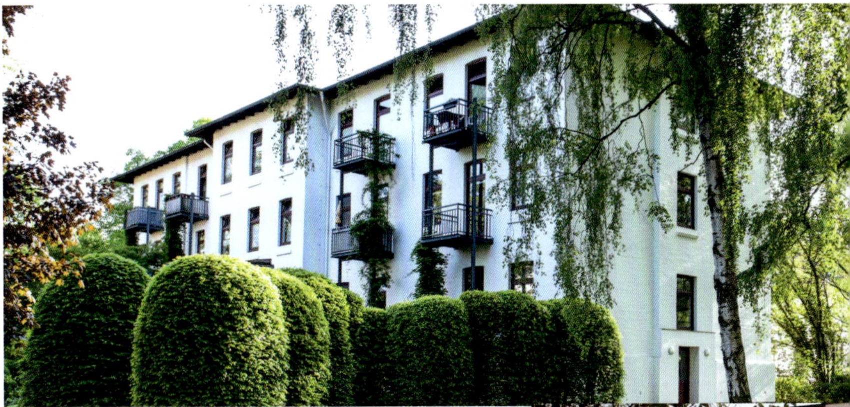

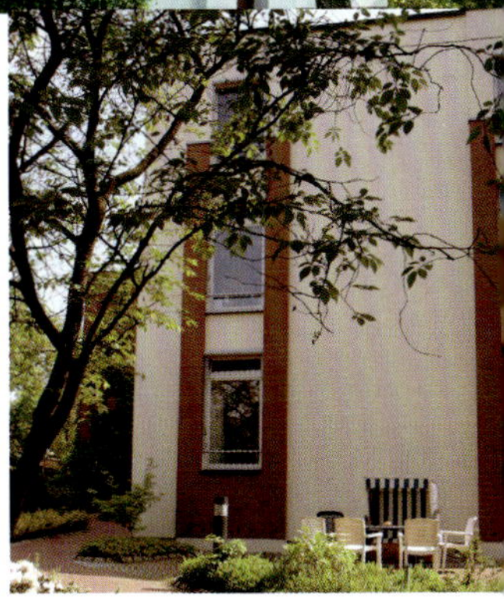

den, gesellige Stunden
- Bei Bedarf ist ein Umzug in die angeschlossene Pflegeeinrichtung möglich, siehe Seite 419.

Ausstattung: Die Wohnungen haben Küche (teilweise integriert), teilweise Einbauschrank, WC und meist barrierefreie Dusche, Telefon- und TV-Anschluss, Keller, teilweise Balkon, Aufzug.

Miete Emilienstift:

1,5-Zimmer-Wohnung	35 bis 43 m²	€ 645,– bis € 775,–
2-Zimmer-Wohnung	54 bis 58 m²	€ 954,– bis € 1.015,–

Miete Haus im Anscharpark:

1-Zimmer-Wohnung	37 m²	€ 870,–
2-Zimmer-Wohnung	53 bis 74 m²	€ 1.200,– bis € 1.640,–

Nebenkosten und Betreuungszuschlag (€ 79,–) sind in der Miete enthalten.
Betreuungszuschlag für eine zweite Person: € 30,–

Für die Wohnungen ist jeweils eine Kaution in Höhe von drei Kaltmieten zu zahlen.

Nahverkehr: Nedderfeld (Anscharhöhe), Bus: X35, 281
Frickestraße, Bus: 22, 392

Lage: Wohngebiet, Park. Kiosk, Einkaufen am Nedderfeld und in Eppendorf

Die Stiftung Anscharhöhe ist wie ein Dorf mitten in der Stadt: Die Häuser und die Kirche unserer Einrichtung sind von einem großen, schönen Park umgeben – und der liegt mitten im belebten und beliebten Hamburger Stadtteil Eppendorf. Das Herz unseres Parkgeländes ist die St. Anscharkirche. Direkt nebenan finden Sie einen Kiosk mit angrenzendem Café. Regelmäßig bietet ein Marktstand frisches Obst und Gemüse an. Ein Friseursalon und eine Physiotherapiepraxis sowie eine Facharztpraxis für Psychiatrie und Psychotherapie runden das Angebot ab.

Sylvia Schmitz, Ansprechpartnerin

Seniorenwohnanlage Langenhorn

Die Seniorenwohnanlage in Langenhorn wird bis Anfang 2024 umfangreich modernisiert und durch einen Neubau erweitert. Interessenten können sich ab sofort vormerken lassen.

Anschrift: Dortmunder Straße 19–21
22419 Hamburg-Langenhorn
Leitung: Andrea Röder-Khabiri
Vermietung: Nadine Schweda, ☎ 040/537 59 20 00
Vereinigte Hamburger Wohnungsbaugenossenschaft eG (vhw), www.vhw-hamburg.de
90 Wohnungen, Pflegewohnen mit 105 Plätzen
Wohnen: Mietwohnung mit Serviceangebot

- Notruf rund um die Uhr
- Regelmäßige Sprechstunden des Sozialen Dienstes

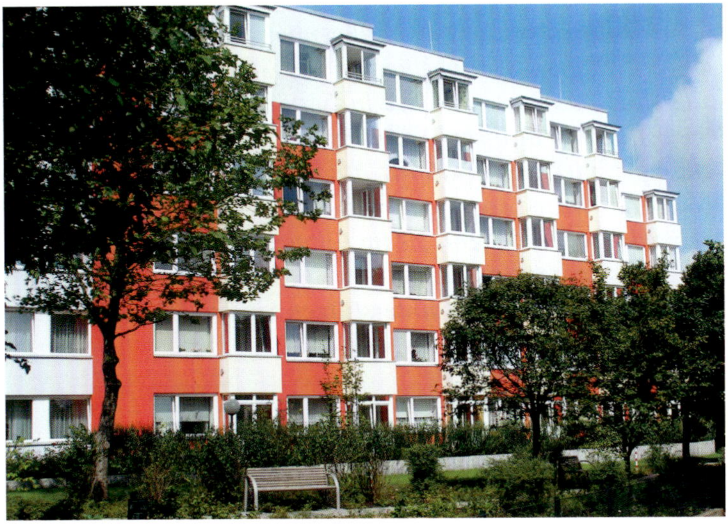

- Beratung und Vermittlung von Dienstleistungen
- Nutzung der Gemeinschaftseinrichtungen
- Veranstaltungen, zum Teil mit Kostenumlage
- Mittagessen im Restaurant gegen Entgelt
- Bei Bedarf ist ein Umzug in die angeschlossene Pflegeeinrichtung möglich, siehe Seite 423.

Ausstattung: Die Wohnungen haben Küche, WC und Dusche, Wintergarten oder Terrasse, Keller, Telefon- und TV-Anschluss, Aufzug.

Mieten und Genossenschaftsanteile stehen noch nicht fest.

Nahverkehr: Dortmunder Straße, Bus: 278

Lage: Wohngebiet, Grünanlagen, Spazierwege. Kiosk im Haus, Einkaufszentrum Käkenflur

Die Seniorenwohnanlage Langenhorn liegt in einem ruhigen, grünen Wohngebiet an der Stadtgrenze zu Norderstedt. Als unser Mitglied im Servicewohnen können Sie selbstständig in Ihrer Wohnung leben und bei Bedarf ein kompetentes Informations- und Beratungsangebot nutzen. Zusätzlich sorgt ein Hausnotrufsystem für schnelle Hilfe im Notfall. Wenn Sie im Alltag mehr Hilfe oder sogar Pflege brauchen, vermitteln wir Ihnen gern die richtigen Ansprechpartner und unterstützen Sie bei Anträgen und Schriftwechsel. Für uns ist es wichtig, dass Sie sich bei uns geborgen fühlen.

Andrea Röder-Khabiri, Leiterin

Seniorenwohnanlage Wohnpark Eichenhöhe

Anschrift: Kirchenhang 29, 21073 Hamburg-Eißendorf
Vermietung: Kai Albers, ☏ 04164/899 17 30
Andreas Viebrock, Grashofweg 11b, 21698 Harsefeld
Betreuungsleitung: Ines Sawatzki, Rita Berté
☏ 040/790 34 83
90 Wohnungen
Wohnen: Mietwohnung mit Betreuung

- Betreuung durch das Deutsche Rote Kreuz
- Regelmäßige Sprechstunden
- Unterstützung bei der Bewältigung des Alltags und bei gesundheitlichen Krisensituationen
- Ausflüge, Veranstaltungen, Feste, Spielenachmittage, Gymnastik, Tanz, Theatergruppe
- Gemeinschaftsräume

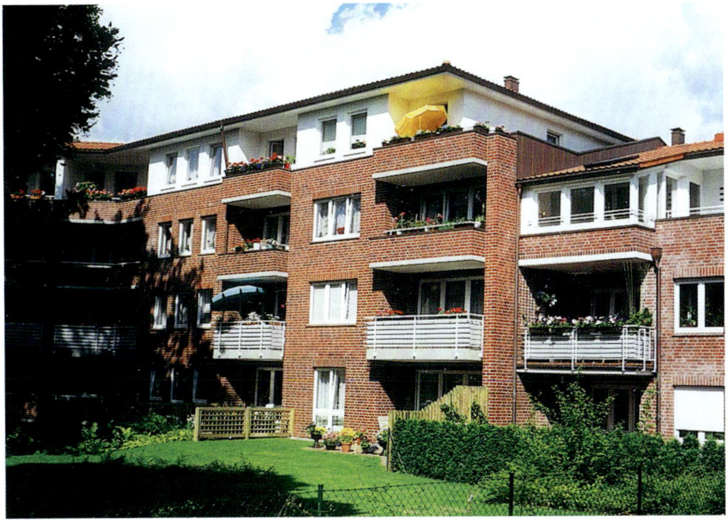

Ausstattung: Die Wohnungen haben Küche, WC und Dusche, Balkon oder Terrasse, Keller, Telefon- und TV-Anschluss, Aufzug.

Miete:

1,5-Zimmer-Wohnung	42 bis 52 m²	€ 455,50 bis € 531,50
2-Zimmer-Wohnung	60 m²	ca. € 602,50

Betreuungszuschlag (€ 45,50) ist in der Miete enthalten.
Betreuungszuschlag für eine zweite Person: € 22,75; zuzüglich Nebenkosten für Heizung, Wasser, Strom. Ein § 5-Schein ist erforderlich.
Energieausweis: Baujahr 1995, Verbrauchsausweis, 93 kWh/(m²a), Gas

Kaution: 2,5 Nettokaltmieten

Nahverkehr: Lübbersweg, Bus: 14, 143, 146, 443, 543

Lage: Wohngebiet, Harburger Berge, Haakeforst, Göhlbachtal. Einkaufshilfen, Geschäfte in der Nähe

Seniorenwohnanlage Neuwiedenthal

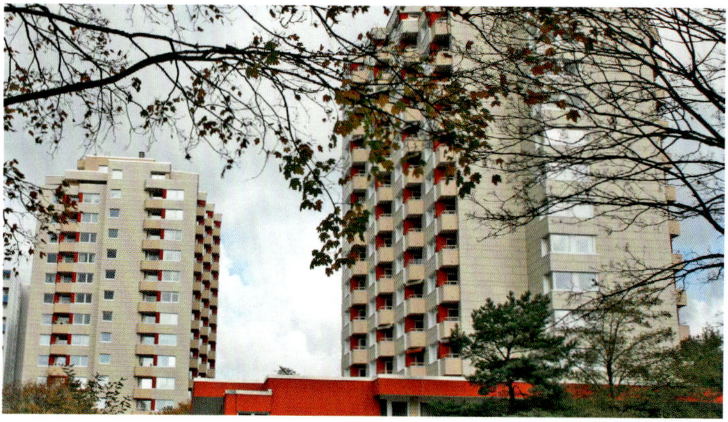

Anschrift: Rehrstieg 44 und 46, 21147 Hamburg-Hausbruch
Leitung: Sabine Schirmer
Vermietung: Joanna Schwichtenberg, Ursel Meyer
☎ 040/797 03 20 00, Vereinigte Hamburger Wohnungsbaugenossenschaft eG (vhw), www.vhw-hamburg.de
234 Wohnungen, Pflegewohnen mit 87 Plätzen
Wohnen: Mietwohnung mit Serviceangebot

- Notruf rund um die Uhr
- Regelmäßige Sprechstunden des Sozialen Dienstes
- Beratung und Vermittlung von Dienstleistungen
- Nutzung der Gemeinschaftseinrichtungen
- Nutzung des Bewegungsbades gegen Entgelt
- Veranstaltungen
- Mittagessen im Restaurant gegen Entgelt
- Bei Bedarf ist ein Umzug in die angeschlossene Pflegeeinrichtung möglich, siehe Seite 427.

Ausstattung: Die Wohnungen haben Küche, WC und barrierefreie Dusche, Balkon, Keller, Telefon- und TV-Anschluss, Aufzug.

Miete:

1,5-Zimmer-Wohnung	ca.41 m²	€ 409,– bis € 466,–
2-Zimmer-Wohnung	60 m²	€ 567,– bis € 664,–
3-Zimmer-Wohnung	ca. 82 m²	€ 710,–

Nebenkosten und Servicepauschale (€ 52,36) sind in der Miete enthalten.
Servicepauschale für eine zweite Person: € 26,16
Ein § 5-Schein ist überwiegend erforderlich.
Energieausweis: Baujahr 1977, Bedarfsausweis, 68,7 kWh/(m²a), KWK fossil

Genossenschaftsanteile: Zum Erwerb der Mitgliedschaft sind 25 Genossenschaftsanteile in Höhe von € 1.300,– notwendig, zuzüglich eines einmaligen Eintrittsgeldes von € 55,–. Beim Einzug sind die Anteile auf € 1.664,– bis € 3.588,– zu erhöhen. Die Höhe ist abhängig von der Wohnungsgröße.
Nahverkehr: S-Bahnhof Neuwiedenthal, Linie: S3 Rehrstieg, Bus: X40, 140, 250, 251
Lage: Harburger Berge, Fischbeker Heide, Altes Land. Einkaufszentrum am S-Bahnhof

Die Seniorenwohnanlage Neuwiedenthal liegt im Süden Hamburgs, vor den Toren des »Alten Landes«. Ein bequem zu erreichendes Wald- und Heidegebiet zum Spazierengehen, Geschäfte und Kirchen finden Sie in der näheren Umgebung. Die Hamburger Innenstadt ist gut zu erreichen. Unsere Einrichtung bietet Ihnen ein selbstständiges Leben in der eigenen Wohnung, mit der beruhigenden Sicherheit, dass Betreuung und pflegerische Hilfestellung sowie eine Notfallversorgung rund um die Uhr für Sie zur Verfügung stehen. Wenn erforderlich, bieten wir Ihnen selbstverständlich fachkundige Pflege in allen Pflegegraden. Ein umfassendes Service- und Betreuungsangebot wird Ihnen das Einleben erleichtern.

Sabine Schirmer, Leiterin

Servicewohnen Scharnhorst Höhe

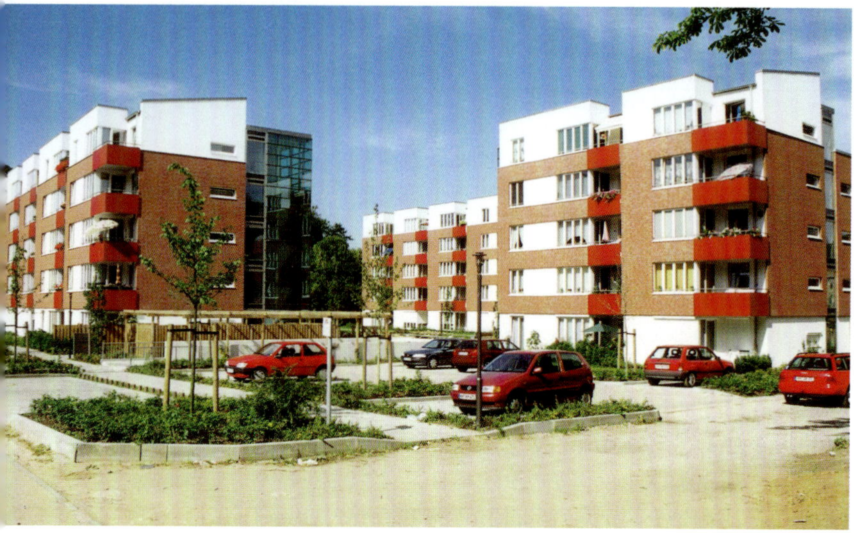

Anschrift: Hans-Dewitz-Ring 1–5
21075 Hamburg-Heimfeld
Vermietung: ☏ 040/251 51 20, Vereinigte Hamburger Wohnungsbaugenossenschaft eG (vhw), Hohenfelder Allee 2, 22087 Hamburg, www.vhw-hamburg.de
101 Wohnungen
Wohnen: Mietwohnung mit Serviceangebot
- Regelmäßige Sprechzeiten des Sozialen Dienstes
- Beratung und Vermittlung von Dienstleistungen
- Nutzung der Gemeinschaftseinrichtungen
- Veranstaltungen, zum Teil mit Kostenumlage
- Bei Bedarf ist ein Umzug in eine Pflegeeinrichtung der vhw möglich.

Ausstattung: Die Wohnungen, teilweise rollstuhlgerecht, haben Küche, WC und barrierefreies Duschbad, Balkon oder Terrasse, Keller, Telefon- und TV-Anschluss, Aufzug.

Miete:

1,5-Zimmer-Wohnung	ca. 47 m^2	ca. € 600,–
2-Zimmer-Wohnung	ca. 56 m^2	ca. € 730,–
2-Zimmer-Wohnung (rollstuhlgerecht)	ca. 67 m^2	ca. € 850,–
2,5-Zimmer-Wohnung	ca. 62 m^2	ca. € 830,–

Nebenkosten und Servicepauschale (€ 54,81) sind in der Miete enthalten.
Servicepauschale für eine zweite Person: € 27,48
Energieausweis: Baujahr 2000, Verbrauchsausweis, 98 kWh/(m^2a), Fernwärme

Genossenschaftsanteile: Beim Einzug ist eine Aufnahmegebühr von € 55,– zu zahlen. Außerdem müssen Genossenschaftsanteile in Höhe von € 2.444,– bis € 3.484,– erworben werden. Die Höhe ist abhängig von der Wohnungsgröße.
Nahverkehr: Hans-Dewitz-Ring, Bus: 142, 543
Lage: Wohngebiet, Harburger Berge. Supermarkt und Bäcker in der Nähe, Krankenhaus vor Ort

Seniorenwohnungen Neugraben

Anschrift: Neugrabener Bahnhofstraße 9
21149 Hamburg-Neugraben/Fischbek
Vermietung: ☏ 040/251 51 20, Vereinigte Hamburger Wohnungsbaugenossenschaft eG (vhw)
Hohenfelder Allee 2, 22087 Hamburg
www.vhw-hamburg.de
20 Wohnungen
Wohnen: Mietwohnung ohne Serviceangebot

- Bei Bedarf ist ein Umzug in eine Pflegeeinrichtung der vhw möglich.

Ausstattung: Die Wohnungen haben Küche, WC und Dusche, Balkon oder Terrasse, Keller, Telefon- und TV-Anschluss, Aufzug.

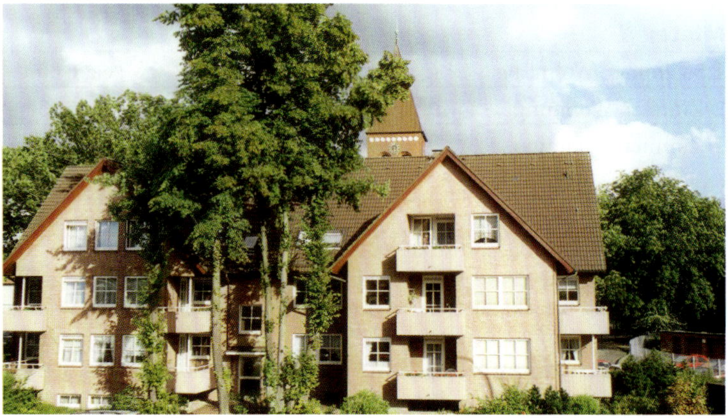

Miete:

1-Zimmer-Wohnung	ca. 40 m²	ca. € 400,–
1,5-Zimmer-Wohnung	ca. 44 m²	ca. € 450,–
2-Zimmer-Wohnung	ca. 55 bis 64 m²	ca. € 540,– bis € 600,–

Nebenkosten sind in der Miete enthalten.
Teilweise ist ein § 5-Schein erforderlich.
Energieausweis: Baujahr 1986, Verbrauchsausweis, 205 kWh/(m²a), Erdgas

Genossenschaftsanteile: Beim Einzug ist ein Eintrittsgeld von € 55,– zu zahlen. Außerdem müssen Genossenschaftsanteile in Höhe von € 1.612,– bis € 2.600,– erworben werden. Die Höhe ist abhängig von der Wohnungsgröße.
Nahverkehr: S-Bahnhof Neugraben, Linie: S3
Lage: Wohngebiet. Einkaufszentrum am S-Bahnhof

Seniorenwohnanlage Walddörfer

Anschrift: Berner Allee 3, 22159 Hamburg-Farmsen/Berne
Leitung: Robert Demmin, www.vhw-hamburg.de
Vermietung: Katrin Lehmann, ☎ 040/644 18-2033
Vereinigte Hamburger Wohnungsbaugenossenschaft eG (vhw)
95 Wohnungen, Pflegeheim mit 73 Plätzen

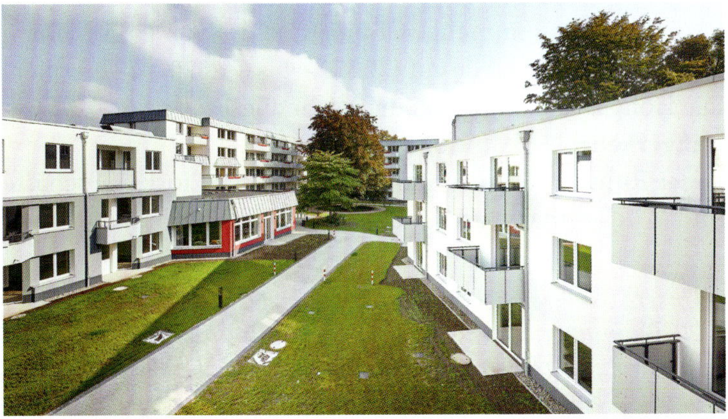

Wohnen: Mietwohnung mit Serviceangebot

- Notruf rund um die Uhr
- Regelmäßige Sprechstunden des Sozialen Dienstes
- Beratung und Vermittlung von Dienstleistungen
- Nutzung der Gemeinschaftseinrichtungen, z.B. Gymnastikraum, Restaurant, Marktplatz, Bibliothek, Raum der Stille
- Mittagessen im Restaurant gegen Entgelt
- Bei Bedarf ist ein Umzug ins angeschlossene Pflegeheim möglich, siehe Seite 443.

Ausstattung: Die Wohnungen haben Küche, WC und Dusche, Balkon oder Terrasse, Keller oder zusätzlichen Abstellraum, TV-Anschluss, Aufzug.

Miete:

1-Zimmer-Wohnung	ca. 40 m²	ca. € 660,–
2-Zimmer-Wohnung	ca. 50 bis 65 m²	€ 800,– bis € 1.020,–
2,5-Zimmer-Wohnung	ca. 60 bis 88 m²	€ 950,– bis € 1.350,–

Nebenkosten und Servicepauschale (€ 77,82) sind in der Miete enthalten.
Betreuungszuschlag für eine zweite Person: € 27,47

Genossenschaftsanteile: Zum Erwerb der Mitgliedschaft sind 25 Genossenschaftsanteile in Höhe von € 1.300,– notwendig, zuzüglich eines einmaligen Eintrittsgeldes von € 55,–. Beim Einzug sind die Anteile auf € 1.352,– bis € 1.820,– zu erhöhen. Die Höhe ist abhängig von der Wohnungsgröße.

Nahverkehr: U-Bahnhof Berne, Linie: U1

Lage: Ruhiger Garten, Berner Gutspark. Kiosk, Geschäfte und Wochenmarkt am U-Bahnhof

Unsere Seniorenwohnanlage Walddörfer wird bis zum Jahr 2020 umfangreich modernisiert. Auch im Alter in der eigenen Wohnung leben - wer wünscht sich das nicht? Selbstständig und mit vollem Anschluss an den Pflegebereich. Das vermittelt ein Gefühl der Sicherheit. Das geschulte Personal steht Ihnen in Fragen der Pflege oder der Hauswirtschaft zur Seite. Eine Physiotherapie, Thaimassage und ein Friseur sind im Haus. Auf Wunsch versorgt Sie unser ambulanter Dienst in Ihren eigenen vier Wänden. Alle Angebote und Gemeinschaftseinrichtungen stehen Ihnen zur Verfügung, denn als Mieter einer Wohnung sind Sie ein Teil der Gemeinschaft, die die Seniorenwohnanlage Walddörfer ausmacht, und wir freuen uns auf Sie.

Robert Demmin, Leiter

Servicewohnen Charlottenburger Straße

Anschrift: Charlottenburger Straße 3, Jenfelder Straße 254
22045 Hamburg-Jenfeld

Vermietung: ☏ 040/251 51 20, Vereinigte Hamburger Wohnungsbaugenossenschaft eG (vhw), Hohenfelder Allee 2
22087 Hamburg, www.vhw-hamburg.de

124 Wohnungen

Wohnen: Mietwohnung mit Serviceangebot

- Regelmäßige Sprechzeiten des Sozialen Dienstes

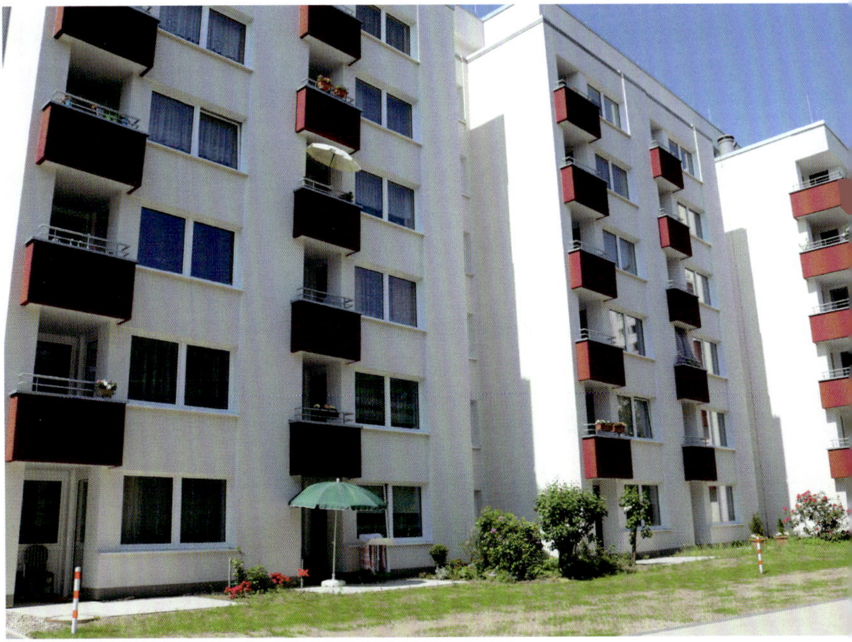

- Beratung und Vermittlung von Dienstleistungen
- Nutzung der Gemeinschaftseinrichtungen
- Veranstaltungen, zum Teil mit Kostenumlage
- Bei Bedarf ist ein Umzug in eine Pflegeeinrichtung der vhw möglich.

Ausstattung: Die Wohnungen haben Küche, WC und barrierearme Dusche, Loggia oder Terrasse, Keller, Telefon- und TV-Anschluss, Aufzug.

Miete:

Zimmer	Größe (m^2)	Kaltmiete	Nebenk.	Service	Miete (€)
1	ca. 40	307,00	130,00	54,81	491,81
2	ca. 58	445,00	190,00	54,81	689,81

Servicepauschale für eine zweite Person: € 27,48; Energieausweis: Baujahr 1980, Verbrauchsausweis, 133 kWh/(m^2a), Erdgas (Charlottenburger Straße 3); Baujahr: 1980, Verbrauchsausweis, 159 kWh/(m^2a), Erdgas (Jenfelder Straße 254)

Genossenschaftsanteile: Beim Einzug ist ein Eintrittsgeld von € 55,– zu zahlen. Außerdem müssen Genossenschaftsanteile in Höhe von € 1.612,– bis € 2.340,– erworben werden. Die Höhe ist abhängig von der Wohnungsgröße.
Nahverkehr: Jenfelder Straße, Bus: 10, 27, 29, X35
Lage: Wohngebiet. Einkaufszentrum in der Nähe

Hospital zum Heiligen Geist Wohnen mit Service Heilig Geist

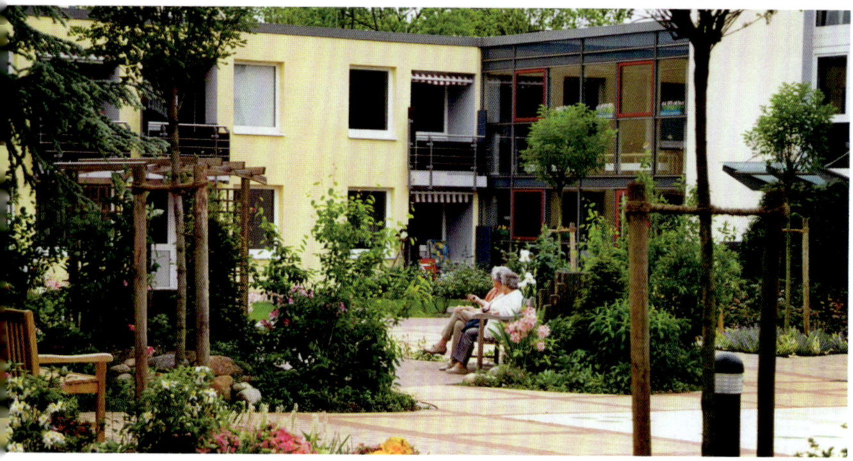

Anschrift: Hinsbleek 11, 22391 Hamburg-Poppenbüttel
Vermietung: Carola Göttsche, ☎ 040/60 60 11 18
310 Wohnungen, Alten- und Pflegeheim mit 740 Plätzen und 38 Kurzzeitpflegeplätzen, www.hzhg.de
Wohnen: Mietwohnung mit Service

- Notruf rund um die Uhr
- Parkrestaurant, Krämerladen, Festsaal, Gemeinschaftsräume, Hobbyräume, Kegelbahn, Freilichtbühne, Bibliothek mit Internetcafé, parkähnliches Gelände

- Ausflüge mit hospitaleigenen Bussen, Kulturprogramm, Freundeskreis, Hobby&Treff, Chor, Gymnastik und Yoga, Sportangebote, Hauszeitung, Gottesdienste
- Mittagessen gegen Bezahlung durch den Menüdienst des Hospitals oder im Parkrestaurant
- Pflegedienst und Tagespflege auf dem Gelände
- Bei Bedarf ist ein Umzug in das angeschlossene Altenheim möglich, siehe Seite 451.

Ausstattung: Die Wohnungen haben Einbauküche, WC und barrierefreie Dusche, Balkon oder Terrasse, Telefon- und TV-Anschluss, Aufzug.

Miete:

1-Zimmer-Wohnung	28 bis 31 m²	€ 570,– bis € 768,–
2-Zimmer-Wohnung	57 bis 69 m²	€ 1.172,– bis € 1.349,–
2-Zimmerwohnung (Haus Pfingstrose)	ab 61 m²	€ 1.323,–
2-Zimmerwohnung (Quartier Grevenau)	ab 65 m²	€ 1.427,–
3-Zimmer-Wohnung (Quartier Grevenau)	bis 102 m²	€ 2.239,–
3-Zimmer-Wohnung (Haus Pfingstrose)	bis 91 m²	€ 1.869,–

Nebenkosten und Servicepauschale (€ 180,–) sind in der Miete enthalten. Betreuungszuschlag für eine zweite Person: € 90,–. Im Haus Pfingstrose und Quartier Grevenau(€ 195,–) Betreuungszuschlag für eine zweite Person: € 97,50.

Kaution: 3 Monatskaltmieten

Nahverkehr: Hinsbleek, Bus: 179

Alte Landstraße (Nord), Bus: 24, 174, 176

Lage: Wohngebiet mit Ein- und Zweifamilienhäusern, Alsterwanderweg. Krämerladen im Haus, zweimal wöchentlich Buspendeldienst zum Einkaufszentrum

In unserer »Kleinen Stadt für Senioren« leben Sie selbstständig in Ihrer Wohnung und haben alles, was Sie brauchen, in unmittelbarer Nähe: Ärzte, Apotheke, Hausnotrufdienst, Physiotherapie, Parkrestaurant, Krämerladen, Bibliothek mit Internetcafé, Frisör, Haspa-Filiale und vieles mehr.
Das schöne, parkähnliche Gelände des Hospitals lädt Sie und Ihre Gäste zum Spazierengehen und Verweilen ein. In unserem Festsaal erwartet Sie ein abwechslungsreiches Kultur- und Veranstaltungsprogramm. Und diejenigen, die sich gern betätigen oder kreativ sind, haben die Wahl zwischen zahlreichen Hobbyangeboten und Kursen von »Aktiv durch die Woche«

Frank Schubert, Michael Kröger, Vorstand

Servicewohnen Meiendorf

Anschrift: Spitzbergenweg 12 und Wildschwanbrook 4
22145 Hamburg-Rahlstedt
Vermietung: ☏ 040/251 51 20, Vereinigte Hamburger Wohnungsbaugenossenschaft eG (vhw), Hohenfelder Allee 2
22087 Hamburg, www.vhw-hamburg.de
102 Wohnungen
Wohnen: Mietwohnung mit Serviceangebot

- Regelmäßige Sprechzeiten des Sozialen Dienstes
- Beratung und Vermittlung von Dienstleistungen
- Nutzung der Gemeinschaftseinrichtungen
- Veranstaltungen, zum Teil mit Kostenumlage
- Bei Bedarf ist ein Umzug in eine Pflegeeinrichtung der vhw möglich.

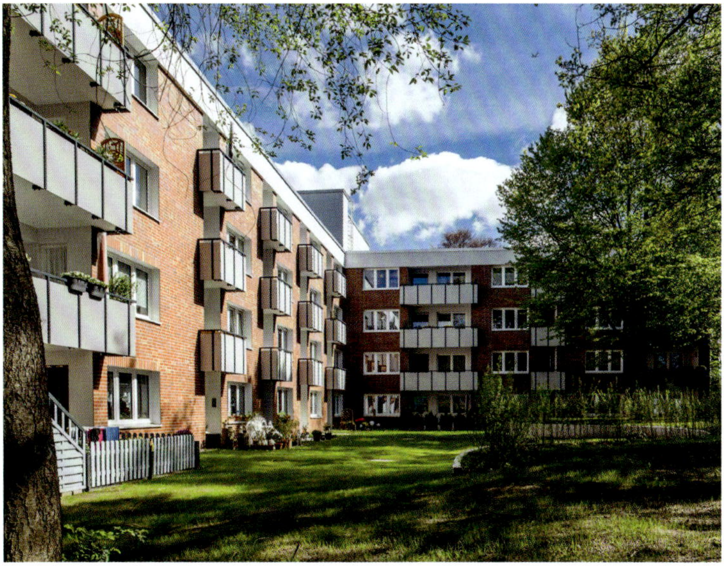

Ausstattung: Die Wohnungen haben Küche, WC und barrierefreie Dusche, Balkon oder Terrasse, Keller, Telefon- und TV-Anschluss, Aufzug.

Miete:

1-Zimmer-Wohnung	ca. 33 bis 41 m²	ca. € 390,– bis € 490,–
2-Zimmer-Wohnung	ca. 56 bis 62 m²	ca. € 670,– bis € 720,–

Nebenkosten und Servicepauschale (€ 54,81) sind in der Miete enthalten.
Servicepauschale für eine zweite Person: € 27,47
Ein § 5-Schein ist erforderlich.
Energieausweis: Baujahr 1974, Verbrauchsausweis, 155 kWh/(m²a), Fernwärme

Genossenschaftsanteile: Beim Einzug ist ein Eintrittsgeld von € 55,– zu zahlen. Außerdem müssen Genossenschaftsanteile in Höhe von € 1.352,– bis € 2.392,– erworben werden. Die Höhe ist abhängig von der Wohnungsgröße.

Nahverkehr: Wildschwanbrook, Bus: 24, 275

Lage: Wohngebiet. Kleines Einkaufszentrum in der Nähe

Servicewohnen Neu Rahlstedt

Anschrift: Nieritzweg 15 und Stapelfelder Straße 31
22143 Hamburg-Rahlstedt
Vermietung: ☏ 040/251 51 20, Vereinigte Hamburger Wohnungsbaugenossenschaft eG (vhw), Hohenfelder Allee 2
22087 Hamburg, www.vhw-hamburg.de
67 Wohnungen
Wohnen: Mietwohnung mit Serviceangebot

- Regelmäßige Sprechzeiten des Sozialen Dienstes
- Beratung und Vermittlung von Dienstleistungen
- Nutzung der Gemeinschaftseinrichtungen
- Veranstaltungen, zum Teil mit Kostenumlage
- Bei Bedarf ist ein Umzug in eine Pflegeeinrichtung der vhw möglich.

Ausstattung: Die Wohnungen haben Küche, WC und Dusche, Balkon oder Terrasse, Keller oder Dachboden, Telefon- und TV-Anschluss, Aufzug.

Miete für Nieritzweg 15:

1-Zimmer-Wohnung	ca. 37 bis 52 m²	ab € 439,–
1,5-Zimmer-Wohnung	ca. 54 m²	ca. € 575,–
2-Zimmer-Wohnung	ca. 52 bis 68 m²	ab € 581,–

Energieausweis: Baujahr 1985, Verbrauchsausweis, 161,2 kWh/(m²a), Erdgas L

Miete für Stapelfelder Straße 31:

1,5-Zimmer-Wohnung	ca. 45 m²	ca. € 581,–
2-Zimmer-Wohnung	ca. 53 m²	ca. € 602,–

Nebenkosten und Servicepauschale (€ 54,81) sind in der Miete enthalten.
Servicepauschale für eine zweite Person: € 27,48
Energieausweis: Baujahr 1992, Verbrauchsausweis, 168 kWh/(m²a), Erdgas L

Genossenschaftsanteile: Beim Einzug ist ein Eintrittsgeld von € 55,– zu zahlen. Außerdem müssen Genossenschaftsanteile in Höhe von € 1.924,– bis € 3.536,– erworben werden. Die Höhe ist abhängig von der Wohnungsgröße.

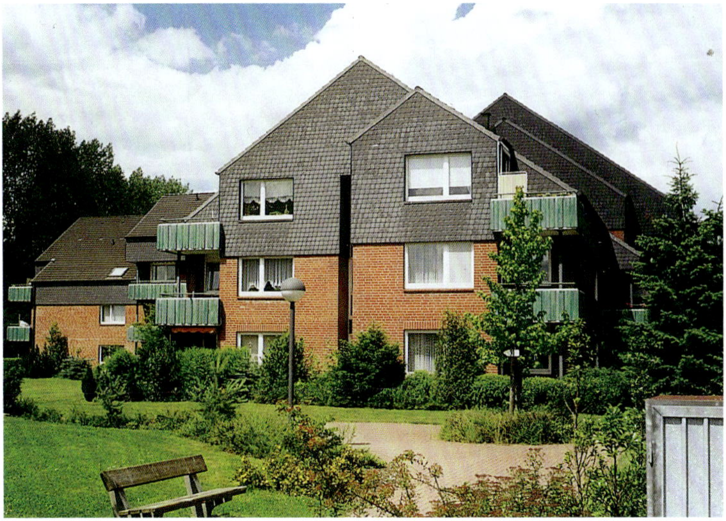

Nahverkehr: Prehnsweg, Bus: 9, 264, 362, 364
Lage: Wohngebiet. Geschäfte in der Nähe

Servicewohnen Theodor-Storm-Straße

Diese Einrichtung wird momentan neu gebaut und ab dem Jahr 2023 wieder vermietet.

Anschrift: Theodor-Storm-Str. 7–9, 22149 Hamburg-Rahlstedt
Vermietung: ☏ 040/251 51 20, Vereinigte Hamburger Wohnungsbaugenossenschaft eG (vhw), Hohenfelder Allee 2, 22087 Hamburg, www.vhw-hamburg.de
98 Wohnungen
Wohnen: Mietwohnung mit Serviceangebot
- Regelmäßige Sprechzeiten des Sozialen Dienstes
- Beratung und Vermittlung von Dienstleistungen
- Nutzung der Gemeinschaftseinrichtungen
- Veranstaltungen, zum Teil mit Kostenumlage

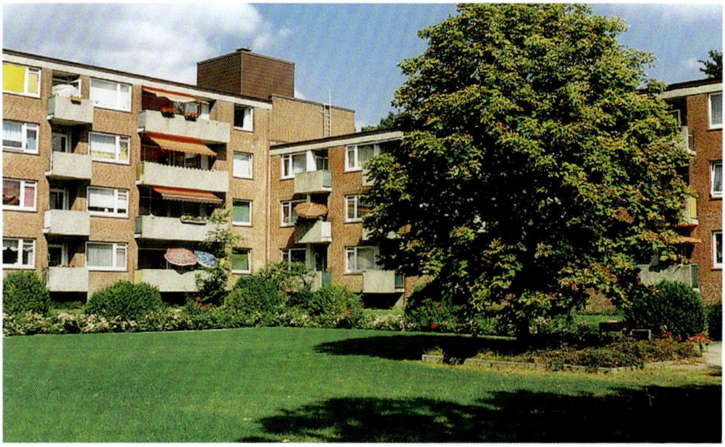

• Bei Bedarf ist ein Umzug in eine Pflegeeinrichtung der vhw möglich.

Ausstattung: Die Wohnungen haben Küche, WC und Dusche, Balkon, Keller, Telefon- und TV-Anschluss, Aufzug.

Mieten und Genossenschaftsanteile stehen noch nicht fest.

Nahverkehr: Theodor-Storm-Straße, Bus: 162

Lage: Wohngebiet. Kleine Geschäfte in der Nähe

Servicewohnen Bullenkoppel

Anschrift: Bullenkoppel 15 und 19
22047 Hamburg-Wandsbek

Vermietung: ☏ 040/251 51 20, Vereinigte Hamburger Wohnungsbaugenossenschaft eG (vhw), Hohenfelder Allee 2, 22087 Hamburg, www.vhw-hamburg.de

83 Wohnungen

Wohnen: Mietwohnung mit Serviceangebot

- Regelmäßige Sprechzeiten des Sozialen Dienstes
- Beratung und Vermittlung von Dienstleistungen

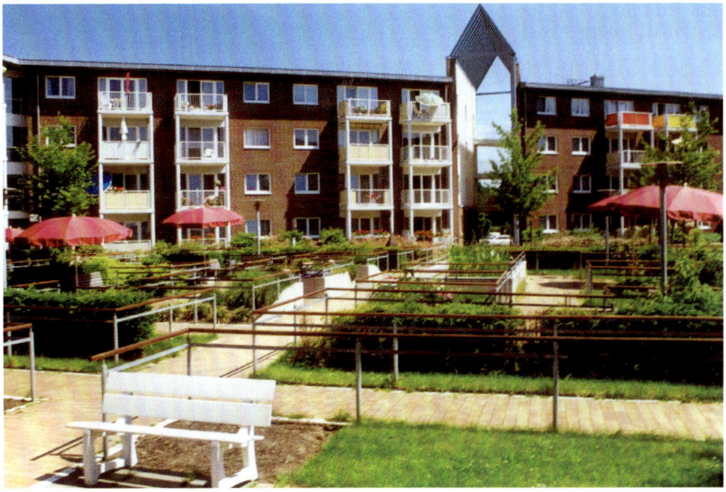

- Nutzung der Gemeinschaftseinrichtungen
- Veranstaltungen, zum Teil mit Kostenumlage
- Auf Wunsch Mahlzeiten gegen Entgelt
- Bei Bedarf ist ein Umzug in eine Pflegeeinrichtung der vhw möglich.

Ausstattung: Die Wohnungen haben Küche, WC und barrierefreie Dusche, Balkon, Keller, Telefon- und TV-Anschluss, Aufzug.

Miete:

Zimmer	Größe (m^2)	Kaltmiete	Nebenk.	Service	Miete (€)
2	ca. 44	408,00	130,00	54,81	592,81
2	ca. 54	496,00	150,00	54,81	700,81

Servicepauschale für eine zweite Person: € 27,48
Energieausweis: Baujahr 1997, Verbrauchsausweis, 110 kWh/(m^2a), Erdgas

Genossenschaftsanteile: Beim Einzug ist ein Eintrittsgeld von € 55,– zu zahlen. Außerdem müssen Genossenschaftsanteile in Höhe von € 2.288,– bis € 2.964,– erworben werden. Die Höhe ist abhängig von der Wohnungsgröße.

Nahverkehr: Bullenkoppel, Bus: 118
Lage: Wohngebiet. Kleines Einkaufszentrum

Senioren-Zentrum »Lühmann-Park«

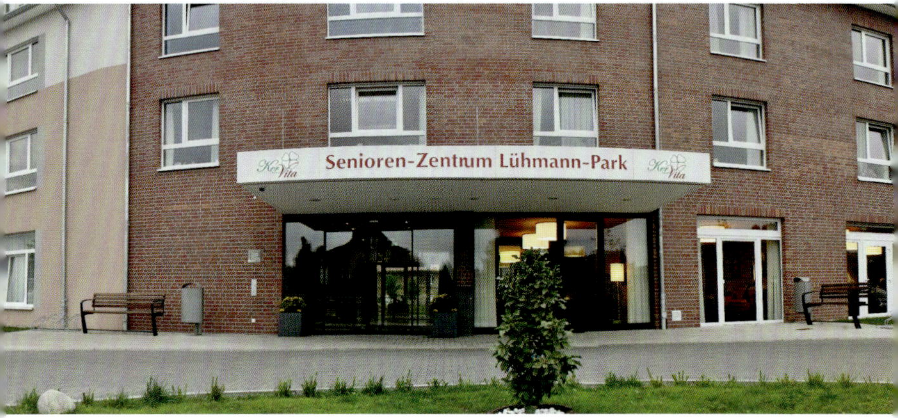

Anschrift: Lühmannstraße 11, 24558 Henstedt-Ulzburg
Direktion: Doreen Fischer ☎: 04193/751 80, KerVita-Gruppe: Senioren-Zentrum „Lühmann-Park« GmbH
www.kervita.de
21 Wohnungen, Seniorenzentrum mit 104 Plätzen
Wohnen: Mietwohnung mit Service

- Notruf rund um die Uhr
- Concierge Service
- Beratung und Vermittlung von Dienstleistungen
- Nutzung der Gemeinschaftseinrichtungen
- Teilnahme am Beschäftigungsangebot z.B. Lesungen
- Service Leistungen wie: Reinigung und Wäscheservice gegen Kostenumlage
- Auf Wunsch ist ein Umzug in den angeschlossenen Pflegewohnbereich möglich, siehe Seite 478

Ausstattung: Die barrierefreien Wohnungen haben eine rollstuhlgerechte Pantryküche, WC und Dusche, teilweise Balkon oder Terrasse, Abstellraum, Telefon- und TV-Anschluss, Aufzug.

Miete:

1,5 -Zimmer-Wohnung	33 bis 49 m²	€ 763,14 bis € 1.132,75
2-Zimmer-Wohnung	52 bis 64 m²	€ 1.195,31 bis € 1.476,83

Nebenkosten und Betreuungspauschale sind in der Miete enthalten.
Mahlzeitenversorgung monatlich: € 400,- pro Person

Kaution: 3 Monatskaltmieten
Nahverkehr: Bahnhof Henstedt-Ulzburg
Regionalbahn: A1, A2, A3
Lage: Wohngebiet. Einkaufsfahrten, CCU (Einkaufzentrum) in unmittelbarer Nähe

Die Suche nach einem neuen Zuhause ist für Sie und Ihre Angehörigen mit vielen Veränderungen verbunden - wir helfen Ihnen dabei. Wenn Sie aus gesundheitlichen Gründen oder altersbedingt nicht mehr in Ihrer bisherigen Wohnung oder in Ihrem Haus leben können, bietet das Appartementhaus „Lühmann-Park« eine ideale Alternative. Wir möchten, dass Sie sich bei uns wohlfühlen und ein neues Zuhause finden. Deshalb bieten wir Ihnen eine altersgerechte Ausstattung der Wohnungen und zahlreiche Leistungen, die Ihnen die Alltagsbewältigung erleichtern. Ein Concierge-Service steht Ihnen stundenweise zur Verfügung, um Sie zu beraten und viele Serviceleistungen zu vermitteln. Außerdem unterstützen wir Sie, wenn Sie eine Kurzzeitpflege benötigen, sowie im Krankheits- und Pflegefall.

Doreen Fischer, Direktorin

EMMAPLAMBECKHAUS

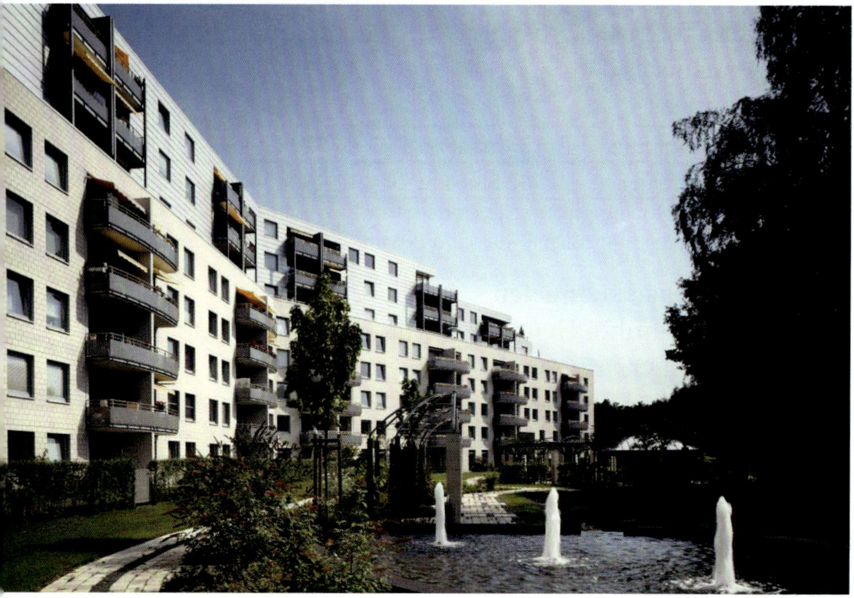

Anschrift: Marommer Straße 14–24, 22850 Norderstedt
Vermietung: Claudia Asmussen, ☏ 040/523 02-168
Grundstücksgesellschaft Norderstedt-Mitte
GmbH & Co. KG, 22848 Norderstedt, www.plambeck.com
146 Wohnungen
Wohnen: Mietwohnung mit Betreuung

- Notruf rund um die Uhr
- Clubraum, Sauna, Fitness- und Hobbyräume, Sonnenterrasse, Parkanlage mit Teich, Gartenpavillon, Grillplatz, Boulebahn, Rosengarten, Tiefgarage
- Jahreszeitliche Feste, Seniorengymnastik, Hobbygruppen, Dia- und Spieleabende, Vorführungen und Vorträge

Ausstattung: Die Wohnungen haben Einbauküche, WC, Bad mit Fußbodenheizung, Badewanne und barrierefreie

Dusche, Parkett oder Teppichboden, Balkon oder Terrasse, Keller, Telefon- und TV-Anschluss, Aufzug.

Miete:

2-Zimmer-Wohnung	51 bis 69 m²	ab € 735,–
3-Zimmer-Wohnung	81 bis 131 m²	ab € 1.350,–
4-Zimmer-Wohnung	134 bis 146 m²	ab € 1.900,–

Nebenkosten sind in der Miete enthalten.
Betreuungsvertrag mit der ELIM-Diakonie. Betreuungszuschlag: € 130,–

Kaution: 3 Monatsmieten

Nahverkehr: U-Bahnhof Garstedt, Linie U1

Kohfurth, Bus: 178, 278

Lage: Wohngebiet. Geschäfte in der Nähe

Seniorengerecht wohnen – geborgen im Alter!
Diesen Leitsatz für die vor mehr als 10 Jahren eröffnete Seniorenwohnanlage Pöhlshof wollen wir auch für das neue EMMAPLAMBECKHAUS voranstellen. Sie haben noch viel vor, wollen aber bereits heute die entscheidenden Weichenstellungen für den dritten Lebensabschnitt vornehmen. Helle komfortable Wohnungen, alle mit Balkon oder Terrasse nach Süden, anspruchsvolle Architektur, seniorengerechte Ausstattung und Infrastruktur sowie eine hervorragende Lage – fußläufig zum Herold-Center, Ärztezentrum, U-Bahnhof und ZOB – das alles erwartet Sie im EMMAPLAMBECKHAUS.

Claudia Asmussen, Vermietung

Seniorenwohnanlage Pöhlshof

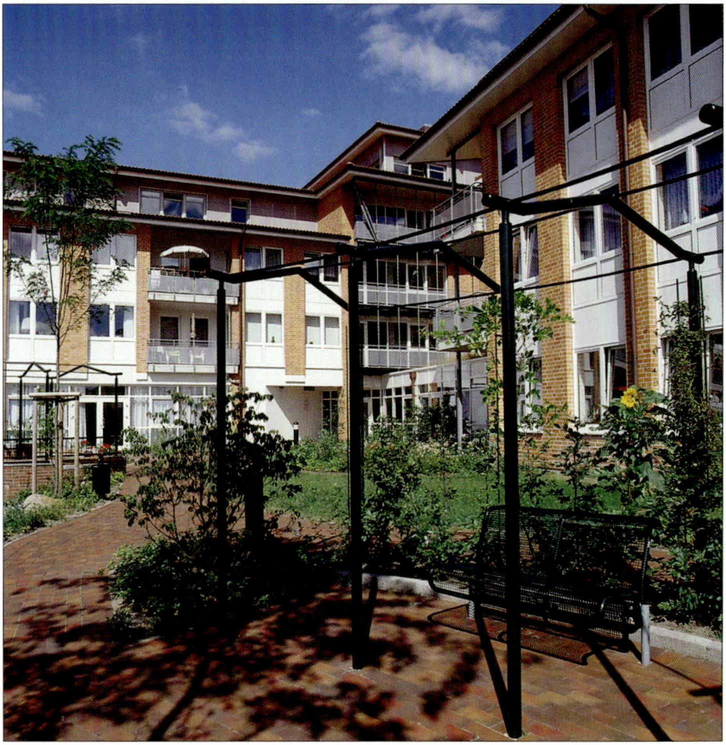

Anschrift: Rathausallee 83 a–f und
Friedrichsgaber Weg 365 a–b, 22846 Norderstedt
Vermietung: Claudia Asmussen, ☎ 040/523 02-168
GSG Norderstedt Mitte GmbH & Co. KG, Ochsenzoller Straße 147, 22848 Norderstedt, www.plambeck.com
86 Wohnungen
Wohnen: Mietwohnung mit Betreuung

- Notruf rund um die Uhr
- Clubraum, Sauna, Fitness- und Hobbyräume, Sonnenterrasse, Grillplatz, Park mit Teich, Gästeapartments

- Jahreszeitliche Feste, Seniorengymnastik, Aquarellmalen, Keramikarbeiten, Dia- und Spieleabende, Vorführungen und Vorträge, Kurse der Volkshochschule im Haus, hauseigener Kleinbus
- Das Restaurant im Haus bietet Mittagsmenüs an.

Ausstattung: Die Wohnungen haben Einbauküche, WC und barrierefreie Dusche, überwiegend Balkon oder Terrasse, Telefon- und TV-Anschluss, Keller, Aufzug.

Miete:

1,5-Zimmer-Wohnung	45 bis 55 m^2	€ 887,– bis € 1.087,–
2-Zimmer-Wohnung	43 bis 80 m^2	€ 887,– bis € 1.287,–

Nebenkosten und Betreuungszuschlag (€ 137,–) sind in der Miete enthalten. Betreuungsvertrag mit der ELIM-Diakonie

Kaution: 3 Monatsmieten

Nahverkehr: U-Bahnhof Norderstedt Mitte, Linie: U1 Friedrichsgaber Weg (Mitte), Bus: 278, 394, 494, 594

Lage: Rantzauer Forst. Moorbekpassage, Einkaufsdienst

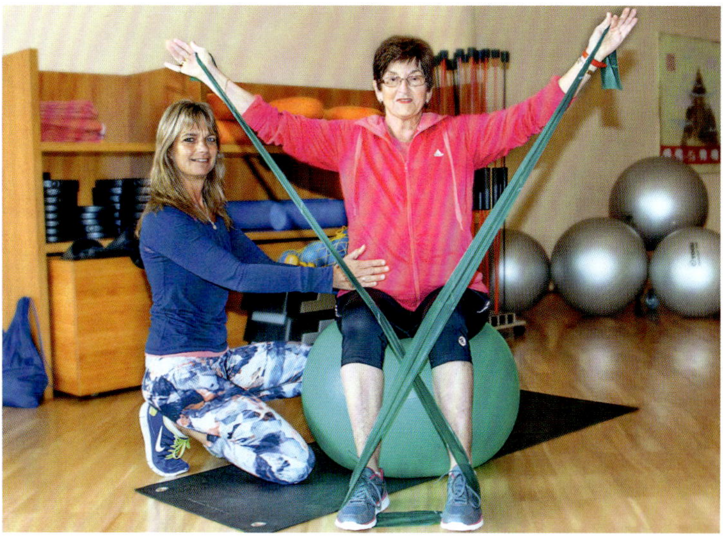

Der Besuch im Sportstudio ist die beste Altersvorsorge.

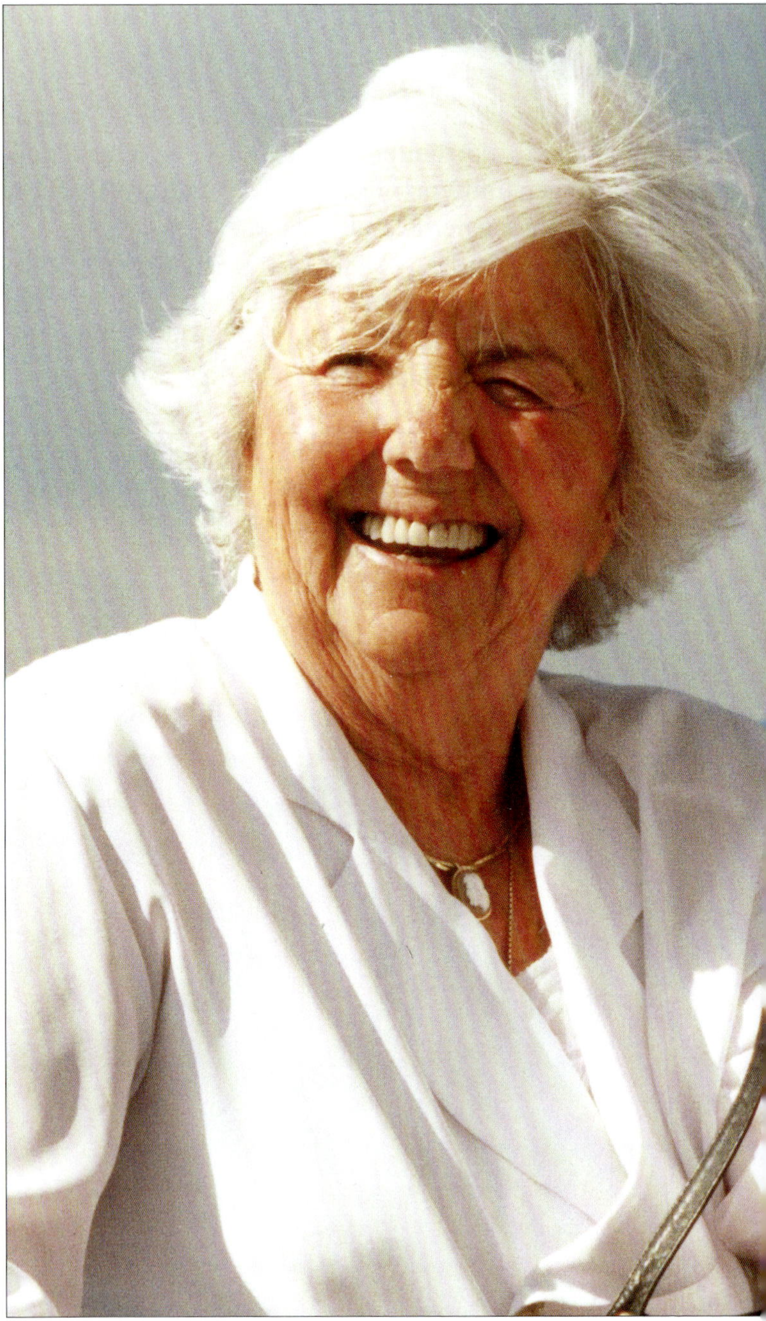

Residenzen

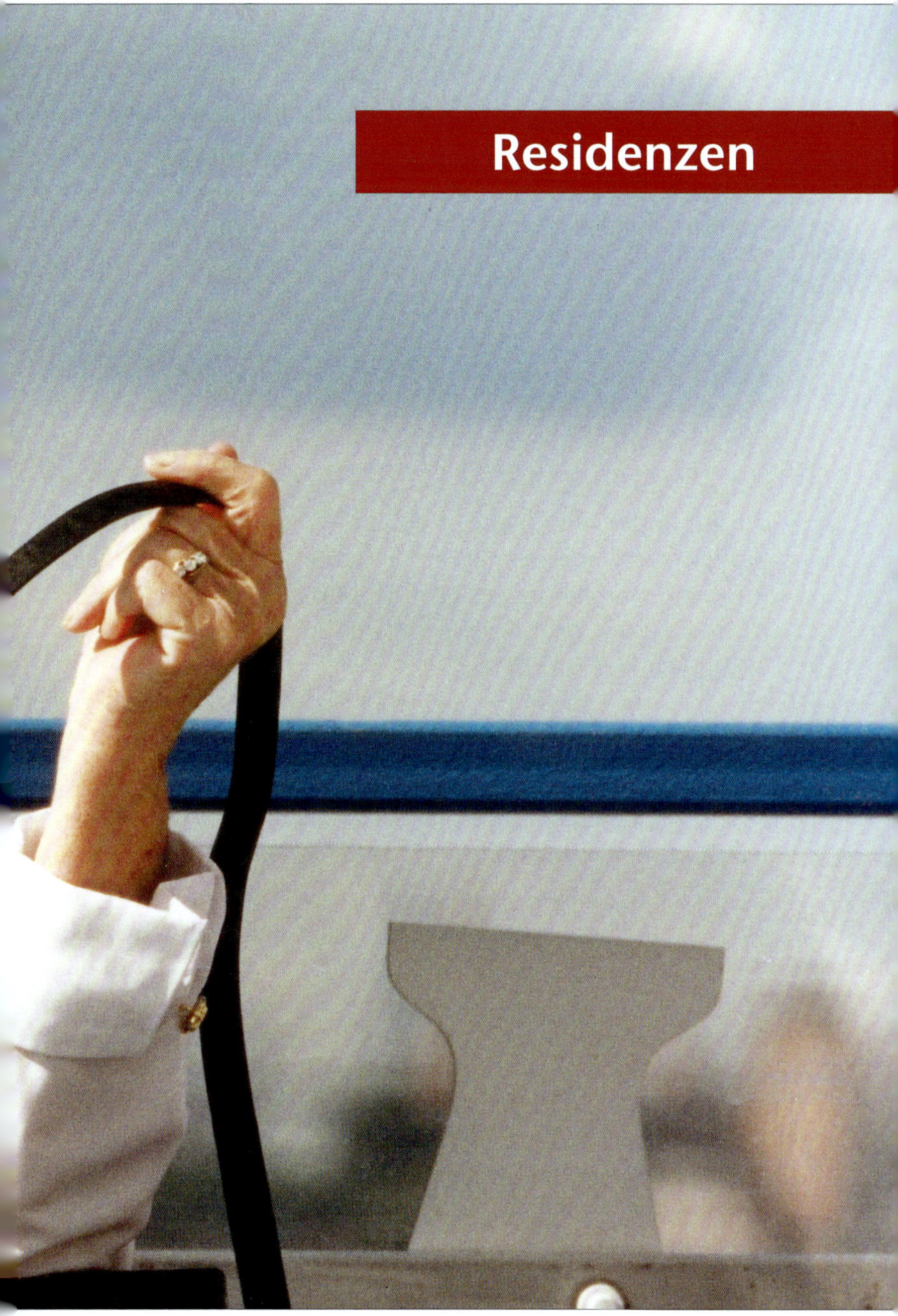

Der Umzug in eine Seniorenresidenz

Ein anderes Preis-Leistungs-Verhältnis

Komfortable Residenzen mit ihrem hotelähnlichen Charakter ermöglichen Unabhängigkeit und Komfort. Die Mieten sind höher als beim Service-Wohnen. Ob das Preis-Leistungs-Verhältnis in einer Seniorenresidenz stimmt, muss jeder für sich entscheiden. Bei fast allen Residenzen ist das Mittagessen im Preis enthalten. Frühstück und Abendbrot können abonniert werden oder die Bewohner bereiten es sich selbst zu. Jede Woche kommt eine Reinigungskraft, um die Fußböden, die Küche und das Bad sauber zu halten. Außerdem werden regelmäßig die Fenster geputzt. Zum Leistungsangebot gehört ein großes Freizeit-, Sport- und Kulturprogramm. Auch Schwimmbad und Sportstudio sind in vielen Häusern zu finden.

Ehepaar Koch: »Zu zweit ist es leichter«

Ursprünglich hatten Inge und Hans Joachim Koch nicht vor, in eine Seniorenresidenz zu ziehen. Das Ehepaar lebte glücklich in seinem Traumhaus in Ahrensburg bei Hamburg. »Wir waren sehr verwurzelt. Im Garten hatten wir 215 Rosen«, erinnert sich Inge Koch. Für einen Umzug sah das Ehepaar lange keine Notwendigkeit. Für die Kochs war klar: Wir bleiben zu Hause! Doch dann fiel es Hans Joachim Koch immer schwerer, zum Beispiel auf die Leiter zu steigen, um das Laub aus der Regenrinne zu entfernen. »Meine Frau hat festgehalten, damit ich nicht herunterfalle«, verdeutlicht der heute 84-Jährige seine Lage, die viele ältere Hausbesitzer gut nachvollziehen können.

Die Entscheidung, das geliebte Haus aufzugeben und in eine Residenz zu ziehen, fiel in einem kalten, lang andauernden Winter, in dem es wochenlang schneite. »Um den Gehweg und die Einfahrt frei zu halten, mussten wir Schnee schippen, bis uns fast die Arme abfielen. Irgendwann waren die Hügel so hoch, dass wir den Schnee kaum noch darauf werfen konnten«, erinnert sich Inge Koch. Plötzlich war klar: Die mit dem Eigenheim verbundene Arbeit ist zu belastend im Alter, das Haus kann sich zum Klotz am Bein entwickeln – in einer Wohnung ist das Leben viel einfacher.

Und so haben sich Inge und Hans Joachim Koch auf die Suche nach einem neuen Zuhause gemacht. Ein Umzug zu

Inge und Hans Joachim Koch sind seit 37 Jahren verheiratet und gut aufeinander eingespielt.

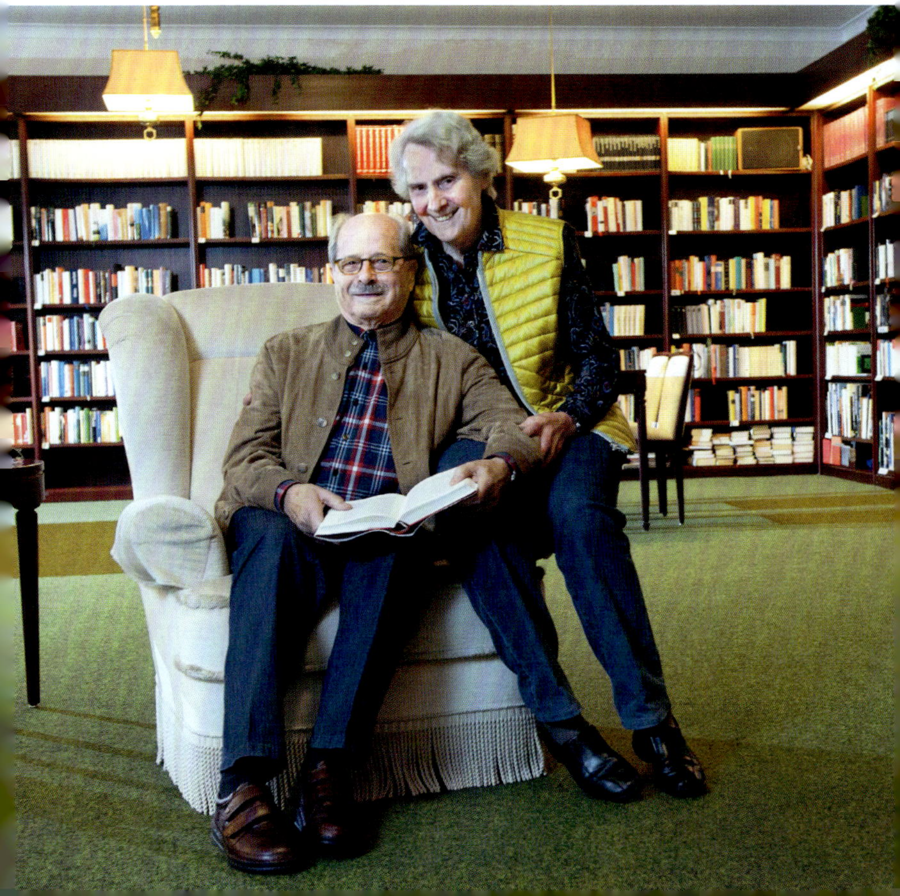

den Töchtern nach Baden-Baden oder Mönchengladbach kam nicht infrage, die Kochs wollten am liebsten in Ahrensburg bleiben. »Die Kinder führen ihr eigenes Leben«, erklärt Ehemann Hans Joachim, »und wer soll sich dann um die Gräber unserer Familienangehörigen hier kümmern?« Die Kochs schauten sich mehrere Wohnanlagen an und verschafften sich so einen Überblick. Und wie es bei der Suche nach einem neuen Zuhause häufig ist: »Als wir in diesem Appartement standen, wussten wir, dass wir genau in diese Wohnung einziehen wollten«, freut sich Inge Koch. Die Entscheidung und der Abschied sind nicht schwergefallen, der Umzug jedoch war schwierig. »Meine Eltern und meine Schwester waren ja bereits verstorben. Ich hatte noch viele Erinnerungsstücke von ihnen im Haus. Mich davon zu verabschieden, war schwer«, sagt Inge Koch wehmütig. In einem Brief wurde den beiden Töchtern die Entscheidung mitgeteilt. Die waren zunächst überhaupt nicht begeistert. »Wie könnt ihr so etwas tun? Ihr seid doch noch viel zu fit«, war die erste Reaktion. Ähnlich haben Freunde reagiert. Doch Inge und Hans Joachim Koch wussten es besser.

Ballast abwerfen und einen Neuanfang wagen. Das Haus konnte schnell verkauft werden. Von vielen Dingen haben sich die Kochs getrennt und sind vor zwei Jahren sozusagen mit kleinem Gepäck in den Rosenhof in Ahrensburg gezogen. Die Zweizimmerwohnung mit 62 Quadratmetern liegt im fünften Stock. Der Blick auf den Aue-Wanderweg bezaubert jeden Besucher. »Das Einleben ging ratzfatz«, sagt Inge Koch, »wir haben das Glück, dass wir zu zweit sind. Da ist ein Umzug leichter.« Inzwischen sind sich Töchter, Freunde und Bekannte einig: Ihr habt es genau richtig gemacht.

Inge und Hans Joachim Koch gehen zweimal in der Woche zur Gymnastik. Besonders angenehm empfinden sie die kurzen Wege innerhalb des Hauses. An Verkaufsständen im

Foyer werden die Zutaten für Frühstück und Abendbrot sowie Blumen und Obst angeboten. Kassenstunden der Banken, Service vom Optiker und Hörgeräteberater, ein Friseur und eine Fußpflegepraxis runden das Angebot ab. Das Ehepaar Koch fährt darüber hinaus jedoch gern mit dem Fahrrad in die Ahrensburger Innenstadt, um dort einzukaufen.

Die Kochs haben den Umzug nicht bereut. »Wir haben eine gute Nachbarschaft«, berichtet Hans Joachim Koch. »Natürlich muss man sich daran gewöhnen, dass es auch weniger agile, gebrechliche Bewohner gibt, von denen einige auf Rollstuhl oder Rollator angewiesen sind. Wir machen bei etlichen Angeboten mit, da wir jedoch zu zweit sind, leben wir ansonsten recht zurückgezogen«, beschreibt Hans Joachim Koch das Miteinander.

Ansonsten gestaltet man in einer Residenz sein Leben frei. Mit dem Auto fahren Hans Joachim und Inge Koch gern an die Ostsee, um Urlaub im mecklenburgischen Zingst zu machen. Mit dem Zug waren die beiden zum Familienfest in Baden-Baden. Der freudige Anlass war die Firmung ihrer Enkelin.

Harald Dolz: »Man muss loslassen können!«

Manchmal macht einem das Leben aufgrund eines Schicksalsschlages einen Strich durch die Rechnung. Marga und Harald Dolz waren über 55 Jahre verheiratet und lebten glücklich in ihrem Traumhaus. »Wir mussten nicht einmal im Garten herumkriechen, das hat alles ein Gärtner erledigt«, erinnert sich Harald Dolz. »Doch nach dem plötzlichen Tod meiner Ehefrau saß ich ganz allein in dem Haus.« Der Witwer bestellte sich »Essen auf Rädern«, und einige Freunde kümmerten sich um ihn. Doch in dem Gebäude, mit dem zahlreiche schöne Erinnerungen verbunden sind, waren nur noch Einsamkeit und tiefe Trauer zu spüren. Jeden Tag fuhr der pensionierte Oberstudienrat auf den Friedhof, um am Grab seiner Frau Abschied zu nehmen. Immer und immer wieder. »Die vier Kilometer zum Friedhof waren mir zu weit. Darum hatte ich plötzlich die Idee: Warum ziehst du nicht in die naheliegende Residenz?«

Harald Dolz konnte sich noch am selben Tag ein Appartement anschauen, es entsprach genau seinen Wünschen. Innerhalb eines Monats ging der Umzug über die Bühne. »Ich musste nur einen neuen Kleiderschrank kaufen. Der alte war zu wackelig und hätte den Umzug nicht überstanden.«

Erstaunlich unkompliziert ging der Hausverkauf über die Bühne. Harald Dolz hatte aus Sicherheitsgründen keine Anzeige in der Zeitung aufgegeben, sondern eine Maklerin eingeschaltet, die auch die Besichtigungstermine übernahm. Harald Dolz musste nur noch beim Notartermin dabei sein. »Bei der Übergabe habe ich dann noch ein Gebet gesprochen und mich beim lieben Herrgott für die guten Jahre in unserem Haus bedankt und darum gebeten, dass er seine Liebe an die neuen Eigentümer weitergeben möge.« Jetzt wohnt dort eine Familie mit zwei Kindern. Es war ein Abschied ohne Schmerz und ohne Wehmut.

Es war ein Neuanfang mit anderen Menschen. »Ich habe mich hier vom ersten Tag an wohlgefühlt. Man soll sich nicht in der eigenen Vergangenheit eingraben.« Das hat Harald Dolz in der schwierigen Zeit nach dem Tod seiner Frau gelernt. »Die Nachbarn sind freundlich, die Atmosphäre ist nett, das Essen schmeckt gut.« Beruhigend ist für ihn, jederzeit medizinische Hilfe in Anspruch nehmen zu können. Vor Kurzem ist der 82-Jährige an den Augen operiert worden. In den Tagen und Wochen danach mussten ihm bis zu fünf Mal am Tag Augentropfen verabreicht werden. Diese

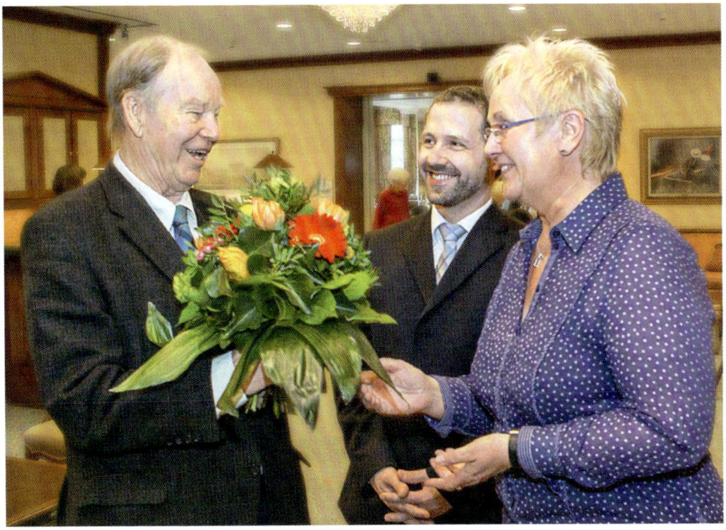

Glückwunsch zum Einzug. Der Immobiliensachverständige Christian Pauli und die Maklerin Christiane Mittag konnten das Haus von Harald Dolz zu einem guten Preis verkaufen.

Hilfe hat direkt nach dem Krankenhausaufenthalt der ambulante Pflegedienst im Haus übernommen.

Einen Wunsch möchte sich Harald Dolz demnächst erfüllen. Gemeinsam mit einer Bekannten will er noch einmal auf die Zugspitze. Die Urlaubsplanungen – wie die beiden nach Bayern kommen und welches Hotel in Garmisch-Partenkirchen gebucht werden soll – laufen bereits auf vollen Touren.

Sibylle Wiedemann: »Den Absprung wagen«

Es ist ungewöhnlich, im Alter von 73 Jahren einen Fallschirmsprung aus 4.000 Metern Höhe zu wagen. Doch dieser Tandemsprung war für Sibylle Wiedemann immer ein Traum, und es sollte Jahrzehnte dauern, bis sich die Seniorin diesen Wunsch erfüllen konnte. Angst vor dem Sprung hatte sie nicht, denn »Angst hat mir in meinem Leben nie geholfen«.

Eine Rentnerin, die sich so etwas zutraut, stellt man sich resolut und entschieden vor. Doch: »Ich war mein Leben lang alles andere als entscheidungsfreudig«, erklärt die ehemalige Lehrerin. Sie hat funktioniert – im Beruf genauso wie bei der Erziehung ihrer beiden Kinder. Erst nach dem Tod ihres Mannes vor fünf Jahren hat die Witwe mühsam gelernt, Entscheidungen zu treffen. Darauf ist sie inzwischen richtig stolz. Ein Beispiel: »Vor einem Jahr habe ich nach langem Hin und Her mein Haus verkauft. Es war viel zu groß, der Garten war nur noch ein Klotz am Bein. Ich musste Ballast abwerfen.« Umgezogen ist Sibylle Wiedemann in eine 52 Quadratmeter große 2-Zimmer-Appartement mit Balkon in der Seniorenresidenz Alsterpark. Bereut

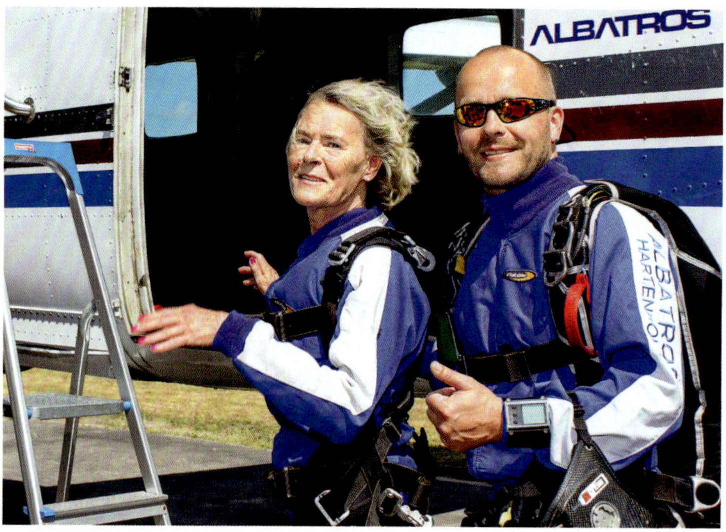

Einsteigen in die Cessna. Der Propeller läuft bereits. Sibylle Wiedemann hat zu ihrem Sprunglehrer Spörli volles Vertrauen.

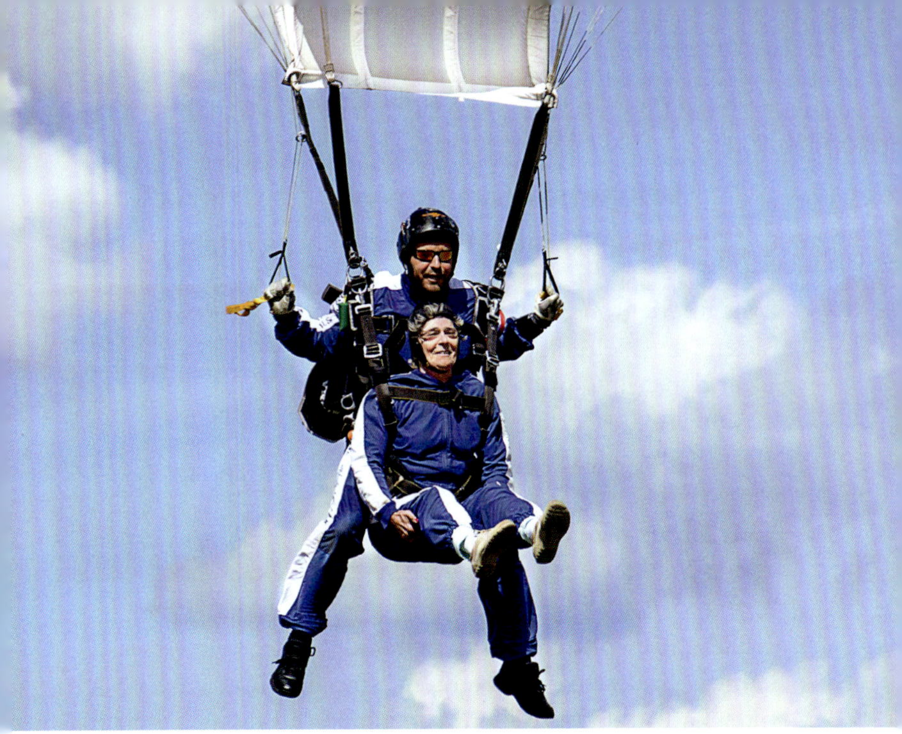

Sibylle Wiedemann hält bereits kurz vor der Landung die Beine hoch.

hat sie die Entscheidung nie. »Es war ein schönes Gefühl, mich nach meinem eigenen Geschmack einzurichten. Ich fühle mich in der Gemeinschaft geborgen und angenommen, denn ich bin nicht dafür geschaffen, allein zu leben.«

Nach ihrem Fallschirmsprung berichtet Sibylle Wiedemann: »Alle Gedanken sind ausgeschaltet. Dann wird man plötzlich geschubst. Man lässt sich fallen und stürzt mit vielleicht 200 Stundenkilometern ins Nichts. Du denkst: Wann ist bloß der freie Fall zu Ende? Es kommt einem wie eine Ewigkeit vor, obwohl es nur etwa 50 Sekunden sind. Dann beginnt in rund 1.500 Metern Höhe die sanfte Phase. Es wird leise, du schwebst und siehst die Welt von oben in ihrer ganzen Schönheit. Jetzt kann man den Sprung wirklich genießen. Das Glücksgefühl dauert vielleicht fünf bis sechs Minuten. Und nach der Landung wusste ich: Ja, ich kann es. Und ich kann noch viel mehr!«

Wie lebt man in einer Residenz?

Die neuen Nachbarn haben ähnliche Erfahrungen

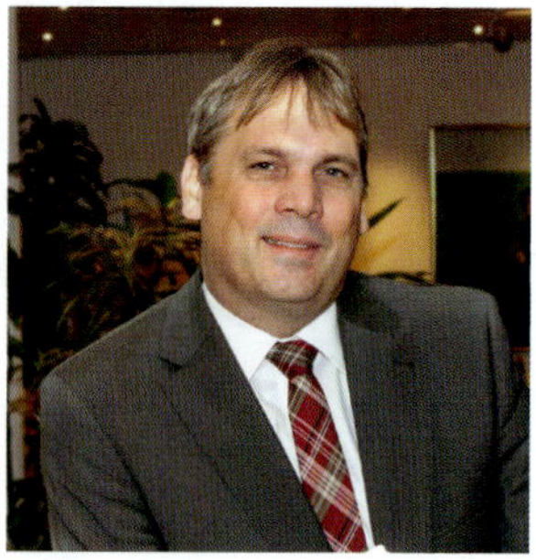

Markus Berns

Wer überlegt, in eine Seniorenresidenz zu ziehen, möchte mehr über den Alltag und die Gemeinschaft vor Ort erfahren. Markus Berns leitet seit 1998 die Parkresidenz Rahlstedt.

Herr Berns, wie hat man sich das Leben in einer Residenz vorzustellen?

Unsere Bewohner leben selbstständig in ihrem Appartement, sind an einer guten Nachbarschaft und kulturellen Angeboten interessiert. Wir hatten gerade ein Jazzkonzert, bieten aber auch klassische Konzerte und Lesungen an. Die mit dem Schauspieler Christian Quadflieg war ein großer Erfolg. Aktiv zu bleiben, ist für viele ganz wichtig. Außerdem achten die Nachbarn und unsere Mitarbeiter auf Bewohner, denen es nicht gut geht und die Hilfe brauchen.

Muss man denn bei allen Veranstaltungen teilnehmen?

Nein. Es gibt auch Bewohner, die individuell für sich leben, ihren eigenen Familien- und Freundeskreis haben und sich für die Residenz wegen der Sicherheit bei der Betreuung und Pflege entschieden haben.

Sind die Residenzen nur etwas für wohlhabende Leute?

Das kann man so nicht sagen. Bei uns wohnt beispielsweise die Witwe, die ihr Haus verkauft hat, weil es ihr zu groß geworden ist. Sie will nicht mehr allein leben und sucht eine neue Gemeinschaft. Aber genauso zieht der pensionierte Lehrer, der ehemalige Versicherungsangestellte oder Apotheker bei uns ein.

Sind die Bewohner ausschließlich Alleinstehende?

Etwa 20 Prozent unserer Bewohner sind Ehepaare, die aus Gründen gegenseitiger Fürsorge umziehen. Wenn dann ein Partner verstirbt, weiß er den anderen gut versorgt. Bei Bedarf gibt es durch die stetige Anwesenheit des Pflegedienstes die Möglichkeit der pflegerischen Versorgung direkt im Appartement. Und bei schwerster Pflegebedürftigkeit können sich die Paare räumlich trennen, leben jedoch weiterhin in einem Haus nahe beieinander. Der pflegebedürftige Partner zieht bei uns in den Pflegebereich, der gesunde wohnt weiterhin im Appartement. Beide können den ganzen Tag zusammen verbringen. Das ist sinnvoll, damit der gesunde Partner mit der Betreuung nicht überfordert ist.

Wie werden neue Bewohner aufgenommen?

Wer sein Haus aufgibt, lässt einen Teil seiner Vergangenheit hinter sich. Neuen Bewohnern ist der Residenzkreis zu empfehlen. Beim Austausch mit den Nachbarn wird schnell klar, dass sie ähnliche Erfahrungen gemacht haben. Die Menschen sind mit ihren Schicksalsschlägen, Sorgen und Problemen nicht allein. Das beruhigt und bringt Trost.

Kümmern sich die Bewohner umeinander?

Unsere Bewohner haben den „Besuchskreis Herzlichkeit" ins Leben gerufen. Wenn ein Nachbar krank ist, in der Klinik liegt oder in den Pflegewohnbereich umgezogen ist, wird er auf jeden Fall von den Mitbewohnern besucht.

Werden Residenzen oft mit Altenheimen verwechselt?

Leider ja. In eine Residenz ziehen Menschen ein, die noch einmal neu anfangen wollen. Sie sind in der Regel gesund, fahren Auto, haben ihre Familie, machen individuell Urlaub. Man darf bei uns aber auch krank und pflegebedürftig werden. In diesem Fall kann dann die Pflege über unseren ambulanten Dienst im Appartement oder im Pflegebereich sichergestellt werden.

Residenzen kompakt

Zu empfehlen ist das Probewohnen

Die komfortablen Ein- bis Vier-Zimmer-Appartements haben Bad, Küche oder Pantry, TV-, Internet- und Telefonanschluss, Aufzug, Keller sowie größtenteils Balkon oder Terrasse. Auf Wunsch können auch Grundrisse verändert und Küchen umgebaut werden. Stell- und Garagenplätze sind vorhanden. Jedes Appartement hat einen Notruf rund um die Uhr. Zum Appartement gehört insbesondere der altengerechte Ausbau des Bads. So gibt es barrierefreie Duschen ohne Einstieg oder niedrige Badewannen. Haltegriffe und Sitze geben Sicherheit beim Duschen und Baden.

Die Annehmlichkeiten innerhalb des Hauses

Das Wohnen findet im ganzen Haus statt: Schwimmbad und Sauna, Bibliothek und Clubräume, Kunstausstellungen und klassische Konzerte bieten Abwechslung.

Die zentralen Treffpunkte sind Restaurant und Café. Zum Mittagessen ist ein Salatbuffet aufgebaut, der Kellner serviert eines der Mittagsmenüs oder à la carte. Am Nachmittag bietet das Café eine große Auswahl an Kuchen und Torten. Ein kleiner Laden, der Bankschalter und der Friseur ergänzen das Leistungsangebot.

Preise

Die Preise enthalten zum Beispiel die monatliche Miete, Betreuung, krankenpflegerische Versorgung – Einzelheiten sind bei den jeweiligen Häusern angegeben. Die Pflege durch einen ambulanten Pflegedienst ist ausdrücklich nicht im monatlichen Entgelt enthalten!

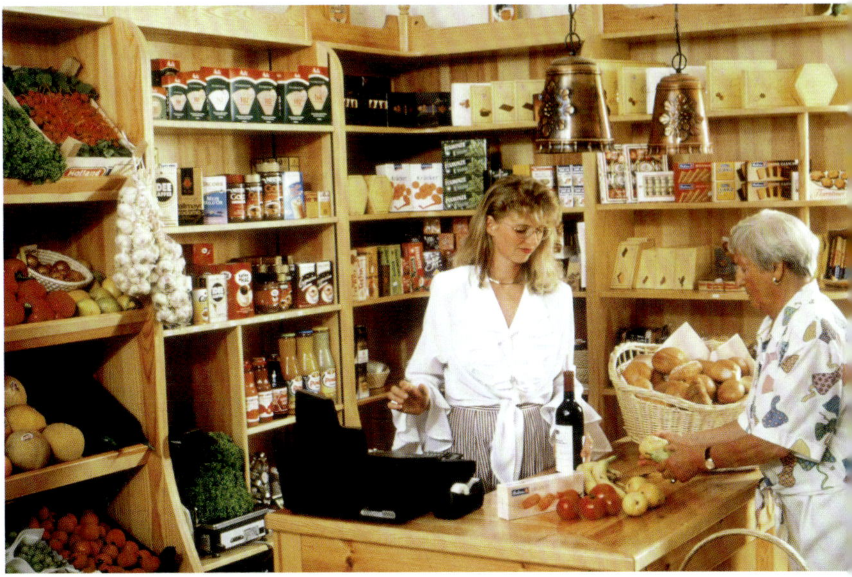

Beim Einkauf ein Schwätzchen halten

Pflege auf Bestellung

Ob in einer preisgünstigen Mietwohnung oder einer Seniorenresidenz – die Pflege durch einen ambulanten Dienst funktioniert nach dem Prinzip: Der Kunde sagt, wie oft die Mitarbeiter eines Pflegedienstes kommen und was sie leisten sollen. Die Leistungen sind in sogenannten Leistungskomplexen genau festgelegt, die Vergütung ebenfalls. Die Kosten pro Monat lassen sich also im Vorwege errechnen, siehe Seite 107.

Pflege im Appartement

Der wesentliche Unterschied im Vergleich zum Alten- und Pflegeheim ist die Versorgung im Appartement, zum Bei-

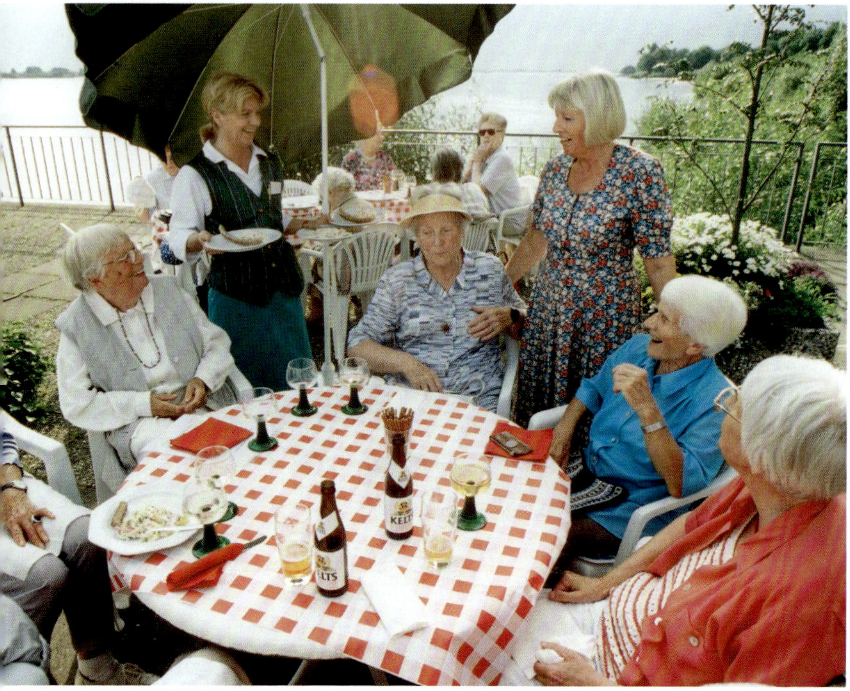

Bei gutem Wetter gibt es Würstchen und Kartoffelsalat zum Abendbrot auf der Terrasse.

spiel durch den hauseigenen ambulanten Pflegedienst. Folglich werden von der Pflegekasse die Zuschüsse für häusliche Pflege gezahlt. Sollte die häusliche Pflege im eigenen Appartement nicht mehr durchführbar sein, ist ein Umzug in den Pflegebereich jederzeit möglich. In diesem Fall werden dann die Zuschüsse der Pflegekasse für stationäre Pflege gezahlt.

Ausführliche Informationen zur Pflegeversicherung siehe Seite 92.

Die ambulanten Pflegekosten können direkt mit der Pflegekasse abgerechnet werden. Pflegekosten, die darüber hinaus entstehen, müssen vom Bewohner selbst übernommen werden.

Betreuung bei Krankheit

Im Krankheitsfall steht qualifiziertes Personal zur Versorgung im Appartement bereit. Die Kosten für die Betreuung tragen die Bewohner selbst. Alle weiteren Serviceleistungen wie zum Beispiel das Servieren der Mahlzeiten ins Appartement werden einzeln berechnet.

Probewohnen

Fast alle Seniorenresidenzen haben möblierte Appartements, in denen Gäste ausprobieren können, ob sie hier gern leben würden. Wer für eine Woche so einen »Abenteuerurlaub« ausprobiert hat, kann alle persönlichen Fragen beantworten – ob er sich hier gut aufgehoben fühlt, Anschluss findet und ob das Essen schmeckt. Damit steigt die Vorfreude, weil man bereits weiß, was einen erwartet, und schon mal seine neuen Nachbarn kennengelernt hat. Sieben Tage kosten zum Beispiel für eine Person 345 Euro, für zwei Personen 425 Euro mit Vollpension, wobei dieser Rechnungsbetrag zum Teil beim Einzug erstattet wird.

Selbstverständlichkeiten in Residenzen

Neben den für jedes Haus aufgeführten Angaben gibt es eine Reihe von Dingen, die zum Standard gehören und deshalb nicht einzeln aufgeführt sind:

- Friseur und Fußpflege, Krankengymnastik, Aufzug
- Freie Arztwahl: Jeder hat das Recht auf freie Arztwahl. Die Bewohner können sich selbstverständlich von ihrem Hausarzt behandeln lassen. Die Praxis zeigt aber vielfach: Niedergelassene Ärzte, die regelmäßig ins Haus kommen, werden gern in Anspruch genommen.

Residenzen im Überblick

Rosenhof Hamburg

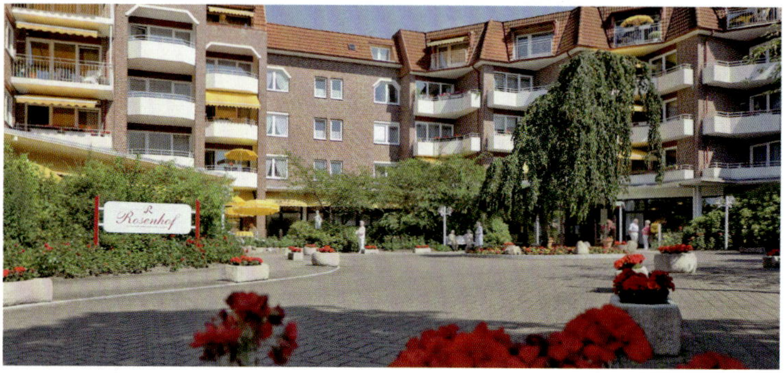

Anschrift: Isfeldstraße 30, 22589 Hamburg-Iserbrook
Vermietung: Alexandra Hansen, ☏ 040/87 08 73 37
www.rosenhof.de
282 Komfort-Appartements und 50 Pflegeplätze
Wohnen: Appartement mit Service und ambulanter Pflege

- Mittagessen im Restaurant: 2 mehrgängige Menüs aus eigener Küche zur Auswahl, Salatbuffet. Sie können Sonderkost, Frühstück und Abendessen abonnieren.
- Schwimmbad, Restaurant/Café, Bibliothek, Musikzimmer, weitere Veranstaltungsräume, parkähnliche Gartenanlage mit Teich
- Kulinarische und kulturelle Angebote sowie Hobbygruppen, Veranstaltungen
- Wöchentliche Reinigung des Appartements
- Bei Krankheit 21 Tage im Jahr hauswirtschaftliche Betreuung im Appartement
- Hauseigene ambulante Pflege im Appartement bei Bedarf.
- Angeschlossener Pflegewohnbereich, siehe Seite 356

Ausstattung: Die Appartements haben Einbauküche und -schrank, WC und Dusche oder Bad, Balkon oder Terrasse, Abstellraum, Notruf, Telefon- und TV-Anschluss. Die Bewohner richten sich mit eigenen Möbeln ein.

Miete:

1-Zimmer-Appartement	30,7 bis 51,5 m²	€ 1.587,– bis € 2.570,–
1,5-Zimmer-Appartement	44,2 bis 63,5 m²	€ 2.568,– bis € 3.625,–
2-Zimmer-Appartement	52,7 bis 75,2 m²	€ 3.093,– bis € 4.172,–
3-Zimmer-Appartement	76,3 bis 93,7 m²	€ 4.199,– bis € 4.715,–

Energieausweis: 227,6 kWh/(m²a), Energieeffizienzklasse G

Zweite Person im Appartement: € 808,– pro Monat
Frühstücks-/Abendessenabonnement: je € 155,– pro Monat
Frühstücks- und Abendessenabonnement: € 280,– pro Monat

Kaution: Doppelte monatliche Miete. Die Kaution wird mit dem für Spareinlagen mit dreimonatiger Kündigungsfrist üblichen Zinssatz verzinst.

Nahverkehr: Grotefendweg, Bus: 1; Hof Bockhorst, Bus: 22

Lage: Kleines Waldstück in der Nähe. Kiosk im Haus, Shuttle-Service zum Elbe-Einkaufszentrum

Der Rosenhof Hamburg wurde 1989 fertiggestellt. In nur fünf Minuten erreicht man mit dem Bus die Elbchaussee, den bekannten Hirschpark und die Ortsmitte sowie den lebhaften Marktplatz von Blankenese. In der Senioren-Wohnanlage gestaltet jeder Bewohner sein Appartement selbst, und es ist uns wichtig, dass er neben den Vorteilen dieser komfortablen Anlage auch das Lebensgefühl von persönlicher Freiheit und Unabhängigkeit genießt. Im Bedarfsfall kann er jedoch jederzeit auf eine leistungsfähige Service-Struktur zurückgreifen.

Thomas Läufer, Direktor

Augustinum Hamburg

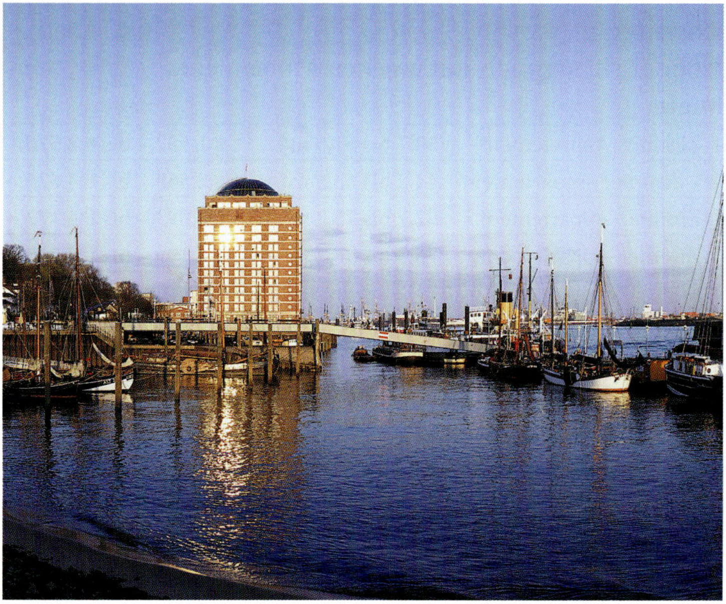

Anschrift: Neumühlen 37, 22763 Hamburg-Ottensen
Stiftsdirektion: Regina Wambach, ☏ 040/39 194-0
Beratung: Julia Kaiser, ☏ 040/39 194-400
www.augustinum-hamburg.de
140 Appartements
Wohnen: Appartement mit Service und ambulanter Pflege

- Mittagessen im Panorama-Kuppelrestaurant mit drei Menüs zur Auswahl und Salatbuffet. Frühstücksbuffet und Abendessen auf Bestellung.
- Restaurant, Wintergarten, Café, Terrasse, Foyer, Theatersaal, Bibliothek, Schwimmbad, Sauna, Gymnastik und Fitnessraum, Gesellschaftsräume, Physiotherapie, Kapelle, Hobbyraum, Gästeappartements
- Feste, Ausflüge, Konzerte, Vorträge, Lesungen, Ge-

sprächskreise, Gottesdienste, Wellnessangebote
- Wöchentliche Reinigung des Appartements, Fensterreinigung vierteljährlich
- Krankenpflege für 14 Tage mehrmals im Jahr möglich
- Die ambulante Pflege ist im Appartement sichergestellt.

Ausstattung: Die Appartements haben Pantry, Dusche, WC, einen abschließbaren Abstellraum, Notruf, Telefon-, Internet- und Kabelanschluss. Die Bewohner richten sich mit eigenen Möbeln ein.

Miete:

1-Zimmer-Appartement	31 bis 45 m^2	ab € 2.322,00
1,5-Zimmer-Appartement	38 bis 46 m^2	ab € 2.628,68
2-Zimmer-Appartement	50 bis 59 m^2	ab € 3.155,00
3-Zimmer-Appartement	63 bis 79 m^2	ab € 3.828.55

Zweite Person im Appartement: € 701,– pro Monat
Frühstücksabonnement: € 102,– pro Monat
Abendbrotabonnement: € 120,– pro Monat

Kaution: Bei Abschluss des Vertrages ist eine Kaution einzuzahlen. Die Höhe ist abhängig von der Appartementgröße.

Pflegekosten: Die ambulanten Pflegekosten können mit der Pflegekasse abgerechnet werden. Die Höhe des Eigenanteils kann mit der internen Pflegekostenergänzungsregelung (PER), nach einer Karenzzeit von 24 Monaten, auf monatlich € 500,– begrenzt werden.

Nahverkehr: Neumühlen/Övelgönne, Bus: 113, Fähre: 62

Lage: Elbe, Museumshafen. Lebensmittelladen und Bankservice im Haus

Das Augustinum Hamburg liegt am Rande des Hamburger Hafengebietes in einem umgebauten historischen Kühlhaus und in exklusiver Lage direkt am Elbufer. Die-

ses architektonische Meisterwerk mit dem Restaurant in der Glaskuppel bietet alle Voraussetzungen für ein stilvolles und komfortables Leben im Alter und ist gleichzeitig ein sicherer Hafen, wenn Sie später einmal auf Hilfe angewiesen sein sollten. Im Kuppelrestaurant bedient Sie unser erstklassiger Service an festlich gedeckten Tischen. Dort können Sie beim Mittagessen zusehen, wie die Ozeanriesen am Wohnstift vorbeifahren. Am nahe gelegenen Anleger Neumühlen machen die Boote des Hamburger Verkehrsverbundes fest. Der Bus fährt nur zehn Minuten zum Bahnhof Altona und weiter über den Stephansplatz zum Hauptbahnhof.

Regina Wambach, Stiftsdirektorin

Kursana Residenz Hamburg-Niendorf

Anschrift: Ernst-Mittelbach-Ring 47
22455 Hamburg-Niendorf, www.kursana.de
Direktion: Bärbel Eickhoff
Vermietung: Tammo de Buhr, ☏ 040/55 20 20
316 Appartements und Pflegestation mit 51 Plätzen
Wohnen: Appartement mit Service und ambulanter Pflege

- Mittagessen im Restaurant: 3 Menüs zur Auswahl, Salatbar, Frühstück und Abendessen möglich
- Schwimmbad, Café, Theatersaal, Bibliothek, Turmzimmer, Gymnastiksaal, Sauna
- Wandergruppe, Handarbeit, Chor, Spielenachmittage, Kulturschnack, Mundharmonikagruppe, Malkurs, Konzerte, Theater, Sprachkurse: Englisch, Französisch;
- Wöchentliche Reinigung des Appartements
- Demenz: Betreuung in Kleingruppen

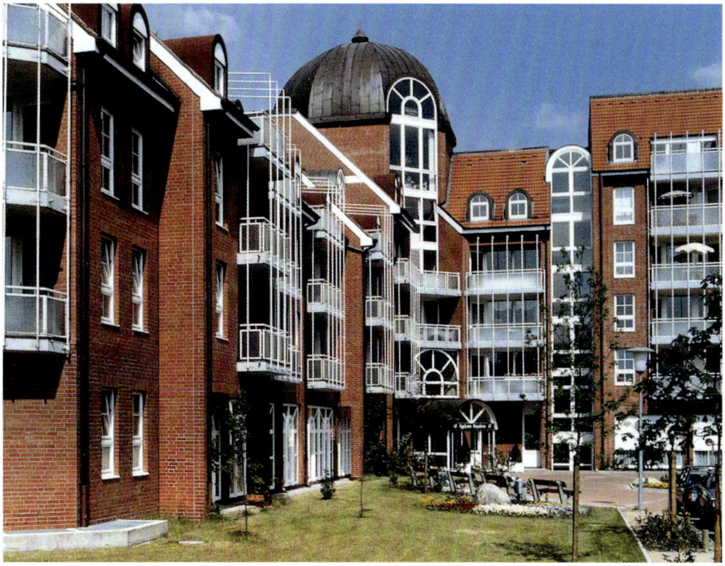

- Bei Bedarf ist ein Umzug in den stationären Pflegewohnbereich möglich, siehe Seite 387.

Ausstattung: Die Appartements haben Küche, Bad mit WC und barrierefreier Dusche, Balkon, Boden oder Keller, Notruf, Telefon- und TV-Anschluss. Die Bewohner richten sich mit eigenen Möbeln ein.

Pensionspreis:

1-Zimmer-Appartement	29 bis 59 m^2	€ 1.600,– bis € 2.700,–
2-Zimmer-Appartement	40 bis 68 m^2	€ 2.200,– bis € 3.200,–
3-Zimmer-Appartement	65 bis 72 m^2	€ 2.850,– bis € 3.490,–

Zweite Person im Appartement: € 475,90 pro Monat
Frühstücksabonnement: € 117,– pro Monat
Abendbrotabonnement: € 136,– pro Monat

Kaution: Doppelter Pensionspreis

Nahverkehr: U-Bahnhof Niendorf Nord, Linie: U2

Lage: Wohngebiet, Niendorfer Gehege. Einkaufszentrum Niendorf Nord

Das ist unsere Kursana-Philosophie:
Frei von Zukunftssorgen und belastenden Pflichten freudig und aktiv das Leben genießen. In der sicheren Gewissheit, dass man nie hilflos und einsam sein wird. Und mit dem guten Gefühl, zur rechten Zeit selbst dafür gesorgt zu haben, dass man seinen Lebensabend in Geborgenheit und Würde verbringen kann.

Bärbel Eickhoff, Direktorin

Seniorenresidenz Alsterpark

Anschrift: Rathenaustraße 4–10
22297 Hamburg-Alsterdorf
Residenzleitung: Stefan Tews, ☏ 040/511 27 20 00
Vereinigte Hamburger Wohnungsbaugenossenschaft eG
www.vhw-hamburg.de
150 Appartements und Pflegewohnen mit 75 Plätzen
Wohnen: Service-Wohnen premium im Appartement

- Die Mahlzeiten können sich die Bewohner selbst zubereiten oder gegen Bezahlung im Restaurant einnehmen. Es werden täglich 3 Mahlzeiten angeboten.
- Bewegungsbad, Sauna, Bibliothek, Café, Gesellschaftsraum, hauseigener Park am Skagerrakkanal
- Jahreszeitliche Feste, Veranstaltungen, Ausflüge, Hobbygruppen, Konzerte, Theaterbesuche, Therapiegruppen
- Die Reinigung des Appartements kann gegen Bezahlung abonniert werden.
- In gesundheitlichen Krisensituationen werden bis zu 30 Tage im Jahr allgemeine Unterstützungsleistungen geboten, zum Beispiel hauswirtschaftliche Hilfen im Krankheitsfall.

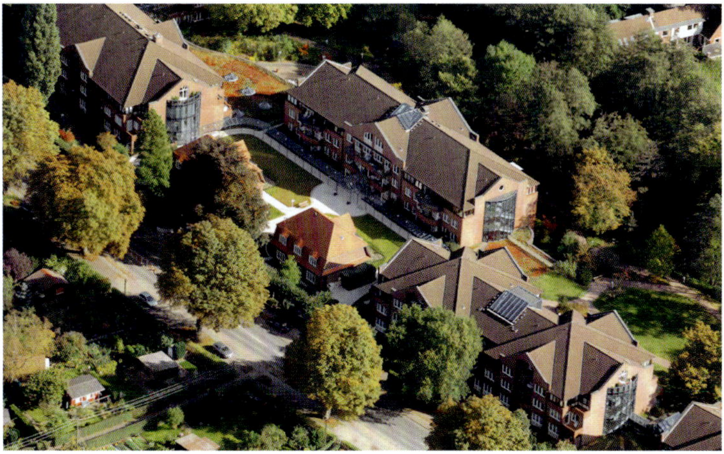

- Beratung und Vermittlung von Dienstleistungen
- Ambulante Pflege im Appartement bei Bedarf
- Bei Bedarf ist ein Umzug in den stationären Pflegewohnbereich möglich, siehe Seite 406.

Ausstattung: Die Appartements haben Küchenzeile, WC und Dusche, Balkon oder Terrasse, Keller oder Boden, Notruf, Telefon- und TV-Anschluss. Die Bewohner richten sich mit eigenen Möbeln ein.

Miete:

1-Zimmer-Appartement	59 m^2	ab € 2.713,–
1,5-Zimmer-Appartement	41 bis 45 m^2	€ 1.859,– bis € 2.065,–
2-Zimmer-Appartement	46 bis 63 m^2	€ 2.093,– bis € 2.893,–
3,5-Zimmer-Appartement	88 bis 90 m^2	€ 3.194,– bis € 4.034,–

Energieausweis: Baujahr 1991, Verbrauchsausweis, 218,9 kWh/(m^2a) Erdgas H

Zweite Person im Appartement: € 310,– pro Monat
Reinigung des Appartements: ab € 71,– pro Monat
Frühstücksabonnement: € 130,– pro Monat
Mittagessenabonnement: € 240,– pro Monat
Abendbrotabonnement: € 130,– pro Monat
Betreute Tagesgruppe »Kiek in«: € 500,– pro Monat

Genossenschaftsanteile: Zum Erwerb der Mitgliedschaft sind 25 Genossenschaftsanteile in Höhe von € 1.300,– notwendig, zuzüglich eines einmaligen Eintrittsgeldes von € 55,–. Beim Einzug sind die Anteile auf € 4.992,– bis € 14.049,– zu erhöhen. Die Höhe ist abhängig von der Größe und Lage des Appartements.

Nahverkehr: Wilhelm-Metzger-Straße, Bus: 19
Bebelallee, Bus: 292, 392

Lage: Alsterwanderweg. Kiosk auf dem Gelände, Geschäfte in der Nähe

Das Wohlbefinden unserer Bewohner steht für uns an erster Stelle – Tag für Tag. Unser Team, ebenso wie die Mitarbeiter unserer Physiotherapie, stehen Ihnen stets freundlich und aufmerksam zur Seite. Der Blick in unseren schönen Park und auf den Skagerrakkanal mit den gelegentlich vorbeifahrenden Alsterschiffen lassen vergessen, dass man sich in zentraler Lage inmitten der Hansestadt Hamburg befindet. Überzeugen Sie sich bei einem Besuch – wir informieren Sie gern über unsere Angebote. Noch besser erleben Sie die Atmosphäre unseres Hauses, wenn Sie einige Tage zur Probe bei uns wohnen – rufen Sie uns einfach an, wir freuen uns auf Sie!

Stefan Tews, Residenzleiter

Seniorenresidenz Neugraben

Anschrift: Falkenbergsweg 1 und 3
21149 Hamburg-Neugraben/Fischbek

Residenzleitung: Frank Esselmann, ☎ 040/70 11 20 00
Vereinigte Hamburger Wohnungsbaugenossenschaft eG (vhw), www.vhw-hamburg.de

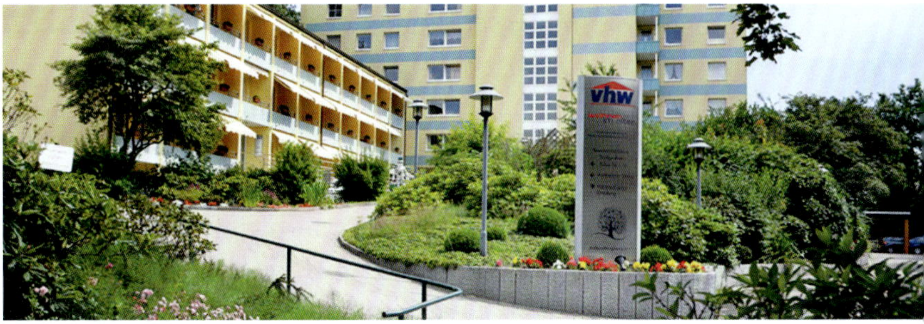

88 Appartements und Pflegewohnen mit 57 Plätzen

Wohnen: Servicewohnen premium im Appartement

- Die Mahlzeiten können sich die Bewohner selbst zubereiten oder gegen Bezahlung im Restaurant einnehmen. Es werden täglich 3 Mahlzeiten angeboten.
- Bewegungsbad, Sauna, Bibliothek, Café, Galerie
- Jahreszeitliche Feste, Veranstaltungen, Ausflüge, Hobbygruppen, Konzerte, Theaterbesuche, Therapiegruppen
- Die Reinigung des Appartements kann gegen Bezahlung abonniert werden.
- In gesundheitlichen Krisensituationen werden bis zu 30 Tage im Jahr allgemeine Unterstützungsleistungen geboten, zum Beispiel hauswirtschaftliche Hilfen im Krankheitsfall.
- Beratung und Vermittlung von Dienstleistungen
- Bei Bedarf ist ein Umzug in den stationären Pflegewohnbereich möglich, siehe Seite 429.

Ausstattung: Die Appartements haben Küchenzeile, WC und Dusche, Balkon, Notruf, Telefon- und TV-Anschluss. Die Bewohner richten sich mit eigenen Möbeln ein.

Miete:

1-Zimmer-Appartement	25 bis 35 m²	€ 1.166,– bis € 1.581,–
1,5-Zimmer-Appartement	50 m²	€ 1.743,–
2-Zimmer-Appartement	56 bis 70 m²	€ 1.823,– bis € 2.153,–

Energieausweis: Baujahr 1967, Verbrauchsausweis, 189,3 kWh/(m²a), Fernwärme

Zweite Person im Appartement: € 275,– pro Monat
Reinigung des Appartements: ab € 52,– pro Monat
Frühstücksabonnement: € 130,– pro Monat
Mittagessenabonnement: € 240,– pro Monat
Abendbrotabonnement: € 130,– pro Monat

Genossenschaftsanteile: Zum Erwerb der Mitgliedschaft sind 25 Genossenschaftsanteile in Höhe von € 1.300,– notwendig, zuzüglich eines einmaligen Eintrittsgeldes von € 55,–. Beim Einzug sind die Anteile auf € 6.708,– bis € 8.996,– zu erhöhen. Die Höhe ist abhängig von der Appartementgröße.

Nahverkehr: Francoper Straße, Bus: X40, 141, 250, 257

Lage: Harburger Berge, Fischbeker Heide, Altes Land. Einkaufszentrum am S-Bahnhof Neugraben

Unsere vielfältigen Angebote in den Bereichen Musik, Literatur und Kunst, im schönen Ambiente, prägen den speziellen Stil unseres Hauses. So gehören klassische Konzerte gleichermaßen zum ständigen Programm wie auch unser tägliches Angebot an Betreuung und Unterhaltung. Die Nähe zum Erholungsgebiet Fischbeker Heide und Angebote wie Fußpflege, Kosmetika und Physiotherapie in unserem Haus tragen zum Wohlbefinden unserer Bewohner bei.
Machen Sie sich ein Bild von der Seniorenresidenz Neugraben und vereinbaren Sie ein unverbindliches Beratungs- und Informationsgespräch. Wir freuen uns, Sie als Gast bei uns begrüßen zu dürfen. Gern können Sie auch einmal einige Tage zur Probe bei uns wohnen.

Frank Esselmann, Residenzleiter

Seniorenresidenz Bramfeld

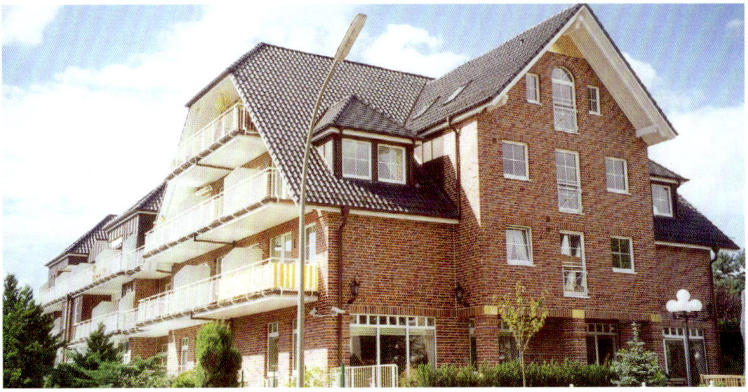

Anschrift: Mützendorpsteed 9, Höhnkoppel 1–5
22179 Hamburg-Bramfeld
Vermietung: Martina Niemann, Mo.-Fr. von 9 bis 13 Uhr
☎ 040/64 60 55 55, www.seniorenresidenz-bramfeld.de
26 Komfort-Appartements und separate Pflegestation mit 22 Plätzen
Wohnen: Appartement mit Service und ambulanter Pflege

- Die Mahlzeiten können sich die Bewohner selbst zubereiten oder gegen Bezahlung im Essbereich einnehmen. Es werden täglich 2 mehrgängige Menüs aus eigener Küche angeboten.
- Cafeteria, Gesellschaftsräume, Therapieraum, Grillplatz, Fahrradhaus, Garten
- Ausflüge, jahreszeitliche Feste, Hausmusik, Vorträge, Spielkreise, Malgruppe
- Die Reinigung des Appartements kann gegen Bezahlung abonniert werden.
- Unterstützung in Krisensituationen
- Beratung und Vermittlung von Dienstleistungen, z. B. ambulante Pflege im Appartement

- Auf Wunsch ist ein Umzug in das angeschlossene Pflegeheim möglich, siehe Seite 437.

Ausstattung: Die rollstuhlgerechten Appartements haben eine Einbauküche, Einbauschrank oder Abstellraum, barrierefreie Dusche, WC, Balkon oder Loggia, Keller, Notruf, Telefon- und TV-Anschluss, Die großen Wohnungen haben Badewanne und barrierefreie Dusche. Die Bewohner richten sich mit eigenen Möbeln ein.

Miete:

1-Zimmer-Appartement	44 m²	€ 1.760,–
1,5-Zimmer-Appartement	47 bis 69 m²	€ 1.900,– bis € 2.450,–
2-Zimmer-Appartement	46 bis 81 m²	€ 1.900,– bis € 2.700,–
2,5-Zimmer-Appartement	77 m²	€ 2.700,–
3-Zimmer-Appartement	82 m²	€ 2.850,–

Zweite Person im Appartement: € 350,– pro Monat
Frühstücksabonnement: € 82,– pro Monat
Mittagessenabonnement: € 185,– pro Monat
Abendbrotabonnement: € 82,– pro Monat

Kaution: Zweifache monatliche Appartement-Miete

Nahverkehr: Bramfelder Dorfplatz, Bus: 8, 17, 37, 118, 173

Lage: Bramfelder See. Bramfelder Dorfplatz mit Wochenmarkt, Einkaufszentrum

»Ihre Traumwohnung im Herzen von Bramfeld«
Unser Haus in geschützter Südlage wurde 1999 fertiggestellt. Wochenmarkt, Post, Geschäfte und Restaurants liegen direkt am Bramfelder Dorfplatz. In den komfortablen Appartements kann jeder Bewohner seine persönliche Freiheit und Unabhängigkeit genießen. Auf Wunsch können wir mit Ihren Möbeln einen Möblierungsplan erstellen. Wir helfen bei den Vorbereitungen und beim Umzug. Durch unser Unterhaltungs-, Fitness- und Ausflugspro-

gramm soll in persönlicher Atmosphäre die Eigenständigkeit und Lebensfreude erhalten und gefördert werden.

Martina Niemann, Residenzleitung

Parkresidenz Rahlstedt

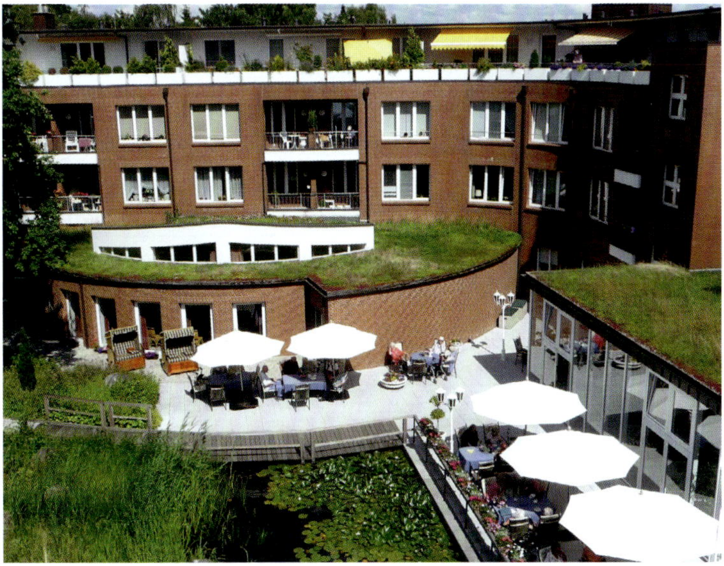

Anschrift: Rahlstedter Straße 29, 22149 Hamburg-Rahlstedt
Vermietung: Ursula Zoch, ☎ 040/67 37 30
www.parkresidenz-rahlstedt.de
185 Appartements und Pflegestation mit 32 Plätzen
Wohnen: Appartement mit Service und ambulanter Pflege

- Mittagessen im Restaurant, 2 Menüs zur Auswahl, Salatbar. Frühstück und Abendbrot bereiten sich die Bewohner selbst zu.

- Schwimmbad, Fitnessraum, Sauna, Café, Bar, Amphitheater, Bibliothek, Hobbyraum, Kaminzimmer, Wintergarten, Internetcafé
- Konzerte, Hausmusik, Seminare, Vorträge, Theater, Spielkreise, Veranstaltungen, Minigolf, Tischtennis
- Wöchentliche Reinigung des Appartements
- Krankenpflege bis zu 14 Tage im Jahr kostenlos
- Bei Bedarf ist ein Umzug in ein stationäres Pflege-Appartement möglich, siehe Seite 454.

Ausstattung: Die Appartements haben Küche, WC und barrierefreie Dusche, Loggia, Balkon, Terrasse, Dachterrasse oder Wintergarten, Keller, Notruf, Telefon- und TV-Anschluss. Die Bewohner richten sich mit eigenen Möbeln ein.

Miete:

1-Zimmer-Appartement	33 bis 52 m²	€ 1.800,– bis € 2.460,–
1,5-Zimmer-Appartement	36 bis 48 m²	€ 2.110,– bis € 2.710,–
2-Zimmer-Appartement	50 bis 68 m²	€ 2.400,– bis € 3.650,–
1 2/2-Zimmer-Appartement	60 bis 65 m²	€ 2.830,– bis € 3.320,–
3-Zimmer-Appartement	73 m²	€ 3.860,–

Zweite Person im Appartement: € 570,– pro Monat
Frühstücksabonnement: € 120,- pro Monat
Abendbrotabonnement: € 150,– pro Monat

Nahverkehr: Loher Straße, Bus: 9

Lage: Wandsetal. Läden im Haus, Einkaufszentrum Rahlstedt-Center, Wochenmarkt

Freuen Sie sich auf eine sichere und sorglose Zukunft in der Parkresidenz Rahlstedt. Der ausgeprägte Hotelcharakter unserer Einrichtung verbindet individuelle Entfaltungsmöglichkeiten mit der Sicherheit einer umfassenden Betreuung im Bedarfsfall. Die traditionelle Dienstleistungsorientierung aller Mitarbeiter schafft dafür die Vor-

aussetzungen. Unsere Serviceleistungen, die nach modernsten Erkenntnissen ausgestatteten Wohnungen und eine herzliche Atmosphäre garantieren Ihnen in Ihrem neuen Zuhause Lebensqualität.

Markus Berns, Direktor

Residenz am Wiesenkamp

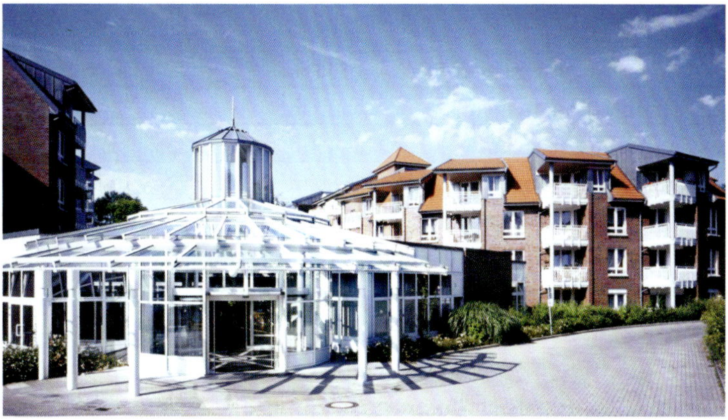

Anschrift: Wiesenkamp 16, 22359 Hamburg-Volksdorf
Vermietung: Susanne Finder, ☎ 040/64 41 69 04
www.residenz-wiesenkamp.de
189 Appartements und Pflegestation mit 97 Plätzen, Kurzzeitpflege
Wohnen: Appartement mit Service und ambulanter Pflege

- Mittagessen im Restaurant: 3 Menüs zur Auswahl. Frühstück und Abendbrot bereiten sich die Bewohner selbst zu, im Restaurant muss dafür extra bezahlt werden.
- Bewegungsbad, Café, Studio, Bibliothek mit Internet, Gymnastikraum, Sauna, Gästeappartements

- Feste, Ausflüge, Konzerte, Lesungen, Vorträge, Gruppenangebote z. B. Gymnastik, Kreativ- und Sprachkurse
- Reinigung des Appartements
- Krankenpflege bis zu 21 Tage im Jahr
- Bei Bedarf ist ein Umzug in ein stationäres Pflege-Appartement möglich, siehe Seite 462.

Ausstattung: Die Appartements haben Pantry, barrierefreie Dusche und WC, Balkon, Keller, W-Lan, Notruf, Telefon- und TV-Anschluss. Die Bewohner richten sich mit eigenen Möbeln ein.

Miete:

1-Zimmer-Appartement	38 m²	€ 2.185,–
1,5-Zimmer-Appartement	40 m²	€ 2.332,–
2-Zimmer-Appartement	43 bis 45 m²	€ 2.355,– bis € 2.422,–
3-Zimmer-Appartement	75 bis 80 m²	€ 3.724,– bis € 3.861,–

Zweite Person im Appartement: € 488,– pro Monat
Frühstücksabonnement: € 95,– pro Monat
Abendbrotabonnement: € 99,– pro Monat

Nahverkehr: U-Bahnhof Meiendorfer Weg, Linie: U1

Lage: Wohngebiet, Volksdorfer Wald. Kiosk im Haus, Einkaufen in Volksdorf, kostenlose Einkaufsfahrten

Alsterdomizil
Herrenhaus Gut Wellingsbüttel

Anschrift: Wellingsbüttler Weg 71
22391 Hamburg-Wellingsbüttel
www.herrenhaus-wellingsbuettel.de

Direktion: Diaz Liedicke, ☎ 040/970 70-0

Vermietung: Stefanie Grundherr, ☎ 040/970 70 970

14 Appartements und Seniorenpflegeeinrichtung mit 187 Plätzen

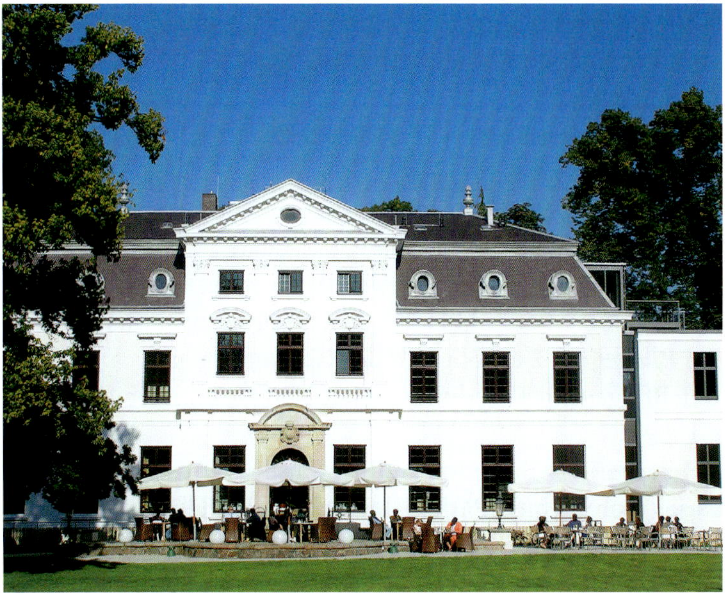

Wohnen: Appartement mit Service und Pflege

- Unterkunft in 1- und 2-Zimmer-Appartements, werktägliche Reinigung, Hausmeisterservice
- Mahlzeiten im Bewohnerrestaurant aus der hauseigenen Küche, nachmittags Kaffee und Kuchen
- Empfangshalle, öffentliches Café und Restaurant, Sonnenterrasse, Parkanlage, Clubzimmer für Familienfeste, kostenfreie Nutzung aller Bereiche des Seniorenpflegeheimes
- Ausflüge, jahreszeitliche Feste, Live-Musik, Kunstausstellungen, Snoezelen
- Die Pflege erfolgt im Appartement durch den hauseigenen Pflegedienst.
- Angeschlossener Pflegewohnbereich, siehe Seite 466

Ausstattung: Die Appartements haben Küchenzeile, barrierefreie Dusche und WC, teilweise Balkon oder Terrasse,

Notruf, Telefon- und TV-Anschluss. Die Bewohner können sich mit eigenen Möbeln einrichten.

Gesamtpreis:

1-Zimmer-Appartement	25 bis 66 m^2	€ 3.240,– bis € 4.877,–
Nutzung nur durch Einzelperson		
2-Zimmer-Appartement	57 bis 62 m^2	€ 5.726,– bis € 5.884,–
Preis inkl. Zuschlag 2. Person ohne Pflegeleistung		

Bei Nutzung eines Appartements für zwei Personen durch eine Person ist ebenfalls der gleiche Preis zu zahlen.
Bei Pflegegrad 2 erhöht sich der Gesamtpreis um ca. € 350,–. Bei Pflegegrad 0 reduziert sich der Gesamtpreis um ca. € 100,–.

Nahverkehr: S-Bahnhof Wellingsbüttel, Linie: S1

Lage: Wohngebiet, Parkanlage, Alsterwanderweg. Kiosk im Haus, kleine Geschäfte und Wochenmarkt in der Nähe

Wohnen wie im Schloss: Mit dem denkmalgeschützten Herrenhaus des ehemaligen Guts Wellingsbüttel erfüllen wir uns den Traum einer ganz besonderen Wohnform für Senioren: sechs Einzimmer-Appartements und acht Zweizimmer-Wohnungen, größtenteils mit Balkon oder Terrasse, und das »Clubzimmer« als Restaurant, welches ausschließlich den Bewohnern vorbehalten ist. Ein öffentliches Café und Restaurant runden das gastronomische Angebot ab. In unmittelbarer Nachbarschaft befindet sich das Torhaus-Museum mit regelmäßig stattfindenden kulturellen Veranstaltungen. Sie werden ein Flair entdecken, das nur ein Herrenhaus bieten kann: Stuck an den Wänden, Flügeltüren und ein traumhafter Blick in die Parkanlage nahe dem Alsterlauf. Kompetente und freundliche Mitarbeiter und Mitarbeiterinnen bieten Ihnen umfassende und individuelle Serviceleistungen und kümmern sich gern um Ihre persönlichen Wünsche.

Frank Wagner, Geschäftsführer

Rosenhof Ahrensburg

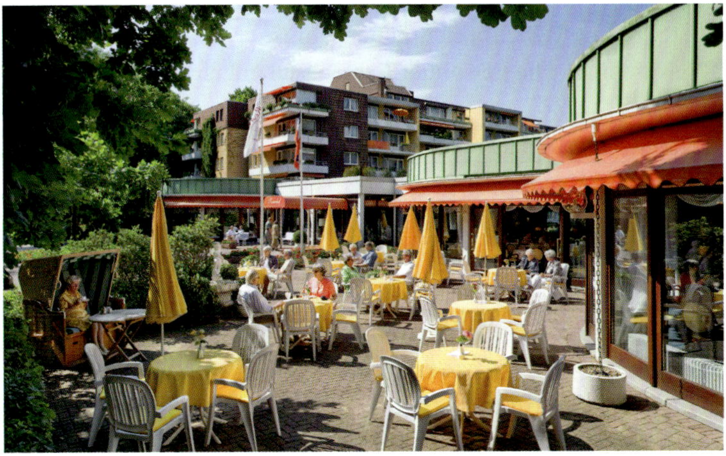

Anschrift: Lübecker Straße 3–11, 22926 Ahrensburg
Vermietung: Beate Wierhake, ☎ 04102/49 04 90
www.rosenhof.de
347 Komfort-Appartements und 49 Pflegeplätze
Wohnen: Appartement mit Service und ambulanter Pflege

- Mittagessen im Restaurant: 4 mehrgängige Menüs aus eigener Küche zur Auswahl, Salatbuffet. Sie können Sonderkost, Frühstück und Abendessen abonnieren.
- Schwimmbad, Restaurant/Café, Bibliothek, Weißer Salon, weitere Veranstaltungsräume, parkähnliche Gartenanlage mit Teich
- Kulinarische und kulturelle Angebote sowie Hobbygruppen, Veranstaltungen
- Wöchentliche Reinigung des Appartements
- Bei Krankheit 21 Tage im Jahr hauswirtschaftliche Betreuung im Appartement
- Hauseigene ambulante Pflege bei Bedarf
- Angeschlossener Pflegewohnbereich, siehe Seite 470

Ausstattung: Die Appartements haben Einbauküche und -schrank, WC, Dusche oder Bad, Balkon/Terrasse, abschließbaren Abstellraum, Waschmaschinenanschluss, Notruf, Telefon- und TV-Anschluss. Die Bewohner richten sich mit eigenen Möbeln ein.

Miete:

1-Zimmer-Appartement	31,3 bis 40,5 m²	€ 1.492,– bis € 2.263,–
1,5-Zimmer-Appartement	51,1 bis 54 m²	€ 2.510,– bis € 2.740,–
2-Zimmer-Appartement	60,3 bis 73,7 m²	€ 2.978,– bis € 3.426,–
3-Zimmer-Appartement	78,4 bis 91 m²	€ 3.186,– bis € 4.129,–
4-Zimmer-Appartement	130,8 m²	€ 4.255,– bis € 4.571,–

Energieausweis: 218,7 kWh/(m²a), Energieeffizienzklasse G

Zweite Person im Appartement: € 808,– pro Monat
Frühstücksabonnement: € 155,– pro Monat
Abendessenabonnement: € 155,– pro Monat
Frühstück- und Abendessenabonnement: € 280,– pro Monat

Kaution: Doppelte monatliche Miete. Die Kaution wird mit dem für Spareinlagen mit dreimonatiger Kündigungsfrist üblichen Zinssatz verzinst.

Nahverkehr: Ahrensburg, Rosenhof, Bus: 476, 569, 8110

Lage: Ahrensburger Schloss. Werktags Supermarkt auf Rädern, Einkaufsmarkt in der Nähe

Ahrensburg ist einer der schönsten Orte vor den Toren Hamburgs. Die Stadt lädt zum Bummeln und Verweilen ein und bietet zahlreiche Einkaufsmöglichkeiten. Das über 400 Jahre alte Ahrensburger Schloss und die dazugehörige Schlosskirche befinden sich in direkter Nachbarschaft zum 1981 fertig gestellten Rosenhof Ahrensburg. Das moderne Haus ist durch den angrenzenden Schlosspark mit der Ahrensburger Innenstadt verbunden. Eine Bushaltestelle befindet sich in unmittelbarer Nähe. Mit der S-Bahn erreicht man in nur 23 Minuten die Hamburger Innenstadt.

Sebastian Nimmesgern, Direktor

Rosenhof Großhansdorf 1

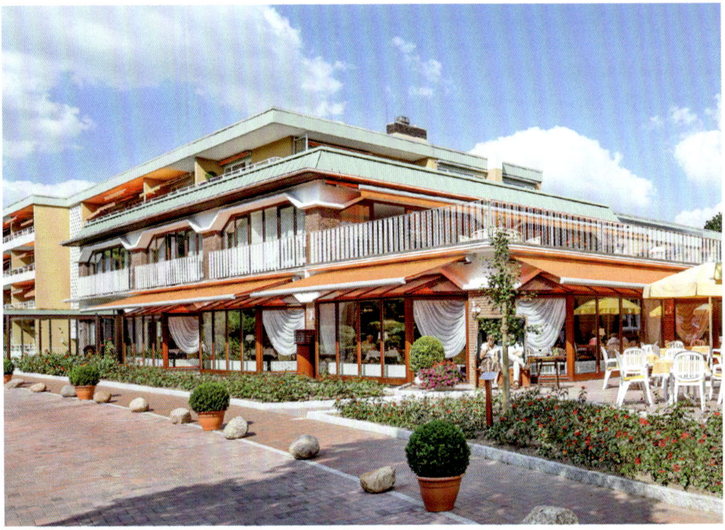

Anschrift: Hoisdorfer Landstraße 61, 22927 Großhansdorf
Vermietung: Bettina Statz, ☎ 04102/69 86 69
www.rosenhof.de
245 Komfort-Appartements und 47 Pflegeplätze
Wohnen: Appartement mit Service und ambulanter Pflege

- Mittagessen im Restaurant: mehrgängige Menüs aus eigener Küche zur Auswahl, Salatbuffet. Sie können Sonderkost, Frühstück und Abendessen abonnieren.
- Schwimmbad, Restaurant/Café, Bibliothek, Weißer Salon, weitere Veranstaltungsräume, parkähnliche Gartenanlage
- Kulinarische und kulturelle Angebote sowie Hobbygruppen, Veranstaltungen
- Wöchentliche Reinigung des Appartements
- Bei Krankheit 21 Tage im Jahr hauswirtschaftliche Betreuung im Appartement

- Hauseigene ambulante Pflege im Appartement bei Bedarf.
- Angeschlossener Pflegewohnbereich, siehe Seite 474

Ausstattung: Die Appartements haben Einbauküche und -schrank, Dusche, WC, Balkon oder Terrasse, einen abschließbaren Abstellraum im Keller, Notruf, Telefon- und TV-Anschluss. Die Bewohner richten sich mit eigenen Möbeln ein.

Miete:

1-Zimmer-Appartement	28,3 bis 49,4 m²	€ 1.473,– bis € 2.577,–
1,5-Zimmer-Appartement	42,5 bis 54,4 m²	€ 2.276,– bis € 2.789,–
2-Zimmer-Appartement	56,6 bis 72,7 m²	€ 2.913,– bis € 3.254,–
3-Zimmer-Appartement	78,4 bis 90,6 m²	€ 3.584,– bis € 3.988,–

Energieausweis: 267,9 kWh/(m²a), Energieeffizienzklasse H

Zweite Person im Appartement: € 808,– pro Monat
Frühstücksabonnement: € 155,– pro Monat
Abendessenabonnement: € 155,– pro Monat
Frühstück- und Abendessenabonnement: € 280,– pro Mona

Kaution: Doppelte monatliche Miete. Die Kaution wird mit dem für Spareinlagen mit dreimonatiger Kündigungsfrist üblichen Zinssatz verzinst.

Nahverkehr: U-Bahnhof Großhansdorf, Linie: U1

Lage: waldreiche Umgebung. Geschäfte in der Nähe, Supermarkt auf Rädern

Inmitten der idyllischen Walddörfer liegt der 1972 erbaute Rosenhof Großhansdorf 1. Das Reizvolle an dieser 245 Appartements umfassenden Anlage ist die waldreiche Umgebung mit dem besonderen Charme eines Villenvorortes. Darüber hinaus zeichnet sich dieses Haus durch die verkehrsgünstige Lage zur Hamburger City aus, die in einer Dreiviertelstunde mit der U-Bahn zu erreichen ist.

Michael Solbisky, Direktor

Rosenhof Großhansdorf 2

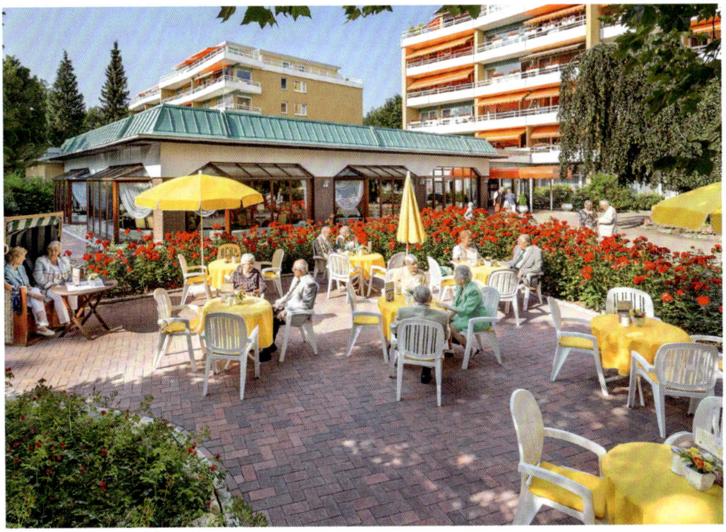

Anschrift: Hoisdorfer Landstraße 72, 22927 Großhansdorf
Vermietung: Beatrix Scholz, ☎ 04102/69 90 69
www.rosenhof.de
259 Komfort-Appartements und 49 Pflegeplätze
Wohnen: Appartement mit Service und ambulanter Pflege

- Mittagessen im Restaurant: 2 mehrgängige Menüs aus eigener Küche zur Auswahl, Salatbuffet. Sie können Sonderkost, Frühstück und Abendessen abonnieren.
- Schwimmbad, Restaurant/Café, Bibliothek, Weißer Salon, weitere Veranstaltungsräume, parkähnliche Gartenanlage mit Teich
- Kulinarische und kulturelle Angebote sowie Hobbygruppen, Veranstaltungen
- Wöchentliche Reinigung des Appartements
- Bei Krankheit für 21 Tage im Jahr hauswirtschaftliche Betreuung im Appartement

- Hauseigene ambulante Pflege im Appartement bei Bedarf.
- Auf Wunsch ist ein Umzug in den stationären Pflegewohnbereich möglich, siehe Seite 476.

Ausstattung: Die Appartements haben Einbauküche und -schrank, WC und Dusche, Balkon oder Terrasse, einen abschließbaren Abstellraum, Notruf, Telefon- und TV-Anschluss. Die Bewohner richten sich mit eigenen Möbeln ein.

Miete:

1-Zimmer-Appartement	30,7 bis 45,2 m²	€ 1.473,– bis € 2.368,–
1,5-Zimmer-Appartement	49,1 bis 50,8 m²	€ 1.932,– bis € 2.697,–
2-Zimmer-Appartement	56,5 bis 80,0 m²	€ 2.623,– bis € 3.341,–
3-Zimmer-Appartement	76,2 bis 106,9 m²	€ 3.362,– bis € 4.313,–

Energieausweis: 249,9 kWh/(m²a), Energieeffizienzklasse G

Zweite Person im Appartement: € 808,– pro Monat
Frühstücksabonnement: € 155,– pro Monat
Abendessenabonnement: € 155,– pro Monat
Frühstücks- und Abendessenabonnement: € 280,– pro Monat

Kaution: Doppelte monatliche Miete. Die Kaution wird mit dem für Spareinlagen mit dreimonatiger Kündigungsfrist üblichen Zinssatz verzinst.

Nahverkehr: U-Bahnhof Großhansdorf, Linie: U1

Lage: waldreiche Umgebung. Geschäfte in der Nähe, Supermarkt auf Rädern

Der Rosenhof Großhansdorf 2 bietet 259 Komfort-Appartements. Die Umgebung mit dem besonderen Charme eines Villenvorortes lädt zum Spazierengehen und Erholen ein, zum Beispiel im nahe gelegenen Park Manhagen. Zahlreiche Geschäfte in der Einkaufsstraße Eilbergweg offerieren auf kurzen Wegen viele attraktive Angebote des täglichen Bedarfs. Unser Haus zeichnet sich aber auch durch die verkehrsgünstige Lage zur Hamburger City aus. Der Jungfernstieg ist mit der U-Bahn in ca. 46 Minuten und der Hamburger Hauptbahnhof in ca. 40 Minuten zu erreichen.

Stefan Riefenstahl, Direktor

Rosenhof Travemünde

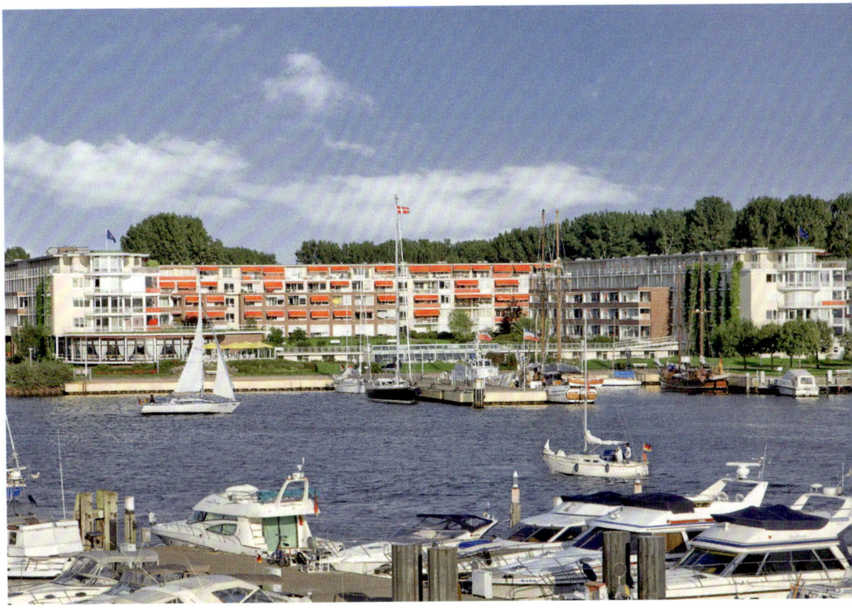

Anschrift: Mecklenburger Landstraße 2–12
23570 Lübeck-Travemünde
Vermietung: Simona Manske, ☏ 04502/86 03-31
www.rosenhof.de
410 Komfort-Appartements und 71 Pflegeplätze

Wohnen: Appartement mit Service und ambulanter Pflege

- Mittagessen im Restaurant: 2 mehrgängige Menüs aus eigener Küche zur Auswahl, Salatbuffet. Sonderkost, Frühstück und Abendessen können abonniert werden.
- Schwimmbad, Restaurant/Café, Bibliothek, Weißer Salon, Billard- und Gymnastikraum, Gästezimmer, Ferienwohnungen
- Kulinarische und kulturelle Angebote sowie Hobbygruppen, Veranstaltungen
- Wöchentliche Reinigung des Appartements
- Bei Krankheit für 21 Tage im Jahr hauswirtschaftliche Betreuung
- Ambulante Pflege im Appartement bei Bedarf. Auf Wunsch ist ein Umzug in den stationären Pflegewohnbereich möglich, siehe Seite 482.

Ausstattung: Die Appartements haben Einbauküche, Einbauschrank, Dusche/Bad und WC, Balkon/Loggia, Abstellraum, Notruf, Telefon- und TV-Anschluss. Die Bewohner richten sich mit eigenen Möbeln ein.

Miete:

1-Zimmer-Appartement	32,7 bis 46,3 m²	€ 1.572,– bis € 2.187,–
1,5-Zimmer-Appartement	42,6 bis 66,7 m²	€ 2.370,– bis € 3.341,–
2-Zimmer-Appartement	56,4 bis 81,5 m²	€ 2.903,– bis € 3.564,–
3-Zimmer-Appartement	76,1 bis 113,7 m²	€ 3.568,– bis € 4.497,–

Energieausweis: 195,8 kWh/(m²a), Energieeffizienzklasse F

Zweite Person im Appartement: € 808,– pro Monat
Frühstücksabonnement: € 155,– pro Monat
Abendessenabonnement: € 165,– pro Monat
Frühstücks- und Abendessenabonnement: € 280,– pro Monat

Kaution: Doppelte monatliche Miete. Die Kaution wird mit dem für Spareinlagen mit dreimonatiger Kündigungsfrist üblichen Zinssatz verzinst.

Nahverkehr: Priwallfähre, Bus: 30, 31, 33, 35, 38 (Stadtverkehr Lübeck)
Lage: Trave, Ostseestrand, Yachthafen, Naturschutzgebiet. Lebensmittelladen und Bank im Haus, Lieferservice, Geschäfte in Travemünde

Die einzigartige Lage unseres Hauses auf der Halbinsel Priwall mit Blick auf die Trave und die Flaniermeile des Ostseebades Travemünde bietet Ihnen zahlreiche Möglichkeiten, Ihr Leben nach Ihren Vorstellungen zu gestalten. Komfortabler Alltag und Urlaubsgefühl im maritimen Umfeld – das schätzen unsere Bewohner. Das Ambiente und den Service eines exklusiven Hauses mit privater Atmosphäre genießen, selbstständig wohnen und leben und dennoch die Sicherheit und Geborgenheit einer Seniorenwohnanlage zu spüren. Wenn das Ihr Wunsch ist, sind Sie im Rosenhof Travemünde richtig.

Reinhard Antrich, Direktor

Kursana Residenz Wedel

Anschrift: Gorch-Fock-Straße 4, 22880 Wedel
Direktion: Petra Tiedemann, ☎ 04103/12 0-0
www.kursana.de
140 Appartements und Pflegebereich mit 28 Plätzen
Wohnen: Appartement mit Service und ambulanter Pflege

- Mittagessen im Restaurant: 3 Menüs zur Auswahl, Salatbar, Frühstücks- und Abendessenabonnement möglich
- Schwimmbad, Café, Theatersaal, Bibliothek, Gartenanlage mit Strandkörben

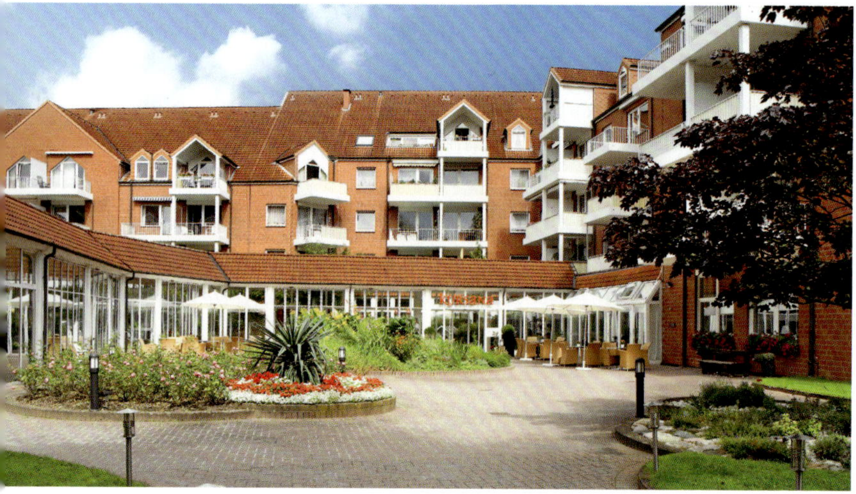

- Konzerte, Lesungen, Handarbeiten, Kartenspiele, Wassergymnastik, Gedächtnistraining, Herrenstammtisch, Andachten
- Reinigung des Appartements
- Angeschlossener Pflegewohnbereich, siehe Seite 484

Ausstattung: Die Appartements haben Kochnische, WC und barrierefreie Dusche, Teppichboden oder Laminat, Balkon, Keller/Boden, Notruf, Telefon- und TV-Anschluss. Die Bewohner richten sich mit eigenen Möbeln ein.

Miete:

1-Zimmer-Wohnung	31 bis 39,5 m²	€ 1.750,– bis € 2.200,–
2-Zimmer-Wohnung	40 bis 67 m²	€ 2.150,– bis € 3.200,–
3-Zimmer-Wohnung	62 bis 68,5 m²	€ 3.100,– bis € 3.400,–

Zweite Person im Appartement: € 623,– pro Monat
Frühstücksabonnement: € 130,– pro Monat
Abendessenabonnement: € 124,– pro Monat

Kaution: 2 Monatsmieten

Nahverkehr: S-Bahnhof Wedel, Linie: S1

Lage: Citylage, Wohngebiet, Wedeler Marsch

Das Residenzwohnen bei Kursana ermöglicht Ihnen ein komfortables und unabhängiges Leben. Sie wohnen privat und ungestört in Ihrem eigenen Appartement und gestalten Ihr Leben, wie Sie es gern möchten. Genießen Sie die zahlreichen Serviceleistungen, die Ihnen den Alltag erleichtern. Erfreuen Sie sich am breiten Spektrum kultureller Angebote und interessanter Freizeitaktivitäten. Wir sind in jeder Lebenssituation für Sie da. Auch dann, wenn Sie mehr Unterstützung benötigen sollten. Unsere umfangreiche Betreuung und Pflege im Appartement oder die Möglichkeit der Versorgung im Pflegewohnbereich geben Ihnen die Gewissheit, bestens versorgt zu sein. Unsere Gästeappartements stehen zum Probewohnen zur Verfügung. Wir freuen uns, Sie in unserem Haus begrüßen zu dürfen.

Petra Tiedemann, Direktorin

Seniorenresidenz Graf Luckner Haus

Anschrift: Hans-Böckler-Platz 15, 22880 Wedel
Residenzleitung: Grada Jakobs-van Drie, ☏ 04103/705 20 00
Vereinigte Hamburger Wohnungsbaugenossenschaft eG (vhw), www.vhw-hamburg.de
209 Appartements
Wohnen: Service-Wohnen premium im Appartement
- Die Mahlzeiten können sich die Bewohner selbst zubereiten oder gegen Bezahlung im Restaurant einnehmen. Es werden täglich 3 Mahlzeiten angeboten.
- Bewegungsbad, Bibliothek, Café mit Dachterrasse
- Jahreszeitliche Feste, Veranstaltungen, Ausflüge, Hobbygruppen, Konzerte, Theaterbesuche, Therapiegruppen

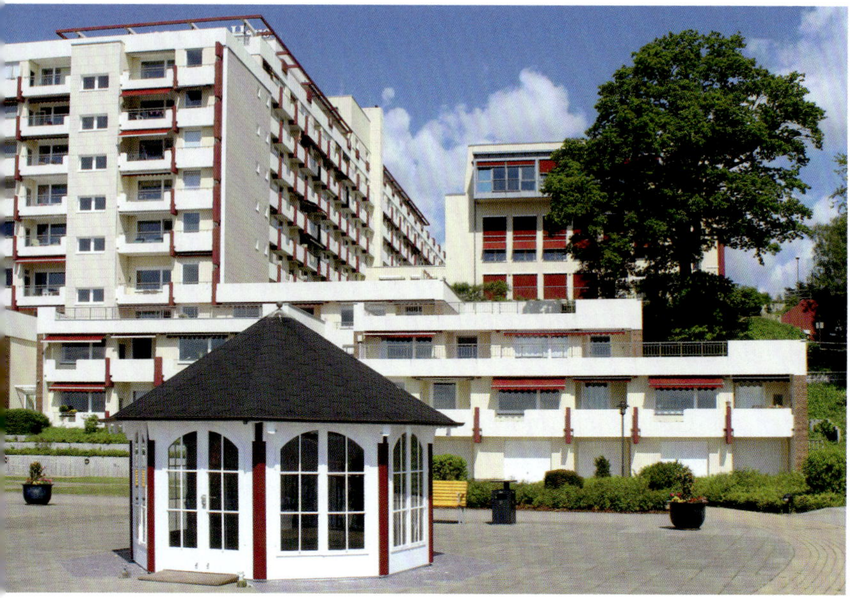

- Reinigung des Appartements gegen Bezahlung
- In gesundheitlichen Krisensituationen werden bis zu 30 Tage im Jahr allgemeine Unterstützungsleistungen geboten, zum Beispiel hauswirtschaftliche Hilfen im Krankheitsfall.
- Beratung und Vermittlung von Dienstleistungen
- Ambulante Pflege im Appartement bei Bedarf

Ausstattung: Die Appartements haben Küchenzeile, WC und Dusche, Loggia oder Terrasse, Keller, Notruf, Telefon- und TV-Anschluss. Die Bewohner richten sich mit eigenen Möbeln ein.

Miete:

1-Zimmer-Appartement	31 bis 37 m^2	€ 1.242,- bis € 1.673,–
2-Zimmer-Appartement	39 bis 72 m^2	€ 1.731,- bis € 2.783,–

Energieausweis: Baujahr 1970, Verbrauchsausweis, 291 kWh/(m^2a), Erdgas Energieeffizienzklasse H

Zweite Person im Appartement: € 330,– pro Monat
Reinigung des Appartements: ab € 64,– pro Monat
Frühstücksabonnement: € 150,– pro Monat
Mittagessenabonnement: € 270– pro Monat
Abendbrotabonnement: € 150,– pro Monat

Genossenschaftsanteile: Zum Erwerb der Mitgliedschaft sind 25 Genossenschaftsanteile in Höhe von € 1.300,– notwendig, zuzüglich eines einmaligen Eintrittsgeldes von € 55,–. Beim Einzug sind die Anteile auf € 3.588,– bis € 10.192,– zu erhöhen.

Nahverkehr: Wedel, Hans-Böckler-Platz, Bus: 189

Lage: Elbufer. Kiosk im Haus, Einkaufen in der Nähe

Bei uns in der Seniorenresidenz Graf Luckner Haus können Sie Ihr Leben in vollen Zügen genießen. Unser Haus liegt direkt an der Elbe. Viele Appartements bieten einen wunderschönen Elbblick. Aber das Beste ist unser individueller Service. Unser Restaurant verwöhnt Sie mit abwechslungsreichen Menüs, und unser Kulturangebot lässt keine Wünsche offen. Sollten Sie pflegerische Unterstützung benötigen, betreut Sie unser Ambulanter Dienst (MDK-Note: 1,1) in Ihrem Appartement. Wir würden uns freuen, wenn Sie einmal einige Tage zur Probe bei uns wohnen würden.

Grada Jakobs-van Drie, Residenzleiterin

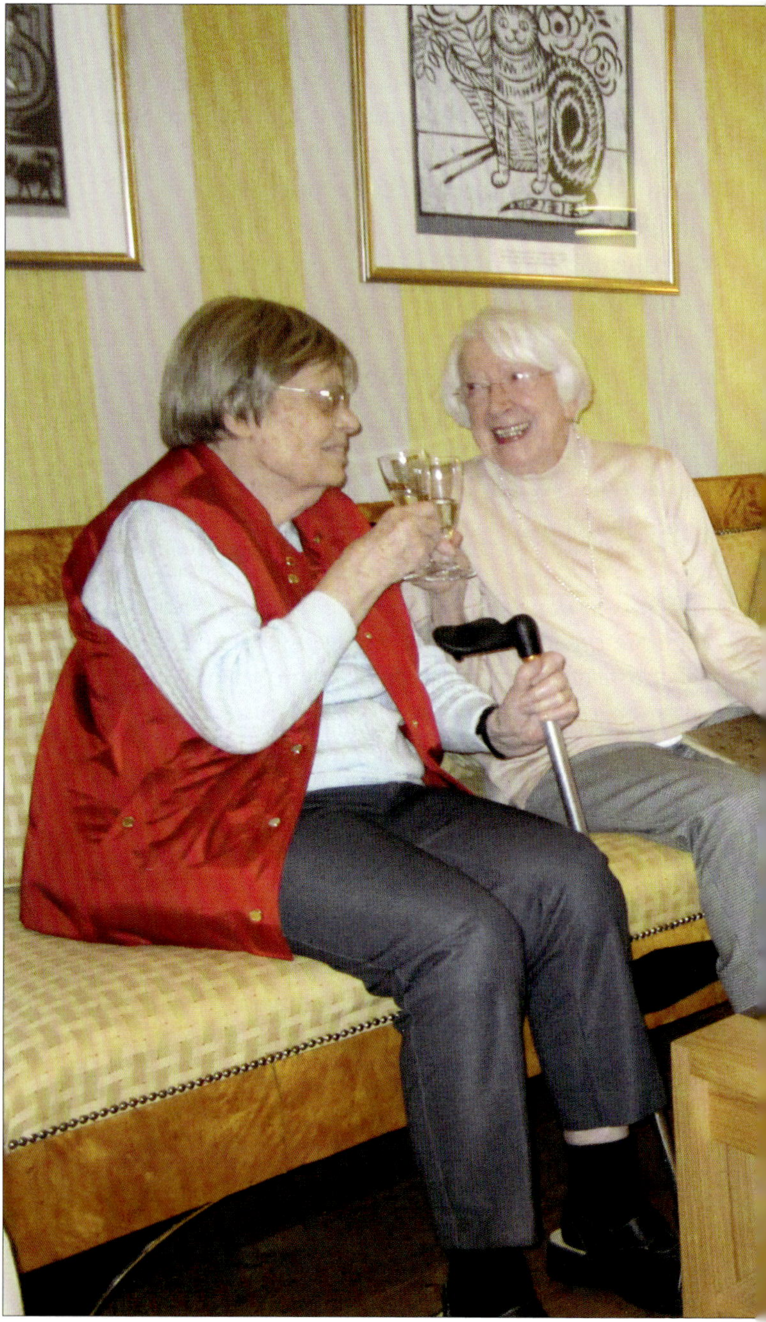

Alten- und Pflegeheime

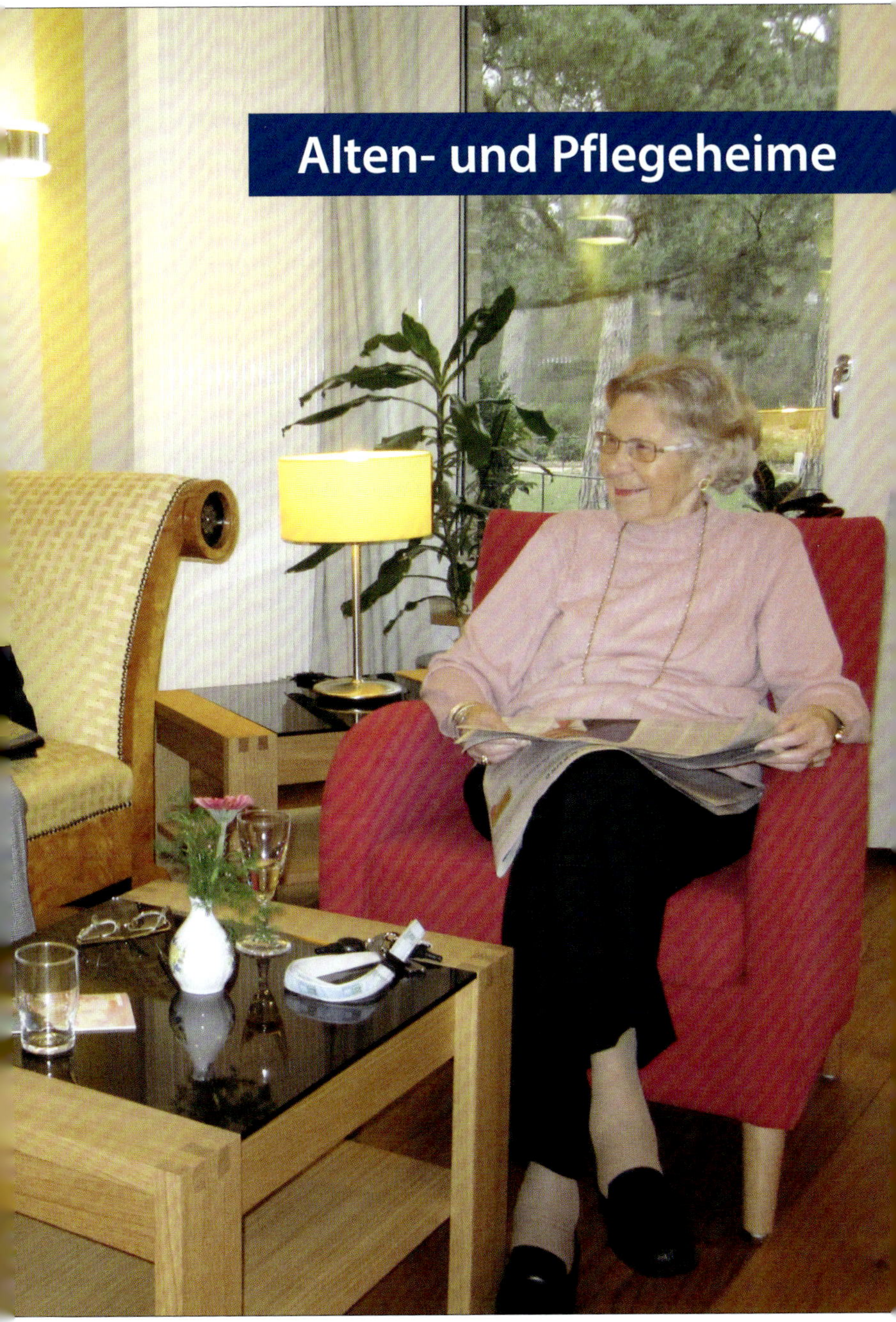

Der Umzug ins Altenheim

Die vertraute Umgebung aus gesundheitlichen Gründen verlassen

Das vergangene Jahr war für Bruno Arndt nicht einfach. Eigentlich wollte der 84-Jährige schon vor drei Jahren in die Seniorenwohnanlage Lokstedt der Vereinigten Hamburger Wohnungsbaugenossenschaft eG (vhw) ziehen, doch etliche Krankenhausaufenthalte kamen immer wieder dazwischen. Rheuma, ein Lendenwirbelbruch, Parkinson, hoher Blutdruck – immer war etwas so akut, dass es zunächst behandelt werden und der Umzug in die Seniorenwohnanlage warten musste. Bruno Arndt wollte in genau diese Einrichtung der vhw ziehen. Der Grund: »Mein Schwager wohnt auf der gegenüberliegenden Straßenseite und kümmert sich um mich«, betont er.

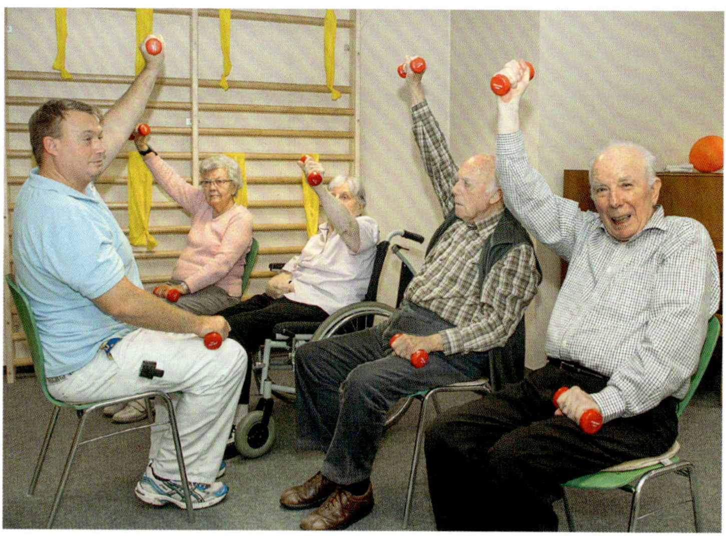

Das Kraft-Balance-Training mit Ergotherapeut Yves Palmhoff hilft Bruno Arndt (vorn, rechts) fit zu bleiben.

In seiner Zwei-Zimmer-Wohnung in Altona ist Bruno Arndt gut zurechtgekommen: Dienstags und freitags kam eine Dame von einer Sozialstation, die beim Einkaufen und Sauberhalten der Wohnung behilflich war. Die Telefonate mit seiner Schwester gehörten zum täglichen Ritual. Doch das Treppensteigen in den zweiten Stock ohne Fahrstuhl war ein Problem. »Ich habe es nicht mehr geschafft, mit dem Rollator meine Wohnung zu verlassen«, erzählt Arndt.

Den Auszug aus seiner alten Wohnung konnte Bruno Arndt nicht selbst in die Hand nehmen, weil er nicht in der Lage war, die Umzugskartons zu packen. Dennoch konnte er selbstbestimmt sagen, welche Möbel und persönlichen Gegenstände mit in das neue Apartment genommen werden sollten. »In der Nacht davor hatte ich schlecht geschlafen. Als dann um acht Uhr morgens alles ausgeräumt wurde, hatte ich gar keine Zeit mehr zum Nachdenken«, so Arndt. An den Einzug erinnert er sich kaum noch, weil er einfach zu erschöpft war. Es sei aber alles gut gegangen.

Inzwischen hat sich Bruno Arndt gut eingelebt. Er macht regelmäßig beim Kraft-Balance-Training mit. An den Spielenachmittagen beteiligt er sich gern bei den Raterunden. »Bei den Mahlzeiten sitze ich mit zwei Herren am Tisch, mit denen ich gut klarkomme, und das Personal ist klasse«, beschreibt Bruno Arndt seinen Alltag. Er hat sich inzwischen gut eingelebt und ist genauso zufrieden wie zuvor in seiner alten Wohnung in Altona. Das tägliche Ritual, mit seiner Schwester zu telefonieren, hat er natürlich beibehalten.

»Ich vermisse absolut gar nichts«

Vor Schicksalsschlägen ist niemand sicher. So war es auch bei Ingrid Wild. Die heute 77-Jährige lebte zusammen mit Ehemann Jürgen in einem Haus mit Garten in Wilhelmsha-

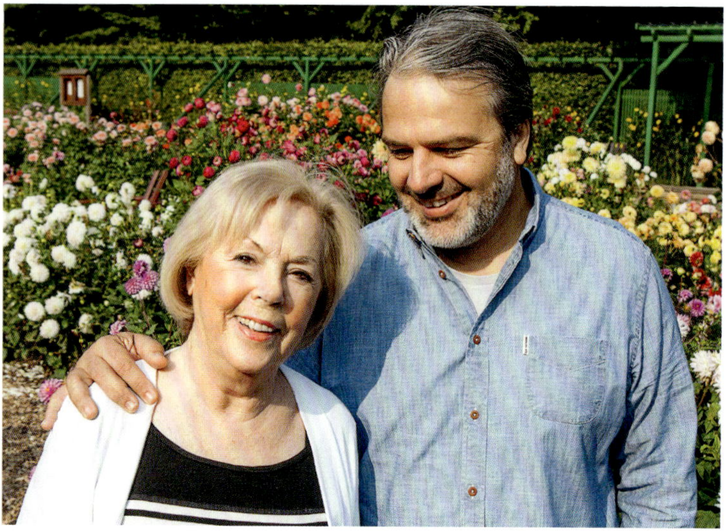

Ingrid Wild und Sohn Holger genießen die gemeinsame Zeit – wie hier bei einem Ausflug in den Dahliengarten in Hamburg-Lurup.

ven. Gemeinsam reiste das Paar in der ganzen Welt herum. Seit dem Tod ihres Mannes vor sechs Jahren hat die Witwe das große Haus an der Nordsee allein bewirtschaftet und sich im Sportstudio sowie beim Klavierspielen fit gehalten. Doch vor einem halben Jahr geriet ihr geordnetes Leben aufgrund eines Schlaganfalls aus den Fugen. Nach dem Krankenhausaufenthalt war sie sechs Wochen in einer Rehaklinik und musste alles wieder neu erlernen – wie das Sprechen und Laufen.

Die Reha hat große Fortschritte gebracht, doch an ein Leben im alten Haus war nicht mehr zu denken. Die Idee, in die Nähe ihres Sohnes zu ziehen, gefiel der Seniorin. Nach intensiver Suche fand Sohn Holger das Rosendomizil (Hamburg-Groß Flottbek). Zwei Mal in der Woche gehen Mutter und Sohn zum Einkaufen oder machen ausgiebige Spaziergänge mit anschließendem Restaurantbesuch.

Ingrid Wild hat sich schnell eingelebt. Dabei hat ihr auch der herzliche Empfang in diesem Altenheim geholfen. »Ich vermisse absolut gar nichts«, resümiert die Seniorin und blickt auf die zahlreichen Bilder ihres Mannes, der als Maler und Künstler tätig war. Seine Aquarelle und Fotos haben in ihrem Appartement einen neuen Platz gefunden. Außerdem bringen einige gewohnte Möbel ein Stück Heimat ins neue Zuhause. »Bald kommt dann auch noch mein Klavier«, freut sich die Bewohnerin, die oft auf ihrer neuen Terrasse sitzt.

Auch an den Aktivitäten des Hauses nimmt Ingrid Wild gerne teil. So geht sie jeden Morgen zur Zeitungsrunde sowie zum Gehirnjogging. Außerdem meldet sich die Seniorin regelmäßig bei den Ausflügen an, um mehr über Hamburg zu erfahren. Die Therapie- und Gymnastikangebote helfen, sich ganz von den Folgen des Schlaganfalls zu erholen. Ingrid Wild ist voller Hoffnung.

Das Einleben dauert bis zu einem halben Jahr

Im Hospital zum Heiligen Geist in Hamburg-Poppenbüttel leben über 1.000 Bewohner. Rund 300 pflegebedürftige Menschen ziehen hier pro Jahr auf Dauer ein. Sylvia Benke hat viele von ihnen in der schwierigen Phase des Einlebens begleitet. Die 48-Jährige hat vor 33 Jahren im Hospital mit einer Ausbildung zur Altenpflegerin begonnen, sich zur Stations- und Pflegedienstleitung hochgearbeitet und leitet heute das Kundenzentrum.

Frau Benke, wie viele Bewohner entscheiden sich selbstständig für einen Umzug ins Altenheim?

Bei uns sind das etwa 70 Prozent. Die Menschen haben sich über Jahre damit beschäftigt, wie ihr letzter Lebensabschnitt aussehen könnte. Viele von ihnen haben sich bereits verschiedene Einrichtungen angesehen, um selbstbestimmt

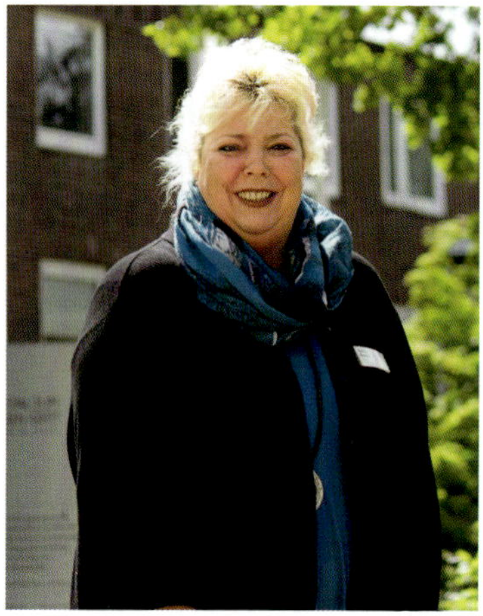

Sylvia Benke

eine Entscheidung für einen Umzug treffen zu können.

Dann gibt es einen konkreten Anlass. Die Senioren spüren ganz genau, wann der richtige Zeitpunkt für so einen Umzug gekommen ist. Manchmal ist für Alleinlebende die Einsamkeit kaum noch zu ertragen. Andere schaffen Haus und Garten nicht mehr, wollen Ballast abwerfen und spüren Erleichterung durch das »All-inclusive-Paket« hier im Haus. Wer rechtzeitig umzieht, kann aktiv mitgestalten und sich sein Apartment aussuchen und einrichten. Viele Bewohner freuen sich darauf, ganz neu zu planen und kaufen sich selbst z. B. neue Möbel.

Wie lange dauert das Einleben?

Es dauert ein gutes halbes Jahr, bis sich neue Bewohner eingelebt haben. Zunächst lernen sie die Wege in ihrer Wohngruppe und auf dem Gelände, unsere Mitarbeiter und die Nachbarn kennen. Wenn ich sie nach ein paar Wochen in ihrem Apartment besuche, sagen sie bereits: »Gucken Sie mal, das sieht hier wie bei mir zu Hause aus.«

Wie ist das bei den Menschen, die direkt aus dem Krankenhaus umziehen? Also nach einem Sturz oder Schlaganfall?

Viele Menschen wissen genau, wie es um ihre Gesundheit steht, dass sie zum Beispiel nicht wieder so laufen können wie früher. Doch eigentlich bekommen sie diesen Übergang ganz gut hin. Ein Problem ist, dass sie sich nicht von zu Hause verabschieden konnten. Eine Bewohnerin hat neulich zu mir gesagt: »Lassen Sie mich bitte noch einmal nach Hause in meinen Garten. Einmal Tschüss sagen, ich komme auch wieder.«

Es hat viel mit der Einstellung zu tun. Ich bewundere, wie manche Menschen diesen Neuanfang meistern – nach dem Tod von Ehepartner oder Kindern. Zur Lebenserfahrung gehört oft die Erkenntnis: Es muss weitergehen.

Reicht es eigentlich im Altenheim, dass die Schwester nett ist?
Wir sind gute Zuhörer, Beobachter und Blitzableiter. Manchmal sind wir Freunde oder der einzige Kontakt zur Außenwelt. Zur Kompetenz der Pflegeheime gehören jedoch auch umfangreiche Kenntnisse in Krankenbeobachtung, Dementenbetreuung, Hospizarbeit, Psychologie, Wundversorgung, Medikamentenkunde, Ernährung und vieles mehr.

Warum wird das Altenheim so negativ bewertet?
Die Öffentlichkeit empfindet Altenheime häufig als negativ, weil die in ihnen lebenden alten Menschen oft krank und pflegebedürftig sind und hier auch versterben. Wir nehmen die Menschen in ihrer jeweiligen Lebenssituation an und versuchen, für unsere Bewohner eine gute Lebensqualität zu erhalten, damit sie sich wohl und gut betreut fühlen.

Ausbildung zum Altenpfleger

Mit dem ganzen Herzen dabei

Michael Westphal lernt den Beruf des Altenpflegers in der Seniorenwohnanlage Langenhorn der Vereinigten Hamburger Wohnungsbaugenossenschaft eG (vhw) und wird im kommenden Frühjahr seine Ausbildung mit dem Examen abschließen. Nach einer beruflichen Orientierungsphase – mit 19 Jahren begann er eine Lehre als Koch, später jobbte er in Berlin – hat er jetzt, mit 33 Jahren, seinen Traumberuf gefunden. Als Teenager pflegte er gemeinsam mit seiner Mutter den an Krebs erkrankten Großvater – eine Aufgabe, die er nie als Belastung empfunden hat. Im Gegenteil: In dieser Zeit habe er noch eine intensive Bindung zu seinem Opa aufbauen können.

»Nach erfolgreicher Ausbildung sichern wir unseren Azubis eine Übernahme zu«, so Pflegedienstleiterin Adisa Zorlak. Voraussetzungen für eine Ausbildung zum Altenpfleger sind ein mittlerer oder ein gleichwertiger Bildungsabschluss sowie die Freude an der Arbeit mit Menschen. Die Azubis lernen während der dreijährigen Ausbildung im praktischen Bereich unter anderem, die Pflege alter Menschen zu planen, eigenständig durchzuführen und zu dokumentieren. Trauerarbeit, aber auch die allgemeine Krankheitslehre, Medikamentenkunde und das Wundmanagement stehen in der Berufsschule auf dem Lehrplan. Außerdem gehören Anatomie, Recht, Ethik, Psychologie, Ernährung und Geriatrie (Altersheilkunde) zum soliden Grundwissen. Vor Ort stehen Praxisanleiter den Azubis zur Seite.

»Michael ist ein Glücksfall für unseren Berufsstand«, lobt die Pflegedienstleiterin ihren Schützling. Er verfüge über ein hohes Einfühlungsvermögen, sei immer mit ganzem Herzen bei der Sache und ein echter Team-Player. Wenn er in der Berufsschule ist, fragen die Bewohner nach dem »netten Herrn Westphal«. Umgekehrt ruft dieser sogar aus dem Urlaub in der Seniorenwohnanlage an und erkundigt sich telefonisch nach dem Befinden der ihm anvertrauten Menschen. Mit Sport powert er sich in seiner Freizeit aus und sorgt so für Ausgleich zu seinem anspruchsvollen Job.

Nach seiner Ausbildung will der sympathische junge Mann zunächst zwei Jahre Berufserfahrung sammeln, um dann Pflegepädagogik oder Pflegewissenschaften zu studie-

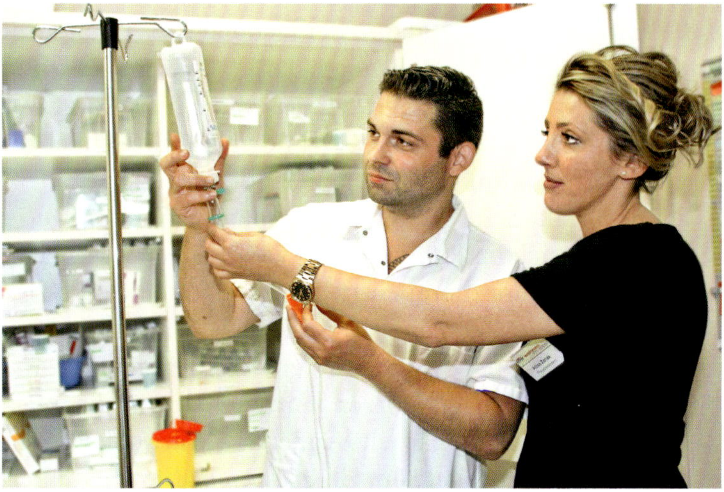

Ein Beruf mit Verantwortung. Pflegedienstleiterin Adisa Zorlak erklärt Michael Westphal, wie eine Infusion vorbereitet wird.

ren. »Danach kann ich mir vorstellen, als Wohnbereichsleiter zu arbeiten oder an einer Berufsschule zu unterrichten«, plant Westphal seine berufliche Zukunft.

Hohe Kompetenz bei der Pflege

Von der Altenpflegerin zur Wundtherapeutin

Die Altersmedizin hat in den vergangenen Jahrzehnten große Fortschritte gemacht. Ein Oberschenkelhalsbruch kann innerhalb von 40 Minuten operiert werden, nach spätestens 14 Tagen werden die Patienten in die Reha überwiesen. Wer danach zunächst in der Kurzzeitpflege oder im Altenheim wieder auf die Beine kommen will, erfährt breite Unterstützung. Die Pflegerin ist bei der Körperpflege behilflich. Der Physiotherapeut trainiert die Muskulatur, damit die Patienten wieder sitzen, stehen und laufen können. Hinzukommt das Kraft-Balance-Training in der Gruppe. Der Koch sorgt durch hoch kalorische Mahlzeiten dafür, dass die Menschen wieder zu Kräften kommen. Und nicht zuletzt sorgt der Wundtherapeut dafür, dass die Wunde heilt. Ein fein abgestimmtes Programm mit vielen helfenden Händen.

Daniela Hälterlein war zehn Jahre lang als Altenpflegerin tätig und hat sich im Rahmen einer zehntägigen Zusatzausbildung zur Wundtherapeutin weitergebildet. »Im Alter dauert die Heilung oft länger«, weiß die 50-Jährige aus Erfahrung. Das gilt bei postoperativen Wunden genauso wie bei Schürfwunden nach Stürzen. Entscheidend ist die interdisziplinäre Zusammenarbeit. An jedem Mittwoch kommt der Chirurg ins Hospital zum Heiligen Geist (Poppenbüttel) – zur Visite und um kleinere operative Eingriffe auf der Haut durchzuführen. Daniela Hälterlein assistiert dabei. Sie ist die kommunikative Schnittstelle zwischen den Patienten,

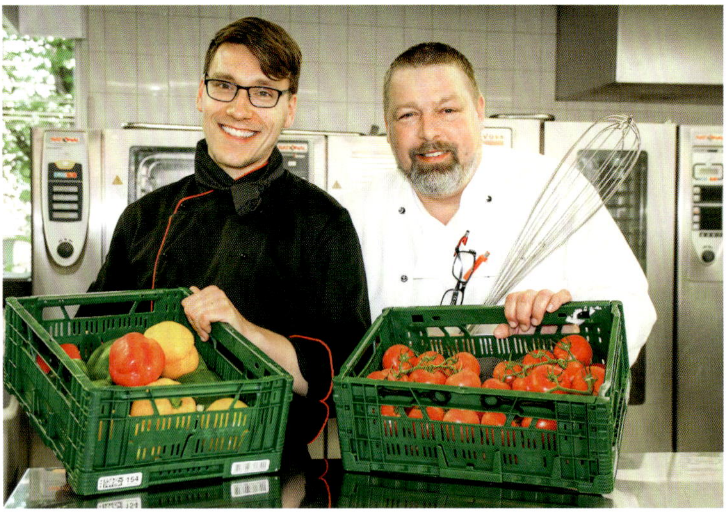

Die Köche im Altenheim leisten einen wichtigen Beitrag zur Genesung von kranken Bewohnern.

den behandelnden Ärzten und dem Pflegepersonal, klärt die Kostenübernahme der Krankenkassen, sorgt für die nötigen Rezepte und für das Verbandsmaterial. »Damit muss sich der Patient um nichts mehr kümmern«, freut sich die Wundpflegeexpertin.

In diesem Jahr hatte Daniela Hälterlein ihren größten Erfolg mit einer Bewohnerin der Kurzzeitpflege. Die 92-Jährige wohnte zu Hause und hatte offene Beine. Gemeinsam mit ihrer Tochter hatte die Dame über einen Zeitraum von zwei Jahren an den offenen Stellen »herumgedoktert«. Das Problem war nicht in den Griff zu bekommen. »Mutter und Tochter waren mit den Nerven am Ende«, erinnert sich Hälterlein. »Wir haben in Zusammenarbeit mit den Fachärzten ein halbes Jahr gebraucht, bis die offenen Wunden geheilt waren.« Im Laufe so einer mehrmonatigen Behandlung bauen sich Beziehungen zu den Patienten auf. Daniela Hälter-

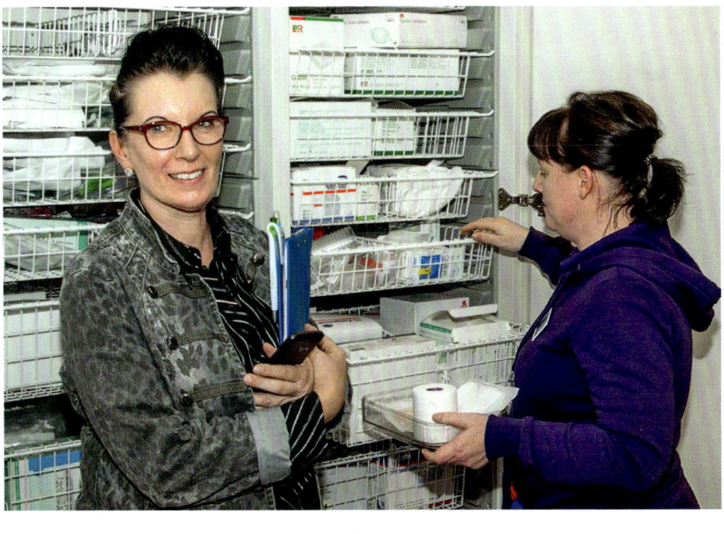

Daniela Hälterlein (links) koordiniert mit Pflegefachkraft Ilka Kukuk, welche Verbandsmaterialien benötigt werden.

lein lernt die unterschiedlichen Lebensläufe kennen und freut sich immer wieder über die Dankbarkeit der Menschen, weil sie wieder gesund werden.

Es ist eine große Umstellung

Die ersten Wochen im Altenheim

Der Umzug in ein Altenheim bedeutet oft eine enorme Umstellung. Neue Wege innerhalb des Hauses, neue Gesichter und ungewohnte Abläufe. Doch die Menschen haben auch ihre vertraute Häuslichkeit verlassen. Sie haben womöglich einen Klinikaufenthalt hinter sich und mussten alle Kraft aufbringen, um bei der Therapie mitzuarbeiten. Es braucht Zeit, um in einer Pflegeeinrichtung anzukommen.

Etwa vier Wochen nach dem Einzug besucht Olaf Ebert die Neuankömmlinge. Der Pastor begleitet Senioren in der vertrauten Häuslichkeit genauso wie im Theodor-Fliedner-Haus (Bramfeld). Bei den Altenheimbewohnern freut er sich über deren Offenheit, spürt allerdings auch die Unsicherheit über die neue Lebenssituation. »Ich teile mit den Menschen ihre Erinnerungen, bin da für ein Gespräch.« Manchmal erzählen sie wehmütig, dass sie ihre Wohnung aufgeben mussten. Aber auch Wut und Verärgerung kommen zur Sprache, wenn die Senioren gern auch weiterhin von der Familie betreut worden wären. »Ich bin in der glücklichen Lage, die Situation nicht schönreden zu müssen«, sagt der Pastor. »Ich fühle mich nicht angegriffen, wie etwa die Kinder, denen die Schuld für den Umzug ins Heim gegeben wird, und die mit ausgesprochenen oder unausgesprochenen Erwartungen konfrontiert werden.« Am Anfang fühlt es sich für viele noch nicht gut an. Doch diese Gespräche bieten die Chance, die neue Lebenssituation für

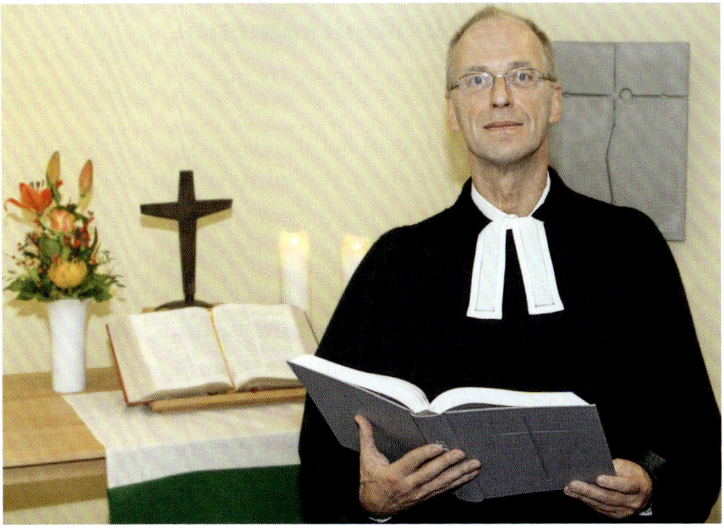

»Wenn ich den Talar trage, finden sich die demenzkranken Bewohner im Gottesdienst und bei den Andachten besser zurecht«, erklärt Pastor Olaf Ebert.

sich persönlich zu sortieren und den Kopf für einen Neuanfang freizubekommen.

Pastor Ebert lädt die Bewohner immer wieder ein, an den Aktivitäten des Hauses teilzunehmen: beim Gottesdienst, beim Singen oder an Veranstaltungen. Er freut sich darüber, dass insbesondere die meisten an Demenz erkrankten Bewohner das Vaterunser auswendig können. Das gibt jedes Mal ein Gemeinschaftsgefühl, das allen Teilnehmern guttut. Besonders freut es den Pastor, wenn er sieht, wie sich die Menschen entwickeln. Er berichtet von einer Bewohnerin, die kurz nach ihrem Einzug kontaktlos, sprachlos, hart mit sich selbst und verschlossen war. »Heute ist diese Dame fröhlich und aufgeschlossen, und ich habe das Gefühl, dass sie ihre eigene Lebensgeschichte inzwischen besser annehmen kann.«

Zu viele Medikamente

Eine Broschüre klärt auf

Eines fällt den Fachkräften in zahlreichen Altenheimen bereits beim Einzug von neuen Bewohnern auf: Alte Menschen nehmen oft viel zu viele Medikamente zu sich. Damit sind nicht die Pillen gegen Herzbeschwerden, erhöhten Blutdruck oder zu hohe Cholesterinwerte gemeint, sondern angstlösende Psychopharmaka, Schmerz- und Schlafmittel. Schmerzen werden subjektiv wahrgenommen. Ein Beispiel: Arthrose in den Knien tut weh. Schmerzmittel können in so einem Fall durchaus sinnvoll sein, die Dosierung hängt jedoch von den individuellen Lebensumständen ab. Wenn ein Patient zusätzlich allein und in tiefer Trauer lebt, weil der Ehepartner vor Kurzem gestorben ist, empfindet er diese Knieschmerzen viel stärker. Ähnlich ist es bei Ängsten und Schlafstörungen. Einsamkeit verstärkt die Probleme.

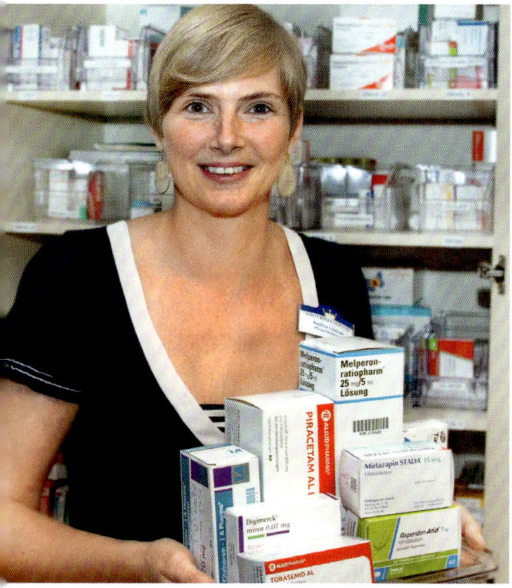

Nadine Lindner hat Medikamente zusammengestellt, deren Dosierung regelmäßig in Absprache mit den Ärzten überprüft werden sollte.

Nadine Lindner arbeitet als Pflegedienstleiterin im Haus Birkengrund und beobachtet beim Einzug von neuen Bewohnern, dass etwa 70 Prozent zu viele Medikamente nehmen. »In vielen Fällen können wir uns in Absprache mit den Ärzten aus den Psychopharmaka herausschleichen.« Denn wer in einer Wohngruppe lebt, fühlt sich geborgen. Dadurch gehen Ängste zurück, Misstrauen baut sich ab. Wer in eine feste Tagesstruktur eingebunden ist und kleinere Aufgaben – wie das Tischdecken oder den Abwasch – zu erledigen hat, ist ausgeglichener. »Die Menschen lachen wieder, das Erinnerungsvermögen kehrt zurück, und sie kommen wesentlich besser im Alltag zurecht«, freut sich Nadine Lindner.

Das Bundesforschungsministerium hat in einer Broschüre eine Übersicht von über 83 Wirkstoffen in Arzneimitteln veröffentlicht, die für ältere Menschen ungeeignet sein können. Oft werden die Nebenwirkungen übersehen, weil sie den typischen Alterserscheinungen ähnlich sind. Dazu zählen Schwindel und Benommenheit, eine beeinträchtigte Sehkraft, Magen-Darm-Probleme, Verwirrung, Schlafstörungen, Schwierigkeiten beim Wasserlassen und Inkontinenz. Deshalb wird geraten, dass Patienten einmal jährlich ihre Medikamentenliste gemeinsam mit einem Arzt kritisch durchgehen und Überflüssiges »entrümpeln«.

Das 44-seitige Heft »Medikamente im Alter: Welche Wirkstoffe sind ungeeignet?« ist kostenlos beim Bundesministerium für Bildung und Forschung zu bestellen unter ☎ 030 / 182 722 721.

Wege aus der Altersdepression

Altenheime bieten zahlreiche Unterstützungsangebote

Das Alter ist oft mit Schicksalsschlägen und Verlusterfahrungen verbunden. Die eigene Gesundheit spielt nicht mehr mit, die Trauer um verstorbene Angehörige ist noch nicht überwunden. Kraft- und Appetitlosigkeit, Niedergeschlagenheit und eine generelle Antriebslosigkeit sind die typischen Symptome einer Depression. Laut Statistik leiden rund 20 Prozent der über 65-Jährigen an Depressionen, bei Altenheimbewohnern sind es sogar bis zu 40 Prozent. »In den meisten Fällen können wir diesen Menschen aus ihrem Stimmungstief heraushelfen«, macht Holger Braun Mut, der als Pflegedienstleiter im Parkdomizil (Hamburg-Bahrenfeld) arbeitet.

Manche Bewohner haben nach dem Umzug ins Heim Probleme, sich in ihrem neuen Umfeld zurechtzufinden. »Sie vermissen die vertraute Umgebung oder den verstorbenen Partner und können sich nicht vorstellen, neue Freundschaften zu knüpfen«, erzählt Holger Braun. In diesen Fällen reicht es oft bereits aus, für kurzweilige Ablenkung zu sorgen. Ergotherapeuten machen zahlreiche Bewegungsangebote wie zum Beispiel Qigong, Yoga, Schwimmen oder Tanznachmittage. Bei den geselligen Zeitungsrunden,

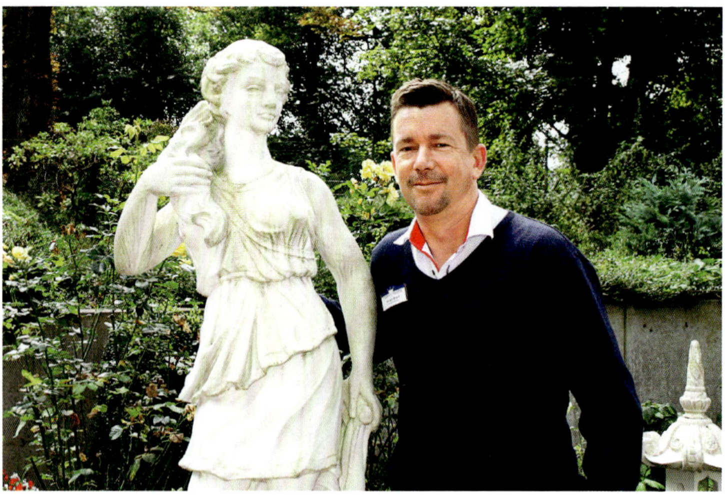

Holger Braun und seine Kollegen wissen, wie man depressiven Senioren aus ihrem Stimmungstief heraushilft.

Spielenachmittagen oder im Bastelkurs kommt man schnell mit den Nachbarn ins Gespräch und findet Halt in der Gemeinschaft. Auch ein Ausflug an die Ostsee oder ein Rundgang im duftenden Blumen- und Gemüsegarten des Hauses kann die Stimmung wieder aufhellen.

»Unsere Bewohner dürfen auch mal traurig sein, das halten wir aus«, versichert der Pflegedienstleiter. Braun und seine Kollegen haben ein Gespür dafür entwickelt, welche Art von Unterstützung depressive Bewohner zu welcher Zeit benötigen. Betroffene werden intensiv in die Aktivitäten des Altenheims eingebunden, denn eine stabile Tagesstruktur verhindert, dass man in die Isolation abrutscht. Manchmal hilft es schon, sich einfach mal Zeit zu nehmen und zuzuhören. Auch eine Umarmung bewirkt oft ein kleines Wunder.

Tritt trotz liebevoller Zuwendung keine Besserung ein, ziehen die Pfleger den Hausarzt oder einen Neurologen hinzu, die in der Regel eine medikamentöse oder psychotherapeutische Behandlung verordnen. Bei einer durch Serotoninmangel verursachten Depression können Medikamente helfen. Außerdem gibt es eine Reihe von Antidepressiva, durch die betroffene Senioren ihre Depression in den Griff bekommen und ihr Leben wieder positiv gestalten können.

Schlagermove im Altenheim

Senioren legen eine flotte Sohle aufs Parkett

Eine 88-jährige Bewohnerin hat sich zur Feier des Tages Schleifen ins silberne Haar flechten lassen. Eine andere Seniorin hat auf Wimperntusche und schrille Klamotten verzichtet, macht aber auf der Tanzfläche eine tolle Figur. Auch

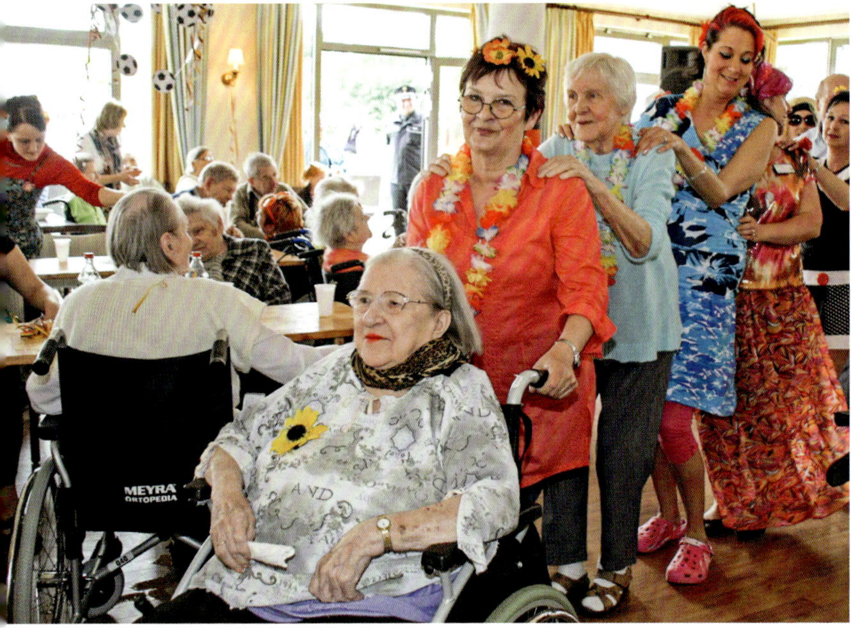

Hier fliegen gleich die Löcher aus dem Käse: die große Polonaise beim Schlagermove im Altenheim.

der 76-jährige Hans-Peter Gronau ist trotz Kunstgelenk noch beeindruckend beweglich in der Hüfte. Ansonsten gilt: Schunkeln, Lachen und in die Hände klatschen funktioniert immer und macht auch im Sitzen viel Spaß. Schlagermove geht auch im Altenheim.

Für echte Live-Atmosphäre sorgt Ulli´s Gang. »Die sind klasse«, lobt eine Bewohnerin und wippt begeistert mit den Füßen. Der große Festsaal im Haus wurde von Mitarbeitern und ehrenamtlichen Helfern mit Sonnenblumen, Ballons und Girlanden geschmückt. Bereits nach kurzer Zeit kommt die Party in Schwung. Es fließen Selters, Saft und Alsterwasser in Strömen. Auf der Terrasse grillen Pfleger Würstchen im Akkord. Die Stimmung ist ausgelassen. Jeder Bewohner wird mit einbezogen, egal, ob er das Tanzbein noch schwingen kann oder sich lieber im Sitzen amüsiert.

»Musik aktiviert das Langzeitgedächtnis«, hat Mitarbeiterin Anja Twardy beobachtet. Sie hatte auch die Idee, einen Schlagermove im Altenheim ins Leben zu rufen. Beim Hören vertrauter Klänge würden häufig längst vergessen geglaubte Erinnerungen wieder an die Oberfläche des Bewusstseins gespült. Dies sei gerade für die demenzkranken Bewohner ein beglückendes Erlebnis.

»Musik macht das Leben schöner«, findet auch Seniorin Friedel Prüßmann. Allerdings steht die alte Dame nicht auf die romantischen Songs von Udo Jürgens und Roland Kaiser. Ihr Herz schlage für Rocker Peter Maffay, erzählt sie mit einem strahlenden Lächeln. Dann hat sie aber keine Zeit mehr für einen Plausch, denn die Polonaise zieht gerade an ihr vorbei und sie muss sich hurtig einen Platz in der Reihe der fröhlichen Tänzer sichern.

Altenheime kompakt

Eine der schwierigsten Entscheidungen im Leben eines Menschen ist es, seine gewohnte Umgebung aus gesundheitlichen Gründen aufzugeben und in ein Alten- und Pflegeheim umzuziehen. Damit verbunden ist das Eingeständnis, dass die eigenen Kräfte nachlassen. Hauswirtschaft und Pflege sind in den eigenen vier Wänden nicht mehr optimal zu gewährleisten, pflegende Angehörige oft überfordert. Hinzu kommen Ängste vor einer neuen, unbekannten Gemeinschaft und Umgebung.

In einem längeren Beratungsgespräch machte eine ältere Dame ihrem Herzen Luft: »Der liebe Herrgott hat mir meine Gesundheit genommen, nimmt mir jetzt meine Wohnung und meine Kinder. Einen alten Baum verpflanzt man nicht!« Unsere Antwort in diesem Gespräch: »Das ist sehr schwer für Sie. Möglicherweise wird Ihnen aber nicht nur etwas genommen. Sie haben auch eine Chance im Altenheim: Vielleicht gelingt es Ihnen doch, sich in der Gemeinschaft einzuleben. Ihre Kinder verlieren Sie ja auch nicht, vielmehr haben sie dann mehr Zeit für Sie, weil sie sich nicht mehr um das Hauswirtschaftliche kümmern müssen.«

Was bietet ein Alten- und Pflegeheim?

Das Altenheim bietet Unterkunft, Betreuung und Verpflegung für Menschen, die ihren Haushalt nicht mehr allein führen können oder wollen. Dies bedeutet eine erhebliche Erleichterung, aber auch eine Umstellung: So wird das Zimmer sauber gemacht, die Mahlzeiten werden zubereitet. Allerdings müssen sich die neuen Bewohner an andere Zeitabläufe, zum Beispiel feste Essenszeiten, gewöhnen.

Unterkunft

Im Einzelzimmer haben die Bewohner ihr eigenes Reich, in dem sie sich mit ihren Möbeln, Bildern und lieb gewonnenen Erinnerungsstücken einrichten. Im Doppelzimmer ist dieses Maß an Individualität zwar eingeschränkt, doch hat es einen großen Vorteil: Der Kontakt mit dem Mitbewohner schützt vor dem Alleinsein, vor langen Stunden der Einsamkeit. Das ist besonders wichtig, wenn der pflegebedürftige Mensch nur noch selten das Zimmer verlassen kann und bettlägerig ist. Im Idealfall gehören zum Zimmer WC und barrierefreie Dusche, Balkon oder Terrasse, Telefon- sowie Radio- und TV-Anschluss.

Betreuung und Therapie

Jedes Alten- und Pflegeheim verfügt über ein eigenes Betreuungsangebot, das sich im Lauf der Zeit aus den Wünschen der Bewohner entwickelt hat. So bieten Basteln, Singen, Kartenspiele, Bibelstunden, Gymnastik, Gedächtnistraining, Klönrunden, Vorlesen, Malkreise und Gartenfeste Möglichkeiten, am gemeinschaftlichen Leben teilzuhaben und Hobbys wieder aufleben zu lassen. Besonderen Idealismus zeigen Heime, die Ausflüge und Reisen anbieten.

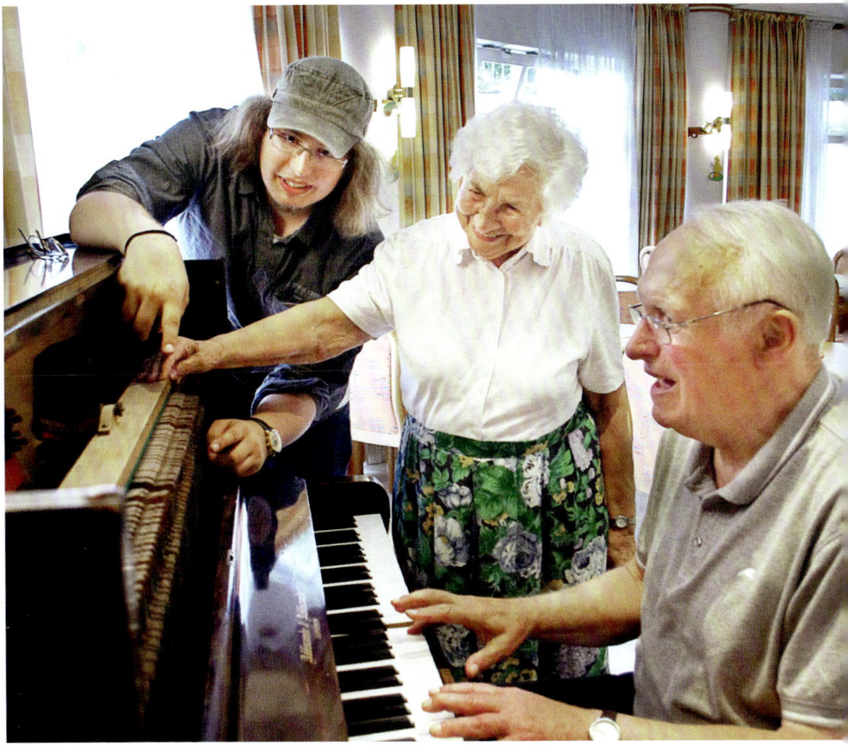

Woher kommen die Klänge aus dem Klavier? Bei Musiktherapeut Felix Metzner können die Senioren es selbst herausfinden.

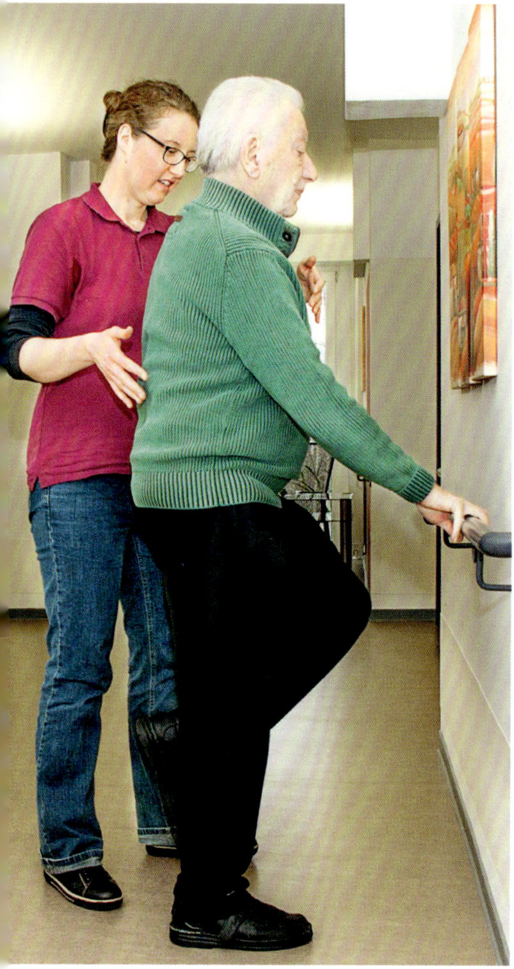

Die wichtige Arbeit der Physiotherapeuten. Sie helfen Schlaganfall-Patienten, wieder auf die Beine zu kommen.

Die Bewohner können an allen Betreuungsangeboten und gemeinschaftlichen Unternehmungen teilnehmen. Es wird jedoch auch respektiert, wenn ein Bewohner lieber für sich im eigenen Zimmer bleiben und nur hauswirtschaftlich sowie pflegerisch versorgt sein möchte.

Hinzu kommen spezielle Angebote, die auf die persönlichen Bedürfnisse abgestimmt sind. Krankengymnastik, Physiotherapie, logopädische Übungen und altersgerechte Bewegung sind darauf ausgerichtet, die Selbstständigkeit zu erhalten: Greifen und körperliche Beweglichkeit werden trainiert. Weiterhin selbst essen zu können ist ein sehr wichtiges Ziel dieser Arbeit, außerdem wird das Gedächtnis in Schwung gehalten.

Verpflegung

Zur Verpflegung gehören drei Mahlzeiten und Nachmittagskaffee mit Kuchen. Beim Mittagessen stehen häufig verschiedene Menüs zur Auswahl, bei Bedarf Diätkost. Die Mahlzeiten werden im Speisesaal oder im Wohnzimmer der Wohngruppe eingenommen. Es ist aber auch möglich, auf dem Zimmer zu essen.

Dementenbetreuung

Zur Betreuung altersverwirrter (dementer) Bewohner bieten einige Häuser spezielle Programme an: Zur besseren Orientierung gehört ein strukturierter Tagesablauf mit immer wiederkehrenden Elementen. Beispiele: das Zubereiten des Frühstücks in der Gemeinschaft, Geschichten und Spiele rund um die Jahreszeiten, Gymnastik mit Bällen und Musikbegleitung. Diese Betreuung hilft, sich besser zurechtzufinden, kontaktfähig zu bleiben und sich wohlzufühlen. Von großen Therapieerfolgen ist immer wieder zu berichten, wenn Haustiere zu Besuch kommen. Dann blühen die Bewohner auf.

Haustiere

In vielen Heimen ist das Mitbringen von Haustieren möglich oder wird im Einzelfall gestattet. Vor dem Einzug sind zwei wichtige Punkte zu klären: Welche Tiere sind erlaubt? Und: Wer versorgt den Vogel, die Katze oder den Hund, wenn der Bewohner dazu nicht mehr in der Lage ist? Das bedeutet: Angehörige müssen sich bereit erklären, das Tier in diesem Fall aufzunehmen. Dies gilt insbesondere für Hunde und Katzen. Für herrenlos gewordene Vögel gibt es in einigen Häusern Volieren, in denen Kanarienvögel und Wellensittiche versorgt werden.

Pflegeversicherung

In den Alten- und Pflegeheimen ist ein monatliches Heimentgelt zu zahlen. Die Pflegekasse zahlt entsprechend der Pflegebedürftigkeit einen Zuschuss, siehe Seite 92.

Beihilfe für Beamte

Beamte erhalten Beihilfe. Dabei werden die Zahlungen der Pflegeversicherung um 50 Prozent gekürzt. Der gekürzte Betrag wird von der Beihilfe voll übernommen.

Selbstverständlichkeiten im Altenheim

Neben den für jedes Heim aufgeführten Angaben gibt es eine Reihe von Dingen, die in jedem Haus zum Standard gehören und deshalb nicht einzeln aufgeführt sind:

- Reinigung des Wohnbereiches und der Fenster
- Friseur und Fußpflege
- Gedächtnistraining
- Krankengymnastik
- Mahlzeiten gibt es regelmäßig drei- bis viermal pro Tag, dazu kommen bei Bedarf – je nach Krankheitsbild – weitere Zwischenmahlzeiten.
- Pflegebad
- Aufzug
- Freie Arztwahl: Jeder hat das Recht auf freie Arztwahl. In den Heimen kommen regelmäßig Hausärzte und bei Bedarf auch Fachärzte zur Behandlung.

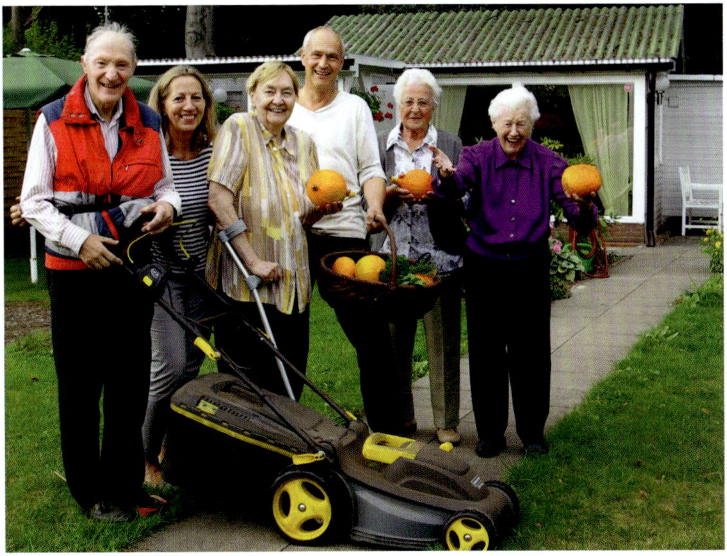

Ein zukunftsweisendes Modellprojekt: Das Stadtdomizil hat einen Kleingarten, der von den Bewohnern regelmäßig besucht wird.

Qualität in der Altenpflege

Wer im Altenheim lebt, ist auf die Hilfe der dort arbeitenden Menschen angewiesen – eine besondere Verantwortung für die Mitarbeiter. Die Bewohner erwarten zunächst nur, dass sie sich »ein wenig zu Hause fühlen« können. Doch zur Professionalität in der Altenpflege gehört viel mehr. Wer kümmert sich am Einzugstag um den neuen Bewohner und besorgt die Blumen? Wie lassen sich überflüssige Wege vermeiden? Wie kann man den Krankenstand der Mitarbeiter senken, damit mehr Personal für die Pflege zur Verfügung steht? Wie werden Beschwerden bearbeitet? Wie können Mitarbeiter gefördert werden, damit sie ihren Beruf auch künftig mit Professionalität und Liebe ausüben?

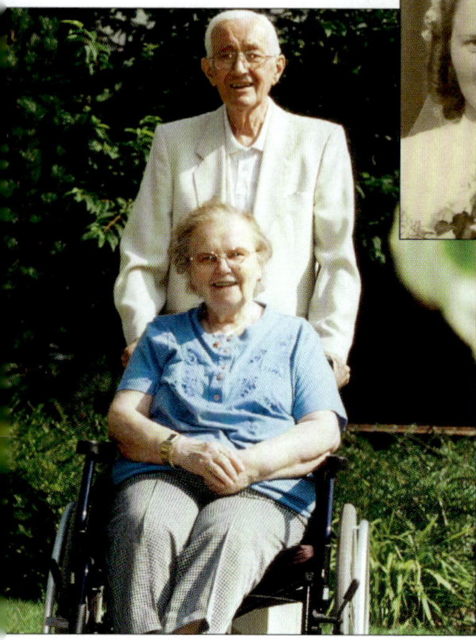

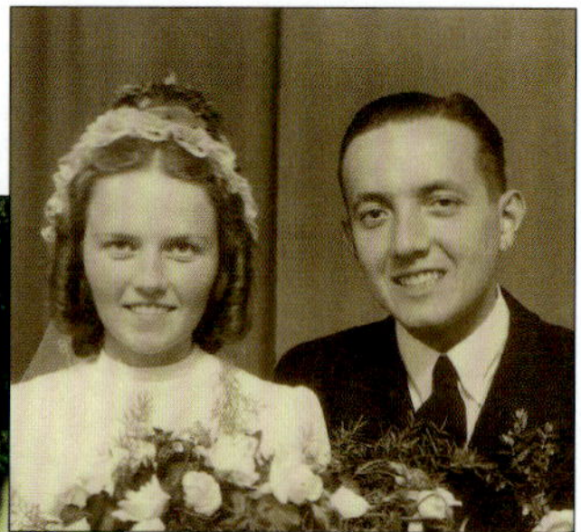

»Wir sind heute noch genauso glücklich wie an unserem Hochzeitstag«, sagen Ilse und Alfred Bichels.

Was ist ein Pflegestandard?

Qualität im Altenheim ist täglich aufs Neue zu gewährleisten – unabhängig davon, wer gerade Dienst hat. In vielen Altenheimen haben die Mitarbeiter genau definiert, wie die Arbeitsabläufe durchzuführen sind – sie haben »Pflegestandards« festgelegt. Ein Beispiel: Bevor ein Mitarbeiter das Zimmer eines Bewohners betritt, um einen Verband zu wechseln, hat er einen Blick in die Pflegeakte (Dokumentation) zu werfen, sich die Hände zu waschen und anzuklopfen. Im Zimmer hat er das Material vollständig vorzubereiten und für eine angenehme Temperatur sowie ausreichend Licht zu sorgen. Er sollte mit dem Bewohner sprechen und ihm erklären, was als Nächstes passiert. Am Ende hat sich der Mitarbeiter zu verabschieden, damit der Bewohner weiß, dass der Pfleger seine Arbeit abgeschlossen hat und deshalb nicht noch einmal zurückkommt. Hände waschen, Pflegematerial desinfizieren, Eintrag in die Dokumentation: Vom An- und Auskleiden bis zur Krankenbeobachtung – jeder Mitarbeiter im Team hat sich an die gemeinsam entwickelten Pflegestandards zu halten.

Rückmeldungen der Bewohner

Auch Bewohner und Angehörige sind in Sachen Qualität gefordert. Kritik ist der Ausgangspunkt für Verbesserungen. Auch oder gerade alte Menschen sollten sagen, was sie verändert haben möchten. Das fällt manchmal schwer. Doch niemandem ist geholfen, wenn ein Bewohner sich unwohl fühlt, sich bei seinen Angehörigen beklagt, sie jedoch gleichzeitig bittet, nichts zu unternehmen! Die Mitarbeiter brauchen eine Rückmeldung. Mit gutem Willen lässt sich im Gespräch alles regeln.

Viele Familien erhalten Unterstützung in einer schweren Lebensphase eines kranken Angehörigen. Die Altenpflegekräfte ermöglichen dies durch ihre Professionalität und menschliche Zuwendung. Ein Lob oder ein Dankeschön motiviert und zeigt, dass das Engagement in der Altenpflege in der Bevölkerung anerkannt wird.

Noten für gute Altenpflege

Bei den Verbrauchern sind Noten für Produkte und Dienstleistungen sehr beliebt, doch kaum eine Organisation hat sich bisher an die Bewertung von Altenheimen und ambulanten Pflegediensten herangewagt. Aber lässt sich Qualität im Altenheim genauso testen wie ein Toaster? Der Gesetzgeber in Berlin bejaht dies und hat dazu im Jahr 2008 das sogenannte Pflege-Weiterentwicklungsgesetz beschlossen. Danach werden bundesweit alle Altenheime und Pflegedienste einmal jährlich vom Medizinischen Dienst der Krankenkassen (MDK) geprüft und die Bewertungen veröffentlicht – ein Feldversuch nach dem Schulnotenprinzip mit insgesamt rund 22.000 Unternehmen.

Als Grundlage für die Noten im Altenheim dienen die Ergebnisse der Qualitätsprüfungen des MDK. Von den dort ermittelten 77 Bewertungen fließen 59 Ergebnisse in die Benotung ein. Aus den vier Prüfungsbereichen wird die Gesamtnote zwischen »sehr gut« und »mangelhaft« errechnet.

- 32 Einzelkriterien beziehen sich auf Pflege und Medizin.
- 9 Punkte werden in Bezug auf den Umgang mit demenzkranken Bewohnern herangezogen.
- 9 Prüfungsteile gibt es zur sozialen Betreuung und Alltagsgestaltung.
- 9 Fragen beziehen sich auf Wohnen und Verpflegung.

Bei der ambulanten Pflege werden die Leistungen für Körperpflege, Ernährung sowie eine nachvollziehbare Krankenbeobachtung beurteilt. Es wird kontrolliert, ob die vom Arzt verschriebenen Behandlungen ordentlich durchgeführt werden. Außerdem steht die Organisation des Betriebes auf dem Prüfstand und die Kundenzufriedenheit wird erfragt.

Bedingte Aussagekraft der MDK-Noten

Bewährt hat sich die Benotung in ihrer jetzigen Form nicht. Deshalb soll das System rund um die MDK-Noten ab 2020 reformiert werden. Nähere Informationen lagen zum Redaktionsschluss dieses Ratgebers noch nicht vor. Aktuelle Informationen dazu sowie die vollständigen Prüfberichte der von uns vorgestellten Einrichtungen sind auf der Homepage zu diesem Ratgeber unter www.umsorgt-wohnen.de nachzulesen. Und so sieht unsere Darstellung der Pflegenoten aus: Erläuterungen dazu finden Sie auf der hinteren Buchklappe.

Pflegenoten:

Pflege	Demenz	Betreuung	Wohnen	**Gesamt**	Bewohner
1,3	1,0	1,0	1,0	**1,1**	1,0

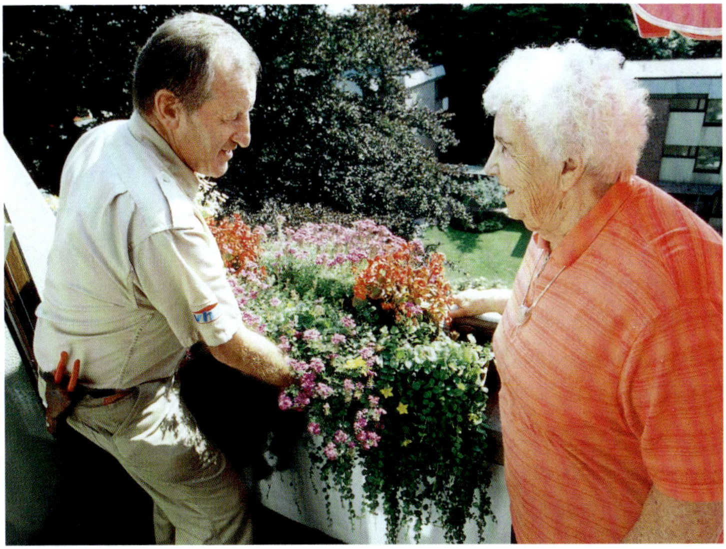

Balkonpflanzen schaffen eine wohnliche Atmosphäre.

Rund um den Einzug

Im Sinne eines reibungslosen Ablaufs im Haus sowie zur Information von Bewohnern und Angehörigen liegen Kontaktdaten der verschiedenen Ansprechpartner aus: von der Heimaufsicht und dem Medizinischen Dienst der Krankenkassen (MDK) bis zum Heimbeirat und dem Qualitätsbeauftragten. Selbstverständlich sind auch die Mitarbeiter in den Wohnbereichen jederzeit ansprechbar.

Beim Einzug werden viele Fragen rund um den Beruf und die Familie sowie die Lebens- und Ernährungsgewohnheiten des neuen Bewohners gestellt. Sind Sie ein Früh- oder Spätaufsteher? Was ist Ihr Lieblingsgericht? Lesen Sie morgens gern die Zeitung? Mögen Sie Spieleabende? Die Mitarbeiter des Altenheims möchten den Neuankömmling kennenlernen, um ihn gut betreuen zu können. Das ist besonders bei demenziell erkrankten Menschen wichtig. Damit das Heim für ihn so schnell wie möglich zu einem gemütlichen Zuhause wird, ist die Gestaltung seines Zimmers mit eigenen Bildern und Erinnerungsstücken wichtig.

Besuchszeiten am Mittwoch und Sonntag sind von gestern. Die Bewohner können jederzeit Besuch empfangen. Nur in einem Fall müssen sich Freunde und die Familie etwas gedulden: Wenn der pflegebedürftige Angehörige im Doppelzimmer lebt und der Mitbewohner pflegerisch versorgt wird, muss der Besuch – genauso wie im Krankenhaus – warten.

Die Bewohner suchen sich die Kleidung aus, die sie anziehen möchten. Beim Frühstück, Mittag und Abendbrot sagen sie, was sie essen möchten. Demente Bewohner werden dabei vom Pflegepersonal unterstützt, können und wollen aber trotz eingeschränkter Hirnleistung vieles noch selbst entscheiden.

Wie finde ich ein gutes Altenheim?

Die notwendigen Informationen über die Altenheime in Hamburg und Umgebung haben wir in diesem Buch zusammengetragen: von den Freizeitangeboten über die Ausstattung der Apartments bis zu den Preisen. So ergibt sich ein Eindruck von der Gemeinschaft und Atmosphäre in den einzelnen Häusern.

In die Nähe der Kinder ziehen

Jeder bewundert die 90-jährige Dame, die am kulturellen Leben teilnimmt, Freundschaften pflegt, Haus und Garten bewirtschaftet – fit und gesund ist. Doch plötzlich kann alles ganz anders sein! Niemand kann sagen, ob sie einmal an einer schweren Krankheit leiden wird, wie der Pflegebedarf dann aussieht, ob sie in ihrer vertrauten Umgebung bleiben kann oder ins Pflegeheim umziehen muss.

Angesichts der ungewissen Zukunft ist es verständlich, dass die Menschen am Vertrauten festhalten. Der Satz »Wenn schon ein Umzug, dann wenigstens hier innerhalb des Stadtteils« bringt das zum Ausdruck. Doch was nützt es, zum Beispiel im vertrauten Stadtteil Rissen wohnen zu bleiben, wenn die Tochter am anderen Ende der Stadt, in Poppenbüttel, wohnt? Wenn schon ein Umzug ins Pflegeheim, dann in die Nähe der Angehörigen. So können die Verwandten schnell mal vorbeischauen, ohne eine lange Anfahrt auf sich nehmen zu müssen. Wer sich über Altenheime informieren möchte, sollte damit also in der Nähe der Angehörigen beginnen.

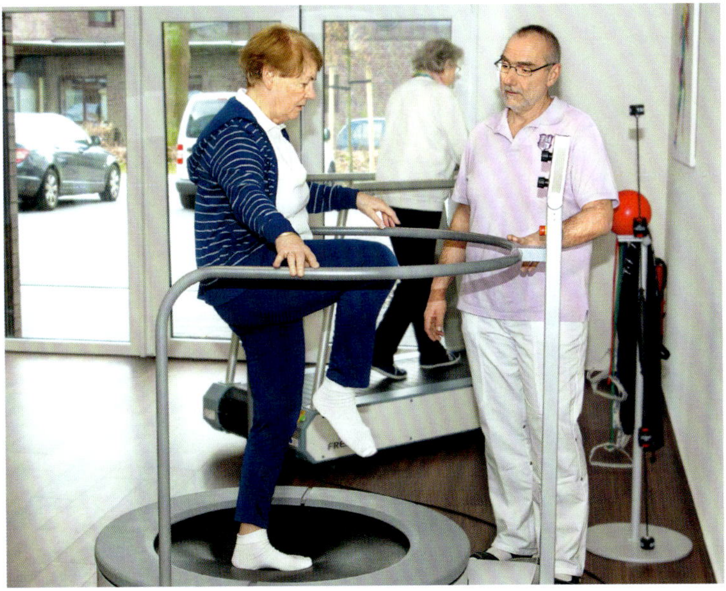

Die Physiotherapie im Hospital zum Heiligen Geist.

Es gibt Lebensumstände, in denen es besser ist, in ein Pflegeheim umzuziehen. Den Zeitpunkt für einen Umzug bestimmt jeder selbst. Welches Haus bei einer möglichen Pflegebedürftigkeit das beste ist, ebenfalls! Dazu ist es hilfreich, sich rechtzeitig vor Ort einen Eindruck zu verschaffen. Wer die Hemmschwelle überwindet und mit mehreren Häusern Kontakt aufnimmt, hat einen großen Schritt getan. Neben einem persönlichen Gespräch mit dem Heimleiter gibt es auch Tage der offenen Tür, Sommerfeste und allgemeine Besichtigungstermine, bei denen kleine Gruppen durch das Haus geführt werden. Es gibt also immer mehrere Möglichkeiten, einen Anknüpfungspunkt zu finden.

Gemeinsam mit einer Freundin ist es leichter, auf Erkundungstour zu gehen. Hinterher kann man über alles reden. Auf den ersten Blick war zwar alles hell und freundlich, doch

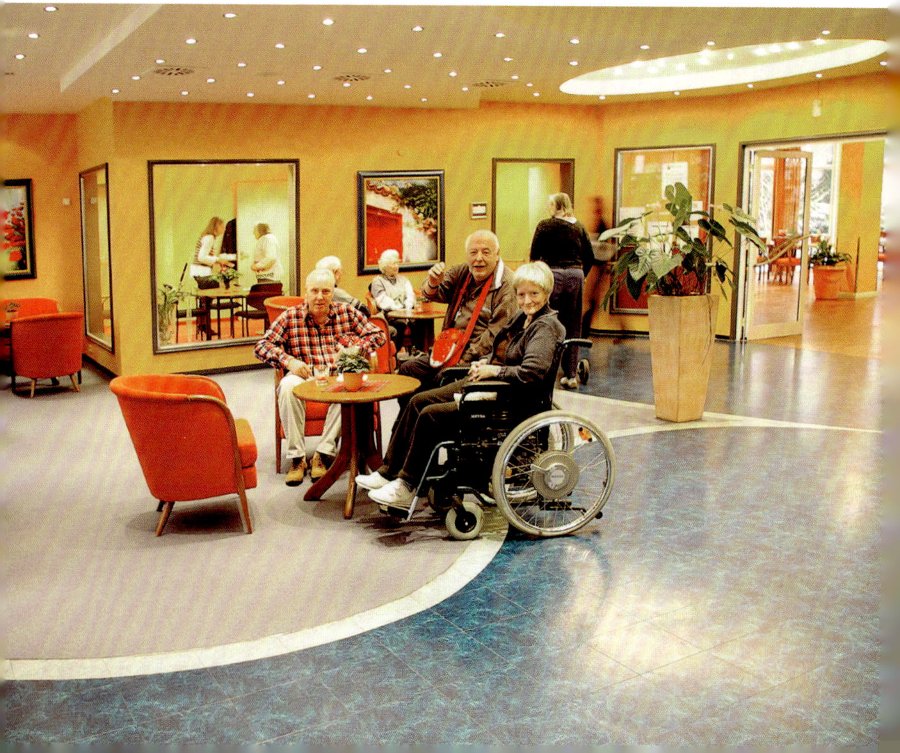

die vielen kranken Menschen machten zunächst ziemlich traurig: der alte Mann am Gehwagen, die altersverwirrte Frau, die sich in der eigentlich überschaubaren Wohnanlage verlaufen hatte. Auch die Dame, die nach einem Schlaganfall halbseitig gelähmt und auf den Rollstuhl angewiesen ist. Sie lebt gemeinsam mit ihrem Mann hier, der sie liebevoll betreut. Das Ehepaar ist zufrieden: »Schauen Sie, wir sind seit 58 Jahren verheiratet und hatten ein erfülltes Leben. Wir wohnen hier seit einem Jahr, werden ausgezeichnet versorgt und sind nach wie vor sehr glücklich.«

Manche Krankheit wirkt auf den ersten Blick schockierend auf Außenstehende, obwohl der Betroffene selbst damit schon lange gut zurechtkommt. »Die Welt der Alten« und dass es einem selbst auch einmal so gehen könnte, wollen eben erst einmal verarbeitet sein.

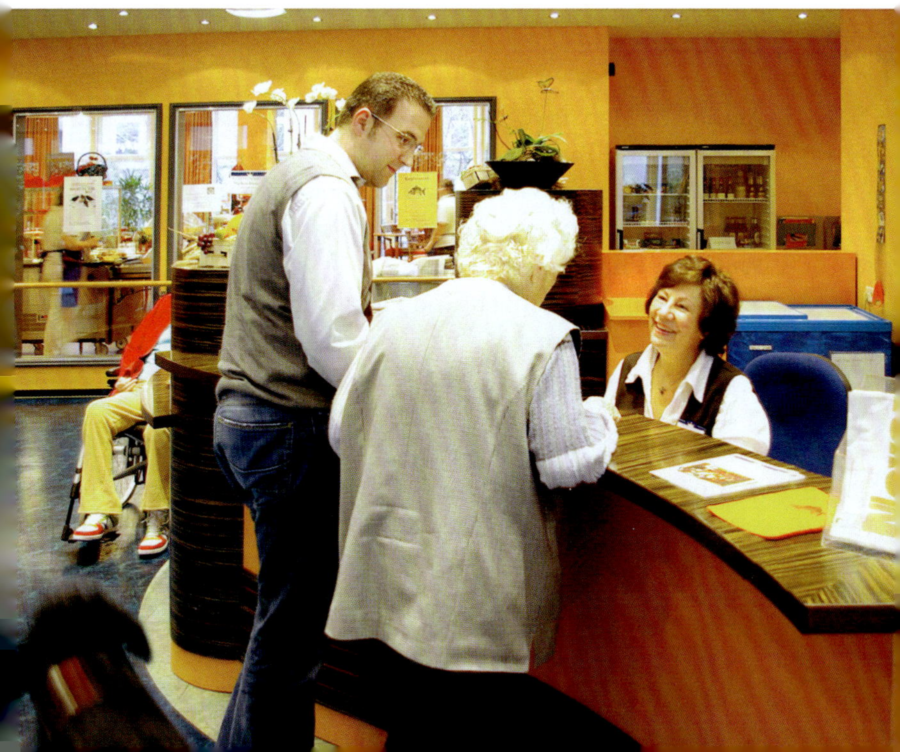

Alten- und Pflegeheime im Überblick

Malteserstift St. Theresien

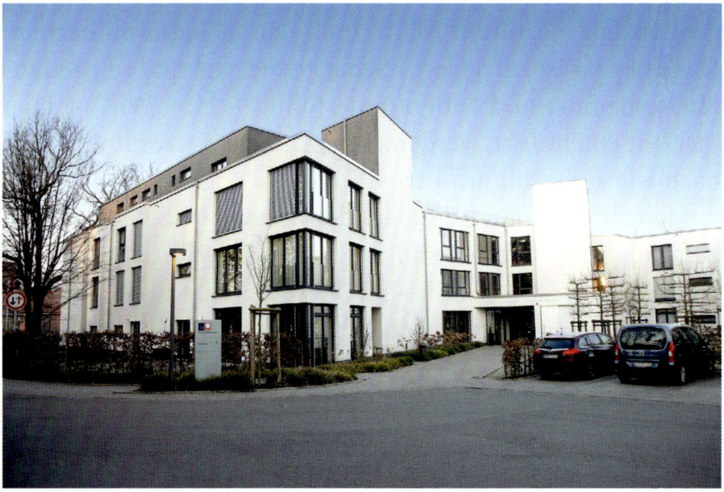

Anschrift: Dohrnweg 8, 22767 Hamburg-Altona/Altstadt
Hausleitung: Birgit Heitmann, ☎ 040/431 38 10 Malteser Caritas Hamburg gGmbH, www.caritas-hamburg.de
Pflegeeinrichtung mit 80 Plätzen, Palliativpflege
Wohnen: Pflegeeinrichtung

- Unterkunft in Einzel- und Doppelzimmern
- Verpflegung mit 4 Mahlzeiten aus eigener Küche, mittags 3 Menüs nach Wahl, nachmittags Kaffee
- Empfang, Wohnküche in den Wohngruppen, Kapelle, Dachterrasse und Balkone
- Ausflüge, jahreszeitliche Feste, Konzerte, Tangonachmittage, Bingo, Chor, Meerschweinchen streicheln, Vorlesungen, Filmvorführungen, Seelsorge, Andachten und Gottesdienste

Pflegenoten:

Pflege	Demenz	Betreuung	Wohnen	**Gesamt**	Bewohner
1,8	1,4	1,0	1,0	**1,4**	1,9

Ausstattung: Die Zimmer haben Pflegebett, Nachttisch, WC und Dusche, Kleiderschrank, Tisch und Stuhl, Schwesternruf, Telefon- und TV-Anschluss. Die Bewohner können sich mit eigenen Möbeln einrichten.

Monatliche Kosten:

	Grad 1	Grad 2	Grad 3	Grad 4	Grad 5
H:	2.206,67	2.989,98	3.482,18	3.995,06	4.225,03
P:	–125,00	–770,00	–1.262,00	–1.775,00	–2.005,00
Z:	**2.081,67**	**2.219,98**	**2.220,18**	**2.220,06**	**2.220,03**

Nahverkehr: Sternbrücke, Bus: 3, 15

Lage: Wohngebiet, Wohlerspark. Einkaufen im Schanzenviertel

Mitten im Leben – mitten in Altona
Im Malteserstift St. Theresien spürt man den Puls von Altona – dem besonders lebendigen und vielschichtigen Stadtteil, in dem die Menschen tolerant miteinander umgehen. Das Malteserstift St. Theresien hat vorwiegend Einzelzimmer und liegt verkehrsgünstig und trotzdem ruhig. Der Wohlerspark lädt zu einem Spaziergang ein. Unsere Mitarbeiter verpflichten sich einem gemeinsamen professionellen und ethischen Kodex. Dabei stehen die Wünsche und Vorlieben der Bewohner im Mittelpunkt. Die seelsorgerische Betreuung und ehrenamtliche Unterstützung der Bewohner wird im Malteserstift St. Theresien in Zusammenarbeit mit den Kirchengemeinden sichergestellt. Eine Dachterrasse mit Blick über Altona lädt zum Verweilen ein.

Birgit Heitmann, Hausleiterin

Parkdomizil Am Bahrenfelder See

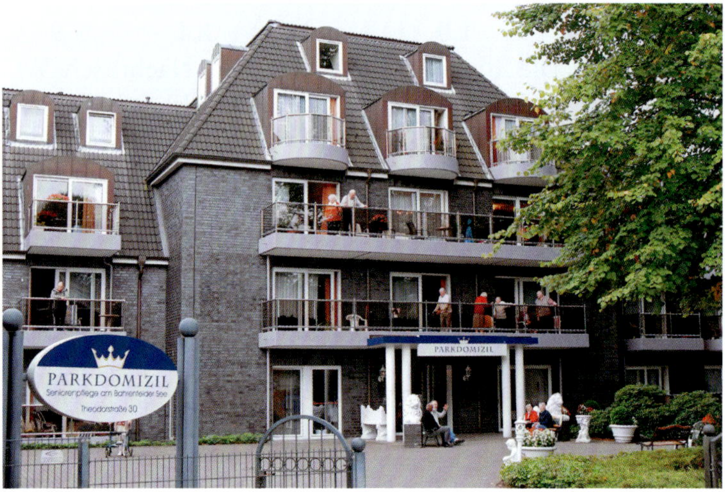

Anschrift: Theodorstraße 30, 22761 Hamburg-Bahrenfeld
Direktion: Marleen Preuß, ☏ 040/89 95 70
www.parkdomizil.de
Vermietung: Stefanie Grundherr, ☏ 040/970 70 970
Seniorenpflegeeinrichtung mit 108 Plätzen, Dementenwohnbereich

Wohnen: Seniorenpflegeeinrichtung

- Unterkunft in Einzel- und Doppelappartements
- Verpflegung mit 4 Mahlzeiten
- Lobby, Restaurant, Therapieräume, Klönecken, Garten
- Bewohnerurlaub, Ausflüge, jahreszeitliche Feste, Andachten, Live-Musik, Filmvorführungen, Singen

Pflegenoten:

Pflege	Demenz	Betreuung	Wohnen	**Gesamt**	Bewohner
1,3	1,0	1,0	1,0	**1,1**	1,2

Ausstattung: Die Appartements haben Pflegebett, Einbauschrank, Nachttisch, Tisch und Stühle, barrierefreies Bad mit WC, Balkon oder Terrasse, Notruf, Telefon- und TV-Anschluss. Im Einzelzimmer können sich die Bewohner mit eigenen Möbeln einrichten. Im Doppelzimmer können Kleinmöbel mitgebracht werden.

Monatliche Kosten:

	Grad 2	Grad 3	Grad 4	Grad 5
Heimentgelt:	3.238,28	3.730,28	4.243,28	4.473,28
Pflegekasse:	–770,00	–1.262,00	–1.775,00	–2.005,00
Zu zahlen:	**2.468,28**	**2.468,28**	**2.468,28**	**2.468,28**

Zuschlag: Für besondere Komfortleistungen (z. B. zusätzliche Wohnfläche) werden € 250,– bis € 575,55 erhoben.

Nahverkehr: August-Kirch-Straße, Bus: 2, 3
Osdorfer Weg, Bus: 16, 37

Lage: Wohngebiet mit Ein- und Zweifamilienhäusern, Bahrenfelder See, Volkspark. Kiosk im Haus, Begleitung zum Einkaufen mit dem hauseigenen Bus

Aktiv sein ist die beste Methode, um jung zu bleiben. Das Parkdomizil grenzt an den schön gelegenen Bonnepark. Das Elbe-Einkaufszentrum, die Innenstadt sowie der Elbstrand sind gut zu erreichen. Wir leisten mit unseren Angeboten einen wichtigen Beitrag zur pflegerischen und sozial-betreuerischen Versorgung, indem wir die Teilnahme der Menschen am gesellschaftlichen und kulturellen Leben fördern. Einen besonderen Stellenwert nimmt bei uns die Dementenbetreuung ein. Unser Haus ist geprägt durch eine konsequente Bewohnerorientierung und Offenheit. Dies bewirkt viel Lebendigkeit und Lebensfreude. Der Veranstaltungsplan lädt alle Bewohner ein und fördert die Gemeinschaft innerhalb des Hauses.

Marleen Preuß, Direktorin

Rosendomizil

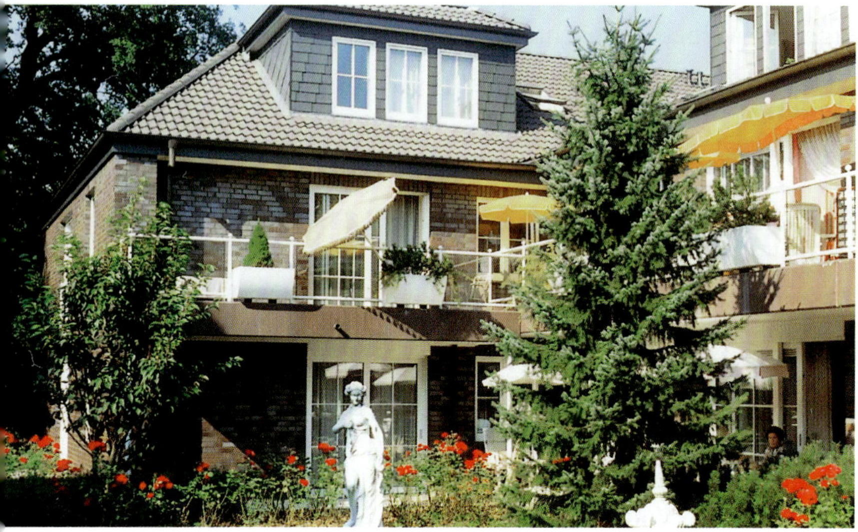

Anschrift: Rosenhagenstraße 56
22607 Hamburg-Groß Flottbek
Direktion: Marleen Preuß, ☎ 040/890 890
www.rosendomizil.com
Vermietung: Stefanie Grundherr, ☎ 040/970 70 970
Alten- und Pflegeheim mit 94 Plätzen, Dementenwohnbereich
Wohnen: Alten- und Pflegeheim
- Unterkunft in Einzel- und Doppelappartements
- Verpflegung mit 4 Mahlzeiten
- Lobby, Restaurant, Therapieräume, Klönecken, Garten
- Bewohnerurlaube, Ausflüge, jahreszeitliche Feste, Andachten, Live-Musik, Filmvorführungen, Singen

Pflegenoten:

Pflege	Demenz	Betreuung	Wohnen	**Gesamt**	Bewohner
1,1	1,0	1,7	1,0	**1,2**	1,0

Ausstattung: Die Appartements haben Einbauschrank, barrierefreie Dusche und WC, teilweise mit Balkon oder Terrasse, Notruf, Telefon- und TV-Anschluss. Im Einzelappertement können sich die Bewohner mit eigenen Möbeln einrichten. Im Doppelappartement können Kleinmöbel mitgebracht werden.

Monatliche Kosten:

	Grad 2	Grad 3	Grad 4	Grad 5
Heimentgelt:	3.136,37	3.628,37	4.141,37	4.371,37
Pflegekasse:	–770,00	–1.262,00	–1.775,00	–2.005,00
Zu zahlen:	**2.366,37**	**2.366,37**	**2.366,37**	**2.366,37**

Zuschlag: Für besondere Komfortleistungen (z. B. zusätzliche Wohnfläche) wird ein Zuschlag von € 150,– bis € 350,– erhoben.

Nahverkehr: S-Bahnhof Othmarschen, Linie: S1

Lage: Wohngebiet mit Ein- und Zweifamilienhäusern, Villengegend. Einkaufen in der Waitzstraße am S-Bahnhof

Das Rosendomizil gehört seit Juli 2015 zur Frank Wagner Holding. Es liegt im Herzen des beschaulichen Elbvorortes Othmarschen mit seinen alten Stadthäusern und gepflegten Vorgärten.
Die gemütliche Einkaufsstraße des Stadtteils, die Waitzstraße, mit hübschen Cafés und einer Vielfalt an kleinen Geschäften ist nur 500 Meter vom Haus entfernt, genau wie die lauschige Grünanlage Beseler Platz. Unsere Bewohner leben in großzügigen, freundlichen Einzel- und Doppel-Appartements und werden betreut und gepflegt von einem engagierten Team.

Marleen Preuß, Direktorin

Rosenhof Hamburg

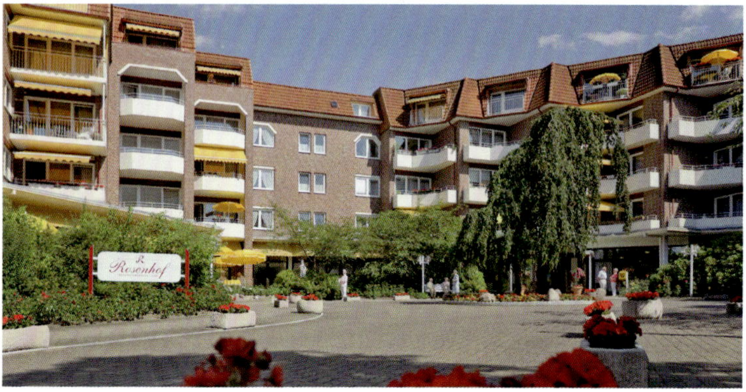

Anschrift: Isfeldstraße 30, 22589 Hamburg-Iserbrook
Vermietung: Catharina Christiansen, ☎ 040/87 08 73-13
www.rosenhof.de
282 Komfort-Appartements und 50 Pflegeplätze
Wohnen: Pflegewohnbereich
- Unterkunft in Einzel- und Doppelzimmern
- Verpflegung mit 4 Mahlzeiten im Pflege-Restaurant
- Restaurant/Café, Bibliothek, Musikzimmer, weitere Veranstaltungsräume
- Kulinarische und kulturelle Angebote sowie Hobbygruppen, Veranstaltungen
- Angeschlossene Residenz, siehe Seite 284

Pflegenoten:

Pflege	Demenz	Betreuung	Wohnen	**Gesamt**	Bewohner
1,0	1,0	1,0	1,0	**1,0**	1,0

Ausstattung: Die Pflegezimmer haben Pflegebett, Nachttisch, Kleiderschrank, Sideboard, Tisch und Stühle, WC und Dusche, Notruf, Telefon- und TV-Anschluss, Balkon oder Terrasse. Auf der Etage: Pflegebad. Kleinmöbel können mitgebracht werden.

Monatliche Kosten im Doppelzimmer:

	Grad 2	Grad 3	Grad 4	Grad 5
Heimentgelt:	2.754,60	3.246,60	3.759,60	3.989,60
Pflegekasse:	–770,00	–1.262,00	–1.775,00	–2.005,00
Zu zahlen:	**1.984,60**	**1.984,60**	**1.984,60**	**1.984,60**

Energieausweis: 227,6 kWh/(m^2a), Energieeffizienzklasse G

Zuschlag: Einzelzimmer ab 19 m^2 monatlich ab € 760,50

Nahverkehr: Grotefendweg, Bus: 1; Hof Bockhorst, Bus: 22

Lage: Kleines Waldstück in der Nähe. Kiosk im Haus, Shuttle-Service zum Elbe-Einkaufszentrum

Auch im stationären Pflegebereich lebt der Bewohner in einer stilvollen Umgebung. Der Standard in Pflege und Ausstattung ermöglicht es jedem Bewohner, seine persönliche Lebensqualität optimal zu erhalten. Die verschiedenen Förderkurse unserer Beschäftigungstherapeutinnen, zum Beispiel Sprach- und Bewegungsübungen, Gedächtnistraining, Bastel- und Singkreis, tragen hierzu bei und sind in den Leistungen unserer Pflegeabteilung enthalten. Darüber hinaus werden bei uns regelmäßig Feste gefeiert.

Thomas Läufer, Direktor

Haus Sieberling

Anschrift: Sieberlingstraße 10, 22609 Hamburg-Nienstedten
Leitung: Marco Wiencke , ☏ 040/82 58 58
www.stubbenhof.de
Alten- und Pflegeheim mit 27 Plätzen
Wohnen: Alten- und Pflegeheim

- Einzel-Appartements mit 1, 1,5 und 2 Zimmern

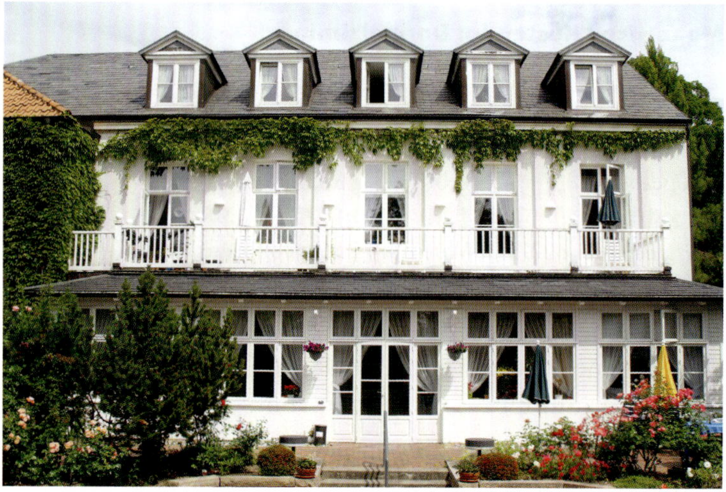

- Verpflegung mit 3 Mahlzeiten sowie Kaffee, Kuchen, Obst oder Joghurt
- Speisesaal, Gymnastikraum
- Ausflüge, Veranstaltungen, Therapieangebote

Pflegenoten:

Pflege	Demenz	Betreuung	Wohnen	**Gesamt**	Bewohner
1,1	1,0	1,0	1,0	**1,0**	1,2

Ausstattung: Die Appartements haben WC und Dusche, teilweise Balkon, Dachboden, Notruf, Telefon- und TV-Anschluss. Die Bewohner richten sich mit eigenen Möbeln ein.

Monatliche Kosten für ein Appartement bis 20 m²:

	Grad 1	Grad 2	Grad 3	Grad 4	Grad 5
H:	2.226,45	2.872,87	3.365,07	3.877,95	4.107,92
P:	–125,00	–770,00	–1.262,00	–1.775,00	–2.005,00
Z:	**2.101,45**	**2.102,87**	**2.103,07**	**2.102,95**	**2.102,92**

Je nach Appartementgröße und Ausstattung erhöhen sich die monatlichen Heimkosten um bis zu € 308,–.

Nahverkehr: Sieberlingstraße, Bus: 112, 286, 392

Lage: Dorfkern von Nienstedten, Elbe, Nienstedtener Kirche. Geschäfte in der Nähe

Haus Sieberling liegt inmitten des Elbvorortes Nienstedten und lässt seine Bewohner unmittelbar am Leben dieses Stadtteils teilhaben. Jeweils wenige Meter entfernt befinden sich der Marktplatz, der Elbuferweg und die Nienstedtener Kirche. Ihnen steht ein großer Tagesraum mit der nach Süden vorgelagerten Veranda und ein schön angelegter Garten zur Verfügung. Im Tagesraum können Sie an unserem reichhaltigen Veranstaltungsprogramm teilnehmen. Ebenso, wie Haus Sieberling den intimen Charakter eines privaten Wohngebäudes vermittelt, betreuen wir unsere Bewohner persönlich und individuell.

Marco Wiencke , Leiter

Seniorenzentrum Böttcherkamp

Anschrift: Böttcherkamp 187, 22549 Hamburg-Osdorf
Leitung: Helene Fiebig, ☎ 040/84 00 50
Senioren-Zentren Geschwister Jensen GmbH
www.geschwister-jensen.de
76 Wohnungen, Seniorenzentrum mit 146 Plätzen
Wohnen: Seniorenzentrum

- Unterkunft in Einzelzimmern
- Verpflegung mit 4 Mahlzeiten aus hauseigener Küche, mittags Menüwahl
- Restaurant, Gemeinschaftsräume, Terrasse, Garten
- Ausflüge mit hauseigenem Bus, jahreszeitliche Feste, Singkreis, Spiel- und Bastelgruppen, Musik- und Tanzveranstaltungen, Vorlesen
- Angeschlossene Seniorenwohnungen, siehe Seite 213

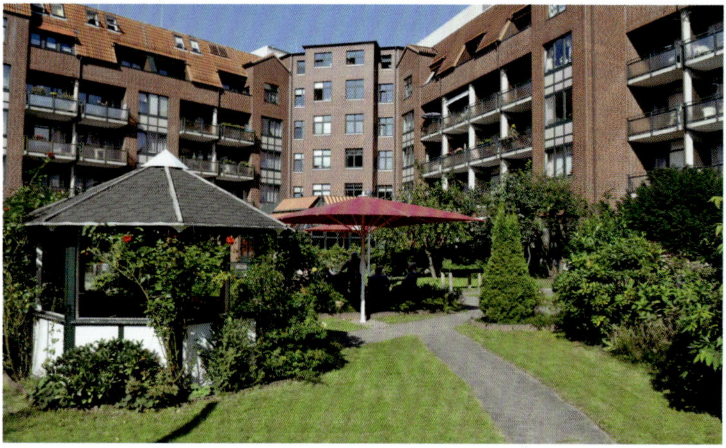

Pflegenoten:

Pflege	Demenz	Betreuung	Wohnen	**Gesamt**	Bewohner
1,3	1,0	1,0	1,0	**1,1**	1,1

Ausstattung: Die Zimmer haben Pflegebett, Nachttisch, Schrank, WC und teilweise barrierefreie Dusche, teilweise Balkon, Notruf, Telefon- und TV-Anschluss. Auf Wunsch können eigene Möbel mitgebracht werden.

Monatliche Kosten:

	Grad 1	Grad 2	Grad 3	Grad 4	Grad 5
H:	2.302,79	3.061,16	3.553,36	4.066,24	4.296,22
P:	–125,00	–770,00	–1.262,00	–1.775,00	–2.005,00
Z:	**2.177,79**	**2.291,16**	**2.291,36**	**2.291,24**	**2.291,22**

Nahverkehr: Böttcherkamp, Bus: X3, 21, 37

Lage: Wohngebiet, Luruper Moorgraben, Helmuth-Schack-See, Bornpark. Geschäfte in der Nähe

Seit nunmehr 30 Jahren verstehen wir uns als ein im Stadtteil eingebundenes Haus und bieten unseren Bewoh-

nern unsere umfangreichen qualifizierten Dienstleistungen an. Getreu unserem Leitgedanken »Willkommen zu Hause«, geben wir unseren Bewohnern die Sicherheit, sich gut gepflegt, betreut und umsorgt zu fühlen. Wir stellen Ihnen sehr gern im Rahmen eines gemeinsamen Gesprächs und eines persönlichen Besuchs unser Seniorenzentrum vor. Sprechen Sie auch gerne mit unseren Bewohnerinnen und Bewohnern, die schon länger bei uns leben, um sie gerne auch persönlich zu fragen, wie es ihnen gefällt. Alles Tun und Handeln in unserem Seniorenzentrum dient dem Wohle unserer Bewohnerinnen und Bewohner.

Helene Fiebig, Leiterin

Auguste-Viktoria-Stiftung

Anschrift: Elbchaussee 88, 22763 Hamburg-Ottensen
Einrichtungsleitung: Hartmut Berndt, ☎ 040/398 68 30
Diakonie Alten Eichen, www.diakonie-alten-eichen.de
Alten- und Pflegeheim mit 95 Plätzen, Dementenwohnbereich und Kurzzeitpflege
Wohnen: Alten- und Pflegeheim

- Unterkunft in Einzel- und Doppelzimmern
- Verpflegung mit 4 Mahlzeiten aus hauseigener Küche, mittags 2 Menüs zur Wahl
- Cafeteria, Speise- und Aufenthaltsräume auf den Etagen, Lesezimmer, Andachtsraum, parkähnliches Gelände, Sinnesgarten
- Ausflüge, jahreszeitliche Feste, Konzerte, Kunst-, Musik- und Kochgruppen, Spiel- und Bastelgruppen, Gottesdienste, Freundeskreis
- Angeschlossene Seniorenwohnungen, siehe Seite 214

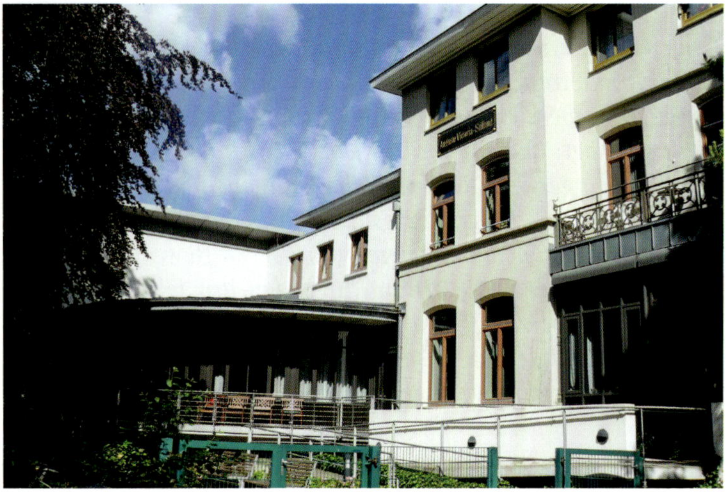

Ausstattung: Die Zimmer haben Pflegebett, Nachttisch, WC und barrierefreie Dusche, Tisch und Stühle, Schrank, Notruf, Telefon- und TV-Anschluss. Die Bewohner können sich mit eigenen Möbeln einrichten.

Monatliche Kosten:

	Grad 1	Grad 2	Grad 3	Grad 4	Grad 5
H:	2.412,92	3.299,12	3.791,12	4.304,12	4.534,12
P:	–125,00	–770,00	–1.262,00	–1.775,00	–2.005,00
Z:	**2.287,92**	**2.529,12**	**2.529,12**	**2.529,12**	**2.529,12**

Nahverkehr: Susettestraße, Bus: 111, 112

Lage: Wohngebiet an der Elbe. Geschäfte in der Nähe

Seit über 140 Jahren hat sich das Auguste-Viktoria-Seniorenstift zur Aufgabe gemacht, pflegebedürftige Damen und Herren zu versorgen und zu betreuen. Unser wichtigstes Ziel ist, die Eigenständigkeit und den eigenen Sinn des Einzelnen beizubehalten und zu fördern. Die beson-

deren Bedürfnisse von Bewohnern mit Demenz berücksichtigen wir in einer neu gestalteten Wohnebene. Für private Feiern stehen Räumlichkeiten zur Verfügung.

Hartmut Berndt, Einrichtungsleiter

Alten- und Pflegeheim Haus Wittenbergen

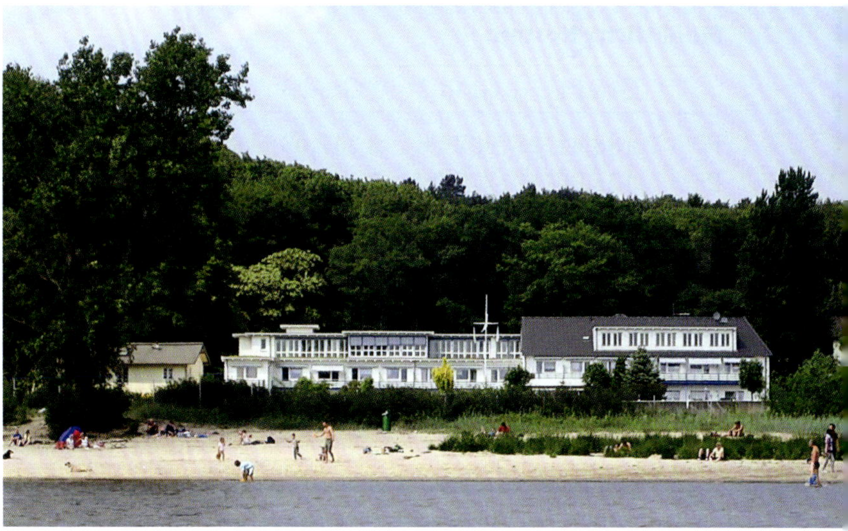

Anschrift: Rissener Ufer 15, 22559 Hamburg-Rissen
Einrichtungsleitung: Ute Haats, ☎ 040/81 23 25
www.st-seniorenresidenzen.de
Alten- und Pflegeheim mit 56 Plätzen
Wohnen: Alten- und Pflegeheim

- Unterkunft in Einzel- und Doppelzimmern
- Verpflegung mit 4 Mahlzeiten, hauseigene Küche

- Gemeinschaftsraum, Wintergärten, Waldterrasse, Garten mit Sonnenterrasse und Elbblick, kneippsches Wassertret- und Armbecken
- Ausflüge, Basteln, Singkreis, Vorträge, Gottesdienste, Sitztanz, Feste, Familienfeste, kneippsche Anwendungen

Pflegenoten:

Pflege	Demenz	Betreuung	Wohnen	**Gesamt**	Bewohner
1,4	1,0	1,0	1,0	**1,1**	1,2

Ausstattung: Die Zimmer haben Pflegebett, WC und barrierefreie Dusche, Balkon oder Terrasse, Notruf, Telefon- und TV-Anschluss. Eigene Möbel können mitgebracht werden.

Monatliche Kosten:

	Grad 1	Grad 2	Grad 3	Grad 4	Grad 5
H:	2.188,41	2.754,84 €	3.247,03	3.759,91	3.989,89
P:	–125,00	–770,00	–1.262,00	–1.775,00	–2.005,00
Z:	**2.063,41**	**1.984,84**	**1.985,03**	**1.984,91**	**1.984,89**

Zuschlag: im Einzelzimmer monatlich € 84,26

Nahverkehr: Tinsdaler Kirchenweg, Bus: 286, 388

Lage: Naturschutzgebiet direkt an der Elbe.

Unser Haus liegt direkt am Elbstrand. Von den Zimmern genießen Sie einen wunderschönen unverbauten Ausblick auf die Elbe und das Naturschutzgebiet. Die Zimmer können individuell eingerichtet werden. Bringen Sie doch ein Stück »Zuhause« mit. Täglich werden traditionelle norddeutsche Gerichte seniorengerecht und qualitativ hochwertig frisch durch unser eigenes Küchenteam zubereitet. Als einzige Kneipp-zertifizierte Einrichtung im Raum Hamburg und Schleswig Holstein bieten wir naturheilkundliche Pflege in Abstimmung mit der Schulmedizin an, wie z. B. Wasseranwendungen, Wickel und Heilkräuter zur Stärkung der Abwehrkräfte, die das Programm der Ergotherapeuten und der Betreuungskräfte abrunden. Auch Kurzzeitpflege ist bei uns möglich. Lassen Sie sich Ihren Lebensabend durch uns versüßen.

Ute Haats, Einrichtungsleiterin

Hartwig Hesse Haus am Klövensteen

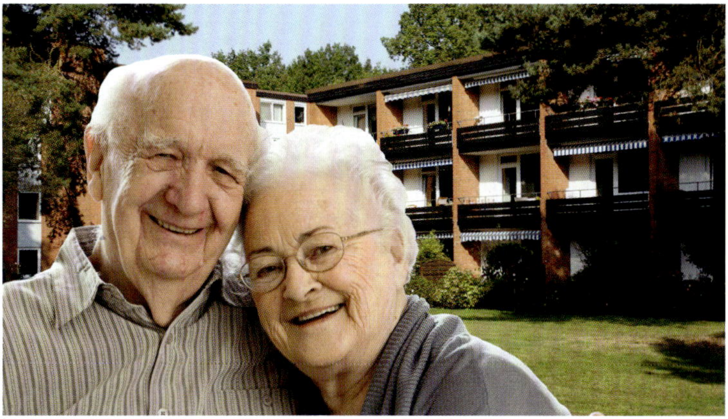

Anschrift: Klövensteenweg 25, 22559 Hamburg-Rissen
Einrichtungsleitung: Anke Kruse, ☏ 040/81 90 60
www.hartwig-hesse-stiftung.de
Wohnpflegeeinrichtung mit 138 Plätzen, Kurzzeitpflege
Wohnen: Wohn-Pflege-Einrichtung

- Unterkunft in Ein- und Zweizimmer-Apartments
- Verpflegung mit 4 Mahlzeiten, mittags 2 Menüs zur Wahl, morgens und abends Buffet, nachmittags Kaffee
- Café, Speise- und Aufenthaltsräume, Festsaal, Bibliothek, Garten

- Ausflüge, jahreszeitliche Feste, Film-, Kunst- und Musikveranstaltungen, Spiel- und Bastelgruppen, Konzerte, Vorlesungen, Andachten, Freundeskreis

Ausstattung: Die Apartments haben Pflegebett, Nachttisch, WC und barrierefreie Dusche, Balkon oder Terrasse, Notruf, Telefon- und TV-Anschluss, Flurschrank. Die Bewohner richten sich mit eigenen Möbeln ein.

Monatliche Kosten:

	Grad 1	Grad 2	Grad 3	Grad 4	Grad 5
H:	2.312,22	3.139,89	3.631,23	4.144,11	4.374,09
P:	–125,00	–770,00	–1.262,00	–1.775,00	–2.005,00
Z:	**2.187,22**	**2.369,89**	**2.369,23**	**2.369,11**	**2.369,09**

Zuschlag: Je nach Größe des Apartments steigt das Heimentgelt zwischen € 107,36 und € 764,38.

Nahverkehr: S-Bahnhof Rissen, Linie: S1

Lage: Wohngebiet, Rissener Dorfkern, Waldpark Falkenstein, Wittenbergener Heide, der Römische Garten und der Elbwanderweg in der Nähe. Geschäfte in der Nähe, Kiosk im Haus

Das Hartwig Hesse Haus gliedert sich in drei miteinander verbundene Apartment-Häuser, die inmitten einer großen, gepflegten Parkanlage liegen. Rund um die Uhr sorgen Krankenschwestern, Krankenpfleger und Altenpflegerinnen für den besten Pflegekomfort. Die Pflege findet ausschließlich in dem eigenen Apartment statt – das wirkt sich positiv auf das allgemeine Wohlbefinden aus. Als gemeinnützige Stiftung steht für uns der Mensch im Vordergrund. Wir investieren unsere wirtschaftlichen Erfolge in den Ausbau unserer Einrichtungen, die Weiterbildung unserer Mitarbeiter sowie in das kulturelle und gemeinschaftliche Freizeitangebot unserer Bewohner. Auf gleichem Grundstück befinden sich auch zwei ambulant betreute Wohn-Pflege-Gemeinschaften für Menschen mit Demenz und der im Stadtgebiet tätige Ambulante Pflegedienst.

Maik Greb, Geschäftsführer

Stiftung Hanna Reemtsma Haus Wohnen im Park

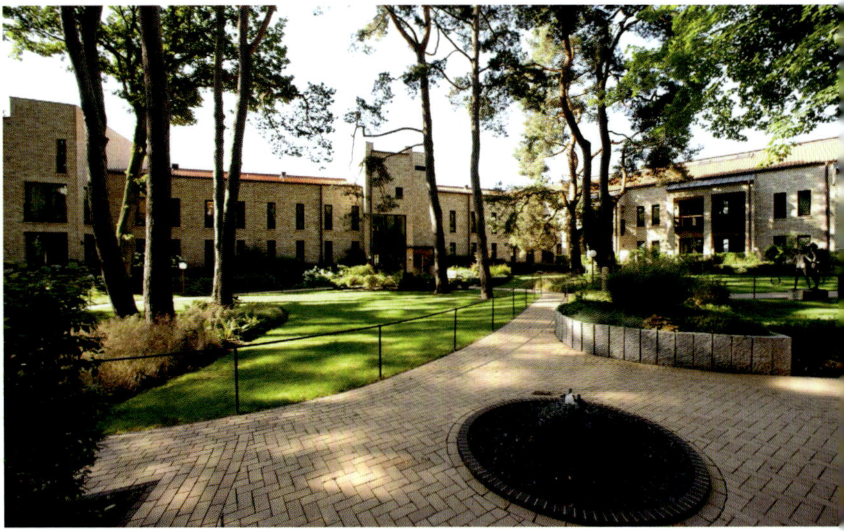

Anschrift: Kriemhildstraße 15, 22559 Hamburg-Rissen
Geschäftsführer: Christoph Nemitz
Leitung: Sabine Petereit, ☎ 040/81 95 80
www.hanna-reemtsma-haus.de
59 Wohnungen, Wohnpflegehaus mit 3 stationären Wohngemeinschaften mit 41 Plätzen, Wohngemeinschaft für Menschen mit Demenz

Wohnen: Wohnpflegehaus
- Unterkunft in Einzelapartments
- Mahlzeiten aus hauseigener Restaurantküche
- Restaurant »Kienappel«, Konzert- und Andachtsraum, Medienräume, Sinnesgarten
- Jahreszeitliche Feste, Kunsthandwerk, Konzerte, Kulturkreise, Literaturkreis, Ergo- und Kunstgruppen
- Angeschlossene Seniorenwohnungen, siehe Seite 216

Pflegenoten:

Pflege	Demenz	Betreuung	Wohnen	**Gesamt**	Bewohner
1,2	1,0	1,0	1,0	**1,1**	1,3

Ausstattung: Die Apartments haben Pflegebett bei Bedarf, Einbauschrank, WC und barrierefreie Dusche, Balkon oder Terrasse, Notruf, Telefon- und TV-Anschluss. Eigene Möbel sind erwünscht.

Monatliche Kosten:

	Grad 1	Grad 2	Grad 3	Grad 4	Grad 5
H:	2.333,24	3.197,14	3.689,34	4.202,22	4.432,19
P:	–125,00	–770,00	–1.262,00	–1.775,00	–2.005,00
Z:	**2.208,24**	**2.427,14**	**2.427,34**	**2.427,22**	**2.427,19**

Nahverkehr: S-Bahnhof Rissen, Linie: S1

Lage: Wohn- und Waldgebiet Klövensteen. Krämerladen im Haus, ein Shuttlebus fährt zum Ortszentrum Rissen, zum S-Bahnhof und zum Marktplatz Blankenese

Unser modernes Wohnpflegehaus wird durch ein zentrales Tages- und Servicezentrum mit Gesellschaftsräumen ergänzt, z. B. Lounge, Restaurant, Konzert- und Andachtsraum, Medienräume, Physiotherapie, Podologie, Heilpraktik und zahlreiche Dienstleistungsangebote. Unser Wohngemeinschaftskonzept mit familiären Charme be-

steht aus drei Wohngruppen. So werden die Apartments individuell nach dem Bedarf ausgestattet. Für Menschen mit Demenz bieten wie eine offene autonomen Wohngruppe. Hier leben 12 Menschen (Hamburger Modell) in einer Gemeinschaft im Normalisierungsprinzip.

Christoph Nemitz, Geschäftsführer

Elisabeth Alten- und Pflegeheim der Freimaurer von 1795 e.V.

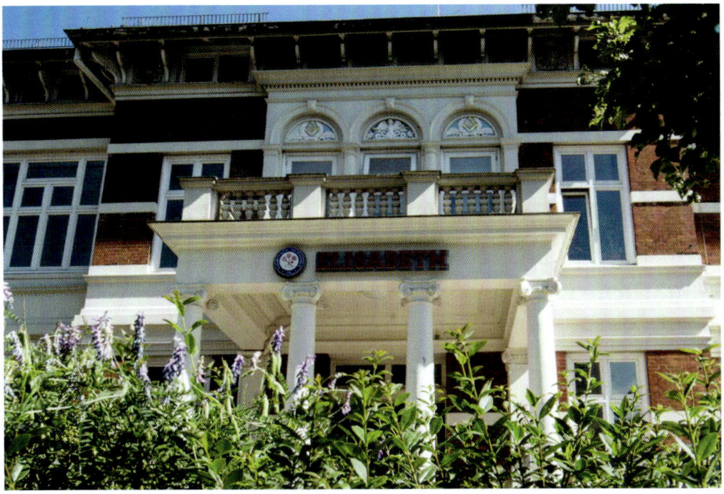

Anschrift: Kleiner Schäferkamp 43
20357 Hamburg-Sternschanze
Leitung: Dr. Hans-Jürgen Wilhelm
Beratung: Monja Wilhelm, ☏ 040/44 18 08-11 33
www.elisabeth-altenheim.de
Alten- und Pflegeheim mit 174 Plätzen

Wohnen: Alten- und Pflegeheim

- Unterkunft in Einzel- und Doppel-Apartments
- Verpflegung mit 4 Mahlzeiten, mittags 2 Menüs zur Wahl, morgens und abends Buffet, nachmittags Kaffee
- Café, Musikzimmer, Festsaal, Speise- und Aufenthaltsräume auf den Etagen, Bibliothek, Plüschzimmer, Gymnastikraum, Gästezimmer, Wintergärten, Dachterrasse, Park mit Teich
- Ausflüge, jahreszeitliche Feste, Konzerte, Filmclub, kulturelle Veranstaltungen, Tanznachmittage, Kunst-, Musik-, Bewegungs-, Bastel-, Spiel-, Sing-, Koch- und Backgruppen, Märchenerzählerin, Gottesdienste, Freundeskreis, Kino

Pflegenoten:

Pflege	Demenz	Betreuung	Wohnen	**Gesamt**	Bewohner
1,5	1,0	1,0	1,0	**1,2**	1,1

Ausstattung: Die Apartments haben Pflegebett, Nachttisch, Schrank, Tisch und Stühle, WC und barrierefreie Dusche, teilweise Balkon, Notruf, Telefon- und TV-Anschluss. Auf Wunsch können eigene Möbel mitgebracht werden.

Monatliche Kosten:

	Grad 1	Grad 2	Grad 3	Grad 4	Grad 5
H:	2.332,00	3.069,68	3.561,88	4.074,76	4.304,73
P:	–125,00	–770,00	–1.262,00	–1.775,00	–2.005,00
Z:	**2.207,00**	**2.299,68**	**2.299,88**	**2.299,76**	**2.299,73**

Nahverkehr: U-Bahnhof Schlump, Linien: U2, U3
U-/S-Bahnhof Sternschanze, Linien: U3, S11, S21, S31

Lage: Wohngebiet, Schanzenpark. Kiosk im Haus, Geschäfte in der Nähe, Einkaufsdienst, Begleitung zum Einkaufen

Das Elisabeth Alten- und Pflegeheim liegt mitten im Schanzenviertel. Es ist ein Haus mit langer Geschichte und mit unzähligen guten Erinnerungen, die aber nie den Blick nach vorne verstellen. Wer zu uns kommt, spürt schnell, dass bei uns das Leben pulsiert. Mal ganz kräftig und laut, mit Kulturprogrammen und Ausflügen, gerne auch weit über die Nachbarschaft hinaus, oder eben ganz leise und entspannt im wunderschön angelegten Park des Hauses. Hier hat Leben genau jene Qualität und Zukunft, um die es nach unserer Auffassung in der modernen Altenpflege geht. Sie muss Spaß und Sinn machen und zwar für Bewohner und Mitarbeiter gleichermaßen. So entsteht ein Miteinander, in dem es sich nicht nur besonders gut, sondern auch besonders gerne leben lässt.

Dr. Hans-Jürgen Wilhelm, Leiter

Stadtdomizil Altenpflege-Zentrum

Anschrift: Lippmannstr. 21, 22769 Hamburg-Sternschanze
Direktion: Sabine Riediger, ☏ 040/43 28 10
Vermietung: Stefanie Grundherr, ☏ 040/970 70 970
www.stadtdomizil.com
Seniorenpflegeeinrichtung mit 194 Plätzen und 5 Kurzzeitpflegeplätzen, Dementenwohnbereich
Wohnen: Seniorenpflegeeinrichtung

- Unterkunft in Einzel- und Doppel-Apartments
- Verpflegung mit 4 Mahlzeiten aus eigener Küche, Menüwahl
- Restaurant, Foyer, Dachterrasse, Gymnastik-, Snoezelenraum, Räume für Aktivitäten, Wohnzimmer, Hausgarten, Schrebergarten

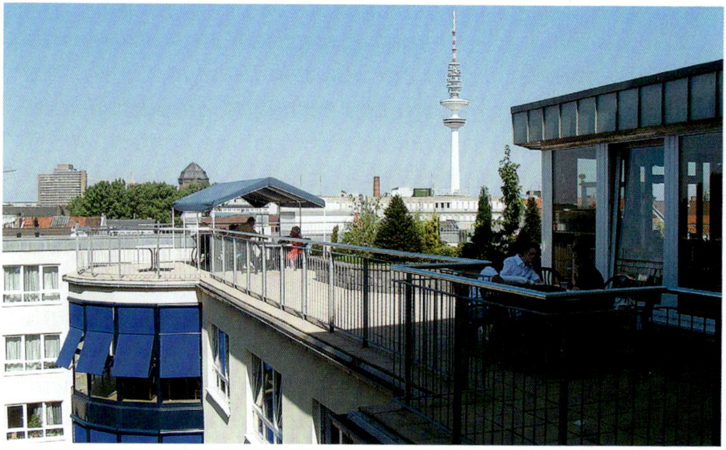

- Kunsttherapie, Snoezelen, Tierempathie-Therapie, Basale Stimulation, Musitherapeutische Angebote, Wassertreten, Schwimmbadbesuche, diverse Außenaktivitäten, Validationsgruppe, Kooperation mit Kindergarten und Schulen

Pflegenoten:

Pflege	Demenz	Betreuung	Wohnen	**Gesamt**	Bewohner
1,5	1,0	1,0	1,0	**1,2**	1,1

Ausstattung: Die Apartments haben Pflegebett, Nachttisch, Tisch und Stühle, Schrank, WC und barrierefreie Dusche, teilweise Balkon, Notruf, Telefon-, Internet- und TV-Anschluss. Kleinmöbel können mitgebracht werden.

Monatliche Kosten:

	Grad 2	Grad 3	Grad 4	Grad 5
Heimentgelt:	3.375,17	3.867,17	4.380,17	4.610,17
Pflegekasse:	–770,00	–1.262,00	–1.775,00	–2.005,00
Zu zahlen:	**2.605,17**	**2.605,17**	**2.605,17**	**2.605,17**

Zuschlag: für besondere Komfortleistungen (z. B. zusätzliche Wohnfläche) zwischen € 110,– und € 540,–

Nahverkehr: Bernstorffstraße, Bus: 3
Lage: Citylage, Wohngebiet. Kiosk, Geschäfte in der Nähe

Unser Motto lautet: »Mitten im Leben«. Unser Seniorenpflegedomizil mit Aussicht auf Hamburg ist nicht nur durch den hohen Einzelzimmeranteil hochmodern. Die interessante Architektur und das Farbkonzept bieten eine warme und geschützte Atmosphäre. Drei Wohnbereiche sind spezialisiert auf die Betreuung demenziell erkrankter Menschen. Unsere kulturellen Veranstaltungen finden mehrmals wöchentlich statt. Verschiedene Aktivitäten bieten wir täglich an und von April bis Oktober tägliche Fahrten zu unserem Schrebergarten. Wir haben überdurchschnittlich viele Fachkräfte und hoch motivierte Mitarbeiter. Unser Haus ist geprägt durch Bewohnerorientierung und Offenheit. Dies bewirkt Lebendigkeit und Lebensfreude. Wir beraten Sie gern, auch am Wochenende.

Sabine Riediger, Direktorin

ELIM Seniorencentrum Bergedorf

Anschrift: Am Güterbahnhof 9, 21035 Hamburg-Bergedorf
Heimleitung: Albrecht Borowski, ☎ 040/69 20 70-0
www.elim-diakonie.de
Stiftung Freie evangelische Gemeinde in Norddeutschland
Seniorencentrum mit 128 Plätzen
Wohnen: Seniorencentrum

- Unterkunft in Einzel- und Doppelzimmern
- Verpflegung mit 4 Mahlzeiten
- Speise- und Aufenthaltsräume, Café, Garten, Dachterrasse
- Ausflüge, Feste, Beschäftigungstherapie, Andachten

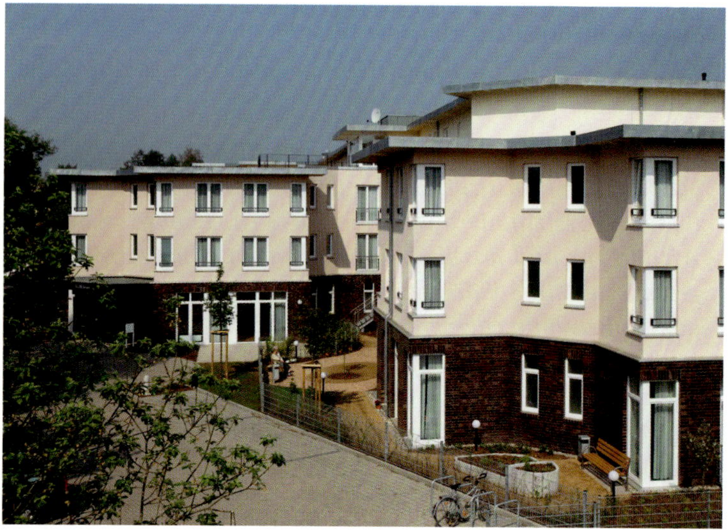

Pflegenoten:

Pflege	Demenz	Betreuung	Wohnen	**Gesamt**	Bewohner
2,3	1,1	1,0	1,0	**1,6**	1,0

Ausstattung: Die Zimmer haben Pflegebett, Nachttisch, Kleiderschrank, WC und barrierefreie Dusche, Notruf, Telefon- und TV-Anschluss. Persönliche Möbel können mitgebracht werden.

Monatliche Kosten:

	Grad 1	Grad 2	Grad 3	Grad 4	Grad 5
H:	2.348,72	3.141,16	3.633,36	4.146,24	4.376,21
P:	–125,00	–770,00	–1.262,00	–1.775,00	–2.005,00
Z:	**2.223,72**	**2.371,16**	**2.371,36**	**2.371,24**	**2.371,21**

Zuschlag: Wohngruppen für Menschen mit Demenz € 290,21

Nahverkehr: S-Bahnhof Bergedorf, Linien: S21

Am Güterbahnhof, Bus: 227, 235, 329, 335

Lage: Wohngebiet, Bergedorfer Schloss. Geschäfte in wenigen Gehminuten in der Innenstadt

»Ich will euch tragen bis ins hohe Alter und bis ihr grau werdet (Jesaja 46,4)«. Unser Haus hat 116 Einzelzimmer und 6 Doppelzimmer und liegt im Herzen des Stadtquartiers »Am Güterbahnhof«. Teil des Centrums sind auch zwei Wohngruppen für jeweils 12 Menschen mit Demenz. Sie leben in Einzelzimmern, die rund um einen Gemeinschaftsraum mit Wohn- und Essbereich sowie eigener Küche liegen. »Alltagsbegleiter« unterstützen sie darin, sich an den Arbeiten des täglichen Lebens zu beteiligen und so ihren Alltag zu strukturieren. Sie können sicher sein, von unseren 80 Mitarbeitern menschlich und pflegerisch bestens umsorgt zu werden. Bilden Sie sich ein eigenes Urteil und besuchen Sie uns gerne. In einem Gespräch finden wir gemeinsam die richtige Lösung für Sie.

Albrecht Borowski, Heimleiter

Seniorenzentrum Dr. Carl Kellinghusen

Anschrift: Saarstraße 2, 21029 Hamburg-Bergedorf
Leitung: Lasse Dieckert, ☏ 040/72 10 80
Senioren-Zentren Geschwister Jensen GmbH
www.geschwister-jensen.de
Seniorenzentrum mit 82 Plätzen
Wohnen: Seniorenzentrum

- Unterkunft in Einzel- und Doppelzimmern
- Verpflegung mit 4 Mahlzeiten aus hauseigener Küche, mittags Menüwahl
- Restaurant, Gemeinschaftsräume mit Balkon, Dachterrassen, Terrasse, parkähnliche Gartenanlage
- Ausflüge mit hauseigenem Bus, jahreszeitliche Feste, Singkreis, Spiel- und Bastelgruppen, Musik-, Klön- und Tanzveranstaltungen, Vorlesungen, Modenschauen

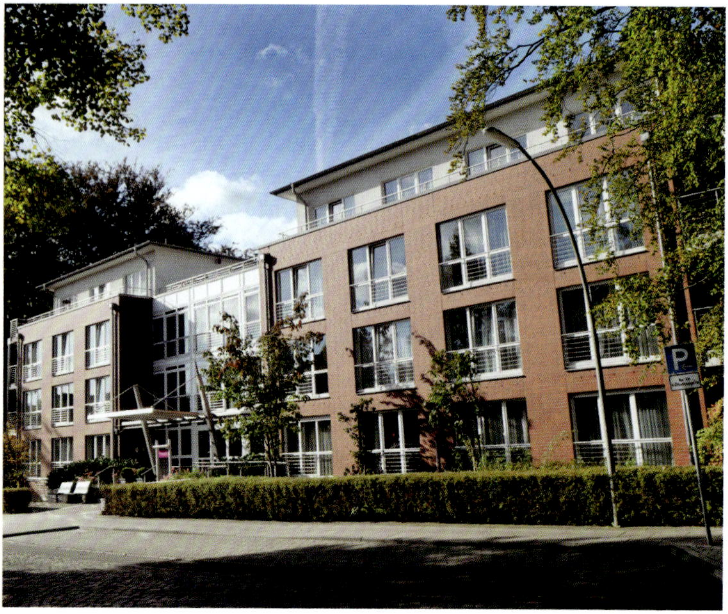

Pflegenoten:

Pflege	Demenz	Betreuung	Wohnen	**Gesamt**	Bewohner
1,0	1,0	1,0	1,0	**1,0**	1,2

Ausstattung: Die Zimmer haben Pflegebett, Nachttisch, Schrank, WC und teilweise barrierefreie Dusche, teilweise Balkon, Notruf, Telefon- und TV-Anschluss. Auf Wunsch können eigene Möbel mitgebracht werden.

Monatliche Kosten:

	Grad 1	Grad 2	Grad 3	Grad 4	Grad 5
H:	2.358,46	3.080,94	3.573,13	4.086,01	4.315,99
P:	–125,00	–770,00	–1.262,00	–1.775,00	–2.005,00
Z:	**2.233,46**	**2.310,94**	**2.311,13**	**2.311,01**	**2.310,99**

Nahverkehr: Rathaus Bergedorf, Bus: 235, 335, 8810

Lage: Villenviertel, Bergedorfer Gehölz. Einkaufsfahrten, Fußgängerzone mit Geschäften

Unser Seniorenzentrum liegt in unmittelbarer Nähe der wichtigsten Einkaufsstraße in der Bergedorfer Innenstadt, dem Sachsentor, das mit seinen vielen historischen Fachwerkhäusern eine beliebte Adresse darstellt. Ebenfalls in fußläufiger Entfernung liegt das Bergedorfer Gehölz, das mit seinem Wildgehege einen parkähnlichen Stadtwald als echtes Naherholungsquartier für die ganze Familie bietet. Unser Seniorenzentrum ist seit seiner Eröffnung im Jahr 1999 ein im Quartier sehr gut vernetztes und eingebundenes Haus. Mit unserem motivierten und qualifizierten Mitarbeitern erbringen wir für unsere Bewohner umfangreiche Dienstleistungen, sodass sie sich gut gepflegt, betreut und umsorgt fühlen.

Lasse Dieckert, Leiter

Seniorenzentrum St. Klara

Anschrift: Reinbeker Weg 50, 21029 Hamburg-Bergedorf
Leitung: Kira Niemann, ☏ 040/72 10 10
Senioren-Zentren Geschwister Jensen GmbH
www.geschwister-jensen.de
Seniorenzentrum mit 75 Plätzen, Kurzzeitpflege
Wohnen: Seniorenzentrum

- Unterkunft in Einzel- und Doppelzimmern
- Verpflegung mit 4 Mahlzeiten aus hauseigener Küche, mittags Menüwahl
- Restaurant, Gemeinschaftsräume, Terrasse, Garten
- Ausflüge mit hauseigenem Bus, jahreszeitliche Feste, Koch- und Backgruppen, Singkreis, Musikveranstaltungen

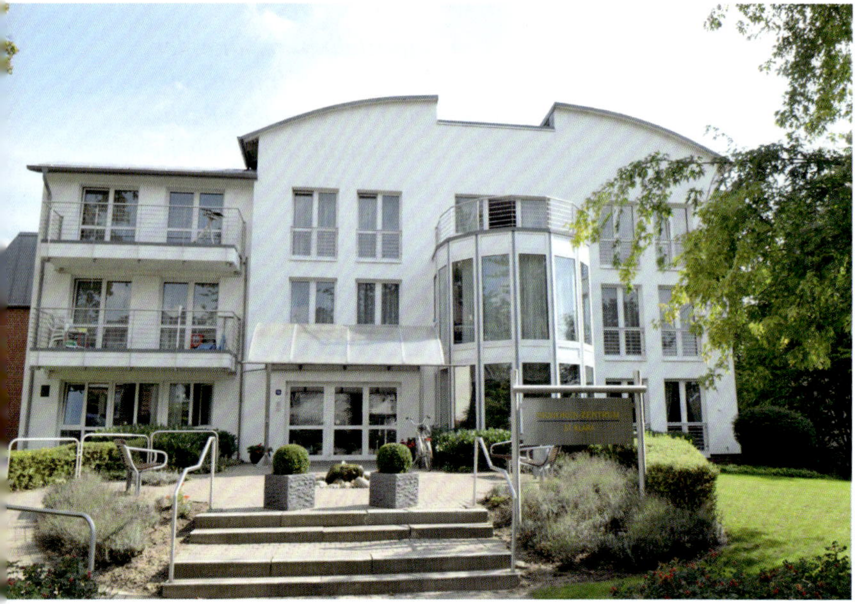

Pflegenoten:

Pflege	Demenz	Betreuung	Wohnen	**Gesamt**	Bewohner
1,2	1,0	1,0	1,0	**1,1**	1,0

Ausstattung: Die Zimmer haben Pflegebett, Nachttisch, Schrank, WC und teilweise barrierefreie Dusche, teilweise Balkon, Notruf, Telefon- und TV-Anschluss. Auf Wunsch können eigene Möbel mitgebracht werden.

Monatliche Kosten:

	Grad 1	Grad 2	Grad 3	Grad 4	Grad 5
H:	2.361,20	3.115,31	3.607,51	4.120,39	4.350,36
P:	–125,00	–770,00	–1.262,00	–1.775,00	–2.005,00
Z:	**2.236,20**	**2.345,31**	**2.345,51**	**2.345,39**	**2.345,36**

Nahverkehr: Schlebuschweg, Bus: 135, 535

Lage: Villenviertel, Bergedorfer Gehölz. Einkaufsfahrten, Fußgängerzone mit Geschäften

Unser Seniorenzentrum liegt in unmittelbarer Nähe der wichtigsten Einkaufsstraße in der Bergedorfer Innenstadt, dem Sachsentor, das mit seinen vielen historischen Fachwerkhäusern eine beliebte Adresse darstellt. Ebenfalls in fußläufiger Entfernung liegt das Bergedorfer Gehölz, das mit seinem Wildgehege einen parkähnlichen Stadtwald als echtes Naherholungsquartier für die ganze Familie bietet. Unser Seniorenzentrum ist seit seiner Eröffnung im Jahr 1997 ein im Quartier sehr gut vernetztes und eingebundenes Haus. Wir freuen uns, Sie bei uns begrüßen zu dürfen, damit wir gemeinsam mit Ihnen vor einer anstehenden Entscheidung Ihre Fragen beantworten können.

Kira Niemann, Leiterin

Malteserstift Johannes XXIII.

Anschrift: Bornbrook 7/11, 21031 Hamburg-Lohbrügge
Hausleitung: Anja Stremplat, ☎ 040/739 23 20
Malteser Caritas Hamburg gGmbH, www.caritas-hamburg.de
40 Servicewohnungen und Pflegeeinrichtung mit 54 Plätzen
Wohnen: Pflegeeinrichtung

- Unterkunft in Einzel- und Doppelzimmern
- Verpflegung mit 4 Mahlzeiten aus eigener Küche, mittags 2 Menüs zur Wahl, nachmittags Kaffee
- Restaurant, Aufenthaltsräume in den Wohngruppen, Kapelle, Garten
- Ausflüge, jahreszeitliche Feste, Kochgruppe, Chor, Konzerte, Spiel- und Bastelgruppen, Bingo, Andachten, Gottesdienste, Dementen-Gottesdienst, Seelsorge, Vorlesen, Filmnachmittage
- Angeschlossenes Servicewohnen, siehe Seite 218

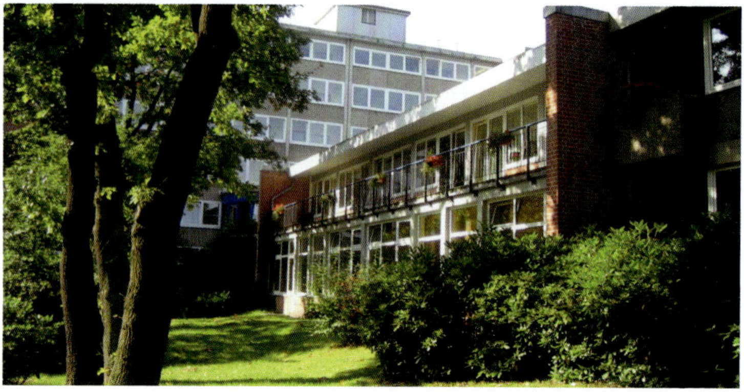

Pflegenoten:

Pflege	Demenz	Betreuung	Wohnen	**Gesamt**	Bewohner
1,8	1,3	1,0	1,0	**1,4**	1,0

Ausstattung: Die Zimmer haben Pflegebett, Nachttisch, WC und barrierefreie Dusche, Einbauschrank, Tisch und Stuhl, Notruf, Telefon- und TV-Anschluss. Die Bewohner können sich mit eigenen Möbeln einrichten.

Monatliche Kosten:

	Grad 1	Grad 2	Grad 3	Grad 4	Grad 5
H:	2.153,43	2.959,56	3.451,76	3.964,64	4.194,61
P:	–125,00	–770,00	–1.262,00	–1.775,00	–2.005,00
Z:	**2.028,43**	**2.189,56**	**2.189,76**	**2.189,64**	**2.189,61**

Nahverkehr: Heidkampsredder, Bus: 234, 332

Lage: Wohngebiet, Sackgasse, Bornbekteich. Wochenmarkt wöchentlich im Haus, Geschäfte in der Nähe

Im Alter in guten Händen
Im Malteserstift Johannes XXIII. steht der ältere Mensch mit seinen Wünschen und Bedürfnissen im Mittelpunkt. Das Malteserstift Johannes XXIII. in Hamburg-Lohbrüg-

ge ist von einer parkähnlichen Anlage mit hübschen Teichen und Pflanzen umgeben. Hier kann man sich bei Spaziergängen gut erholen und wohnt trotzdem zentral: Unser Haus befindet sich nur ein Stück oberhalb des Stadtzentrums inmitten eines ansprechenden Wohngebiets. Schon nach einem kurzen Fußweg durch den Park erreicht man ein kleines Einkaufszentrum.

Anja Stremplat, Hausleiterin

Altenheim St. Johannis St. Nikolai

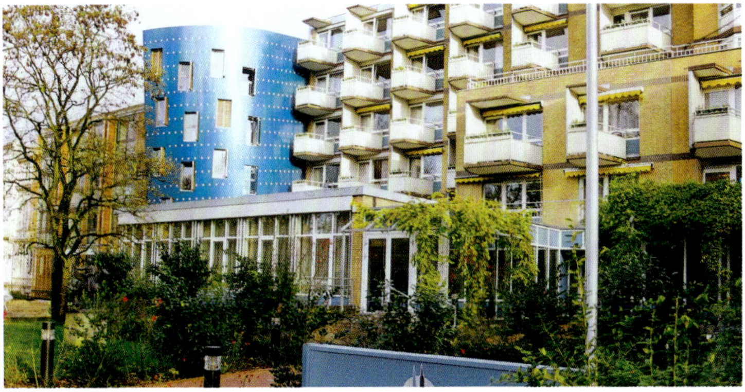

Anschrift: Mittelweg 106, 20149 Hamburg-Harvestehude
Leitung: Tim Schoon , ☏ 040/41 44 90
Diakoniestiftung Alt-Hamburg, www.diakoniestiftung.de
Alten- und Pflegeheim mit 121 Plätzen, Dementenbetreuung
Wohnen: Alten- und Pflegeheim

- Unterkunft in Ein- und Zwei-Zimmer-Appartements
- Verpflegung mit 3 Mahlzeiten und Nachmittagskaffee, morgens und abends Buffet. Persönliche Vorlieben werden berücksichtigt.

- Speise-, Gemeinschafts- und Therapieräume, Café con Takt, Bibliothek
- Ausflüge, Begehen kirchlicher und jahreszeitlicher Feste, Seelsorgeangebote, Andachten, Gottesdienste, Konzerte, Vorträge

Ausstattung: Die Appartements haben Küchenzeile, teilweise Einbauschränke, WC und barrierefreie Dusche, Balkon oder Terrasse, Notruf, Telefon- und TV-Anschluss, Abstellschränke. Die Bewohner richten sich mit eigenen Möbeln ein.

Monatliche Kosten:

	Grad 1	Grad 2	Grad 3	Grad 4	Grad 5
H:	2.097,87	2.944,05	3.436,25	3.949,13	4.179,10
P:	–125,00	–770,00	–1.262,00	–1.775,00	–2.005,00
Z:	**1.972,87**	**2.174,05**	**2.174,25**	**2.174,13**	**2.174,10**

Je nach Ausstattung und Größe (bis zu 69 m^2) des Appartements ist monatlich ein Zuschlag zwischen € 154,– und € 1.000,– zu zahlen.

Nahverkehr: Sophienterrasse, Bus: 19
U-Bahnhof Hallerstraße, Linie: U1

Lage: Wohngebiet, Alsterpark. Geschäfte in der Nähe, Wochenmarkt, Getränkeverkauf im Haus

Unser Haus zeichnet sich durch eine warme, offene und individuelle Atmosphäre aus. Wir betreuen Sie ganzheitlich: Körper, Seele und Geist werden gleichermaßen bedacht. Für uns bedeutet aktivierende Pflege, die Selbsthilfekräfte jedes Einzelnen zu fördern, zu erhalten und – wenn möglich – wiederherzustellen. Wir bieten Literatur- und Konzertnachmittage im Café con Takt, Englischkurse und Gymnastik. Die Seelsorge steht bei uns im Mittelpunkt. Ein Besucher- und ein Förderkreis unterstützen unsere

Arbeit. Wenn Sie unser Haus näher kennenlernen möchten, darf ich Ihnen unseren Mittagstisch anbieten. Wir freuen uns auf Ihren Anruf und beraten Sie gern.

Tim Schoon, Leiter

Seniorenwohnanlage Lokstedt

Anschrift: Julius-Vosseler-Straße 10, 22527 Hamburg-Lokstedt
Leitung: Oliver Langpaap, ☏ 040/5 60 84 20 00
Vereinigte Hamburger Wohnungsbaugenossenschaft eG (vhw), www.vhw-hamburg.de
112 Wohnungen, Pflegewohnen mit 114 Plätzen
Wohnen: Pflegewohnen

- Unterkunft in Einzel- und Doppelzimmern/Apartments
- Verpflegung mit 4 Mahlzeiten
- Speisesaal, Café, Gemeinschaftsräume, Bewegungsbad, Sauna, Parkanlage, Bibliothek, Gemeinschaftsküche auf der Etage
- Ausflüge, Veranstaltungen, Therapieangebote, jahreszeitliche Feste, Spielenachmittage, Sitzgymnastik, Dia- und Filmvorführungen, Gottesdienste, Hauszeitung
- Angeschlossenes Servicewohnen, siehe Seite 221

Pflegenoten:

Pflege	Demenz	Betreuung	Wohnen	**Gesamt**	Bewohner
1,3	1,0	1,0	1,0	**1,1**	1,1

Ausstattung: Die Zimmer haben Pflegebett, Nachttisch, Einbauschrank, WC und Dusche, Balkon oder Terrasse, Notruf, Telefon- und TV-Anschluss. Die Bewohner richten sich mit eigenen Möbeln ein. Im Doppelzimmer können Kleinmöbel mitgebracht werden.

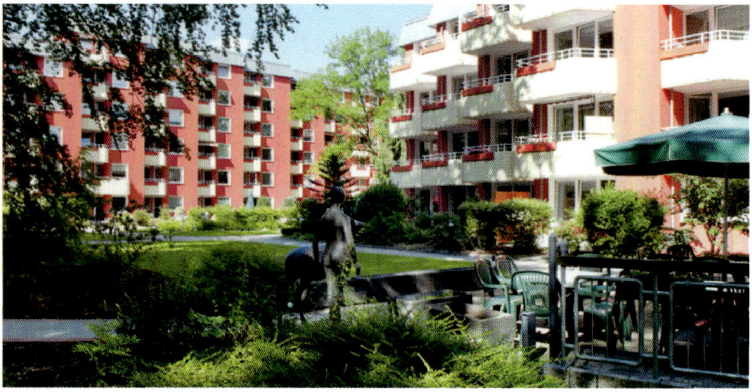

Monatliche Kosten im Doppelzimmer:

	Grad 2	Grad 3	Grad 4	Grad 5
Heimentgelt :	2.756,67	3.248,86	3.761,74	3.991,72
Pflegekasse:	–770,00	–1.262,00	–1.775,00	–2.005,00
Zu zahlen:	**1.986,67**	**1.986,86**	**1.986,74**	**1.986,72**

Energieausweis: Baujahr 1984, Bedarfsausweis, 69,1 kWh/(m^{2}a), Erdgas Energieeffizienzklasse E, KWK regenerativ

Zuschlag: im Doppelapartment € 56,28; im Einzelzimmer € 101,91; im Einzelapartment € 144,50

Genossenschaftsanteile: Zum Erwerb der Mitgliedschaft sind 25 Genossenschaftsanteile in Höhe von € 1.300,– notwendig, zuzüglich eines einmaligen Eintrittsgeldes von € 55,–. Beim Einzug sind die Anteile auf bis zu € 1.768,– zu erhöhen. Die Höhe ist abhängig von der Zimmergröße.

Nahverkehr: Oddernskamp, Bus: 22, 281, 391, 392

Lage: Hagenbecks Tierpark, Niendorfer Gehege. Geschäfte in der Grelckstraße und am Siemersplatz

Die Seniorenwohnanlage Lokstedt bietet altersgerechte Wohnformen an. Die 1985 erbaute und im Jahr 2010 voll-

ständig modernisierte Einrichtung befindet sich am Straßendreieck Gazellenkamp/Oddernskamp/Julius-Vosseler-Straße. Hagenbecks Tierpark und das Niendorfer Gehege sind beliebte Ausflugsziele. Die Bushaltestelle ist direkt vor der Tür. Mit unserem umfassenden Service- und Betreuungsangebot tragen wir dazu bei, dass Sie sich mit Ihren Wünschen und Bedürfnissen gut aufgehoben und umsorgt fühlen. Neben einer professionellen Pflege durch examinierte Mitarbeiter machen Ihnen Ausfahrten, therapeutische Aktivitäten, kulturelle Veranstaltungen sowie ein gutes gastronomisches Angebot das Leben in unserem Haus angenehm und bereiten einen sicheren und schönen Lebensabend.

Oliver Langpaap, Leiter

ELIM Seniorencentrum Niendorf

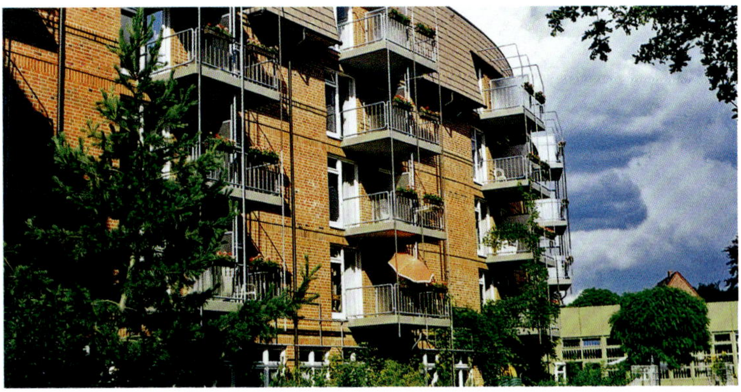

Anschrift: Bondenwald 50, 22459 Hamburg-Niendorf
Einrichtungsleitung: Ulrich Reiser, ☏ 040/55 42 50
Stiftung Freie evangelische Gemeinde in Norddeutschland

www.elim-diakonie.de
Pflegeeinrichtung mit 100 Plätzen, Dementenwohnbereich
Wohnen: Pflegeeinrichtung

- Unterkunft in Einzel- und Doppelzimmern
- Verpflegung durch hauseigene Küche
- Speisesaal, Aufenthalts- und Therapieräume, weitläufiges Parkgelände, Terrasse, Garten, Gottesdienst- und Mehrzweckraum, Andachtsraum
- Ausflüge, jahreszeitliche Feste, Beschäftigungstherapie, tägliche Andachten, Bibelarbeiten

Pflegenoten:

Pflege	Demenz	Betreuung	Wohnen	**Gesamt**	Bewohner
2,0	1,0	1,0	1,0	**1,5**	1,2

Ausstattung: Die Zimmer haben Pflegebett und Nachttisch, Einbauschrank, WC und barrierefreie Dusche, Balkon oder Terrasse, Notruf, Telefon- und TV-Anschluss.
Im Einzelzimmer richten sich die Bewohner mit eigenen Möbeln ein. Im Doppelzimmer können Kleinmöbel mitgebracht werden.

Monatliche Kosten:

	Grad 1	Grad 2	Grad 3	Grad 4	Grad 5
H:	2.438,16	3.260,11	3.752,30	4.265,18	4.495,16
P:	–125,00	–770,00	–1.262,00	–1.775,00	–2.005,00
Z:	**2.313,16**	**2.490,11**	**2.490,30**	**2.490,18**	**2.490,16**

Nahverkehr: U-Bahnhof Niendorf Markt, Linie: U2
Lage: Wohngebiet, Niendorfer Gehege. Kiosk im Haus, einmal wöchentlich Einkaufsfahrten, 800 Meter bis zum Einkaufszentrum

ELIM, für ein würdevolles Zuhause im Alter. Das Altenzentrum Elim liegt idyllisch inmitten eines Landschafts-

schutzgebietes am Rande des Niendorfer Geheges. Im Jahr 2018 wurde das Haus saniert und ein neuer Anbau errichtet. Bei uns finden Sie ein breit gefächertes Angebot an hauswirtschaftlichen, betreuenden und pflegerischen Dienstleistungen, die wir Ihren persönlichen Wünschen und Lebenslagen anpassen. Sie können sicher sein, von uns jederzeit bestens umsorgt zu werden, speziell für unsere dementen Bewohner stellen wir ein besonderes Betreuungsprogramm zur Verfügung. Bilden Sie sich ein eigenes Urteil oder, besser, besuchen Sie uns. Im persönlichen Gespräch werden wir gemeinsam die richtige Lösung für Sie finden. Vereinbaren Sie einfach einen Termin.

Ulrich Reiser, Einrichtungsleiter

Kursana Residenz Hamburg-Niendorf

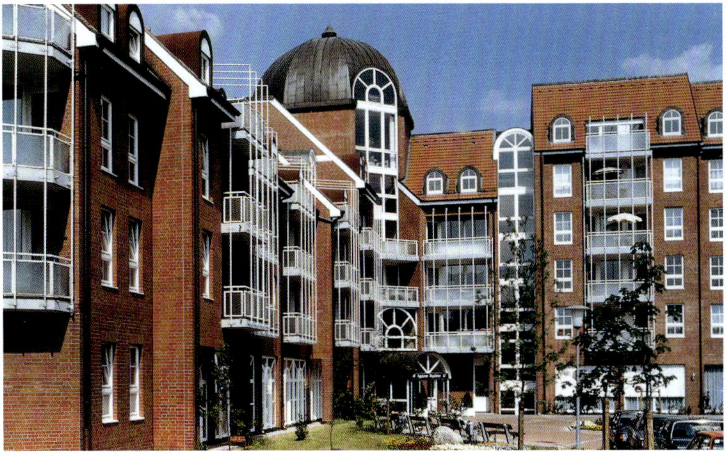

Anschrift: Ernst-Mittelbach-Ring 47
22455 Hamburg-Niendorf, www.kursana.de

Vermietung: Tammo de Buhr, ☎ 040/55 20 20
316 Wohnungen und Pflegestation mit 51 Plätzen
Wohnen: Alten- und Pflegeheim
- Unterkunft in Einzel- und Doppelzimmern
- Vollverpflegung mit 4 Mahlzeiten, 3 Mittagsmenüs zur Auswahl
- Schwimmbad, Café, Theatersaal, Bibliothek, Turmzimmer, Terrasse
- Veranstaltungen, Wandergruppe, Handarbeit, Theatergruppe, Chor, Beschäftigungs- und Bewegungsgruppe
- Angeschlossene Residenz, siehe Seite 288

Pflegenoten:

Pflege	Demenz	Betreuung	Wohnen	**Gesamt**	Bewohner
1,0	1,0	1,0	1,0	**1,0**	1,1

Ausstattung: Die Zimmer haben Pflegebett, Nachttisch, Pflegemöbel, WC und Dusche, Notruf, Telefonanlage mit Durchwahl, TV-Anschluss, teilweise Balkon. Kleinmöbel können mitgebracht werden.

Monatliche Kosten:

	Grad 1	Grad 2	Grad 3	Grad 4	Grad 5
H:	2.379,46	3.073,64	3.565,84	4.078,72	4.308,69
P:	–125,00	–770,00	–1.262,00	–1.775,00	–2.005,00
Z:	**2.254,46**	**2.303,64**	**2.303,84**	**2.303,72**	**2.303,69**

Zuschlag: für besondere Komfortleistungen (z. B. zusätzliche Wohnfläche) € 396,– bis € 670,–

Nahverkehr: U-Bahnhof Niendorf-Nord, Linie: U2

Lage: Wohngebiet, Niendorfer Gehege. Einkaufszentrum

Das ist unsere Kursana-Philosophie: Frei von Zukunftssorgen und belastenden Pflichten freudig und aktiv das Leben genießen. In der sicheren Gewissheit, dass man nie hilflos und einsam sein wird. Und mit dem guten Gefühl, dass man »zur rechten Zeit« selbst dafür gesorgt hat, dass man seinen Lebensabend in Geborgenheit und Würde verbringen kann.

Bärbel Eickhoff, Direktorin

Malteserstift Bischof-Ketteler

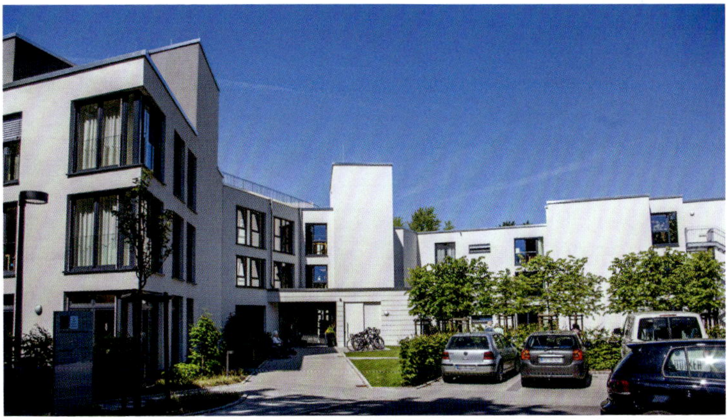

Anschrift: Kettelerweg 5, 22457 Hamburg-Schnelsen
Einrichtungsleitung: Regina Wilhelm
Malteser Caritas Hamburg GmbH, www.caritas-schnelsen.de
Pflegedienstleitung: Sabine Praetorius, ☏ 040/559 86 80
34 Apartments, Pflegeeinrichtung mit 129 Plätzen, Kurzzeitpflege
Wohnen: Pflegeeinrichtung

- Unterkunft in Einzel- und Doppelzimmern
- Verpflegung mit 4 Mahlzeiten, mittags 3 Menüs zur Wahl, nachmittags Kaffee

- Empfang, Cafeteria, Wohnküchen in den Bereichen mit Aufenthaltsbereich, Kapelle, Garten und Terrassen
- Ausflüge, jahreszeitliche Feste, Konzerte, Musik- und Kochgruppen, Spiel- und Bastelgruppen, Bingo, Andachten, Gottesdienste, Seelsorge, Vorlesen, Filmnachmittage
- Angeschlossenes Service-Wohnen, siehe Seite 225

Pflegenoten:

Pflege	Demenz	Betreuung	Wohnen	**Gesamt**	Bewohner
2,2	1,2	1,0	1,0	**1,6**	1,0

Ausstattung: Die Zimmer haben Pflegebett, Nachttisch, WC und barrierefreie Dusche, Einbauschrank, Tisch und Stuhl, Notruf, Telefon- und TV-Anschluss. Die Bewohner können sich mit eigenen Möbeln einrichten.

Monatliche Kosten:

	Grad 1	Grad 2	Grad 3	Grad 4	Grad 5
H:	2.541,90	3.342,55	3.834,75	4.347,63	4.577,60
P:	–125,00	–770,00	–1.262,00	–1.775,00	–2.005,00
Z:	**2.416,90**	**2.572,55**	**2.572,75**	**2.572,63**	**2.572,60**

Nahverkehr: Schnelsen, AKN: A1
Kriegerdankweg, Bus: 183, 191, 195

Lage: Wohngebiet, Niendorfer Gehege. Geschäfte in der Nähe

Idyllisch und doch zentral im Nordwesten Hamburgs liegt unsere Einrichtung, umgeben von einem schönen Park. Alles, was man für ein komfortables Leben im Alter braucht, befindet sich direkt vor der Tür: Geschäfte, Natur pur und gute Verkehrsanbindungen. Unser Haus bietet innovative Wohnkonzepte. Der Bereich »Pflegewohnen« bietet qualifizierte Pflege in 123 Einzel- und drei Doppelzimmern, verteilt auf elf Wohngemeinschaften, in denen auch gemeinsam gekocht wird. Die Bewohner leben in familiärer Atmosphäre mit individuellen Rückzugsmöglichkeiten.

Regina Wilhelm, Einrichtungsleiterin

Wohn-Pflegeeinrichtung im Albertinen-Haus und Max Herz-Haus

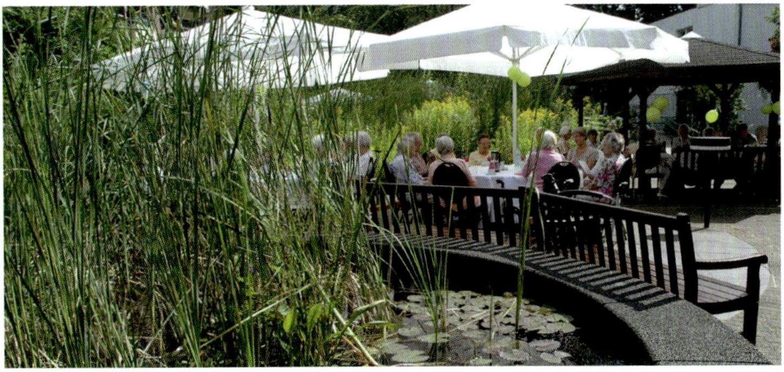

Anschrift: Sellhopsweg 18–22, 22459 Hamburg-Schnelsen
Leitung: Frank Blume, ☏ 040/55 81 19 08
www.albertinen.de
Beratung: Andrea Bendicks-Leßmann, ☏ 040/55 81 18 21
150 Wohnungen, Wohn-Pflegeeinrichtung mit 80 Plätzen, Wohngruppe und Wohngemeinschaft für Menschen mit Demenz, Kurzzeitpflege
Wohnen: Wohn-Pflegeeinrichtung

- Unterkunft in Einzel- und Doppelzimmern oder 1,5-Zimmer-Pflegewohnungen
- Verpflegung mit 4 Mahlzeiten aus der hauseigenen Küche, mittags 3 Menüs zur Auswahl, Obst und Joghurt

- Wohn-Gruppenräume, Cafeteria, Foyer, Bibliothek, Internet-Café, Veranstaltungssaal, Garten mit Teich, Gästewohnungen
- Ausflüge, jahreszeitliche Feste, Spiele, Singen, kreatives Gestalten, Hunde-Besuchsdienst, Kino, Konzerte, Vorträge, Ausstellungen, Bibelstunden, Gottesdienste
- Fachärztesprechstunden
- Angeschlossene Seniorenwohnungen, siehe Seite 223
- Angeschlossene Tagespflege, siehe Seite 146

Pflegenoten:

Pflege	Demenz	Betreuung	Wohnen	**Gesamt**	Bewohner
1,8	1,0	1,0	1,0	**1,3**	1,5

Ausstattung: Die Zimmer haben Pflegebett, Schrank, Tisch und Stühle, WC und barrierefreie Dusche, teilweise Balkon oder Terrasse, Notruf, Telefon- und TV-Anschluss. Im Einzelzimmer oder in der Pflegewohnung richten sich die Bewohner mit eigenen Möbeln ein. Im Doppelzimmer können Kleinmöbel mitgebracht werden. Die 44 m² großen Pflegewohnungen haben zusätzlich eine Küchenzeile.

Monatliche Kosten in Pavillon 1 und 2:

	Grad 1	Grad 2	Grad 3	Grad 4	Grad 5
H:	2.355,70	2.975,15	3.467,15	3.980,15	4.210,15
P:	–125,00	–770,00	–1.262,00	–1.775,00	–2.005,00
Z:	**2.230,70**	**2.205,15**	**2.205,15**	**2.205,15**	**2.205,15**

Zuschlag: für die Dementenbetreuung im Max Herz-Haus monatlich zwischen € 297,81

In den Pflegewohnungen reduzieren sich die Preise monatlich um € 229,98.

Nahverkehr: Sellhopsweg (Albertinen-Haus), Bus: 5, 191, 195

Lage: Wohngebiet am Niendorfer Gehege. Kiosk im Haus, Geschäfte in der Nähe

Das Albertinen-Haus – Zentrum für Geriatrie und Gerontologie – verknüpft in einem modellhaften Konzept Angebote für ältere Menschen. Die Wohn-Pflegeeinrichtung zeichnet sich durch eine besondere Struktur aus. In drei Wohngruppen pflegen und betreuen wir vor allem Menschen, deren körperliche und zum Teil kognitive Fähigkeiten eingeschränkt sind. Im Vordergrund steht für uns, die Lebensqualität unserer Bewohner zu erhalten bzw. zu verbessern. Mit dem Bundesmodell Max Herz-Haus haben wir eine Einrichtung für Menschen mit Demenz und ihre Angehörigen geschaffen, die fünf aufeinander abgestimmte Angebote unter einem Dach beherbergt: die Beratungsstelle Demenz, die Tagespflege, die Autonome stationäre Wohngemeinschaft, die Wohngruppe sowie Wohnungen für Angehörige.

Frank Blume, Einrichtungsleiter

Diesterweg-Stiftung

Anschrift: Tierparkallee 30, 22527 Hamburg-Stellingen
Einrichtungsleitung: Sabine Wirtz, ☏ 040/540 70 24
www.diesterweg-stiftung.de
Seniorenpflegeeinrichtung mit 100 Plätzen
Wohnen: Seniorenpflegeeinrichtung

- Unterkunft in Ein- und Zwei-Zimmer-Apartments
- Verpflegung mit 3 Mahlzeiten aus eigener Küche, Nachmittagskaffee
- Speisesaal, großzügiges Foyer mit Flügel als Treffpunkt für musikalische Veranstaltungen, Bibliothek, Bewegungsraum, Garten, Gartenhaus für Familienfeiern

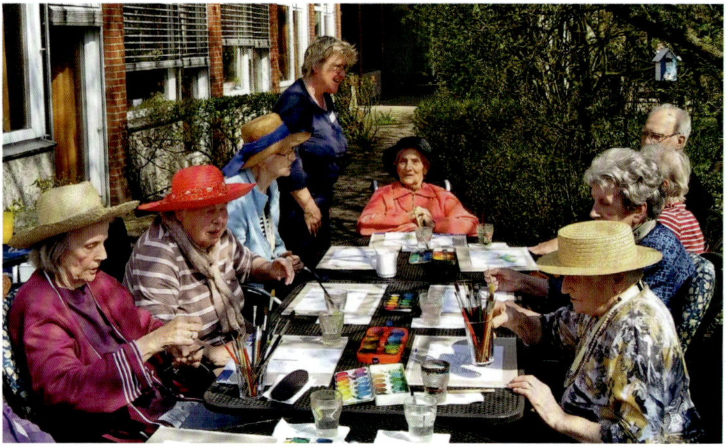

- Ausflüge, Feste, Konzerte, Vorträge, Gesprächskreise, Singen, Vorlesen, Basteln, Verkaufsveranstaltungen

Ausstattung: Die Apartments haben eine kleine Küchenzeile, WC, teilweise Dusche und Bad, Loggia. Die Bewohner können sich mit eigenen Möbeln einrichten. Auf jedem Stockwerk befindet sich ein Sanitärbereich. Notruf, Telefon- und TV-Anschluss ist für jeden Bewohner vorhanden.

Pflegewohnbereich Erdgeschoss: Unterkunft in Einzel- und Doppelzimmern mit Terrasse. Die Zimmer haben Pflegebett, Nachttisch, Tisch und Stühle, Bücherbord, Einbauschrank. Kleinmöbel können mitgebracht werden.

Monatliche Kosten:

	Grad 1	Grad 2	Grad 3	Grad 4	Grad 5
H:	2.101,11	2.865,87	3.357,94	3.870,95	4.100,92
P:	–125,00	–770,00	–1.262,00	–1.775,00	–2.005,00
Z:	**1.976,11**	**2.095,87**	**2.095,94**	**2.095,95**	**2.095,92**

Nahverkehr: Rathaus Stellingen, Bus: 22, 281, 392

Lage: Hagenbecks Tierpark, Niendorfer Gehege. Einkaufen am U-Bahnhof und an der Kieler Straße

Die Diesterweg-Stiftung möchte für ihre Bewohner und Bewohnerinnen ein behagliches Heim sein, in dem sie so selbstständig wie möglich leben und ihren Interessen nachgehen können. Dazu bieten wir Ihnen ein abwechslungsreiches Betreuungsprogramm an, das sich von jahreszeitlichen Festen über Konzerte und Bewegungsgruppen bis hin zum Gedächtnistraining erstreckt. Auch Kurzzeitpflege ist bei uns möglich. Der Kreis langjähriger Mitarbeiter aller Arbeitsbereiche versorgt unsere Bewohner stets mit Freundlichkeit und Kompetenz.

Sabine Wirtz, Einrichtungsleiterin

Senioren-Zentrum »An der Jütländer Allee«

Anschrift: Jütländer Allee 48, 22527 Hamburg-Stellingen
Direktion: Nicole Mahtouf, ☎ 040/380 36 60
Kuehnstr. 71d, 22045 Hamburg, www.kervita.de
KerVita-Gruppe:
Senioren-Zentrum „An der Jütländer Allee" GmbH
Seniorenzentrum mit 143 Plätzen, Kurzzeitpflege, Dementenwohnbereich
Wohnen: Seniorenzentrum

- Unterkunft in Einzelzimmern
- Verpflegung mit 4 Mahlzeiten aus hauseigener Küche, mittags Menüwahl, nachmittags Kaffee und Kuchen
- Cafeteria, Veranstaltungsraum, Bibliothek, Terrasse, parkähnliche Gartenanlage
- Ausflüge, jahreszeitliche Feste, Backen, Basteln, Bingo, Singen, Malen, Tanzveranstaltungen, Vorlesungen, Andachten

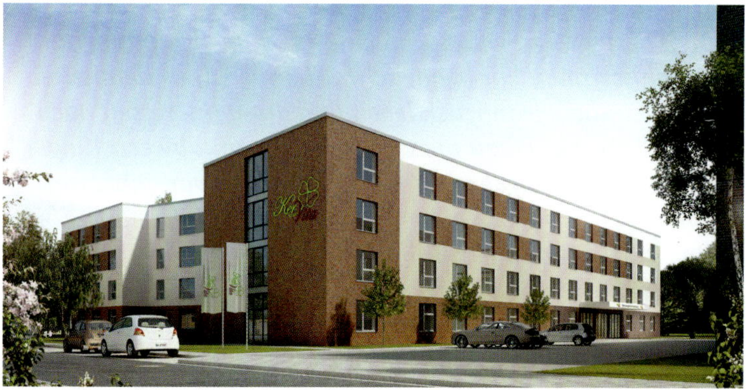

Pflegenoten:

Pflege	Demenz	Betreuung	Wohnen	Gesamt	Bewohner
1,9	1,0	1,0	1,0	**1,4**	1,3

Ausstattung: Die Zimmer haben Pflegebett, Nachttisch, Schrank, WC und barrierefreie Dusche, Notruf, Telefon- und TV-Anschluss. Auf Wunsch können eigene Möbel mitgebracht werden.

Monatliche Kosten:

	Grad 1	Grad 2	Grad 3	Grad 4	Grad 5
H:	2.333,52	2.997,05	3.489,05	4.002,05	4.232,05
P:	–125,00	–770,00	–1.262,00	–1.775,00	–2.005,00
Z:	**2.208,52**	**2.227,05**	**2.227,05**	**2.227,05**	**2.227,05**

Nahverkehr: Wegenkamp, Bus: 281

Lage: Wohngebiet, Hagenbecks Tierpark. Geschäfte in der Nähe

Im unserem KerVita-Senioren-Zentrum »An der Jütländer Allee« können Sie sich ab dem Tag Ihres Einzugs auf die angenehmen Seiten des Lebens konzentrieren. All die Dinge, die Ihnen Mühe bereiten, nehmen wir Ihnen gerne

ab. Unsere Einrichtung kombiniert alle Vorzüge aus Service und Lebensqualität, bietet Geborgenheit und schafft Ihnen ein behagliches Zuhause. Wir möchten für Sie einen neuen Lebensmittelpunkt schaffen, den Sie als Ihr Zuhause schätzen lernen. Dafür steht Ihnen unser qualifiziertes Pflegepersonal mit seiner hohen Sozial- und Fachkompetenz engagiert zur Seite. Mit viel Herz und persönlichem Einsatz kümmern wir uns um Ihr Wohlergehen und schenken Ihnen gern jederzeit ein offenes Ohr. Herzlichkeit und menschliche Zuwendung sind dabei unser höchster Anspruch.

Nicole Mahtouf, Direktorin

Bodemann-Heim Finkenwerder

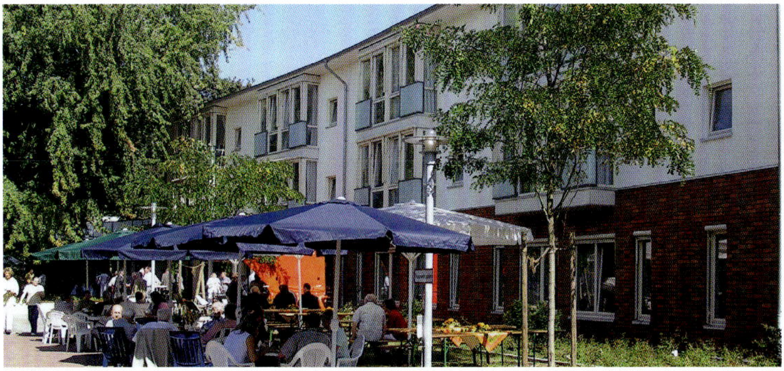

Anschrift: Norderschulweg 11, 21129 Hamburg-Finkenwerder
Heimleitung: Dagmar Thiessen, ☎ 040/74 21 76 22
Diakoniestiftung Alt-Hamburg, www.diakoniestiftung.de
Alten- und Pflegeheim mit 104 Plätzen
Wohnen: Alten- und Pflegeheim
- Unterkunft in Einzel- und Doppelapartments

- Verpflegung mit 4 Mahlzeiten, Zwischen- und Spätmahlzeiten, Salatbuffet, morgens und abends Buffet
- Gemeinschafts- und Speisesaal, Gruppenräume, Garten und Terrassen, Kiosk mit Café und Terrasse
- Freundeskreis, Spiele- und Klönnachmittage, jahreszeitliche Feste, Singen, Musikveranstaltungen, Basteln

Ausstattung: Die Zimmer haben Pflegebett, Nachttisch, WC und barrierefreie Dusche, Erker, Notruf, Telefon- und TV-Anschluss. Wohnküche auf jeder Etage. Die Bewohner können sich mit eigenen Möbeln einrichten.

Monatliche Kosten:

	Grad 1	Grad 2	Grad 3	Grad 4	Grad 5
H:	2.211,84	3.032,87	3.525,07	4.037,95	4.267,93
P:	–125,00	–770,00	–1.262,00	–1.775,00	–2.005,00
Z:	**2.086,84**	**2.262,87**	**2.263,07**	**2.262,95**	**2.262,93**

Nahverkehr: Emder Straße, Bus: 146, 150, 251
Finkenwerder Landungsbrücke, Fähre: 62, 64

Lage: Elbe, Ortskern Finkenwerder. Kiosk im Haus, Einkaufsstraße, Wochenmarkt

Das Bodemann-Heim liegt in ruhiger und doch zentraler Lage mitten im Grünen im Ortskern von Finkenwerder. Unser Haus bietet eine räumlich großzügige, wohnliche Atmosphäre, in der jeder Bewohner nach seinen Gewohnheiten und seinem persönlichen Empfinden von Gemütlichkeit in eigener Möblierung leben kann. Hilfsbereites, freundliches und qualifiziertes Personal in der Küche, Wäscherei, Haustechnik, Verwaltung, Pflege und Betreuung kümmert sich um Wünsche und Bedürfnisse, damit Sie sich bei uns rundum wohlfühlen.

Dagmar Thiessen, Heimleiterin

Haus Weinberg

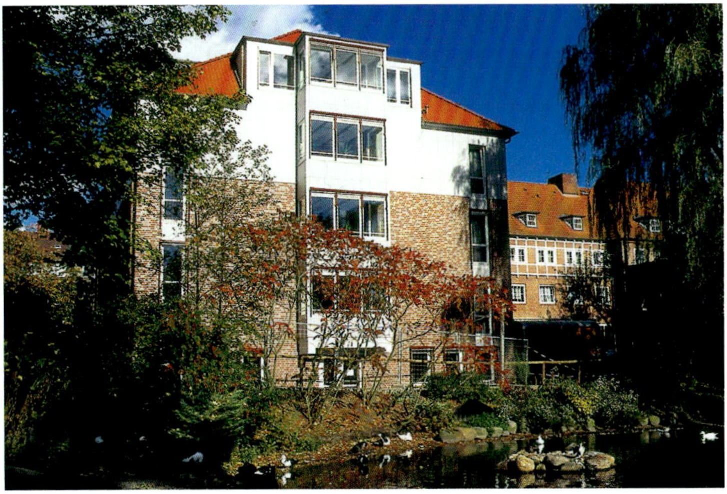

Anschrift: Beim Rauhen Hause 21, 22111 Hamburg-Horn
Einrichtungsleitung: Ralf Hegger, ☎ 040/65 59 11 50
www.rauheshaus.de
Alten- und Pflegeheim mit 87 Plätzen, Kurzzeitpflege, Wohnbereich für Menschen mit schwerer Demenz
Wohnen: Alten- und Pflegeheim

- Unterkunft in Einzelzimmern
- Verpflegung mit 4 Mahlzeiten aus hauseigener Küche, mittags 2 Menüs zur Wahl, nachmittags Kaffee
- Restaurant, Wohnküchen und Aufenthaltsräume, Andachtsraum, Gästezimmer, Parkanlage mit Teich, Gemeinschaftsbalkone
- Ausflüge, jahreszeitliche Feste, Musik- und Kochgruppen, Spiel- und Bastelgruppen, Bingo, Qigong, Vorlesen, Andachten, Gottesdienste, Seelsorge, Filmnachmittage, Angehörigenabende
- Angeschlossene Kurzzeitpflegeeinrichtung, siehe Seite 162

Pflegenoten:

Pflege	Demenz	Betreuung	Wohnen	**Gesamt**	Bewohner
2,5	1,6	1,0	1,0	**1,9**	1,1

Ausstattung: Die Zimmer haben Pflegebett, Nachttisch, Tisch und Stühle, WC und barrierefreie Dusche, Notruf, Telefon- und TV-Anschluss, Schrank, Kühlschrank. Die Bewohner richten sich mit eigenen Möbeln ein.

Monatliche Kosten:

	Grad 1	Grad 2	Grad 3	Grad 4	Grad 5
H:	2.503,87	3.437,16	3.929,35	4.442,23	4.672,21
P:	–125,00	–770,00	–1.262,00	–1.775,00	–2.005,00
Z:	**2.378,87**	**2.667,16**	**2.667,35**	**2.667,23**	**2.667,21**

Zuschlag: Dementenbetreuung »BestDem« monatlich 435,31 €

Nahverkehr: U-Bahnhof Rauhes Haus, Linien: U2, U4

Lage: Blohms Park, Wohngebiet. Geschäfte in der Nähe, Einkaufsdienst

Das Haus Weinberg im Park des Rauhen Hauses bietet pflegebedürftigen alten Menschen ein Zuhause. Wer hier einzieht, richtet sich mit seinen Möbeln und persönlichen Gegenständen ein. Teppich- und Parkettböden schaffen eine wohnliche und behagliche Atmosphäre. Die erste Etage ist speziell auf die besonderen Bedürfnisse von Menschen mit Demenz zugeschnitten – mit entsprechender Einrichtung, wie einer speziellen Lichttechnik und Betreuung. Wir bieten Begleitung in jeder Lebenssituation, ob Arztbesuche, Friseur oder Fußpflege. Außerdem werden wir durch ehrenamtliche Hilfen unterstützt und können zusätzliche Betreuungsangebote bei Demenz leisten. Unsere ausgebildeten Mitarbeiterteams arbeiten mit Tarifvertrag. Kommen Sie gerne vorbei!

Ralf Hegger, Einrichtungsleiter

Evangelisches Altenwohnheim Billwerder Bucht

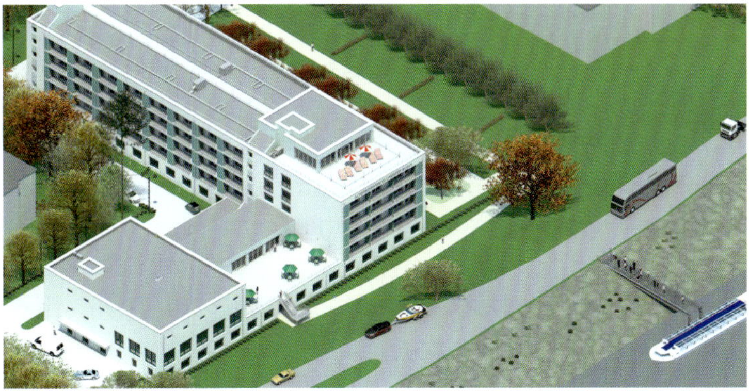

Anschrift: Vierländer Damm 292
20539 Hamburg-Rothenburgsort
Heimleitung: Jörg Wisotzki, ☎ 040/780 82-720
Diakoniestiftung Alt-Hamburg, www.diakoniestiftung.de
56 Wohnungen, Alten- und Pflegeheim mit 54 Plätzen, Dementenwohnbereich
Wohnen: Alten- und Pflegeheim

- Unterkunft in Einzelzimmern
- Verpflegung mit 3 Mahlzeiten, Salatbuffet, nachmittags Kaffee und Kuchen
- Speiseraum, Aufenthalts- und Hobbyräume, Dachterrasse mit Elbblick, Sitzgruppen
- Ausflüge, jahreszeitliche Feste, Konzerte, Kino, Bingo, Gottesdienste und Bibelstunden, Einzelbetreuung
- Angeschlossene Seniorenwohnungen, siehe Seite 230

Ausstattung: Die Zimmer haben Pflegebett, Nachttisch, Schrank, WC und barrierefreie Dusche, Balkon oder Terrasse, Notruf, Telefon- und TV-Anschluss. Die Bewohner richten sich mit eigenen Möbeln ein.

Monatliche Kosten:

	Grad 1	Grad 2	Grad 3	Grad 4	Grad 5
H:	2.362,43	3.219,05	3.711,25	4.224,13	4.454,10
P:	–125,00	–770,00	–1.262,00	–1.775,00	–2.005,00
Z:	**2.237,43**	**2.449,05**	**2.449,25**	**2.449,13**	**2.449,10**

Nahverkehr: Zollvereinsstr., Bus: 3, 119, 120, 122, 124, 224
Lage: Billwerder Bucht, Elbe, Traunspark. Gemischtwarenladen und Supermarkt in der Nähe

Im März 2015 wurde unser Neubau fertiggestellt. Im Anschluss wurde unser altes Gebäude abgerissen und ein großer Garten für die Bewohner angelegt. Unser Anliegen ist, dass Sie sich in unserem Haus sicher und geborgen fühlen. Deshalb liegt uns eine persönliche und wohnliche Atmosphäre am Herzen. Wir möchten, dass Sie bei uns Ihre alltäglichen Gewohnheiten beibehalten. Unsere Angebote und Hilfestellungen sind deshalb in einem hohen Maß individuell ausgerichtet.

Jörg Wisotzki, Heimleiter

Haus St. Hildegard

Anschrift: Rothenburgsorter Marktplatz 2
20539 Hamburg-Rothenburgsort
Einrichtungsleitung: Mareen Kitta-Badendick
☎ 040/468 97 20,
Pflegewerk Hamburg gGmbH, www.pflegewerk-hamburg.de
41 Wohnungen, Pflegeeinrichtung mit 78 Plätzen
Wohnen: Pflegeeinrichtung

- Unterkunft in Einzelzimmern

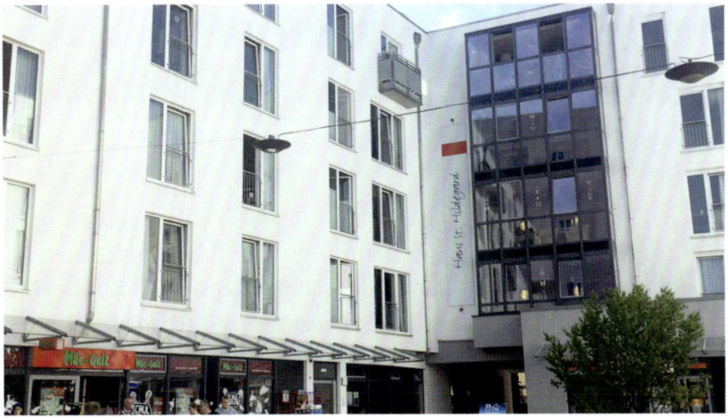

- Verpflegung mit 4 Mahlzeiten aus eigener Küche, mittags 3 Menüs zur Wahl, nachmittags Kaffee
- Wohnküchen in den Bereichen, Aufenthaltsräume, Kapelle, Balkonzimmer, Wintergärten
- Ausflüge, jahreszeitliche Feste, Konzerte, Musik- und Kochgruppen, Spiel- und Bastelgruppen, Bingo, Andachten, Gottesdienste, Seelsorge, Vorträge
- Angeschlossenes Servicewohnen, siehe Seite 232

Pflegenoten:

Pflege	Demenz	Betreuung	Wohnen	**Gesamt**	Bewohner
1,4	1,0	1,0	1,0	**1,2**	1,2

Ausstattung: Die Zimmer haben Pflegebett, Nachttisch, Tisch und Stühle, Schrank, WC und barrierefreie Dusche. Notruf, Telefon- und TV-Anschluss. Die Bewohner richten sich mit eigenen Möbeln ein.

Monatliche Kosten:

	Grad 2	Grad 3	Grad 4	Grad 5
Heimentgelt:	2.736,35	3.228,35	3.741,35	3.971,35
Pflegekasse:	–770,00	–1.262,00	–1.775,00	–2.005,00
Zu zahlen:	**1.966,35**	**1.966,35**	**1.966,35**	**1.966,35**

Nahverkehr: Rothenburgsorter Marktplatz
Bus: 3, 119, 130
Lage: Wohngebiet, Stadtteilzentrum Rothenburgsort. Geschäfte in der Nähe

Mittendrinner geht's nicht! Das Pflege-/Servicewohnen im Haus St. Hildegard am Rothenburgsorter Marktplatz bietet alles, was im Leben älterer Menschen wichtig ist: Komfort, qualifizierte und liebevolle Betreuungs- und Pflegeangebote sowie kurze Wege. Sie brauchen für Ihre täglichen Besorgungen das Stadtteilzentrum nicht zu verlassen und erreichen alles bequem und barrierefrei: Arztpraxen, Apotheke, Supermarkt, Drogeriemarkt, Haspa sowie weitere Läden und Cafés. Im Bereich »Servicewohnen« leben Sie selbstständig in Ihrer Wohnung und können bei Bedarf die Leistungen des unmittelbar angrenzenden Pflegeheims in Anspruch nehmen. Das Pflegeheim bietet in 78 Einzelzimmern qualifizierte Pflegeleistungen rund um die Uhr. Auf jeder der drei Etagen bildet eine große Wohnküche das Zentrum. Und wer es eher ruhiger mag, kann sich in das gemütliche Balkonzimmer zurückziehen oder die Sonne direkt auf dem großen Balkon genießen.

Rimon Kersting, Einrichtungsleiter

Senioren-Zentrum »Am Inselpark«

Anschrift: Neuenfelder Str. 33a
21109 Hamburg-Wilhelmsburg
Direktion: Enrico Schmidt, ☎ 040/325 284 0
www.kervita.de, KerVita-Gruppe:
Senioren-Zentrum „Am Inselpark" GmbH
Seniorenzentrum mit 141 Plätzen, Kurzzeitpflege, Dementenwohnbereich

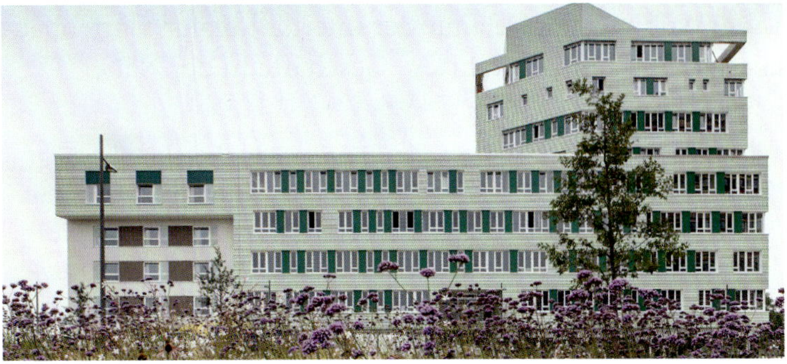

Wohnen: Seniorenzentrum

- Unterkunft in Einzel- und Doppelzimmern
- Verpflegung mit 4 Mahlzeiten aus hauseigener Küche, mittags Menüwahl, nachmittags Kaffee und Kuchen
- Cafeteria, Veranstaltungsraum, Bibliothek, Terrasse, parkähnliche Gartenanlage
- Ausflüge, jahreszeitliche Feste, Backen, Basteln, Bingo, Singen, Malen, Tanzveranstaltungen, Vorlesungen, Kaminabende, Andachten

Pflegenoten:

Pflege	Demenz	Betreuung	Wohnen	**Gesamt**	Bewohner
2,0	1,0	1,0	1,0	**1,5**	1,9

Ausstattung: Die Zimmer haben Pflegebett, Nachttisch, Schrank, WC und barrierefreie Dusche, Notruf, Telefon- und TV-Anschluss. Auf Wunsch können eigene Möbel mitgebracht werden.

Monatliche Kosten:

	Grad 1	Grad 2	Grad 3	Grad 4	Grad 5
H:	2.176,86	2.801,07	3.293,27	3.806,15	4.036,13
P:	–125,00	–770,00	–1.262,00	–1.775,00	–2.005,00
Z:	**2.051,86**	**2.031,07**	**2.031,27**	**2.031,15**	**2.031,13**

Nahverkehr: Inselpark, Bus: 13, 34, 151, 152, 154, 156, 252

Lage: Wohngebiet, Gelände der Internationalen Gartenbauausstellung. Einkaufsfahrten, Geschäfte in der Nähe

Unser KerVita Senioren-Zentrum »Am Inselpark« liegt auf der Elbinsel Wilhelmsburg an der Neuenfelder Straße und bietet den Bewohnern eine einmalige und entspannende Atmosphäre. Das angrenzende Gelände der Internationalen Gartenbauausstellung lädt zu Spaziergängen und zum Verweilen ein. Ein lebendiges Wohlfühlambiente entsteht vor allem durch die persönliche Zuwendung von liebenswürdigen und hochmotivierten Pflegekräften, die sich viel Zeit für Ihre individuellen Belange nehmen. Sie sorgen für eine optimale medizinische Versorgung und alle erforderlichen Maßnahmen, um Ihnen eine größtmögliche Unabhängigkeit zu erhalten. Herzlichkeit und menschliche Zuwendung sind dabei unser höchster Anspruch.

Enrico Schmidt, Direktor

Seniorenresidenz Alsterpark

Anschrift: Rathenaustraße 4-10, 22297 Hamburg-Alsterdorf
Pflegeleitung: Janina Volland, ☎ 040/511 27-20 00, Vereinigte Hamburger Wohnungsbaugenossenschaft eG (vhw)
150 Appartements und Pflegewohnen mit 75 Plätzen
Wohnen: Pflegewohnen

- Unterkunft in Einzel- und Doppelzimmern
- Verpflegung mit 4 Mahlzeiten
- Bewegungsbad, Sauna
- Freizeitangebote, kulturelle Veranstaltungen, Tanztee, Lesungen, Ausfahrten und Spaziergänge
- Angeschlossene Residenz, siehe Seite 290

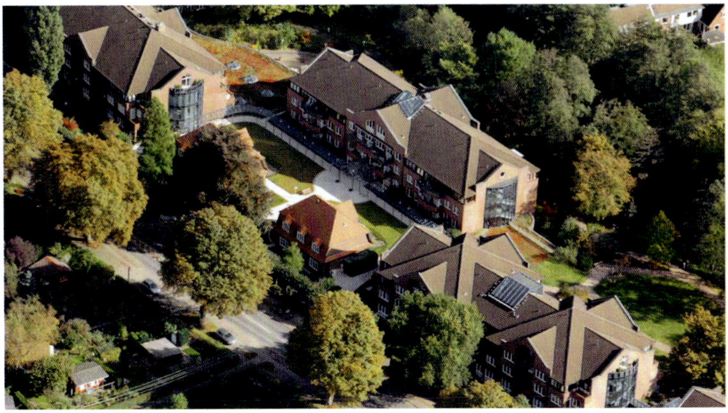

Pflegenoten:

Pflege	Demenz	Betreuung	Wohnen	**Gesamt**	Bewohner
1,2	1,5	1,0	1,0	**1,2**	1,3

Ausstattung: Die Zimmer haben Pflegebett, Nachttisch, WC und teilweise Dusche, Notruf, Telefon- und TV-Anschluss, Einbauschrank, Balkon. Auf der Etage: Dusche und Pflegebad. Die Bewohner richten sich mit eigenen Möbeln ein.

Monatliche Kosten:

	Grad 1	Grad 2	Grad 3	Grad 4	Grad 5
H:	2.193,89	2.927,32	3.419,51	3.932,40	4.162,37
P:	–125,00	–770,00	–1.262,00	–1.775,00	–2.005,00
Z:	**2.068,89**	**2.157,32**	**2.157,51**	**2.157,40**	**2.157,37**

Energieausweis: Baujahr 1991, Verbrauchsausweis, 218,9 kWh/(m^2a), Erdgas H

Genossenschaftsanteile: Beim direkten Einzug in den Pflegebereich ist ein einmaliges Eintrittsgeld in Höhe von € 55,– zu zahlen. Die Genossenschaftsanteile betragen € 3.016,– für ein Doppelpflegezimmer und € 7.020,– für ein Einzelpflegezimmer.

Nahverkehr: Wilhelm-Metzger-Straße, Bus: 19
Bebelallee, Schnellbus: 292, 392

Lage: Alsterwanderweg. Kiosk auf dem Gelände, Geschäfte in der Nähe

Die Seniorenresidenz Alsterpark fügt sich mit ihren stilvollen Gebäuden architektonisch und harmonisch in den Villenstadtteil Alsterdorf ein. Verweilen können Sie in der eigenen, liebevoll gestalteten Parkanlage. Der Blick auf den Skagerrakkanal und die gelegentlich vorbeifahrenden Alsterschiffe lassen vergessen, dass man sich in zentraler Lage inmitten der Hansestadt Hamburg befindet. Alles Handeln in unserem Hause dient dem Wohle der Bewohner, die in unserer Seniorenresidenz Alsterpark leben. Unaufdringlich, aber stets aufmerksam steht Ihnen unser Team zur Seite. Überzeugen Sie sich bei einem Besuch – wir beraten Sie gern.

Janina Volland, Pflegedienstleiterin

Hesse-Diederichsen-Heim

Anschrift: Lämmersieth 75, 22305 Hamburg-Barmbek/Nord
Einrichtungsleitung: Ronald Wilm-Zielinski
☏ 040/611 84 10, www.ahdh.de
Pflegeheim mit 121 Plätzen und Dementenbetreuung
Wohnen: Pflegeheim

- Unterkunft in Einzel- und Doppelzimmern
- Verpflegung mit 4 Mahlzeiten aus eigener Küche
- Speise- und Veranstaltungssaal, Kino, Aufenthaltsräume, Garten
- Ausfahrt, jahreszeitliche Feste, Gottesdienste, Theater, Konzerte, künstlerische Projektarbeit, Angehörigenstammtisch

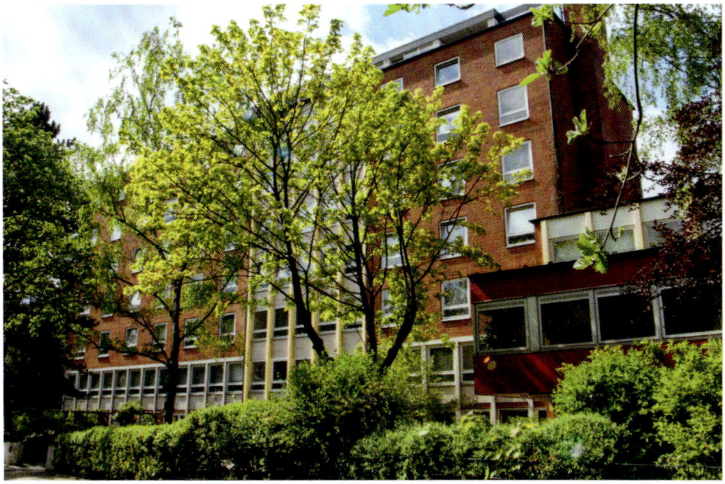

Pflegenoten:

Pflege	Demenz	Betreuung	Wohnen	**Gesamt**	Bewohner
1,4	1,0	1,0	1,0	**1,2**	1,0

Ausstattung: Die Zimmer haben Pflegebett, Nachttisch, Tisch und Sessel, Einbauschrank, Notruf, Telefon- und TV-Anschluss. Im Neubau: WC, barrierefreie Dusche und Pflegebad. Im Einzelzimmer können nach Absprache Kleinmöbel mitgebracht werden.

Monatliche Kosten:

	Grad 1	Grad 2	Grad 3	Grad 4	Grad 5
H:	2.157,08	2.833,69	3.325,69	3.838,69	4.068,69
P:	–125,00	–770,00	–1.262,00	–1.775,00	–2.005,00
Z:	**2.032,08**	**2.063,69**	**2.063,69**	**2.063,69**	**2.063,69**

Zuschlag: Je nach Zimmerkategorie erhöhen sich die monatlichen Kosten bis zu € 118,03.

Demenz-Wohngruppe monatlich € 345,57

Nahverkehr: U-Bahnhof Alter Teichweg, Linie: U1

Lage: Wohngebiet. Geschäfte in der Nähe

Das Haus ist für hilfsbedürftige alte Menschen geeignet. Sie sind der Mittelpunkt, um sie hat sich alles zu drehen. Alles, was das Leben der Bewohner in vernünftiger Weise erleichtern und verbessern kann, soll ermöglicht werden. So haben wir zum Beispiel drei Wohngruppen für Menschen mit Demenz. Aktivierung von Körper und Geist ist von der Pflegeaufgabe nicht zu trennen. Eine noch so perfekte Pflege ist lückenhaft, wenn sie nicht mit menschlicher Zuwendung verbunden ist.

Ronald Wilm-Zielinski, Einrichtungsleiter

Senioren-Zentrum »Am Osterbekkanal«

Anschrift: Lämmersieth 14, 22305 Hamburg-Barmbek/Nord
Direktion: Nicole Mahtouf, ☎ 040/421 047 0
www.kervita.de, KerVita-Gruppe:
Senioren-Zentrum „Am Osterbekkanal" GmbH
Seniorenzentrum mit 143 Plätzen, Kurzzeitpflege, Dementenwohnbereich
Wohnen: Seniorenzentrum

- Unterkunft in Einzel- und Doppelzimmern
- Verpflegung mit 4 Mahlzeiten aus hauseigener Küche, mittags Menüwahl, nachmittags Kaffee und Kuchen
- Cafeteria, Veranstaltungsraum, Bibliothek, Terrasse, parkähnliche Gartenanlage
- Ausflüge, jahreszeitliche Feste, Backen, Basteln, Bingo, Singen, Malen, Tanzveranstaltungen, Vorlesungen, Kaminabende, Andachten

Pflegenoten:

Pflege	Demenz	Betreuung	Wohnen	**Gesamt**	Bewohner
1,0	1,0	1,0	1,0	**1,0**	1,0

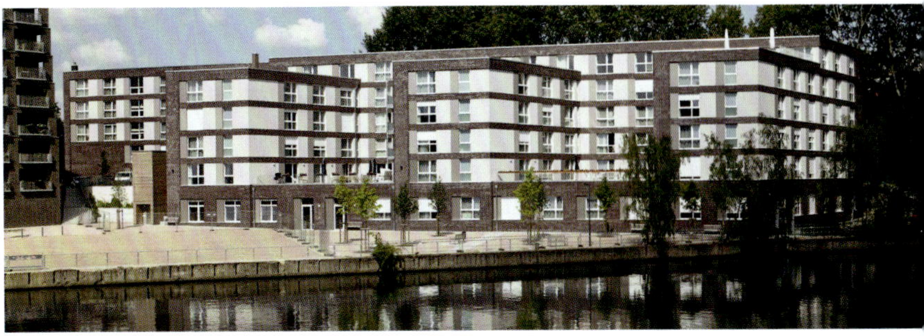

Ausstattung: Die Zimmer haben Pflegebett, Nachttisch, Schrank, WC und barrierefreie Dusche, Notruf, Telefon- und TV-Anschluss. Auf Wunsch können eigene Möbel mitgebracht werden.

Monatliche Kosten:

	Grad 1	Grad 2	Grad 3	Grad 4	Grad 5
H:	2.345,99	2.994,24	3.486,44	3.999,32	4.229,29
P:	–125,00	–770,00	–1.262,00	–1.775,00	–2.005,00
Z:	**2.220,99**	**2.224,24**	**2.224,44**	**2.224,32**	**2.224,29**

Nahverkehr: Lämmersieth (Mitte), Bus: 23

Lage: Wohngebiet, Osterbekkanal. Einkaufsfahrten, Geschäfte in der Nähe

Unser KerVita Senioren-Zentrum »Am Osterbekkanal« – direkt am Ufer des Osterbekkanals gelegen – bietet den Bewohnern eine einmalige und entspannende Atmosphäre. Gleichzeitig besteht die Möglichkeit, weiterhin am städtischen Leben teilzuhaben. Wie wäre es z. B. mit einem Bummel durch das nahe gelegene Einkaufszentrum oder einem Spaziergang entlang des Osterbekkanals? In unserem Haus kommen sowohl aktive als auch Ruhe suchende Senioren auf ihre Kosten. KerVita-Häuser grenzen sich durch die aufwendige Gestaltung der Wohnräume von herkömmlichen Senioreneinrichtungen ab. Die tolle Uferlage sowie die Außen- und Innengestaltung entsprechen höchsten Erwartungen, die Sie sonst vielleicht an ein 4- bis 5-Sterne-Hotel stellen würden. Herzlichkeit und menschliche Zuwendung sind dabei unser höchster Anspruch.

Nicole Mahtouf, Direktorin

Evangelisch-reformierte Stiftung Altenhof

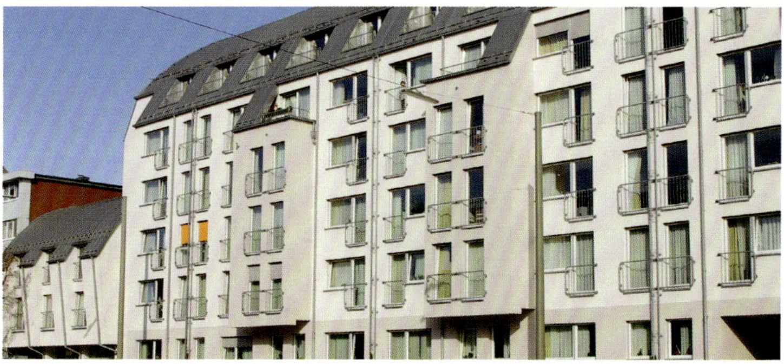

Anschrift: Winterhuder Weg 98–108
22085 Hamburg-Barmbek/Süd
Heimleitung: Petra Winkler, ☎ 040/229 41 10
www.stiftung-altenhof.de
45 Wohnungen, Pflegeheim mit 118 Plätzen, Dementenwohnbereich
Wohnen: Pflegeheim

- Unterkunft in Einzel- und Doppelzimmern
- Verpflegung mit 5 Mahlzeiten aus eigener Küche, morgens und abends Buffet

- Speisesaal, Gemeinschaftsraum, Schwimmbad, Café, Erlebnisbad, Garten, Terrasse, Dachterrasse
- Ausflüge in unser Freizeithaus in Ratzeburg, Feste, Basteln, Spaziergänge, Spiele, Musik, Besuchsdienst, Gottesdienst, Gesprächskreis
- Angeschlossene Seniorenwohnungen, siehe Seite 236

Pflegenoten:

Pflege	Demenz	Betreuung	Wohnen	**Gesamt**	Bewohner
1,9	1,0	1,0	1,0	**1,5**	1,0

Ausstattung: Die Zimmer haben Pflegebett, Teeküche, WC und barrierefreie Dusche, Notruf, Telefon- und TV-Anschluss. Im Einzelzimmer richten sich die Bewohner mit eigenen Möbeln ein, im Doppelzimmer können Kleinmöbel mitgebracht werden.

Monatliche Kosten:

	Grad 1	Grad 2	Grad 3	Grad 4	Grad 5
H:	2.451,24	3.346,81	3.839,00	4.351,89	4.581,86
P:	–125,00	–770,00	–1.262,00	–1.775,00	–2.005,00
Z:	**2.326,24**	**2.576,81**	**2.577,00**	**2.576,89**	**2.576,86**

Zuschlag: Dementenbetreuung monatlich bis zu € 403,37

Nahverkehr: Beethovenstraße, Bus: 25, 172, 173

Lage: Wohngebiet, Geschäfte in der Nähe

Unser »Altenhof« hat rundherum ein sehr schönes neues Gesicht bekommen, denn wir haben auch für Sie neu- und umgebaut. Sie werden begeistert sein! Unsere »Tür« ist für jeden älteren Menschen offen, egal welcher Herkunft. Und da wir ein Haus mit christlichem Bekenntnis sind, möchten wir ganz bewusst die persönliche und liebevolle Betreuung jeder Bewohnerin und jedes Bewohners hervorheben. Wie es der 23. Psalm sagt, so werden Sie unseren

»Altenhof« tatsächlich erleben, zum einen als ein neues Zuhause mit menschlicher Wärme und Nähe und als einen Ort der Geborgenheit, Freude sowie Zufriedenheit und zum anderen mit wunderbarem Flair, ganz modernen Zimmern, wirklich sehr guter Küche, vielfältigen Freizeitangeboten, einem beheizten Schwimmbad.
Schauen Sie doch mal vorbei, wir freuen uns auf Sie.

Petra Winkler, Heimleiterin

St. Gertrud Gemeindepflege Alten- und Pflegeheim

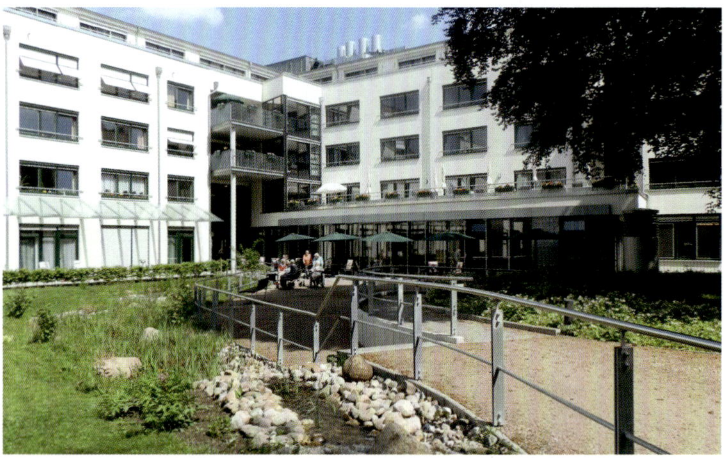

Anschrift: Schubertstraße 16, 22083 Hamburg-Barmbek/Süd
Heimleitung: Irmtraut Voss, ☎ 040/22 72 37 50
Diakoniestiftung Alt-Hamburg, www.diakoniestiftung.de
Alten- und Pflegeheim mit 114 Plätzen, Dementenwohnbereich
Wohnen: Alten- und Pflegeheim

- Unterkunft in Einzel- und Doppelzimmern/Apartments

- Verpflegung mit 4 Mahlzeiten aus eigener Küche und Menüwahl, Frühstücks- und Abendbuffet
- Speise- und Veranstaltungssaal, Teeküche, Kapelle, Garten, Gruppen- und Aufenthaltsräume
- Ausfahrten, jahreszeitliche und monatliche Feste, Gottesdienste, seelsorgerische Betreuung, Betreuungsangebote wie Sitzgymnastik

Ausstattung: Die Zimmer und Apartments haben Pflegebett, Nachtschrank, WC und barrierefreie Dusche, Notruf, Telefon- und TV-Anschluss. Kleinmöbel können mitgebracht werden.

Monatliche Kosten:

	Grad 1	Grad 2	Grad 3	Grad 4	Grad 5
H:	2.354,81	3.257,68	3.749,87	4.262,75	4.492,73
P:	–125,00	–770,00	–1.262,00	–1.775,00	–2.005,00
Z:	**2.229,81**	**2.487,68**	**2.487,87**	**2.487,75**	**2.487,73**

Zuschlag: für besondere Komfortleistungen € 201,05 bis € 360,25 pro Monat

Nahverkehr: Schumannstraße, Bus: 172, 173

Lage: Wohngebiet. Einkaufszentrum, Geschäfte in der Nähe

Schon beim Betreten des Foyers fällt Ihr Blick in unseren Garten im Innenhof mit der weit über 100 Jahre alten Blutbuche, dem kleinen Bachlauf und den ansprechenden Grünanlagen. Lernen Sie unser Haus in Ihrem Stadtteil kennen, indem Sie als Senioren unseren Mittagstisch für Gäste nutzen, oder testen Sie unsere Pflege und Betreuungsleistungen während eines Probewohnens oder einer Kurzzeitpflege. Für einen Besuch mit einem Beratungsgespräch stehen wir gern zur Verfügung.

Irmtraut Voss, Heimleiterin

Seniorenwohnanlage Kiefhörn

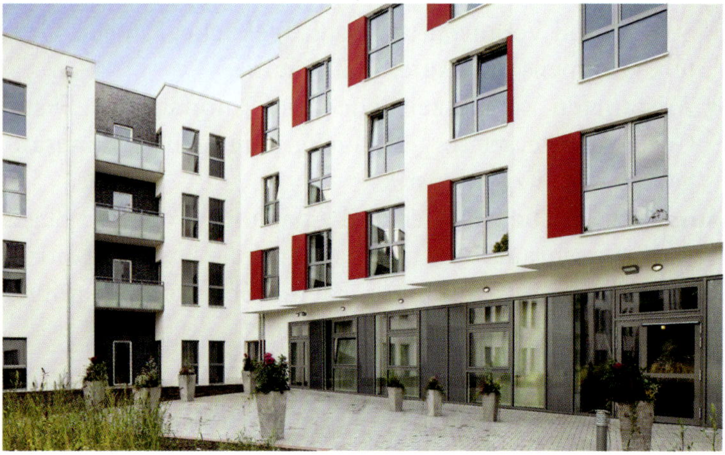

Anschrift: Kiefhörn 1 – 5, 22049 Hamburg-Dulsberg
Leitung: Franziska Siefke, ☏ 040/696 802 000
Vereinigte Hamburger Wohnungsbaugenossenschaft eG (vhw), www.vhw-hamburg.de
68 Wohnungen, Pflegewohnen mit 74 Plätzen
Wohnen: Pflegeappartements

- Unterkunft in Einzelappartements
- Verpflegung mit 4 Mahlzeiten
- Restaurant, Gemeinschaftsräume
- Ausflüge, Veranstaltungen, Therapieangebote
- Angeschlossenes Service-Wohnen, siehe Seite 238

Pflegenoten:

Pflege	Demenz	Betreuung	Wohnen	**Gesamt**	Bewohner
1,2	1,0	1,0	1,0	**1,1**	1,0

Ausstattung: Die Zimmer haben Pflegebett, Nachttisch, Einbauschrank, WC und barrierefreie Dusche, Notruf, Telefon- und TV-Anschluss. Eigene Möbel können mitgebracht werden.

Monatliche Kosten:

	Grad 2	Grad 3	Grad 4	Grad 5
Heimentgelt :	3.233,34	3.725,54	4.238,42	4.468,39
Pflegekasse:	–770,00	–1.262,00	–1.775,00	–2.005,00
Zu zahlen:	**2.463,34**	**2.463,54**	**2.463,42**	**2.463,39**

Energieausweis: Baujahr 2015, Bedarfsausweis, 47,5 kWh/(m²a), KWK regenerativ

Genossenschaftsanteile: Zum Erwerb der Mitgliedschaft sind 25 Genossenschaftsanteile in Höhe von € 1.300,– notwendig, zuzüglich eines einmaligen Eintrittsgeldes von € 55,–. Beim Einzug sind die Anteile auf bis zu € 1.352,– zu erhöhen. Die Höhe ist abhängig von der Wohnungsgröße.

Nahverkehr: U-Wandsbek-Gartenstadt, Linien: U1, U3

Lage: Wohngebiet. Einkaufen am U-Bahnhof

Gerade im Alter ist es angenehm, von so mancherlei Beschwernissen des Alltags entlastet zu werden. In unserem Haus können Sie bei umfassendem Service und professioneller Betreuung diesen Lebensabschnitt gestalten. Viele Feste, Veranstaltungen und Hobbyangebote, vor allem aber die freundliche Atmosphäre am Kiefhörn werden Ihnen den Eingewöhnungsprozess erleichtern. Wenn erforderlich, bieten wir Ihnen selbstverständlich fachgerechte Pflege unter Berücksichtigung der individuellen Pflegesituation.

Franziska Siefke, Leiterin

ELIM Seniorencentrum Eppendorf

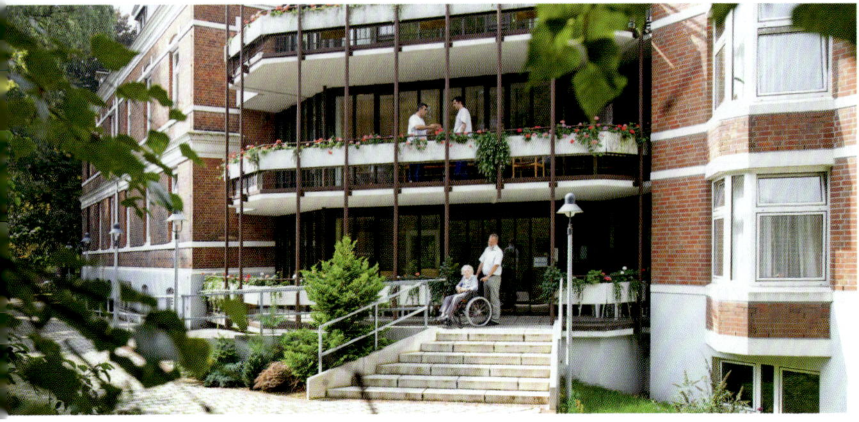

Anschrift: Frickestraße 22, 20251 Hamburg-Eppendorf
Einrichtungsleitung: Jürgen Heinisch, ☎ 040/46 06 34 11
Stiftung Freie evangelische Gemeinde in Norddeutschland
www.fegn.de
Alten- und Pflegeheim mit 62 Plätzen
Wohnen: Alten- und Pflegeheim
- Unterkunft in Einzelzimmern
- Verpflegung mit 4 Mahlzeiten
- 4 Speiseräume, Therapie-, Andachts-, Mehrzweckraum, Atriumbalkon, Garten, Terrasse, Dachterrasse
- Veranstaltungen, Therapieangebote, Mehrgenerationen-Musikprojekt, Andachten, Gottesdienst, Seelsorgeangebote

Pflegenoten:

Pflege	Demenz	Betreuung	Wohnen	**Gesamt**	Bewohner
2,0	1,0	1,0	1,0	**1,5**	1,0

Ausstattung: Die Zimmer haben Pflegebett, Schrank und Nachttisch, barrierefreie Nasszelle, Notruf, Telefon- und TV-Anschluss. Kleinmöbel können mitgebracht werden.

Monatliche Kosten:

	Grad 1	Grad 2	Grad 3	Grad 4	Grad 5
H:	2.410,48	3.222,99	3.715,19	4.228,07	4.458,05
P:	–125,00	–770,00	–1.262,00	–1.775,00	–2.005,00
Z:	**2.285,48**	**2.452,99**	**2.453,19**	**2.453,07**	**2.453,05**

Nahverkehr: Julius-Reincke-Stieg, Bus: 20, 25

Lage: Eppendorfer Park. Einkaufen am Eppendorfer Markt, Hoheluftchaussee

...für mehr Himmel auf Erden! Mitten im Herzen Eppendorfs und doch von viel Grün umgeben, liegt das ELIM-Seniorencentrum Eppendorf. Seit 1894 finden hier betagte, pflegebedürftige Menschen ein Zuhause. ELIM, der Name unserer Diakonie, steht für das, was wir möchten: Menschen, die Hilfe benötigen, ein Ort der Zuflucht und Ruhe sein. Wir wissen uns den von Jesus Christus vorgelebten Werten verpflichtet. Darum sollen unsere Bewohner bei uns Begleitung, viel Lebensqualität sowie kompetente Dienstleistungen verbunden mit einer Grundhaltung der Wertschätzung und Akzeptanz erfahren. Machen Sie sich am besten persönlich ein Bild.
Wir freuen uns auf Ihren Besuch.

Jürgen Heinisch, Einrichtungsleiter

Stiftung Anscharhöhe
Carl-Ninck-Haus

Anschrift: Tarpenbekstraße 107
20251 Hamburg-Eppendorf
Einrichtungsleitung: Sabine Giese, ☎ 040/46 69-326

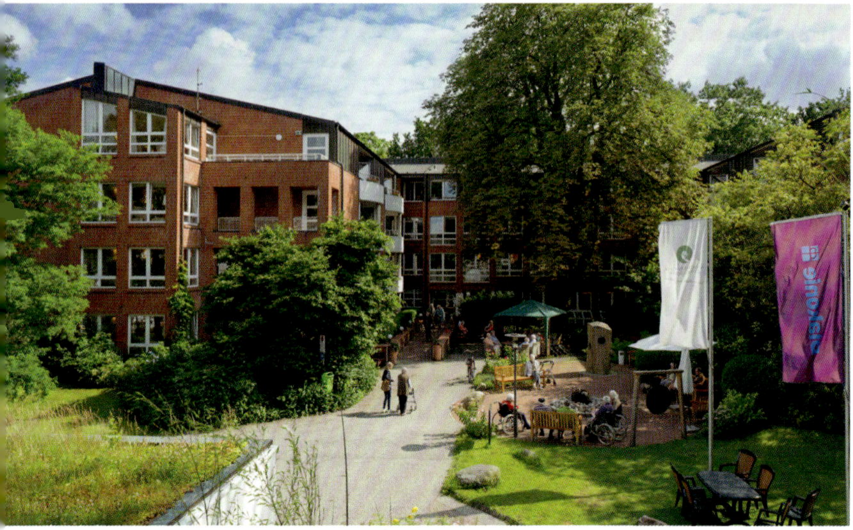

www.anscharhoehe.de
72 Wohnungen, Pflegeheim mit 160 Plätzen

Wohnen: Pflegeheim

- Unterkunft in Einzelzimmern
- Verpflegung mit 4 Mahlzeiten, mittags 3 Menüs zur Wahl
- Tages- und Speiseräume mit Teeküche auf der Etage, Bibliothek, Café»Coffee and more«, Gästeappartement
- Ausflüge, jahreszeitliche Feste, Vorträge, Konzerte, Malen, Singen, Spielenachmittage, Gottesdienste, Bibelstunden, gesellige Stunden, Bewohnerzeitung
- Angeschlossene Seniorenwohnungen, siehe Seite 240

Pflegenoten:

Pflege	Demenz	Betreuung	Wohnen	**Gesamt**	Bewohner
1,1	1,0	1,0	1,0	**1,0**	1,2

Ausstattung: Die Zimmer haben Pflegebett, Nachttisch, Einbauschrank, WC und barrierefreie Dusche, Notruf, Telefon- und TV-Anschluss. Die Bewohner richten sich mit eigenen Möbel ein.

Monatliche Kosten:

	Grad 1	Grad 2	Grad 3	Grad 4	Grad 5
H:	2.248,34	3.180,11	3.672,30	4.185,19	4.415,16
P:	–125,00	–770,00	–1.262,00	–1.775,00	–2.005,00
Z:	**2.123,34**	**2.410,11**	**2.410,30**	**2.410,19**	**2.410,16**

Nahverkehr: Nedderfeld (Anscharhöhe), Bus: X35, 281
Frickestraße, Bus: 22, 392

Lage: Wohngebiet, Park. Kiosk, Einkaufen am Nedderfeld und in Eppendorf

Die Stiftung Anscharhöhe ist wie ein Dorf mitten in der Stadt: Die Häuser und die Kirche unserer Einrichtung sind von einem großen, schönen Park umgeben – und der liegt mitten im belebten und beliebten Hamburger Stadtteil Eppendorf. Das Herz unseres Parkgeländes ist die St. Anscharkirche. Direkt nebenan finden Sie einen Kiosk mit angrenzendem Café. Regelmäßig bietet ein Marktstand frisches Obst und Gemüse an. Ein Friseursalon und eine Physiotherapiepraxis sowie eine Facharztpraxis für Psychiatrie und Psychotherapie runden das Angebot ab.

Sabine Giese, Einrichtungsleiterin

Altenzentrum Ansgar

Anschrift: Reekamp 49–51, 22415 Hamburg-Langenhorn
Leitung: Brigitte Springhorn, ☎ 040/530 47 40
Diakoniestiftung Alt-Hamburg, www.diakoniestiftung.de
Alten- und Pflegeheim mit 142 Plätzen

Wohnen: Alten- und Pflegeheim
- Unterkunft in Einzel- und Doppelzimmern

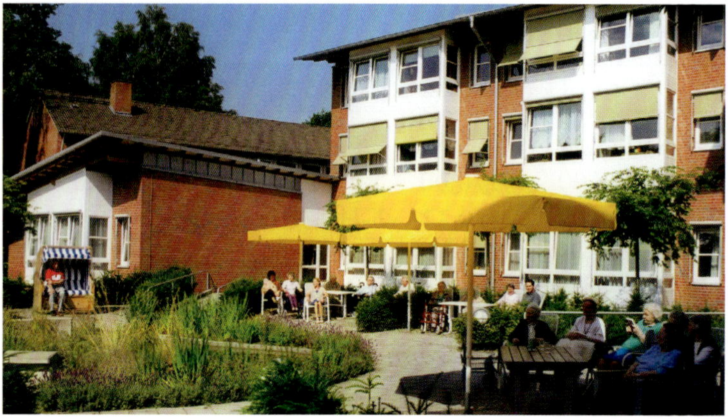

- Verpflegung mit 3 Mahlzeiten, nachmittags Kaffee, Menüwahl
- Gemeinschafts- und Speiseräume, Festsaal, Therapieräume, »Geburtstagszimmer«, Terrasse, Garten
- Ausflüge mit hauseigenem Bus, Tai-Chi, Bibelstunden, Andachten, Gottesdienste über hauseigenen TV-Sender, Kreativ-Werkstatt, Mittwochsveranstaltungen, Diavorträge, Ausstellungen, Filme, Konzerte, ergotherapeutische Angebote, Literaturnachmittage, Angehörigentreffen, Förderverein, Seelsorgegruppe, ehrenamtliche Mitarbeiter

Ausstattung: Die Zimmer haben Pflegebett, Nachttisch, WC und barrierefreie Dusche, Notruf, Telefon- und TV-Anschluss, Erker. Die Bewohner richten sich mit eigenen Möbeln ein.

Monatliche Kosten:

	Grad 1	Grad 2	Grad 3	Grad 4	Grad 5
H:	2.177,77	2.999,11	3.491,31	4.004,19	4.234,16
P:	125,00	–770,00	–1.262,00	–1.775,00	–2.005,00
Z:	**2.052,77**	**2.229,11**	**2.229,31**	**2.229,19**	**2.229,16**

Nahverkehr: U-Bahnhof Langenhorner Markt, Linie: U1 Dreyerpfad, Bus: 292
Lage: Wohngebiet, Ansgar-Kirche. Einkaufszentrum Langenhorn Markt

Bei uns werden Sie Ihren Bedürfnissen entsprechend gefördert, begleitet, betreut und gepflegt. Sie können Ihr Zimmer mit Ihren Möbeln und nach Ihrem Geschmack einrichten, sodass Sie sich von Anfang an zu Hause fühlen können. Unsere Einrichtung ist behindertengerecht ausgestattet – dies bedeutet eine erhebliche Erleichterung und mehr Selbstständigkeit im Alltag. Durch das Engagement unserer ehrenamtlichen Helfer können wir Ihnen ein Mehr an individueller Betreuung anbieten. Unser Förderverein unterstützt unsere Arbeit in vielfältiger Weise.

Brigitte Springhorn, Leiterin

Seniorenwohnanlage Langenhorn

Die Seniorenwohnanlage in Langenhorn wird bis Anfang 2024 umfangreich modernisiert und durch einen Neubau erweitert. Interessenten können sich ab sofort vormerken lassen.

Anschrift: Dortmunder Straße 19–21
22419 Hamburg-Langenhorn

Leitung: Andrea Röder-Khabiri, ☎ 040/537 59 20 00
Vereinigte Hamburger Wohnungsbaugenossenschaft eG (vhw), www.vhw-hamburg.de
90 Wohnungen, Pflegewohnen mit 105 Plätzen
Wohnen: Pflegewohnen

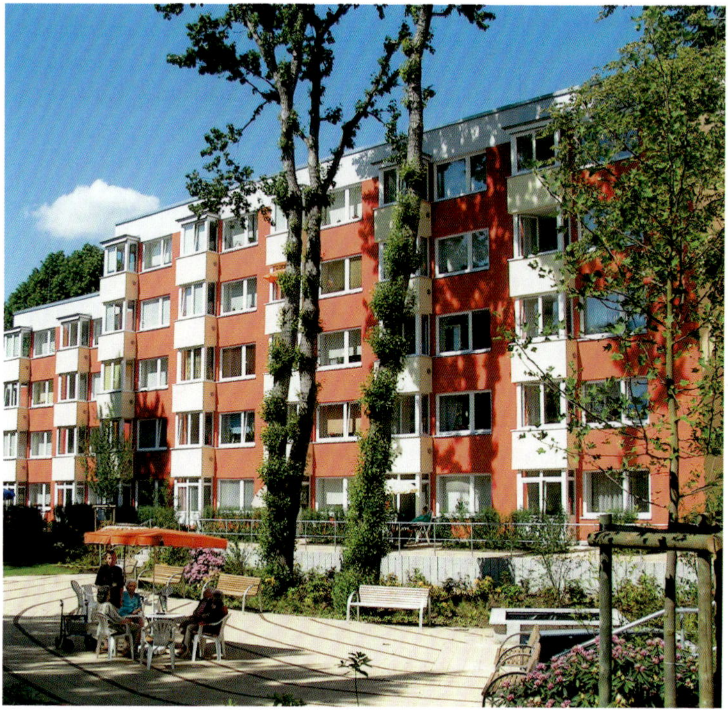

- Unterkunft in Einzel- und Doppelzimmern/Apartments
- Verpflegung mit 4 Mahlzeiten
- Restaurant mit Café, Hobbyräume
- Ausflüge, Beschäftigungsangebote, jahreszeitliche Feste
- Angeschlossenes Servicewohnen, siehe Seite 242

Pflegenoten:

Pflege	Demenz	Betreuung	Wohnen	**Gesamt**	Bewohner
1,1	1,0	1,0	1,0	**1,0**	1,0

Ausstattung: Die Zimmer haben Pflegebett, Nachttisch, Einbauschrank, WC und Dusche, Wintergarten oder Terrasse, Notruf, Telefon- und TV-Anschluss. Die Bewohner richten sich mit eigenen Möbeln ein. Im Doppelzimmer können Kleinmöbel mitgebracht werden.

Heimentgelt und Genossenschaftsanteile stehen noch nicht fest.

Nahverkehr: Dortmunder Straße, Bus: 278

Lage: Wohngebiet, Grünanlagen, Spazierwege. Kiosk im Haus, Einkaufszentrum Käkenflur

Die Seniorenwohnanlage Langenhorn liegt in einem ruhigen, grünen Wohngebiet an der Stadtgrenze zu Norderstedt. Wir bieten unseren Bewohnern neben einer fachkundigen, individuell aktivierenden Pflege umfassende Beschäftigungs- und Veranstaltungsangebote. Besuch von Angehörigen und Bekannten haben für unsere Bewohner einen hohen Stellenwert, daher sind sie uns jederzeit willkommen.

Andrea Röder-Khabiri, Leiterin

Haus Alstertal

Anschrift: Wellingsbütteler Landstraße 217
22337 Hamburg-Ohlsdorf

Direktion: Christian Ziethen, ☏ 040/50 71 50

Vermietung: Stefanie Grundherr, ☏ 040/970 70 970

www.haus-alstertal.de

Seniorenpflegeeinrichtung mit 132 Plätzen

Wohnen: Seniorenpflegeeinrichtung

- Unterkunft in Einzel- und Doppel-Apartments
- Verpflegung mit 4 Mahlzeiten aus eigener Küche, Menüwahl
- Restaurant, Foyer, Festsaal, Dachterrasse, Gymnastik- und Beschäftigungsräume, eigener Park an der Alster

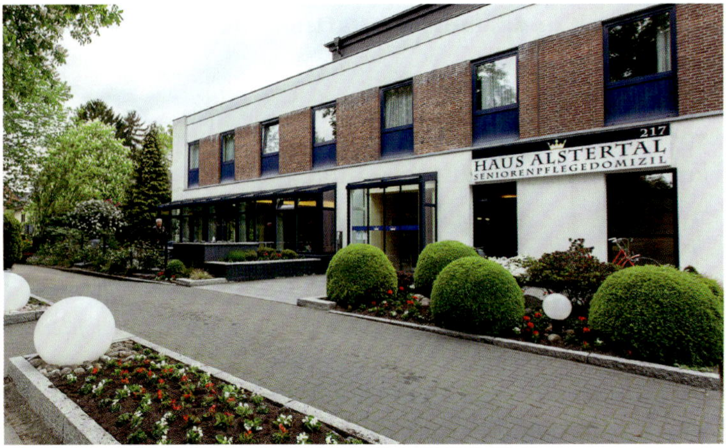

- Ausflüge, Singen, Spielen, Gottesdienste, Livemusik, Kino, Snoezelen

Pflegenoten:

Pflege	Demenz	Betreuung	Wohnen	**Gesamt**	Bewohner
1,4	1,0	1,0	1,0	**1,2**	1,0

Ausstattung: Die Apartments haben Pflegebett, Nachttisch, Tisch und Stühle, Schrank, WC und Dusche, teilweise Balkon oder Terrasse, Notruf, Telefon- und TV-Anschluss. Kleinmöbel können mitgebracht werden.

Monatliche Kosten:

	Grad 2	Grad 3	Grad 4	Grad 5
Heimentgelt:	3.361,78	3.853,78	4.366,78	4.596,78
Pflegekasse:	–770,00	–1.262,00	–1.775,00	–2.005,00
Zu zahlen:	**2.591,78**	**2.591,78**	**2.591,78**	**2.591,78**

Für besondere Komfortleistungen (z. B. zusätzliche Wohnfläche) wird ein Zuschlag von € 110,– bis € 540,– erhoben.

Nahverkehr: S-Bahnhof Kornweg, Linie: S1

Lage: Wohngebiet mit Ein- und Zweifamilienhäusern. Kiosk im Haus, kleine Geschäfte am S-Bahnhof

Das Seniorenpflegedomizil Haus Alstertal liegt in beschaulicher Lage direkt am Alsterlauf. Die wunderschön angelegte Gartenanlage mit Springbrunnen, Fasanerie und vielen Sitzgelegenheiten ist ein idealer Ort, um Ruhe und Erholung zu finden. Im Haus Alstertal ist der Bewohner Kunde, und der Kunde ist König. Die Tochter einer Bewohnerin hat uns mit einem Leserbrief im Hamburger Abendblatt so beschrieben: »Ich habe mich für das Haus Alstertal entschieden und es nicht bereut. Überall spürt man die fröhliche und liebevolle Atmosphäre. Die alten Herrschaften behalten, auch wenn sie noch so pflegebedürftig sind, ihre Würde. Meine Mutter fühlt sich dort sehr wohl und ich kann berufstätig bleiben, denn ich weiß, sie ist in sehr guten Händen. Dafür bin ich dankbar.«
Wir beraten Sie gerne und freuen uns auf Sie.

Christian Ziethen, Direktor

Seniorenwohnanlage Neuwiedenthal

Anschrift: Rehrstieg 44 und 46, 21147 Hamburg-Hausbruch
Leitung: Sabine Schirmer, ☏ 040/797 03 20 00
Vereinigte Hamburger Wohnungsbaugenossenschaft eG (vhw) www.vhw-hamburg.de
234 Wohnungen, Pflegewohnen mit 87 Plätzen
Wohnen: Pflegewohnen

- Unterkunft in Einzel- und Doppelzimmern/Apartments
- Verpflegung mit 4 Mahlzeiten
- Gemeinschaftsräume, Bewegungsbad
- Ausflüge, Veranstaltungen, Therapieangebote
- Angeschlossenes Servicewohnen, siehe Seite 246

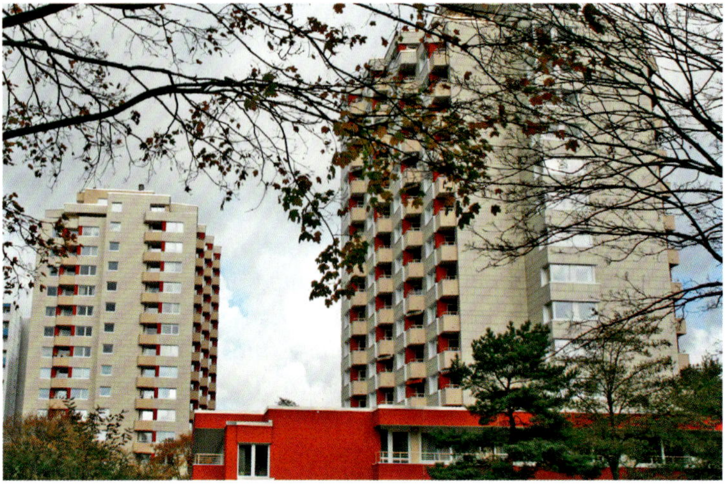

Pflegenoten:

Pflege	Demenz	Betreuung	Wohnen	**Gesamt**	Bewohner
1,1	1,0	1,0	1,0	**1,0**	1,2

Ausstattung: Die Zimmer haben Pflegebett, Nachttisch, Einbauschrank, WC und barrierefreie Dusche, Balkon oder Terrasse, Keller, Notruf, Telefon- und TV-Anschluss. Die Bewohner richten sich mit eigenen Möbeln ein. Im Doppelzimmer können Kleinmöbel mitgebracht werden.

Monatliche Kosten im Doppelzimmer:

	Grad 2	Grad 3	Grad 4	Grad 5
Heimentgelt:	2.804,42	3.296,62	3.809,50	4.039,47
Pflegekasse:	–770,00	–1.262,00	–1.775,00	–2.005,00
Zu zahlen:	**2.034,42**	**2.034,62**	**2.034,50**	**2.034,47**

Energieausweis: Baujahr 1977, Bedarfsausweis, 68,7 kWh/(m²a), KWK fossil

Zuschlag: im Doppelapartment € 48,67; im Einzelzimmer € 109,51; im Einzelapartment € 164,27

Genossenschaftsanteile: Zum Erwerb der Mitgliedschaft sind 25 Genossenschaftsanteile in Höhe von € 1.300,– notwendig,

zuzüglich eines einmaligen Eintrittsgeldes von € 55,–. Beim Einzug sind die Anteile auf bis zu € 2.340,– zu erhöhen. Die Höhe ist abhängig von der Zimmergröße und Lage.
Nahverkehr: Rehrstieg, Bus: X40, 140, 250, 251
Lage: Harburger Berge, Altes Land. Einkaufszentrum

Die im Jahr 2009 vollständig modernisierte Seniorenwohnanlage Neuwiedenthal liegt im Süden Hamburgs, ganz in der Nähe des Alten Landes. Ein gut und bequem zu erreichendes Wald- und Heidegebiet lädt zum Spazierengehen ein. Einkaufsmöglichkeiten und Kirchen finden Sie in der näheren Umgebung. Selbstverständlich bieten wir Ihnen fachkundige Pflege. Ein umfassendes Service- und Betreuungsangebot, Veranstaltungen, Hobbygruppen, das Bewegungsbad und Ausfahrten werden Ihnen das Einleben erleichtern sowie einen abwechslungsreichen und zugleich selbstständigen Alltag ermöglichen. Sicher haben Sie vor einer Entscheidung noch viele Fragen, die wir gern mit Ihnen besprechen können.

Sabine Schirmer, Leiterin

Seniorenresidenz Neugraben

Anschrift: Falkenbergsweg 1 und 3
21149 Hamburg Neugraben-Fischbek
Pflegedienstleitung: Hanna Wilczewska-Nogly
☎ 040/70 11 20 00 Vereinigte Hamburger Wohnungsbaugenossenschaft eG (vhw)
88 Appartements und Pflegewohnen mit 57 Plätzen
Wohnen: Pflegewohnen
- Unterkunft in Einzelzimmern/Apartments
- Verpflegung mit 4 Mahlzeiten

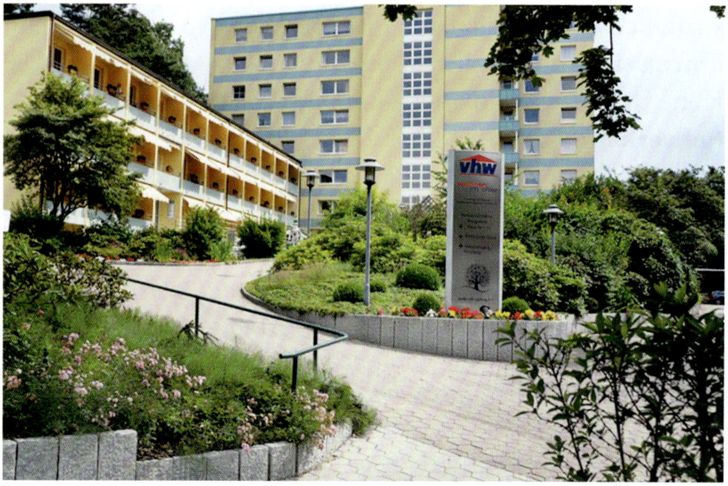

- Bewegungsbad, Sauna, Bibliothek, Café, Galerie
- Veranstaltungen, Ausstellungen, Hobbygruppen, Musiktherapie
- Angeschlossene Residenz, siehe Seite 292

Pflegenoten:

Pflege	Demenz	Betreuung	Wohnen	**Gesamt**	Bewohner
1,0	1,0	1,0	1,0	**1,0**	1,0

Ausstattung: Die Zimmer haben Pflegebett, Nachttisch, WC und barrierefreie Dusche, Notruf, Telefon- und TV-Anschluss, Balkon oder Terrasse. Auf der Etage: Dusche und Pflegebad. Die Bewohner richten sich mit eigenen Möbeln ein.

Monatliche Kosten:

	Grad 2	Grad 3	Grad 4	Grad 5
Heimentgelt:	3.039,24	3.531,45	4.044,33	4.274,31
Pflegekasse:	–770,00	–1.262,00	–1.775,00	–2.005,00
Zu zahlen:	**2.269,24**	**2.269,45**	**2.269,33**	**2.269,31**

Energieausweis: Baujahr 1967, Verbrauchsausweis, 189,3 kWh/(m^2a), Fernwärme

Genossenschaftsanteile: Beim direkten Einzug in den Pflegebereich ist ein einmaliges Eintrittsgeld in Höhe von € 55,– zu zahlen. Die Genossenschaftsanteile betragen € 3.744,– für ein Einzelpflegezimmer.
Nahverkehr: Francoper Straße, Bus: X40, 141, 250, 257
Lage: Harburger Berge, Fischbeker Heide, Altes Land. Einkaufszentrum am Bahnhof

Unseren Bewohnerinnen und Bewohnern garantieren wir eine individuelle und fachlich versierte Pflege und Betreuung im Apartment. Bei uns finden Sie ausschließlich Einzelzimmer bzw. -apartments, die gerne auch persönlich eingerichtet werden können. In angenehmer Atmosphäre werden Sie von freundlichen Pflegekräften rund um die Uhr versorgt. Sie haben die Möglichkeit, an kulturellen Veranstaltungen teilzunehmen und die therapeutischen Angebote zu nutzen. Bei allen Fragen des täglichen Lebens stehen wir Ihnen und Ihren Angehörigen gern beratend zur Seite.

Hanna Wilczewska-Nogly, Pflegedienstleiterin

Haus Fröhlich

Anschrift: Rodenbeker Straße 3-5
22395 Hamburg-Bergstedt
Direktion: Diaz Liedicke, ☏ 040/604 411 10
Vermietung: Stefanie Grundherr, ☏ 040/970 70 970
www.hausfroehlich.de
Seniorenpflegeeinrichtung mit 36 Plätzen
Wohnen: Seniorenpflegeeinrichtung
- Unterkunft in Einzel- und Doppelappartements
- Verpflegung mit 4 Mahlzeiten

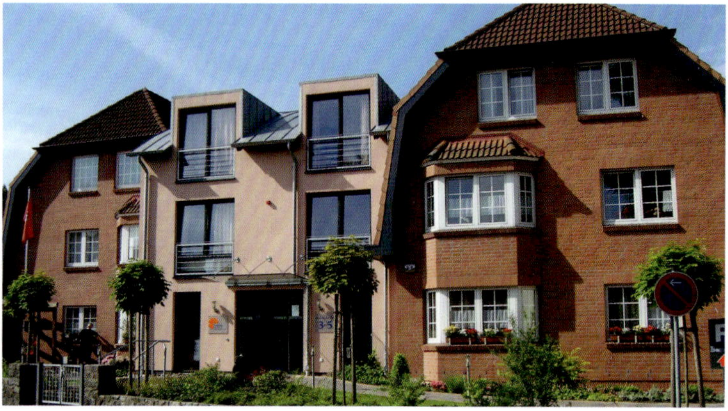

- Lobby, Restaurant, Therapieräume, Klönecken, Garten
- Bewohnerurlaube, Ausflüge, jahreszeitliche Feste, Andachten, Live-Musik, Filmvorführungen, Singen

Pflegenoten:

Pflege	Demenz	Betreuung	Wohnen	**Gesamt**	Bewohner
1,0	1,0	1,0	1,0	**1,0**	1,1

Ausstattung: Die Appartements haben Pflegebett, Einbauschrank, Nachttisch, Tisch und Stühle, barrierefreies Bad mit WC, teilweise mit Balkon oder Terrasse, Notruf, Telefon- und Kabelanschluss. Kleinmöbel können mitgebracht werden.

Monatliche Kosten:

	Grad 2	Grad 3	Grad 4	Grad 5
Heimentgelt:	3.106,56	3.598,56	4.111,56	4.341,56
Pflegekasse:	–770,00	–1.262,00	–1.775,00	–2.005,00
Zu zahlen:	**2.336,56**	**2.336,56**	**2.336,56**	**2.336,56**

Nahverkehr: Bergstedter Markt, Bus: 174, 374, 474, 574

Lage: Wohngebiet mit Ein- und Zweifamilienhäusern, Bergstedter Kirche. Bergstedter Markt und Geschäfte in der Nähe

Hier wird mit der ruhigen, grünen und überschaubaren Umgebung mit vielen Wäldern, Natur und der direkten Anbindung zur Innenstadt eine hohe Lebensqualität geboten. Das Haus Fröhlich liegt mitten im Herzen von Bergstedt, sodass man zu Fuß bequem den Bergstedter Markt mit seinen Geschäften und in wenigen Minuten die sehenswerte Bergstedter Kirche erreicht. Außerdem bietet unser Team des Betreuenden Dienstes den Bewohnerinnen und Bewohnern ein abwechslungsreiches Programm an Veranstaltungen und Beschäftigungen. Die gute Hausgemeinschaft und die familiäre Atmosphäre tun ihr Übriges, damit im Haus Fröhlich keine Langeweile aufkommt.

Diaz Liedicke, Direktor

Senioren- & Pflegeheim Margarethenhof

Anschrift: Wohldorfer Damm 156, 22395 Hamburg-Bergstedt
Leitung: André M. Godo
Pflegedienstleitung: Sevilay Yildiz, ☏ 040/604 87 42
www.margarethenhof-hamburg.de
Pflegeheim mit 56 Plätzen, Dementenwohnbereich
Wohnen: Pflegeheim

- Unterkunft in Ein- und Doppelzimmern
- Verpflegung mit 4 Mahlzeiten, nachmittags Kaffee
- Tages- und Speiseraum, Wintergarten mit Terrasse, medizinisches Bad, Teeküchen, Garten mit Fischteich
- Ausflüge, Jahreszeitenfeste, Basteln, Spiele, Vorlesen, Handarbeiten, Musikveranstaltungen, Heimzeitung

Pflegenoten:

Pflege	Demenz	Betreuung	Wohnen	**Gesamt**	Bewohner
1,7	1,0	1,0	1,0	**1,3**	1,0

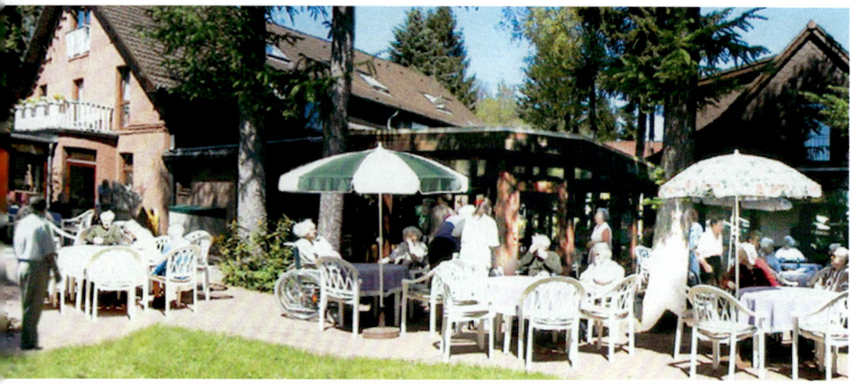

Ausstattung: Die Zimmer haben Pflegebett, Nachttisch, Schrank, Tisch, Stuhl, Bad mit WC und barrierefreie Dusche, Notruf, Telefon- und TV-Anschluss. Die Bewohner richten sich mit eigenen Möbeln ein.

Monatliche Kosten:

	Grad 1	Grad 2	Grad 3	Grad 4	Grad 5
H:	2.123,62	2.801,38	3.293,58	3.806,46	4.036,43
P:	–125,00	–770,00	–1.262,00	–1.775,00	–2.005,00
Z:	**1.998,62**	**2.031,38**	**2.031,58**	**2.031,46**	**2.031,43**

Zuschlag: Für ein Einzelzimmer monatlich € 255,52

Nahverkehr: U-Bahnhof Hoisbüttel, Linie: U1, Fußweg ca. 20 Minuten

Lage: Wohngebiet, Wald- und Naturschutzgebiet

Ihre gute alte Zeit können wir Ihnen nicht zurückgeben. Gemeinsam können wir aber Ihren Alltag so gestalten, dass er Ihren Bedürfnissen und Ihrer Persönlichkeit entspricht. Wir verstehen unsere Aufgabe darin, Sie in Ihrer Einzigartigkeit zu akzeptieren. Wir verstehen Sie als selbstständigen Menschen, der verantwortlich für sein

Handeln ist. Wir verstehen Sie als kompetenten Partner. Unsere Pflege ist daher auf die Förderung Ihrer Autonomie angelegt. Um sich von Anfang an wohlzufühlen, bringen Sie gern Ihre eigenen Möbel mit.

Sevilay Yildiz, Pflegedienstleiterin

Fahrenkroen

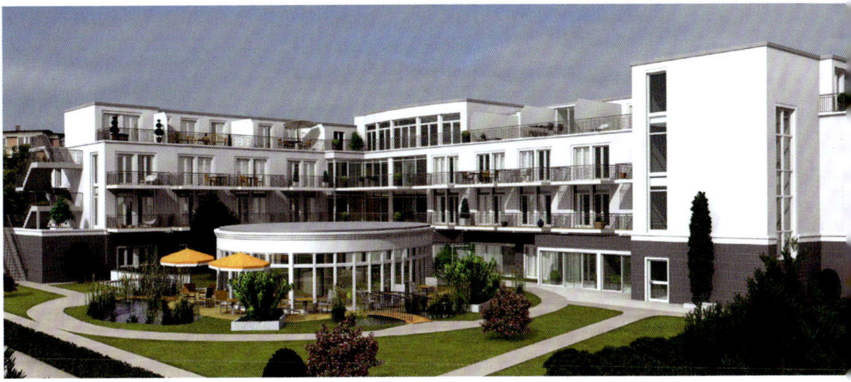

Anschrift: Fahrenkrön 125, 22179 Hamburg-Bramfeld
Direktion: Ricarda Mertens, ☎ 040/8000 400
Beratung: Stefanie Grundherr, ☎ 040/970 70 970
www.fahrenkroen125.de
Seniorenpflegeeinrichtung mit 165 Plätzen, Dementenwohnbereich und Kurzzeitpflege
Wohnen: Seniorenpflegeeinrichtung

- Unterkunft in Einzel- und Ehepaar-Appartements
- Verpflegung mit 4 Mahlzeiten in Buffetform
- Lobby, Restaurant mit Terrasse, Gemeinschaftsräume mit Wohnküchen, Klönecken, Terrassen, Garten

- Urlaubsfahrten, Ausflüge, jahreszeitliche Feste, Filmvorführungen, Live-Musik, Singen, Spielen

Pflegenoten:

Pflege	Demenz	Betreuung	Wohnen	**Gesamt**	Bewohner
1,1	1,0	1,0	1,0	**1,0**	1,0

Ausstattung: Die Appartements haben Pflegebett, Nachttisch, Tisch und Stühle, Schrank, barrierefreies Badezimmer mit WC, teilweise Balkon, Notruf, Telefon- und TV-Anschluss. Kleinmöbel können mitgebracht werden.

Monatliche Kosten:

	Grad 2	Grad 3	Grad 4	Grad 5
Heimentgelt:	3.428,39	3.920,39	4.433,39	4.663,39
Pflegekasse:	–770,00	–1.262,00	–1.775,00	–2.005,00
Zu zahlen:	**2.658,39**	**2.658,39**	**2.658,39**	**2.658,39**

Zuschlag: für besondere Komfortleistungen (z. B. zusätzliche Wohnfläche) von € 75,– bis € 400,–
Fahrenkroen-Wohngruppe: Zuschlag monatlich € 274,39
Fahrenkroen-BESTDEM: Zuschlag monatlich € 373,25

Nahverkehr: Fahrenkrön, Bus: 17

Lage: Wohngebiet, Teich. Geschäfte in der Nähe

Fahrenkroen bietet auf dem weitläufigen Areal eine bunte und gut durchdachte Palette an Wohn-, Pflege- und Serviceleistungen. Ein Schwerpunkt von Fahrenkroen liegt darauf, Menschen mit Demenz in den unterschiedlichen Phasen ihrer Erkrankung kompetent und menschlich zu umsorgen, zu pflegen und zu fördern. Durch eine lichte Architektur und freundliche Farbgestaltung entsteht eine angenehme Atmosphäre. Die großzügigen Einzelzimmer bieten hohe Wohnqualität. Es gibt Wohlfühlbäder, Entspannungszonen und einen Wasserlauf im Garten. In

Fahrenkroen wird Wert auf gesunde, abwechslungsreiche Mahlzeiten gelegt. Täglich wird hier frisch gekocht, die Mahlzeiten werden im schönen Restaurant mit Rundumblick auf die Gartenanlage genossen.

Ricarda Mertens, Direktorin

Senioren-Pflegepension Mützendorpsteed Dieter Wurm

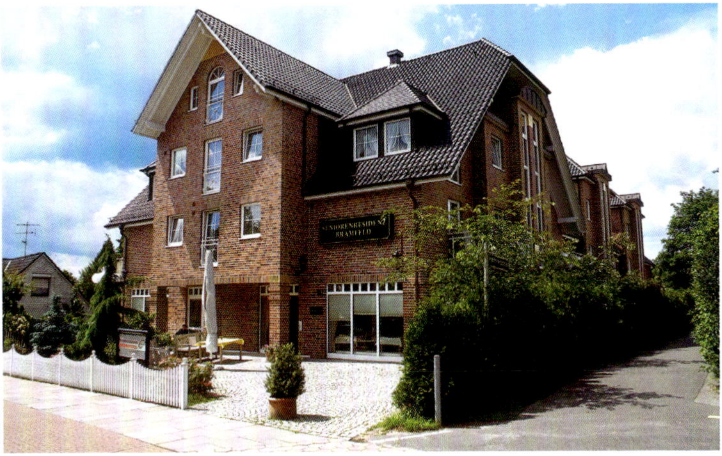

Anschrift: Mützendorpsteed 9, 22179 Hamburg-Bramfeld
Leitung: Ursula Sawallisch, ☎ 040/64 60 52 09
www.pflegeheim-wurm.de
Alten- und Pflegeheim mit 22 Plätzen
Wohnen: Alten- und Pflegeheim
- Unterkunft in Einzel- und Doppelzimmern
- Verpflegung mit 6 Mahlzeiten, Menüwahl
- Saal, Speisesaal, Bibliothek, Cafeteria, Therapieraum, Garten, Terrasse

- Ausflüge, jahreszeitliche Feste, Andachten, Spaziergänge, Liedernachmittage, Musikveranstaltungen, Bewegungs- und Beschäftigungstherapie
- Angeschlossene Residenz, siehe Seite 295

Ausstattung: Die Zimmer haben Pflegebett, Nachttisch, Schrank, Tisch und Stuhl, WC und barrierefreie Dusche, große Terrasse, Notruf, Telefon- und TV-Anschluss. Kleinmöbel können mitgebracht werden.

Monatliche Kosten:

	Grad 1	Grad 2	Grad 3	Grad 4	Grad 5
H:	2.165,90	2.709,53	3.201,71	3.714,59	3.944,56
P:	–125,00	–770,00	–1.262,00	–1.775,00	–2.005,00
Z:	**2.040,90**	**1.939,53**	**1.939,71**	**1.939,59**	**1.939,56**

Nahverkehr: Bramfelder Dorfplatz, Bus: 8, 17, 37, 118, 173

Lage: Wohngebiet, Bramfelder See. Einkaufsdienst, Kiosk, Einkaufsmöglichkeiten am Bramfelder Dorfplatz, Wochenmarkt

Zwei Häuser – eine Philosophie. Unsere Bewohnerinnen und Bewohner sollen sich, unter Berücksichtigung ihrer eigenen Gewohnheiten, bei uns geborgen und zu Hause fühlen. Dazu gehören individuelle Essens- und Ruhezeiten. Unsere aktivierende Pflege bietet Hilfestellung in allen Bereichen des täglichen Lebens mit dem Ziel an, Eigenständigkeit zu erhalten, zu fördern oder wiederzuerlangen. Sollte sich der Pflegeaufwand bis zur Schwerstpflegebedürftigkeit erhöhen, so wird kein Wechsel auf eine Pflegestation notwendig. Die umfassende pflegerische und medizinische Versorgung leisten unsere Haus- und Fachärzte gemeinsam mit unseren qualifizierten Mitarbeitern.

Pflegeteam Wurm

Theodor-Fliedner-Haus

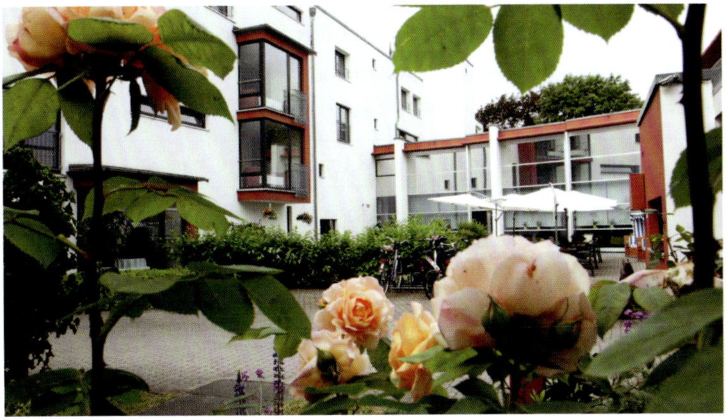

Anschrift: Berner Chaussee 37–41, 22175 Hamburg-Bramfeld
Einrichtungsleitung: Christian Bergmann
☏ 040/646 04 50, www.tfh-hamburg.de
Alten- und Pflegeheim mit 122 Plätzen, Dementenwohnbereich
Wohnen: Alten- und Pflegeheim

- Unterkunft in Einzel- und Doppelzimmern
- Verpflegung mit 4 Mahlzeiten, mittags 2 Menüs zur Auswahl, morgens und abends Buffet, nachmittags Kaffee
- »Café Caro«, Wohngruppenräume, Kaminzimmer, Bibliothek, Andachtsraum, Dachterrasse, gestalteter Innenhof
- Ausflüge, jahreszeitliche Feste, Konzerte, Vorträge, Bastelarbeiten, Vorlesen aus Tageszeitung und Literatur, Gymnastik, Angehörigentreffen, Gottesdienste, begleitete Spaziergänge

Pflegenoten:

Pflege	Demenz	Betreuung	Wohnen	**Gesamt**	Bewohner
1,9	1,0	1,0	1,0	**1,4**	1,1

Ausstattung: Die Zimmer haben Pflegebett, Nachttisch, Schrank, WC und barrierefreie Dusche, überwiegend Balkon oder Terrasse, Notruf, Telefon- und TV-Anschluss. Kleinmöbel können mitgebracht werden.

Monatliche Kosten:

	Grad 1	Grad 2	Grad 3	Grad 4	Grad 5
H:	2.557,41	3.435,94	3.928,13	4.441,02	4.670,99
P:	–125,00	–770,00	–1.262,00	–1.775,00	–2.005,00
Z:	**2.432,41**	**2.665,94**	**2.666,13**	**2.666,02**	**2.665,99**

Zuschlag: Dementenbetreuung monatlich € 391,51

Nahverkehr: Hohnerkamp, Bus: 17

Lage: Wohngebiet, Bramfelder See. Kiosk im Haus, Geschäfte in der Nähe

Das im Jahr 1998 erbaute Theodor Flieder Haus bietet großzügige Einzel- und Doppelzimmer mit Balkonen. Geborgenes Wohnen, liebevolles Pflegen ist das Leitmotto, unter das wir unsere Arbeit stellen. Damit Sie sich bei uns wohlfühlen, gibt saisonale und Frischküche mit einem Bio-Anteil von 30% und Niedrigflur-Pflegebetten und ein abwechslungsreiches Veranstaltungsangebot und ergänzen dies durch Ausfahrten zu attraktiven Zielen in Hamburg. Ein besonderes Highlight sind das „Café Caro“ mit Lounge-Ecke und schönem, gastlichen Ambiente, der liebevoll gestaltete, geschützte Innenhof sowie der Garten der Sinne und die Sitzecken, die zum Verweilen einladen. Für Menschen mit eingeschränkter Orientierung halten wir besondere tagesstrukturierende Angebote bereit, die ihnen Geborgenheit bieten.

Christian Bergmann, Einrichtungsleiter

Malteserstift St. Elisabeth

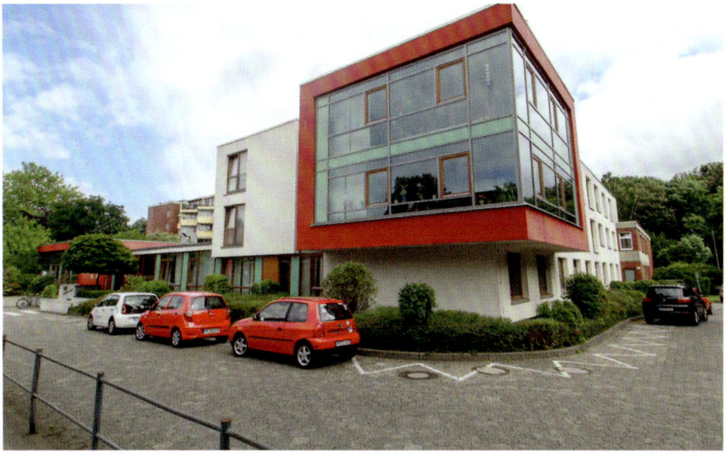

Anschrift: Rahlstedter Weg 17
22159 Hamburg-Farmsen/Berne
Hausleitung: Adam Glaser, ☎ 040/645 57 90
Malteser Caritas Hamburg gGmbH
www.malteserstift-st-elisabeth-hamburg.de
98 Servicewohnungen und Pflegeeinrichtung mit 104 Plätzen
Wohnen: Pflegeeinrichtung

- Unterkunft in Einzel- und Doppelzimmern
- Verpflegung mit 4 Mahlzeiten, mittags 3 bis 4 Menüs nach Wahl, nachmittags Kaffee
- Empfang, Bistro, teilweise Küchenbereiche in den Wohnbereichen, Kapelle, Grünflächen und Terrassen
- Ausflüge, jahreszeitliche Feste, Handarbeits- und Handwerksgruppen, Bingo, Andachten, Konzerte, Gottesdienste, Seelsorge, Vorlesen, Filmnachmittage

Pflegenoten:

Pflege	Demenz	Betreuung	Wohnen	**Gesamt**	Bewohner
1,2	1,2	1,0	1,0	**1,1**	1,1

Ausstattung: Die Zimmer haben Pflegebett, Nachttisch, WC und barrierefreie Dusche, Einbauschrank, Tisch und Stuhl, Notruf, Telefon- und TV-Anschluss. Die Bewohner können sich mit eigenen Möbeln einrichten.

Monatliche Kosten:

	Grad 1	Grad 2	Grad 3	Grad 4	Grad 5
H:	2.171,68	2.919,71	3.411,90	3.924,78	4.154,76
P:	–125,00	–770,00	–1.262,00	–1.775,00	–2.005,00
Z:	**2.046,68**	**2.149,71**	**2.149,90**	**2.149,78**	**2.149,76**

Nahverkehr: U-Bahnhof Farmsen, Linie: U1

Lage: Farmsen-Zentrum, Berner Au. Kirche Heilig Geist Hamburg/Farmsen und Einkaufszentrum in der Nähe

Im Malteserstift St. Elisabeth steht der ältere Mensch mit seinen Wünschen und Bedürfnissen im Mittelpunkt. Das moderne Malteserstift St. Elisabeth befindet sich in direkter Nachbarschaft zur katholischen Kirche Heilig Geist am Standort Farmsen. Einige Geschäfte des täglichen Bedarfs sind fußläufig im Einkaufstreffpunkt Farmsen erreichbar. Hier findet man alle Einkaufsmöglichkeiten, Cafés, Restaurants und Freizeiteinrichtungen. Die nahe gelegenen Bushaltestellen und die U-Bahn-Station Farmsen sorgen für eine gute Verbindung in zentrale Stadtteile Hamburgs. Die großzügig und anspruchsvoll ausgelegte Pflegeeinrichtung nimmt pflegebedürftige Menschen auf, die vorübergehende oder ständige Betreuung benötigen. Es gibt zahlreiche Gemeinschaftsräume, zum Beispiel Andachtsraum und Cafeteria.

Adam Glaser, Hausleiter

Seniorenwohnanlage Walddörfer

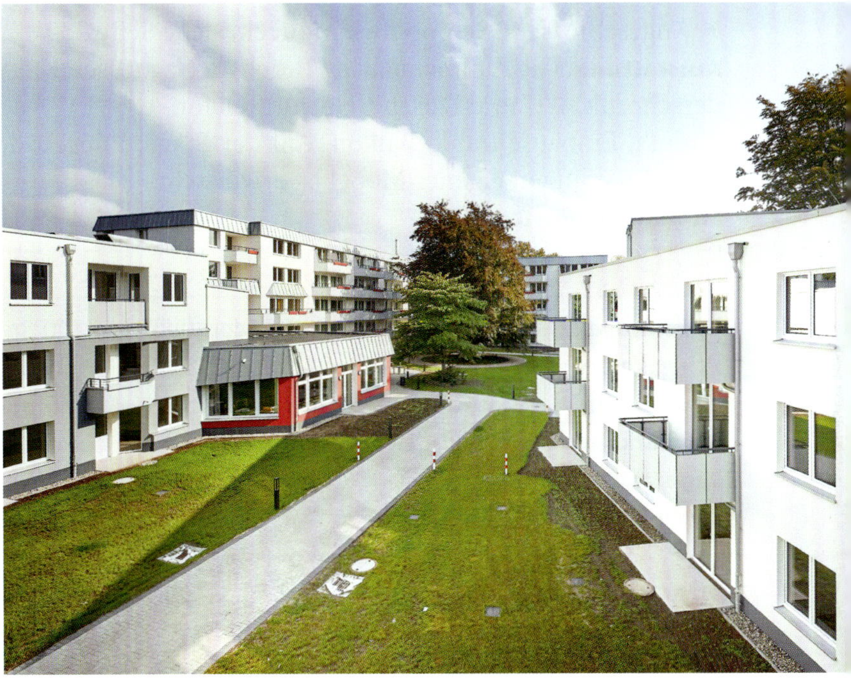

Anschrift: Berner Allee 3, 22159 Hamburg-Farmsen/Berne
Leitung: Robert Demmin
Pflegedienstleitung: Jacqueline Krüger ☏ 040/644 18-20 02
Vereinigte Hamburger Wohnungsbaugenossenschaft eG (vhw)
www.vhw-hamburg.de
95 Wohnungen, Pflegeheim mit 73 Plätzen
Wohnen: Pflegeheim

- Unterkunft in Einzelapartments
- Verpflegung mit 4 Mahlzeiten
- Restaurant, Gemeinschaftsküche, Gymnastikraum, Marktplatz, Bibliothek, Raum der Stille, Wohnstube, Garten

- Ausflüge, Wandertage, Veranstaltungen des Freundeskreises, Therapieangebote
- Angeschlossene Seniorenwohnungen, siehe Seite 250

Ausstattung: Die Zimmer haben Pflegebett, Nachttisch,Kleiderschrank, WC und Dusche, Notruf, Telefon- und TV-Anschluss, Einbauschrank, Balkon. Auf der Etage: Pflegebad. Das Muitbringen eigener Möbel ist erwünscht.

Monatliche Kosten:

	Grad 2	Grad 3	Grad 4	Grad 5
Heimentgelt:	3.165,81	3.658,01	4.170,89	4.400,86
Pflegekasse:	–770,00	–1.262,00	–1.775,00	–2.005,00
Zu zahlen:	**2.395,81**	**2.396,01**	**2.395,89**	**2.395,86**

Nahverkehr: U-Bahnhof Berne, Linie: U1

Lage: Berner Gutspark. Kiosk im Haus, Einkaufen und Wochenmarkt am U-Bahnhof

Unsere Seniorenwohnanlage Walddörfer wird bis zum Jahr 2020 umfangreich modernisiert. Über seine Zeit selbst verfügen, ohne an die täglichen Dinge des Haushaltes denken zu müssen - so sollte es im Alter sein. Vielleicht stehen Sie vor der Entscheidung, in eine Seniorenwohneinrichtung einzuziehen. In einem persönlichen Gespräch würden wir Ihnen gern unser Haus vorstellen. Erleben Sie bei einem Besuch die Atmosphäre bei uns, reden Sie mit BewohnerInnen, die schon länger bei uns leben. Sehen Sie, wie Sie Ihre Zeit sinnvoll und frei in unserer Gemeinschaft gestalten können. Auch wenn der Fall eintritt, dass Sie auf die pflegerische Hilfe unseres Personals angewiesen sind, sind Sie bei uns richtig aufgehoben. Wir pflegen Sie fachkundig und persönlich.

Robert Demmin, Leiter

Christophorus Haus

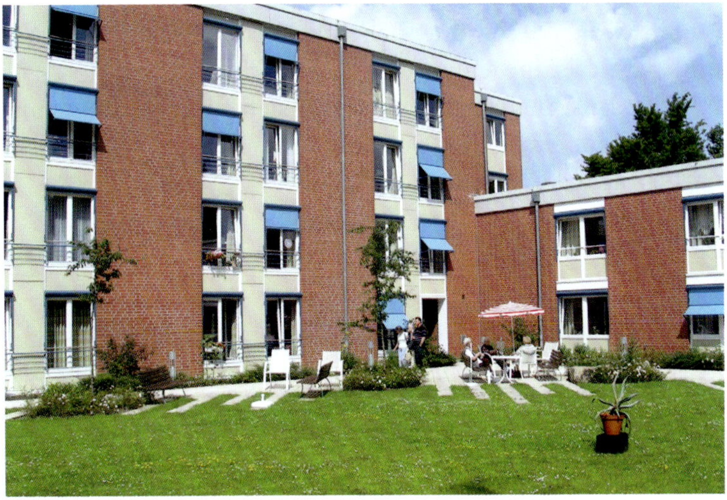

Anschrift: Hummelsbütteler Weg 84
22339 Hamburg-Hummelsbüttel
Einrichtungsleitung: Agnes Popow
Beratung: Petra Marell, ☎ 040/539 055 03 Diakoniestiftung Alt-Hamburg, www.diakoniestiftung.de
Alten- und Pflegeheim mit 124 Plätzen, Dementenbetreuung
Wohnen: Alten- und Pflegeheim
- Unterkunft in Einzel- und Doppelzimmern
- Verpflegung mit 3 Mahlzeiten, Menüwahl, nachmittags Kaffee
- Kleiner und großer Saal, Wohnzimmer mit Teeküche, Bibliothek/Clubraum, Raum der Stille, Gesellschafts- und Werkräume, Lichthof, Cafeteria, Garten, Balkone und Terrassen
- Ausflüge, Kurzurlaube, jahreszeitliche Feste, Andachten, Bibelstunden, Liedernachmittage, Theater- und Musik-

veranstaltungen, Einzel- und Gruppenbetreuung durch ehrenamtliche Helferinnen, Freundeskreis

Ausstattung: Die Zimmer haben Pflegebett, Nachttisch, WC und barrierefreie Dusche, Notruf, Telefon- und TV-Anschluss. Im Einzelzimmer richten sich die Bewohner mit eigenen Möbeln ein, im Doppelzimmer können Kleinmöbel mitgebracht werden.

Monatliche Kosten:

	Grad 1	Grad 2	Grad 3	Grad 4	Grad 5
H:	2.133,05	2.992,42	3.484,61	3.997,50	4.227,47
P:	–125,00	–770,00	–1.262,00	–1.775,00	–2.005,00
Z:	**2.008,05**	**2.222,42**	**2.222,61**	**2.222,50**	**2.222,47**

Nahverkehr: Poppenbüttler Stieg, Bus: 174

Lage: Wohngebiet, Naturschutzgebiet Sievertsche Tongrube. Einkaufsmöglichkeiten in der Nähe

Das Christophorus Haus gibt es seit 1967, es ist eine Einrichtung der Diakonie. Zu uns gehören die Kirchengemeinden Fuhlsbüttel, Hummelsbüttel und Poppenbüttel. Durch die Diakoniestiftung Alt-Hamburg können wir in guter Qualität auch wirtschaftlich arbeiten. »Vertrautes Mitbringen« ist ein wichtiger Leitsatz unseres Konzeptes. Damit ist mehr gemeint als nur Erinnerungstücke und Möbel. Das Besondere ist Ihre Individualität, die wir respektieren und bewahren wollen. Es ist die wichtige Aufgabe unserer erfahrenen Mitarbeiter, durch liebevolle Zuwendung eine Atmosphäre der Geborgenheit und des Sich-wohl-fühlens zu schaffen. Ein Förderverein und viele ehrenamtliche Helfer sorgen für das gewisse Etwas.

Agnes Popow, Einrichtungsleiterin

Haus Marienthal Seniorenpflegepension

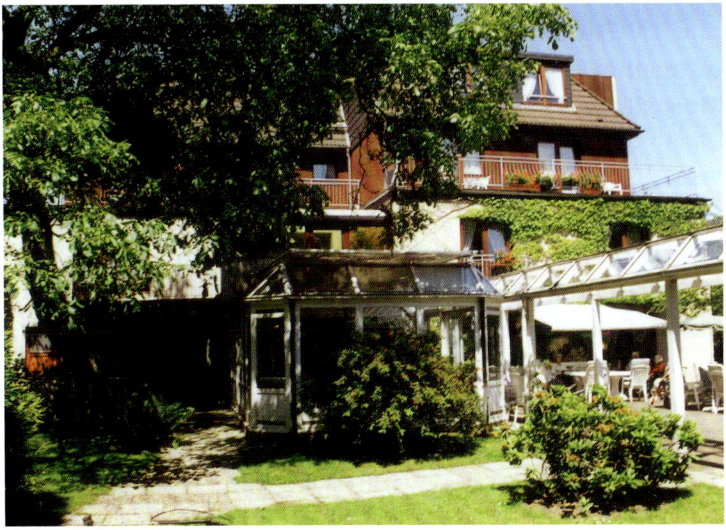

Anschrift: Ziesenißstr. 30–32, 22043 Hamburg-Marienthal
Heimleitung: Sonja Maczan ☏ 040/68 57 13
www.haus-marienthal-hamburg.de
Alten- und Pflegeheim mit 40 Plätzen, Dementenwohnbereich
Wohnen: Alten- und Pflegeheim
- Unterkunft in Einzel- und Doppel-Apartments
- Verpflegung mit 5 Mahlzeiten, nachmittags Kaffee und Kuchen, eigene Küche
- Speisesaal, Wintergarten, Gesellschaftsraum, Garten
- Jahreszeitliche Feste, Grillen im Garten, Diavorträge, Musik- und Bewegungstherapie, Angehörigenabende, Basteln, Feuerzangenbowle, Presseclub, Andachten

Pflegenoten:

Pflege	Demenz	Betreuung	Wohnen	**Gesamt**	Bewohner
1,3	1,0	1,0	1,0	**1,1**	1,0

Ausstattung: Die Apartments haben Pflegebett, Nachttisch, WC und Dusche, Balkon oder Terrasse, Notruf, Telefon- und TV-Anschluss. Die Bewohner können Kleinmöbel mitbringen.

Monatliche Kosten:

	Grad 1	Grad 2	Grad 3	Grad 4	Grad 5
H:	2.314,66	3.008,84	3.501,04	4.013,92	4.243,89
P:	−125,00	−770,00	−1.262,00	−1.775,00	−2.005,00
Z:	**2.189,66**	**2.238,84**	**2.239,04**	**2.238,92**	**2.238,89**

Nahverkehr: DB-Bahnhof Wandsbek, Linie: RB81
Ziesenißstraße, Bus: 23, 160, 213, 260

Lage: Wohngebiet mit Villen, Ein- und Zweifamilienhäusern, Wandsbeker Gehölz. Einkaufen am U-Bahnhof Wandsbek Markt, Einkaufsservice

»Kleines Haus mit großem Anspruch«
Unser Ziel ist es, allen Bewohnern ein gemütliches Zuhause zu bieten. Ihre Zufriedenheit und Ihr Wohlbefinden stehen im Mittelpunkt unserer Bemühungen. Das umfangreiche Unterhaltungsangebot bietet für jeden Geschmack etwas. Unsere qualifizierten Mitarbeiter sind rund um die Uhr für Sie da und sorgen mit ihrem fröhlichen Engagement für eine gute Atmosphäre im Haus. Angehörige und Freunde unserer Bewohner sind gern gesehene Gäste. Menschen mit Demenz fühlen sich in unserem kleinen Haus schnell heimisch. Ihnen gehört unsere besondere Aufmerksamkeit und Fürsorge. Unser gut strukturierter Tagesablauf gibt ihnen Sicherheit und Geborgenheit. Sind Sie neugierig geworden? Dann rufen Sie uns an, wir freuen uns auf Ihren Besuch.

Sonja Maczan, Heimleiterin

Senioren-Pflegepension Bärenallee Dieter Wurm

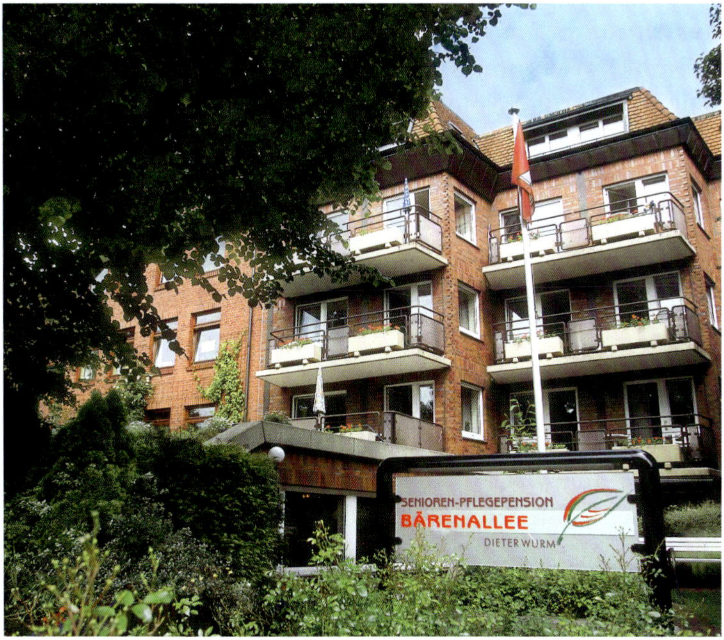

Anschrift: Bärenallee 19, 22041 Hamburg-Marienthal
Leitung: Ursula Sawallisch, ☎ 040/658 00 40
www.pflegeheim-wurm.de
Alten- und Pflegeheim mit 43 Plätzen
Wohnen: Alten- und Pflegeheim

- Unterkunft in Einzel- und Doppelzimmern
- Verpflegung mit 6 Mahlzeiten, Menüwahl
- Saal, Speisesaal, Aufenthalts- und Therapieraum, Garten, Terrasse, Balkone
- Ausflüge, jahreszeitliche Feste, Andachten, Spaziergänge, Liedernachmittage, Musikveranstaltungen, Hobbygruppen, Bewegungs- und Beschäftigungstherapie

Pflegenoten:

Pflege	Demenz	Betreuung	Wohnen	**Gesamt**	Bewohner
1,0	1,0	1,0	1,0	**1,0**	1,0

Ausstattung: Die Zimmer haben Pflegebett, Nachttisch, Schrank, Tisch und Stuhl, WC und barrierefreie Dusche, Balkon, Notruf, Telefon- und TV-Anschluss. Gern können kleine persönliche Gegenstände mitgebracht werden.

Monatliche Kosten:

	Grad 1	Grad 2	Grad 3	Grad 4	Grad 5
H:	2.004,68	2.467,97	2.960,17	3.473,05	3.703,03
P:	–125,00	–770,00	–1.262,00	–1.775,00	–2.005,00
Z:	**1.879,68**	**1.697,97**	**1.698,17**	**1.698,05**	**1.698,03**

Nahverkehr: U-/S-Bahnhof Wandsbeker Chaussee, Linien: U1, S1; U-Bahnhof Wandsbek Markt, Linie: U1

Lage: Wohngebiet, Altbauvillen. Einkaufsdienst, Kiosk, Einkaufsmöglichkeiten rund um den Wandsbeker Markt

Zwei Häuser – eine Philosophie

Unsere Bewohner sollen sich, unter Berücksichtigung ihrer eigenen Gewohnheiten, bei uns geborgen und zu Hause fühlen. Dazu gehören individuelle Essens- und Ruhezeiten. Unsere aktivierende Pflege bietet Hilfestellung in allen Bereichen des täglichen Lebens an, mit dem Ziel, Eigenständigkeit zu erhalten, zu fördern oder wiederzuerlangen.

Sollte sich der Pflegeaufwand bis zur Schwerstpflegebedürftigkeit erhöhen, so wird kein Wechsel auf eine Pflegestation notwendig. Die umfassende pflegerische und medizinische Versorgung leisten unsere Ärzte gemeinsam mit unseren qualifizierten Mitarbeitern.

Pflegeteam Wurm

Hospital zum Heiligen Geist Rundum-Pflege Heilig Geist

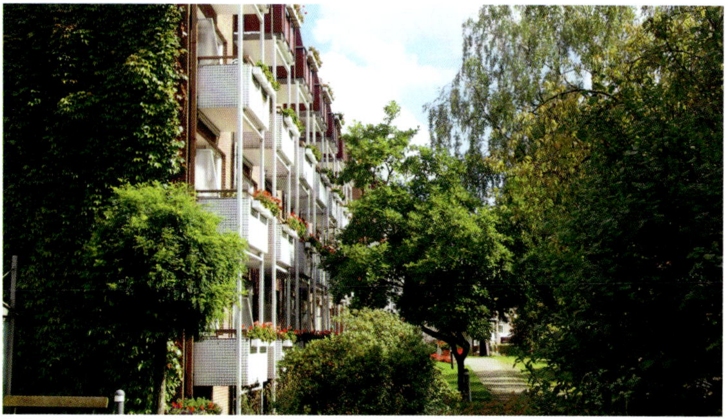

Anschrift: Hinsbleek 11, 22391 Hamburg-Poppenbüttel
Beratung: Sylvia Benke, ☎ 040/60 60 11 11, www.hzhg.de
310 Wohnungen, Alten- und Pflegeheim mit 740 Plätzen, 38 Kurzzeitpflegeplätzen und 17 Tagespflegeplätzen
Wohnen: Alten- und Pflegeheim

- Unterkunft in Einzel- und Paar-Apartments
- Verpflegung mit 4 Mahlzeiten, Menüwahl
- Gemeinschaftsräume, Festsaal, Physiotherapie, Parkrestaurant, Bibliothek mit Internetcafé, Gästezimmer, parkähnliches Gelände
- Ausflüge, Soziale Betreuung, Kultur- und Veranstaltungsprogramme, Freundeskreis, Hobbytreff, ambulanter Hospizdienst, Gottesdienste
- Angeschlossene Seniorenwohnungen, siehe Seite 254; Kurzzeitpflege, Seite 164; Tagespflege, Seite 152

Pflegenoten:

Pflege	Demenz	Betreuung	Wohnen	**Gesamt**	Bewohner
1,6	1,0	1,0	1,0	**1,2**	1,0

Ausstattung: Die Apartments haben Pflegebett, Einbauschrank, Kühlschrank, barrierefreie Dusche und WC, Terrasse oder Balkon, Rufanlage, Telefon- und TV-Anschluss. Auf Wunsch können eigene Möbel mitgebracht werden.

Monatliche Kosten:

	Grad 1	Grad 2	Grad 3	Grad 4	Grad 5
H:	2.294,88	3.162,77	3.654,96	4.167,84	4.397,82
P:	–125,00	–770,00	–1.262,00	–1.775,00	–2.005,00
Z:	**2.169,88**	**2.392,77**	**2.392,96**	**2.392,84**	**2.392,82**

Zuschlag: Je nach Größe und Ausstattung des Apartments im Altenheim wird monatlich ein Zuschlag zwischen € 105,– und € 250,– erhoben.

Nahverkehr: Hinsbleek, Bus: 179
Alte Landstraße (Nord), Bus: 24, 174, 176

Lage: Wohngebiet mit Ein- und Zweifamilienhäusern, Alsterwanderweg. Krämerladen im Haus, zweimal wöchentlich Buspendeldienst ins Einkaufszentrum

Auf unserem schönen Parkgelände mit Bänken und schattigen Plätzen erleben Sie die Natur. Kulturelle Veranstaltungen und Gottesdienste in unserem Festsaal sind ebenso leicht zu erreichen wie die Apotheke, der Krämerladen oder die Sparkasse. Kontakte knüpfen Sie schnell in einem der zahlreichen Hobbykurse oder beim Gespräch in den gemütlichen Aufenthaltsräumen. In der »Kleinen Stadt für Senioren« finden Sie Hilfe im Alltag und fürsorgliche Pflege. Unser erfahrenes Pflegeteam mit ausgewiesenen Fachkompetenzen und die Pastorin stehen Ihnen zur Seite, damit Sie bei uns gut und sicher betreut sind.

Frank Schubert, Michael Kröger, Vorstand

Alten- und Pflegeheim Kinne

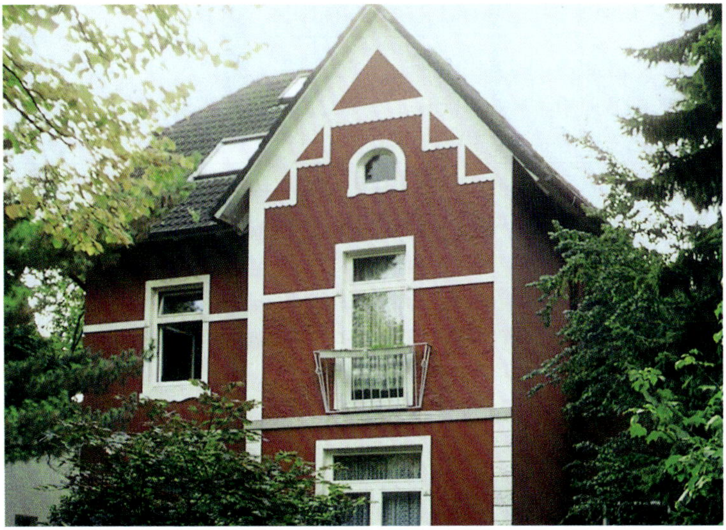

Anschrift: Paalende 11 und 30, 22149 Hamburg-Rahlstedt
Heimleitung: Sven und Oliver Kinne, ☏ 040/677 49 20
www.altenheim-kinne.de
Alten- und Pflegeheim mit 27 Plätzen für Sucht- und psychisch Kranke
Wohnen: Alten- und Pflegeheim
- Unterkunft in Einzel- und Doppelzimmern
- Verpflegung mit 4 Mahlzeiten
- Speiseraum, Tagesraum, Teeküche, Terrasse und Garten
- Ausflüge, Veranstaltungen, Therapieangebote

Ausstattung: Die Zimmer haben Holz- oder Parkettfußboden, Waschbecken, Keller, Notruf, Telefon- und TV-Anschluss. Auf der Etage: WC, Dusche und Pflegebad. Im Einzelzimmer richten sich die Bewohner mit eigenen Möbeln ein, im Doppelzimmer können Kleinmöbel mitgebracht werden.

Monatliche Kosten:

	Grad 1	Grad 2	Grad 3	Grad 4	Grad 5
H:	1.657,59	2.109,93	2.602,13	3.115,01	3.344,98
P:	–125,00	–770,00	–1.262,00	–1.775,00	–2.005,00
Z:	**1.532,59**	**1.339,93**	**1.340,13**	**1.340,01**	**1.339,98**

Nahverkehr: Amtsstraße, Bus: X11, 162, 164

Lage: ruhiges Wohngebiet. Einkaufszentrum Rahlstedt

Kleines privates Alten- und Pflegeheim mit familiärer Betreuung durch geschultes Personal. Liebevoll restaurierte alte Jugendstilvilla.

Sven und Oliver Kinne, Heimleiter

Parkresidenz Rahlstedt

Anschrift: Rahlstedter Straße 29, 22149 Hamburg-Rahlstedt
Vermietung: Ursula Zoch, ☏ 040/67 37 30
185 Appartements und Pflegestation mit 32 Plätzen
Wohnen: Pflegestation

- Unterkunft in Einzelzimmern
- Verpflegung mit 4 Mahlzeiten
- Schwimmbad, Café, Bar, Amphitheater, Bibliothek, Hobbyraum, Kaminzimmer, Wintergarten, Internetcafé
- Konzerte, Vorträge, Theater, Spielkreise, Veranstaltungen
- Angeschlossene Residenz, siehe Seite 297

Pflegenoten:

Pflege	Demenz	Betreuung	Wohnen	**Gesamt**	Bewohner
1,3	1,0	1,0	1,0	**1,1**	1,0

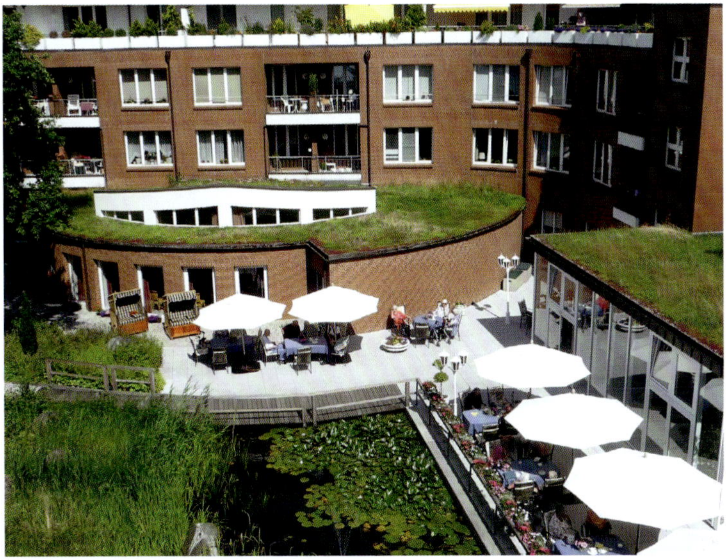

Ausstattung: Die Pflege-Appartements haben Pflegebett, WC und barrierefreie Dusche, Notruf, Telefon- und TV-Anschluss. Die Bewohner richten sich mit eigenen Möbeln ein.

Monatliche Kosten:

	Grad 1	Grad 2	Grad 3	Grad 4	Grad 5
H:	3.075,00	3.566,00	3.959,60	4.370,00	4.554,00
P*:	–125,00	–616,00	–1.009,60	–1.420,00	–1.604,00
Z:	**2.950,00**	**2.950,00**	**2.950,00**	**2.950,00**	**2.950,00**

*Die Parkresidenz hat auf eine Vergütungsvereinbarung gemäß § 91 SGB XI verzichtet. Daher haben die Versicherten nur einen Anspruch auf 80 % der Pauschalleistungen für vollstationäre Pflege des jeweiligen Pflegegrades.

Zuschlag: für ein großes Einzelzimmer (44 m²) € 480,–

Nahverkehr: Loher Straße, Bus: 9

Lage: Wandsetal. Läden im Haus, Einkaufszentrum Rahlstedt-Center, Wochenmarkt

Durch eine überdurchschnittlich hohe Zahl an qualifizierten Fachkräften ermöglichen wir eine optimale Betreuung. Persönliche Zuwendung ist uns dabei besonders wichtig. Der gesamte Pflegebereich hat eine sehr hochwertige Ausstattung, die Sie in Ihrem Einzelzimmer durch eigene Möbel ergänzen können.

Markus Berns, Direktor

Seniorensitz am Hegen

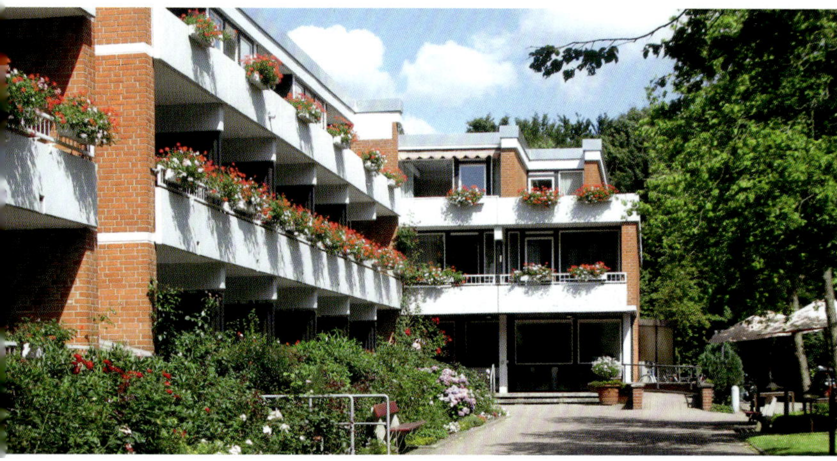

Anschrift: Am Hegen 29, 22149 Hamburg-Rahlstedt
Einrichtungsleitung: Thomas Fischer
Kundenbüro: Anne Krüger und Nicola Humpke
☎ 040/673 70 40, www.seniorensitz-am-hegen.de
Alten- und Pflegeheim mit 162 Plätzen
Wohnen: Alten- und Pflegeheim

- Unterkunft in Einzel-Apartments sowie Einzel- und Doppelzimmern

- Verpflegung mit 3 Mahlzeiten aus eigener Küche, Wahlmenüs, Nachmittagskaffee
- Gartenrestaurant, Aufenthalts- und Mehrzweckräume
- Ausflüge, jahreszeitliche Feste, Andachten, Spaziergänge, Sinnesgarten, Hobbygruppen, Vorlesen, Musikveranstaltungen, Filmvorführung, Bingo

Pflegenoten:

Pflege	Demenz	Betreuung	Wohnen	**Gesamt**	Bewohner
1,0	1,0	1,0	1,0	**1,0**	1,0

Ausstattung: Die Apartments/Zimmer haben Pflegebett, Nachttisch, Kleiderschrank, Tisch und Stuhl, WC und barrierefreie Dusche, überwiegend Loggia, Notruf, Telefon- und TV-Anschluss. Im Apartment und im Einzelzimmer richten sich die Bewohner mit eigenen Möbeln ein, im Doppelzimmer können Kleinmöbel mitgebracht werden.

Monatliche Kosten:

	Grad 1	Grad 2	Grad 3	Grad 4	Grad 5
H:	1.953,57	2.531,93	3.023,93	3.536,93	3.766,93
P:	–125,00	–770,00	–1.262,00	–1.775,00	–2.005,00
Z:	**1.828,57**	**1.761,93**	**1.761,93**	**1.761,93**	**1.761,93**

Zuschlag: Für besondere Komfortleistungen (z. B. zusätzliche Wohnfläche) wird ein Zuschlag zwischen € 102,26 und € 572,20 erhoben.

Nahverkehr: Seniorensitz Am Hegen, Bus: 164

Lage: Wohngebiet, Waldgebiet. Einkaufen in der Nähe

Im idyllischen Stadtteil Rahlstedt wurde vor über 30 Jahren der »Seniorensitz am Hegen« erbaut. Der schöne Garten und die Lage zum angrenzenden »Hegenwäldchen« laden zum Verweilen und zu Spaziergängen ein. Die Anbindung an den Rahlstedter Ortskern ist durch eine eige-

ne Bushaltestelle gesichert. Ihre ca. 28 m² bis 45 m² großen Räumlichkeiten können sich unsere Bewohner mit ihren eigenen Möbeln einrichten. Kleine Haustiere dürfen mitgebracht werden. Dadurch entsteht ein »Zu-Hause-Gefühl«, das durch die freundliche, aufgeschlossene Art unserer Mitarbeiter und auch aufgrund der guten hauseigenen Küche zu einer engen Bindung an den »Hegen« führt. Für unsere langjährigen Bewohner ist er wirklich ein »Zuhause« geworden.

Thomas Fischer, Einrichtungsleiter

Villa Eilersweg

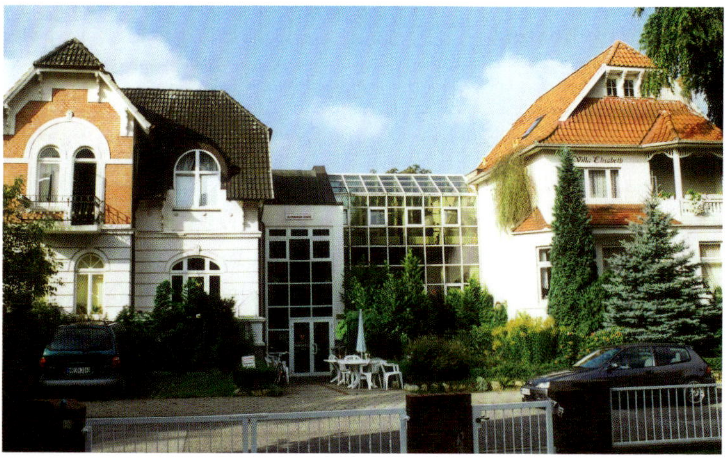

Anschrift: Eilersweg 10–12, 22143 Hamburg-Rahlstedt
Heimleitung: Oliver Kinne, ☎ 040/675 65 30
www.altenheim-kinne.de
Alten- und Pflegeheim mit 27 Plätzen für Sucht- und psychisch Kranke

Wohnen: Alten- und Pflegeheim

- Unterkunft in Einzel- und Doppelzimmern
- Verpflegung mit 4 Mahlzeiten
- Speise- und Therapieraum, Garten
- Ausflüge, Reisen, Veranstaltungen

Ausstattung: Die Zimmer haben WC und Dusche, Notruf, Telefon- und TV-Anschluss. Alle Zimmer sind möbliert, eigene Möbel können mitgebracht werden.

Monatliche Kosten:

	Grad 1	Grad 2	Grad 3	Grad 4	Grad 5
H:	1.857,45	2.168,03	2.660,23	3.173,11	3.403,09
P:	–125,00	–770,00	–1.262,00	–1.775,00	–2.005,00
Z:	**1.732,45**	**1.398,03**	**1.398,23**	**1.398,11**	**1.398,09**

Nahverkehr: Altes Rathaus Rahlstedt, Bus: X11, 162, 164

Lage: Wohngebiet mit Ein- und Zweifamilienhäusern. Geschäfte in der Nähe

In einem schönen Villenviertel, nur wenige Minuten vom Rahlstedter Einkaufszentrum entfernt, liegt die Villa Eilersweg. Die Villa Eilersweg ist als christliches Heim bekannt, in dem die Heimbewohner mit Respekt behandelt werden. Wir möchten, dass Sie sich bei uns auch oder gerade als pflegebedürftiger Mensch geborgen und liebevoll betreut fühlen. Unser ausgebildetes Personal steht Ihnen rund um die Uhr zur Verfügung. Wir organisieren für Sie auch Ausflüge. Rufen Sie an oder besuchen Sie uns doch einfach!

Oliver Kinne, Heimleiter

Haus Volksdorf

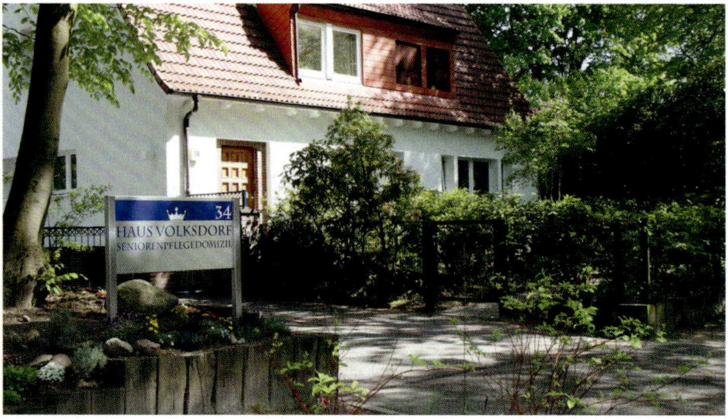

Anschrift: Lerchenberg 34, 22359 Hamburg-Volksdorf
Direktion: Ricarda Mertens, ☎ 040/609 118 11
Vermietung: Kirsten Durlich, ☎ 040/970 70 970
www.haus-volksdorf.de
Seniorenpflegeeinrichtung mit 28 Plätzen, Dementenwohnbereich

Wohnen: Seniorenpflegeeinrichtung
- Unterkunft in Einzel- und Doppelappartements
- Verpflegung mit 4 Mahlzeiten
- Lobby, Restaurant, Therapieräume, Klönecken, Garten
- Bewohnerurlaube, Ausflüge, jahreszeitliche Feste, Andachten, Live-Musik, Singen

Pflegenoten:

Pflege	Demenz	Betreuung	Wohnen	**Gesamt**	Bewohner
1,0	1,0	1,0	1,0	**1,0**	1,0

Ausstattung: Die Appartements haben Pflegebett, Einbauschrank, Nachttisch, Tisch und Stühle, barrierefreies Bad mit WC, Balkon oder Terrasse, Notruf, Telefon- und Kabelanschluss. Kleinmöbel können mitgebracht werden.

Monatliche Kosten:

	Grad 2	Grad 3	Grad 4	Grad 5
Heimentgelt:	3.336,85	3.828,85	4.341,85	4.571,85
Pflegekasse:	–770,00	–1.262,00	–1.775,00	–2.005,00
Zu zahlen:	**2.566,85**	**2.566,85**	**2.566,85**	**2.566,85**

Nahverkehr: U-Bahnhof Volksdorf, Linie: U1

Lage: Wohngebiet, waldreiche Umgebung. Geschäfte in der Nähe

Wohnlichkeit und Gemütlichkeit sind gleichzeitig jene Bedingungen, die jeder von uns an sein eigenes Zuhause stellt, um sich wohlzufühlen. In unserem kleinsten Haus wird mit einem Höchstmaß an Normalität gewohnt und gelebt. Dies unterscheidet unser Haus kategorisch von großen Pflegeeinrichtungen mit Krankenhauscharakter und ist deswegen nicht unbedacht im Stadtviertel Volksdorf angesiedelt. Das Stadtviertel hat noch seinen eher dörflichen Charakter mitten im Grünen erhalten. Es gibt kleinere Geschäfte, die Kirche um die Ecke und kleine ruhige Straßen. Einer der schönsten Wochen- und Flohmärkte findet hier regelmäßig seine Fans ...

Kirsten Durlich, Direktorin

Residenz am Wiesenkamp

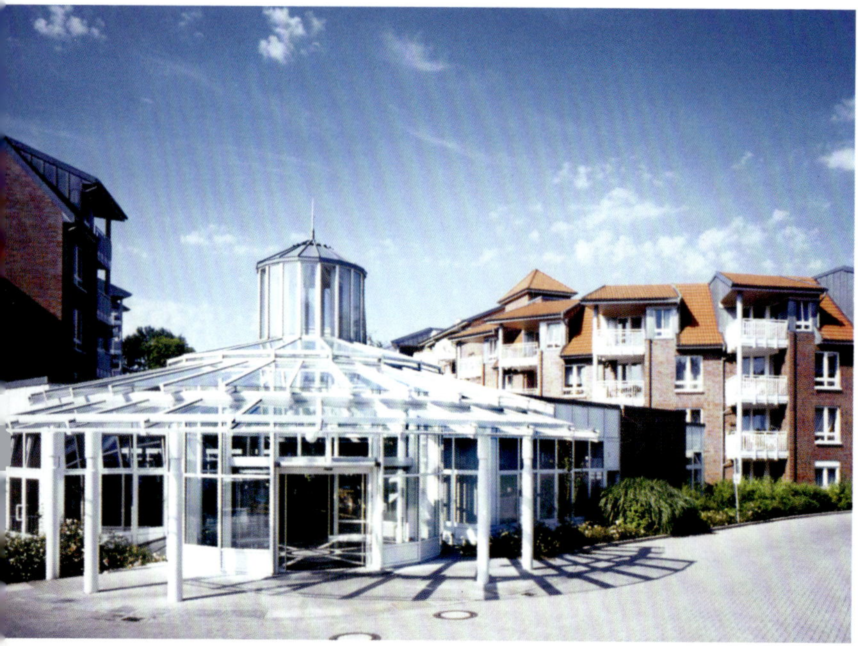

Anschrift: Wiesenkamp 16, 22359 Hamburg-Volksdorf
Pflegedienstleitung: Karina Arlt, ☎ 040/64 41 60
189 Appartements und Pflegestation mit 97 Plätzen, Kurzzeitpflege
Wohnen: Pflegebereich

- Unterkunft in Einzelzimmern und 1,5-Zimmer-Appartements
- Verpflegung mit 4 Mahlzeiten, 3 Menüs zur Auswahl
- Bewegungsbad, Ergotherapie, Café, Bibliothek mit Internet
- Ausflüge, jahreszeitliche Feste, Veranstaltungen, Handarbeit, Singkreis, Bewegungstraining, Biografiegespräche
- Angeschlossene Residenz, siehe Seite 299

Pflegenoten:

Pflege	Demenz	Betreuung	Wohnen	**Gesamt**	Bewohner
1,0	1,0	1,0	1,0	**1,0**	1,0

Ausstattung: Die Pflegezimmer haben Pflegebett, WC und Bad, teilweise Balkon, Notruf, Telefonanlage mit Durchwahl und TV-Anschluss. Die Pflege-Appartements haben zusätzlich eine Küchenzeile. Eigene Möbel können mitgebracht werden.

Monatliche Kosten:

	Grad 1	Grad 2	Grad 3	Grad 4	Grad 5
H:	2.410,47	3.195,00	3.687,20	4.200,08	4.430,05
P:	–125,00	–770,00	–1.262,00	–1.775,00	–2.005,00
Z:	**2.285,47**	**2.425,00**	**2.425,20**	**2.425,08**	**2.425,05**

Nahverkehr: U-Bahnhof Meiendorfer Weg, Linie: U1

Lage: Wohngebiet, Volksdorfer Wald. Kiosk im Haus, Einkaufen in Volksdorf, kostenlose Einkaufsfahrten

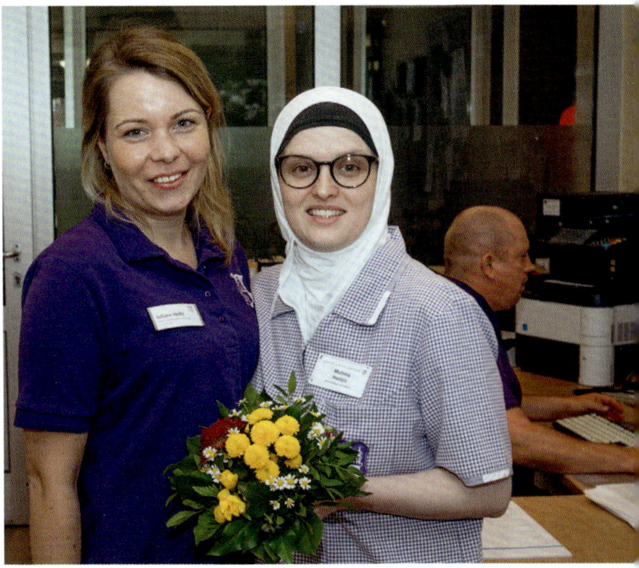

Juliane Holtz (links) gratuliert Mubina Hadzic, die gerade die praktische Prüfung zur Altenpflegerin bestanden hat.

Matthias-Claudius-Heim

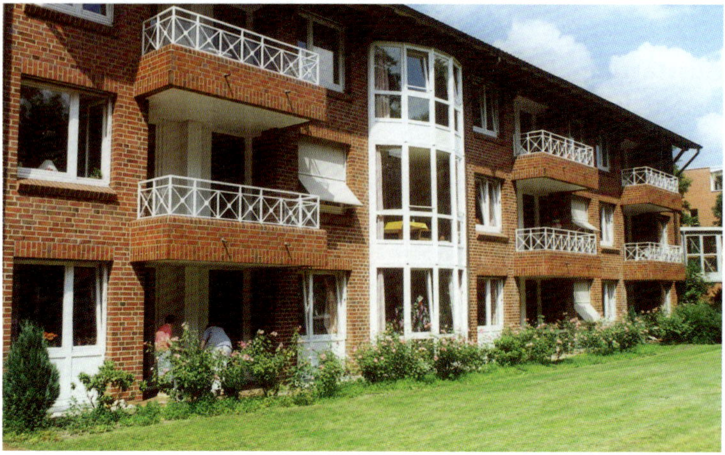

Anschrift: Walther-Mahlau-Stieg 8
22041 Hamburg-Wandsbek
Heimleitung: Oliver Lompa
☏ 040/696 95 30, www.matthias-claudius-heim.de
Diakoniestiftung Alt-Hamburg
Alten- und Pflegeheim mit 146 Plätzen, Dementenbereich
Wohnen: Alten- und Pflegeheim
- Unterkunft in Einzel- und Doppelzimmern
- Verpflegung mit 3 Mahlzeiten
- Aufenthalts- und Veranstaltungsräume, Speisesaal, Treffpunkte, Therapie- und Demenzgarten
- Ausflüge, jahreszeitliche Feste, Wunschkonzerte, Gymnastik und Krafttraining, Erzähl-Café, Spielen mit der Spielekonsole, Gartenaktionen, Gottesdienste, Kaffee- und Klönstunden, Männerstammtisch, Aquarellmalen

Ausstattung: Die Einzelzimmer haben Pflegebett, Nachttisch, WC und barrierefreie Dusche, Balkon oder Terrasse, Notruf, Telefon- und TV-Anschluss. Die Bewohner richten sich mit eigenen Möbeln ein. Die Doppelzimmer sind inklusive Einbauschrank bereits vollständig eingerichtet.

Monatliche Kosten:

	Grad 1	Grad 2	Grad 3	Grad 4	Grad 5
H:	2.088,95	3.011,59	3.503,78	4.016,67	4.246,64
P:	–125,00	–770,00	–1.262,00	–1.775,00	–2.005,00
Z:	**1.963,95**	**2.241,59**	**2.241,78**	**2.241,67**	**2.241,64**

Zuschlag: Dementenbetreuung monatlich Euro 365,19

Nahverkehr: Eichtalstraße, Bus: 9

Dernauer Straße, Bus: 116

Lage: Wohngebiet, Eichtalpark. Zwei Supermärkte und kleine Geschäfte in der Nähe, gemeinsame Einkaufsfahrten

»Wandsbeker Bote« nannte der Dichter Matthias Claudius sich selbst. Bote einer guten, menschenfreundlichen Einstellung wollte er sein. Vielen hat er die Augen geöffnet für das Wunderbare in unserer Welt. Seine Gedanken und Worte sind kostbares literarisches Erbe. Unser Haus trägt seinen Namen. Seinem guten Geist fühlen wir uns verpflichtet. Er ermutigt uns zum Dienst am Menschen, besonders im Alter, bei Krankheit und in Todesnähe. Die Gastfreundschaft im Hause Claudius war hoch geschätzt. Die Freude an der Gemeinschaft, am Teilen und Mitteilen, öffnete die Tür. So ist auch bei uns die Tür offen für jeden, der hier eintreten möchte. Er ist willkommen als Gast, der hier eine Heimstatt findet, bis sie ihm ein Zuhause wird. Unser besonderer Dementenwohnbereich ist von Behörden und Kassen anerkannt.

Oliver Lompa, Heimleiter

Alsterdomizil
Seniorenpflege Gut Wellingsbüttel

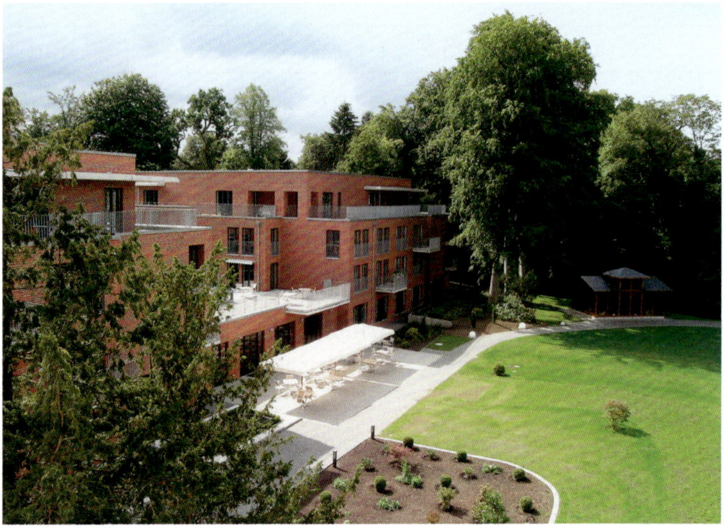

Anschrift: Wellingsbüttler Weg 71
22391 Hamburg-Wellingsbüttel
Direktion: Diaz Liedicke, ☎ 040/970 70-0
Vermietung: Stefanie Grundherr, ☎ 040/970 70 970
www.alsterdomizil.de
14 Appartements und Seniorenpflegeeinrichtung mit 187 Plätzen, Kurzzeitpflege, Dementenwohnbereich
Wohnen: Betreuung in Hausgemeinschaften

- Unterkunft in Einzel- und Doppelappartements
- Verpflegung mit 4 Mahlzeiten in Buffetform, mittags Salatbuffet
- Lobby, Restaurant, Sonnen- und Dachterrasse, Klönecken, Parkanlage, Wassertretbecken, Therapie- und Aufenthaltsräume, Snoezelen-Raum, Kiosk
- Café und Restaurant gegen Bezahlung im Herrenhaus

- Bewohnerurlaub, Ausflüge, jahreszeitliche Feste, Livemusik, Kino, Gärtnern, Fortbildung für Angehörige
- Angeschlossene Kurzzeitpflege, siehe Seite 166
- Angeschlossene Residenz, siehe Seite 300

Pflegenoten:

Pflege	Demenz	Betreuung	Wohnen	**Gesamt**	Bewohner
1,6	1,3	1,0	1,0	**1,3**	1,3

Ausstattung: Die Appartements haben Pflegebett, Nachttisch, Tisch und Stühle, Schrank, barrierefreies Bad mit WC, teilweise Balkon oder Terrasse, Notruf, Telefon- und TV-Anschluss. Kleinmöbel können mitgebracht werden.

Monatliche Kosten:

	Grad 2	Grad 3	Grad 4	Grad 5
Heimentgelt:	3.639,21	4.131,21	4.644,21	4.874,21
Pflegekasse:	–770,00	–1.262,00	–1.775,00	–2.005,00
Zu zahlen:	**2.869,21**	**2.869,21**	**2.869,21**	**2.869,21**

Zuschlag: für besondere Komfortleistungen (z. B. zusätzliche Wohnfläche) von € 50,– bis € 550,–

Nahverkehr: S-Bahnhof Wellingsbüttel, Linie: S1

Lage: Wohngebiet, Parkanlage, Alsterwanderweg. Kiosk im Haus, kleine Geschäfte und Wochenmarkt in der Nähe

Mit dem Alsterdomizil haben wir uns den Traum einer ganz besonderen Wohnform für pflegebedürftige Senioren erfüllt: Für den Bewohner entsteht der Eindruck, dass die Pflege zur Nebensache wird. Die Aktivitäten des täglichen Lebens orientieren sich an Hausgemeinschaften mit Gruppen und einem Höchstmaß an Normalität. Die Anlage besteht aus vier Pflegevillen, überwiegend mit Einzelzimmern. In allen Häusern befinden sich im Erdgeschoss die Wohnzimmer mit Sonnenterrasse, Küche und Gäste-WC. In den beiden Etagen darüber liegen die Wohn- und Schlafräume, die das Konzept des Hauses begründen: »Oben wird geschlafen, unten wird gelebt«. Jedes einzelne Haus ist spezialisiert: stationäre Altenpflege, professionelle Dementenbetreuung oder hochklassiges Service-Wohnen im Herrenhaus. Erleben Sie unser Verständnis von professioneller und liebevoller Pflege. Wir freuen uns auf Ihren Besuch.

Diaz Liedicke, Direktor

Altersheim am Rabenhorst Wellingsbüttel

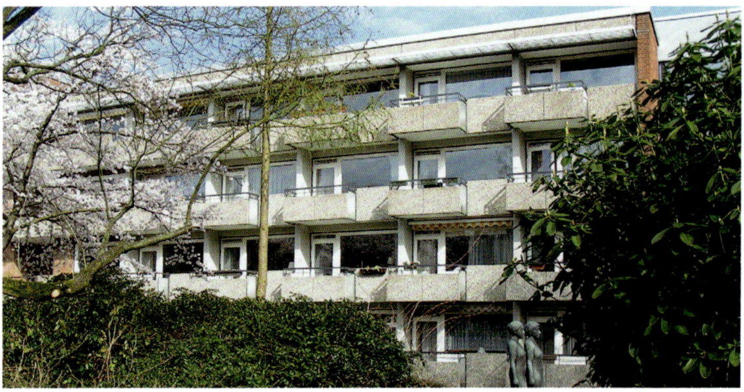

Anschrift: Rabenhorst 39, 22391 Hamburg-Wellingsbüttel
Heimleitung: Klaus Rathke, ☏ 040/53 69 74-0
www.diakonie-alten-eichen.de
Alten- und Pflegeheim mit 107 Plätzen, Kurzzeitpflege, Dementenwohnbereich
Wohnen: Alten- und Pflegeheim
- Unterkunft in 1- und 1,5-Zimmer-Apartments
- Verpflegung mit 3 Mahlzeiten aus eigener Küche, nachmittags Kaffee

- Gemeinschaftsräume, Café, Festsaal, Terrasse, Wintergärten, Raum der Stille, Garten
- Ausflüge, jahreszeitliche Feste, Malen, Singen, Musizieren, Basteln, Vorlesen, Dianachmittage, Gottesdienste

Pflegenoten:

Pflege	Demenz	Betreuung	Wohnen	**Gesamt**	Bewohner
2,5	1,0	1,0	1,0	**1,7**	1,0

Ausstattung: Die Zimmer haben Pflegebett, WC, Duschbad, teilweise barrierefreie Dusche, Notruf, Telefon- und TV-Anschluss, Balkon bzw. Terrasse, teilweise Küchenzeile. Die Bewohner richten sich mit eigenen Möbeln ein.

Monatliche Kosten:

	Grad 1	Grad 2	Grad 3	Grad 4	Grad 5
H:	2.246,66	3.068,68	3.560,68	4.073,68	4.303,68
P:	–125,00	–770,00	–1.262,00	–1.775,00	–2.005,00
Z:	**2.121,66**	**2.298,68**	**2.298,68**	**2.298,68**	**2.298,68**

Nahverkehr: Rolfinckstraße, Bus: 8, 27, 168, 368
S-Bahnhof Wellingsbüttel, Linie: S1

Lage: Wohngebiet, Wald, Biotop. Kiosk, Einkaufsfahrten, Geschäfte in der Nähe

Wir nehmen unsere Bewohnerinnen und Bewohner als ganze Person wahr. Ihr Wohlbefinden steht im Mittelpunkt unserer Arbeit. Wir arbeiten nach einem erprobten Pflegekonzept (Juchli). Wir respektieren das Recht auf Selbstbestimmung unserer Bewohner und setzen uns für körperliche und seelische Integrität ein. Wir achten die Persönlichkeit eines Jeden unabhängig von Alter, Geschlecht, Nationalität, Religion, politischer Gesinnung und sozialer Stellung. Wir berücksichtigen die Privatsphäre unserer Bewohner und haben ein »offenes Ohr« für ihre

Ängste und Hoffnungen. Als diakonische Einrichtung begleiten wir Menschen seelsorgerlich und gehen auf Fragen des persönlichen Glaubens ein. Wir ermöglichen Sterbenden einen würdevollen Tod und ihren Angehörigen einen angemessenen Abschied.

Klaus Rathke, Heimleiter

Rosenhof Ahrensburg

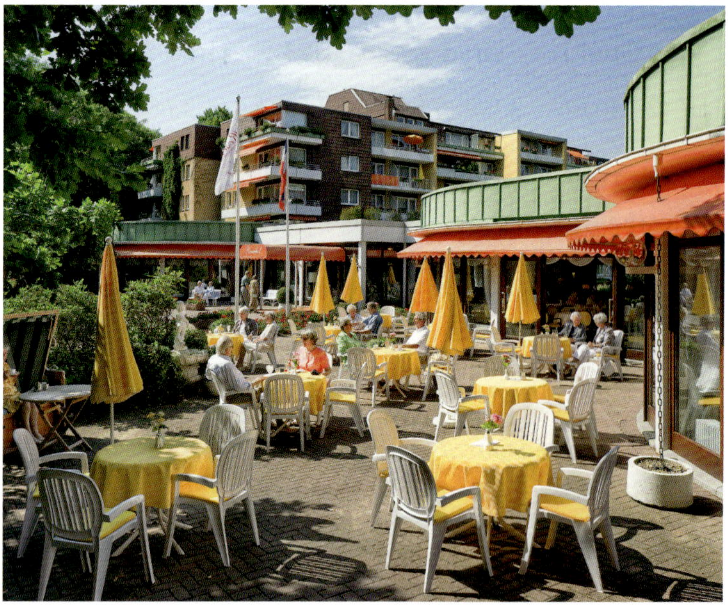

Anschrift: Lübecker Straße 3–11, 22926 Ahrensburg
Vermietung: Beate Wierhake, ☎ 04102/49 04 90
www.rosenhof.de
347 Komfort-Appartements und 49 Pflegeplätze

Wohnen: Pflegewohnbereich

- Unterkunft in Einzel- und Doppelzimmern
- Verpflegung mit 4 Mahlzeiten im Pflege-Restaurant
- Restaurant/Café, Bibliothek, Weißer Salon, weitere Veranstaltungsräume
- Kulinarische und kulturelle Angebote sowie Hobbygruppen, Veranstaltungen
- Angeschlossene Residenz, siehe Seite 303

Pflegenoten:

Pflege	Demenz	Betreuung	Wohnen	**Gesamt**	Bewohner
1,0	1,0	1,0	1,0	**1,0**	1,0

Ausstattung: Die Zimmer haben Pflegebett, Nachttisch, Kleiderschrank, Sideboard, Tisch und Stühle, WC und Dusche, Notruf, Telefon- und TV-Anschluss, Balkon oder Terrasse. Kleinmöbel können mitgebracht werden.

Monatliche Kosten im Doppelzimmer:

	Grad 2	Grad 3	Grad 4	Grad 5
Heimentgelt:	2.856,81	3.348,81	3.861,81	4.091,81
Pflegekasse:	–770,00	–1.262,00	–1.775,00	–2.005,00
Zu zahlen:	**2.086,81**	**2.086,81**	**2.086,81**	**2.086,81**

Energieausweis: 218,7 kWh/(m²a), Energieeffizienzklasse G

Nahverkehr: Ahrensburg, Rosenhof, Bus: 476, 569, 8110

Lage: Ahrensburger Schloss. Werktags Supermarkt auf Rädern, Einkaufsmarkt in der Nähe

Unser Ziel ist es, den Bewohnerinnen und Bewohnern des stationären Pflegewohnbereiches einen individuellen Privatbereich zu bewahren und in familiärer Atmosphäre ihre Eigenständigkeit so weit wie möglich zu erhalten und zu fördern. Qualifizierte und engagierte Pflegekräfte sowie Beschäftigungstherapeutinnen fördern die Alltagsfä-

higkeiten unter Berücksichtigung der persönlichen Situation. So gehören Spiele, Hand- und Sprachübungen, kreative Arbeiten, Singen und Gedächtnistraining zu den Leistungen der Pflegestation.

Sebastian Nimmesgern, Direktor

Senioren-Zentrum »An der Alten Wache«

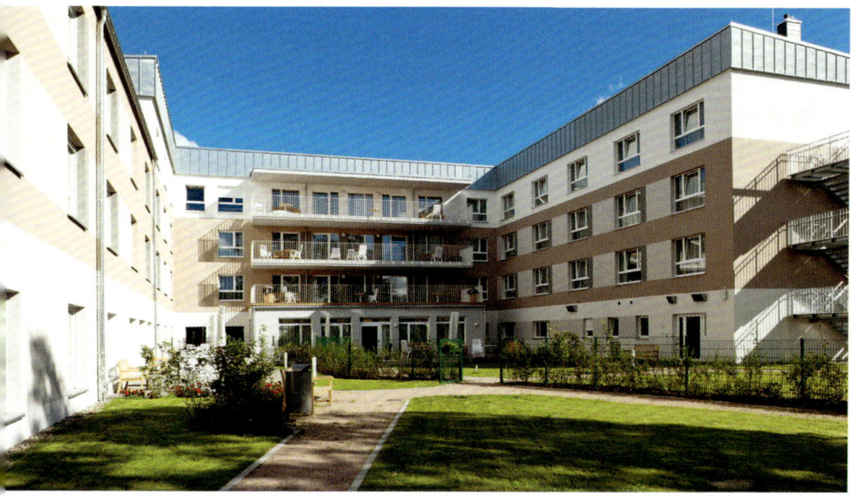

Anschrift: An der alten Wache 2, 21509 Glinde
Direktion: Sören Grebe-Stolley, ☏ 040/209 495 0
www.kervita.de, KerVita-Gruppe:
Senioren-Zentrum „An der alten Wache" GmbH
Seniorenzentrum mit 121 Plätzen, Kurzzeitpflege, Dementenwohnbereich
Wohnen: Seniorenzentrum

- Unterkunft in Einzel- und Doppelzimmern

- Verpflegung mit 4 Mahlzeiten aus hauseigener Küche, mittags Menüwahl, nachmittags Kaffee und Kuchen
- Cafeteria, Veranstaltungsraum, Bibliothek, Terrasse, parkähnliche Gartenanlage
- Ausflüge, jahreszeitliche Feste, Backen, Basteln, Bingo, Singen, Malen, Tanzveranstaltungen, Vorlesungen, Kaminabende, Andachten

Pflegenoten:

Pflege	Demenz	Betreuung	Wohnen	**Gesamt**	Bewohner
1,8	1,0	1,0	1,0	**1,3**	1,0

Ausstattung: Die Zimmer haben Pflegebett, Nachttisch, Schrank, WC und barrierefreie Dusche, Notruf, Telefon- und TV-Anschluss. Auf Wunsch können eigene Möbel mitgebracht werden.

Monatliche Kosten:

	Grad 1	Grad 2	Grad 3	Grad 4	Grad 5
H:	2.393,80	2.646,32	3.138,32	3.651,32	3.881,32
P:	–125,00	–770,00	–1.262,00	–1.775,00	–2.005,00
Z:	**2.268,80**	**1.876,32**	**1.876,32**	**1.876,32**	**1.876,32**

Nahverkehr: An der alten Wache, Bus: 133

Lage: Wohngebiet, Zentrum. Geschäfte in der Nähe

In unserem KerVita Senioren-Zentrum »An der alten Wache« geht es uns um Ihr Wohlergehen und eine hohe Lebensqualität im Alter. Das Senioren-Zentrum »An der alten Wache« wird durch die Lebensgeschichte seiner Bewohner – Ihre Lebensgeschichte – lebendig! Wir möchten für Sie einen neuen Lebensmittelpunkt schaffen, den Sie als Ihr Zuhause schätzen lernen und bieten Ihnen die Freiräume, die Sie sich wünschen, ohne Sie dabei allein zu lassen. Bei uns finden Sie eine starke Gemeinschaft und ein sympathisches Umfeld, in dem Sie sich rundum gebor-

gen fühlen können. Dafür sorgt unser qualifiziertes Pflegepersonal mit seiner hohen Sozial- und Fachkompetenz. Wir kümmern uns liebevoll rund um die Uhr um Sie und schenken Ihnen gerne jederzeit ein offenes Ohr.

Sören Grebe-Stolley, Direktor

Rosenhof Großhansdorf 1

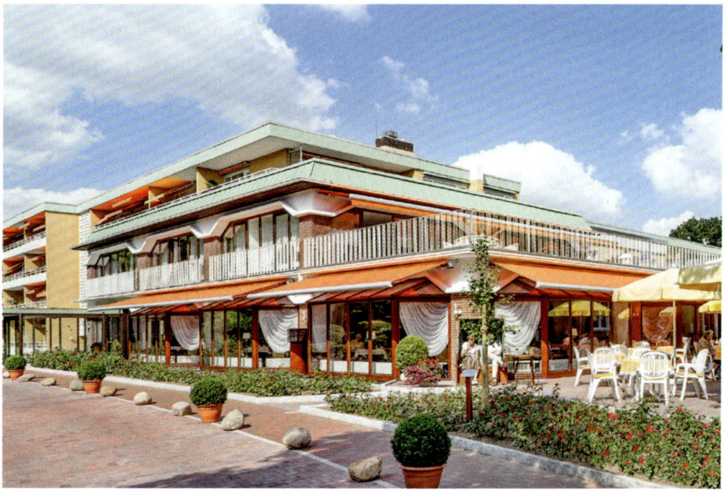

Anschrift: Hoisdorfer Landstraße 61, 22927 Großhansdorf
Vermietung: Bettina Statz, ☎ 04102/69 86 69
www.rosenhof.de
245 Komfort-Appartements und 47 Pflegeplätze
Wohnen: Pflegewohnbereich

- Unterkunft in Einzel- und Doppelzimmern
- Verpflegung mit 4 Mahlzeiten im Pflege-Restaurant
- Restaurant/Café, Bibliothek, Weißer Salon, weitere Veranstaltungsräume

- Kulinarische und kulturelle Angebote sowie Hobbygruppen, Veranstaltungen
- Angeschlossene Residenz, siehe Seite 305

Pflegenoten:

Pflege	Demenz	Betreuung	Wohnen	**Gesamt**	Bewohner
1,0	1,0	1,0	1,0	**1,0**	1,3

Ausstattung: Die Pflegezimmer haben Pflegebett, Nachttisch, Kleiderschrank, Sideboard, Tisch und Stühle, WC und Dusche, Notruf, Telefon- und TV-Anschluss, Balkon. Im Einzel- oder Doppelzimmer können sich die Bewohner mit eigenen Kleinmöbeln einrichten.

Monatliche Kosten im Doppelzimmer:

	Grad 2	Grad 3	Grad 4	Grad 5
Heimentgelt:	2.884,19	3.376,19	3.889,19	4.119,19
Pflegekasse:	–770,00	–1.262,00	–1.775,00	–2.005,00
Zu zahlen:	**2.114,19**	**2.114,19**	**2.114,19**	**2.114,19**

Energieausweis: 267,9 kWh/(m²a), Energieeffizienzklasse H

Zuschlag: Einzelzimmer monatlich ab € 760,50

Nahverkehr: U-Bahnhof Großhansdorf, Linie: U1

Lage: waldreiche Umgebung. Geschäfte in der Nähe, Supermarkt auf Rädern

Mit einer personenbezogenen Pflege wird den Pflegebewohnerinnen und -bewohnern ein individueller Privatbereich bewahrt und in einer familiären Atmosphäre ihre Eigenständigkeit erhalten und gefördert. Durch kulinarische und kulturelle Angebote wird eine Integration in die Gemeinschaft erlangt. Mit Gedächtnistraining, Spielen und Gymnastik sorgen Beschäftigungstherapeuten für den Erhalt geistiger und körperlicher Fähigkeiten.

Michael Solbisky, Direktor

Rosenhof Großhansdorf 2

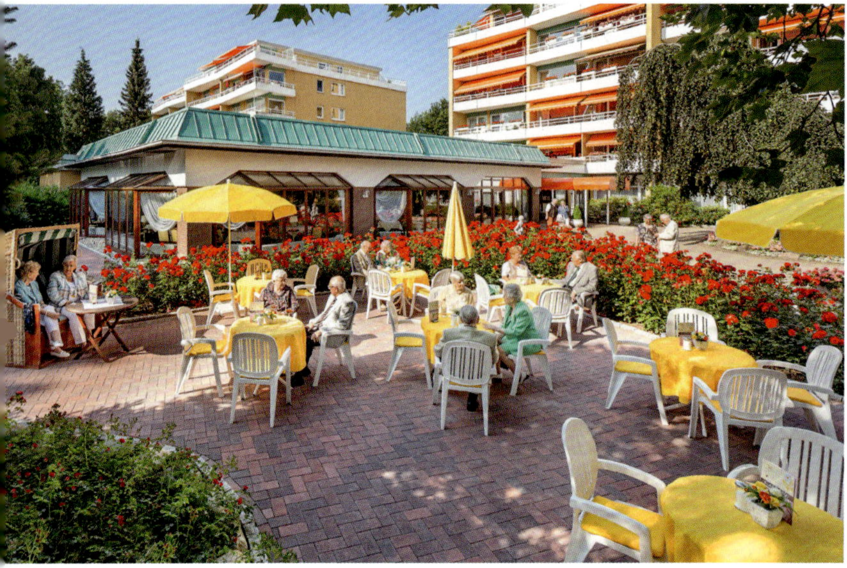

Anschrift: Hoisdorfer Landstraße 72, 22927 Großhansdorf
Vermietung: Beatrix Scholz, ☏ 04102/69 90 69
www.rosenhof.de
259 Komfort-Appartements und 49 Pflegeplätze
Wohnen: Pflegewohnbereich

- Unterkunft in Einzel- und Doppelzimmern
- Verpflegung mit 4 Mahlzeiten im Pflege-Restaurant
- Restaurant/Café, Bibliothek, Weißer Salon, weitere Veranstaltungsräume
- Kulinarische und kulturelle Angebote sowie Hobbygruppen, Veranstaltungen
- Angeschlossene Residenz, siehe Seite 307

Pflegenoten:

Pflege	Demenz	Betreuung	Wohnen	**Gesamt**	Bewohner
1,0	1,0	1,0	1,0	**1,0**	1,3

Ausstattung: Die Pflegezimmer haben Pflegebett, Nachttisch, Kleiderschrank, Sideboard, Tisch und Stühle, WC und Dusche, Notruf, Telefon- und TV-Anschluss, Balkon oder Terrasse. Kleinmöbel können mitgebracht werden.

Monatliche Kosten:

	Grad 2	Grad 3	Grad 4	Grad 5
Heimentgelt:	2.778,03	3.270,03	3.783,03	4.013,03
Pflegekasse:	–770,00	–1.262,00	–1.775,00	–2.005,00
Zu zahlen:	**2.008,03**	**2.008,03**	**2.008,03**	**2.008,03**

Energieausweis: 249,9 kWh/(m^2a), Energieeffizienzklasse G

Zuschlag: Einzelzimmer monatlich ab € 760,42

Nahverkehr: U-Bahnhof Großhansdorf, Linie: U1

Lage: waldreiche Umgebung. Geschäfte in der Nähe, Supermarkt auf Rädern

Unser Ziel und unsere Aufgabe ist es, den Bewohnerinnen und Bewohnern einen individuellen Privatbereich zu bewahren und in familiärer Atmosphäre ihre Eigenständigkeit so weit wie möglich zu erhalten und zu fördern. Unsere Beschäftigungstherapeuten kümmern sich um die Förderung von Alltagsfertigkeiten unter Berücksichtigung der persönlichen Lebenssituation des Bewohners. So gehören Sprachübungen, Gedächtnistraining und gemeinsame Spiele ebenfalls zu den Leistungen des stationären Pflegewohnbereichs, die dazu beitragen sollen, Ihre persönliche Lebensqualität zu erhalten.

Stefan Riefenstahl, Direktor

Senioren-Zentrum »Lühmann-Park«

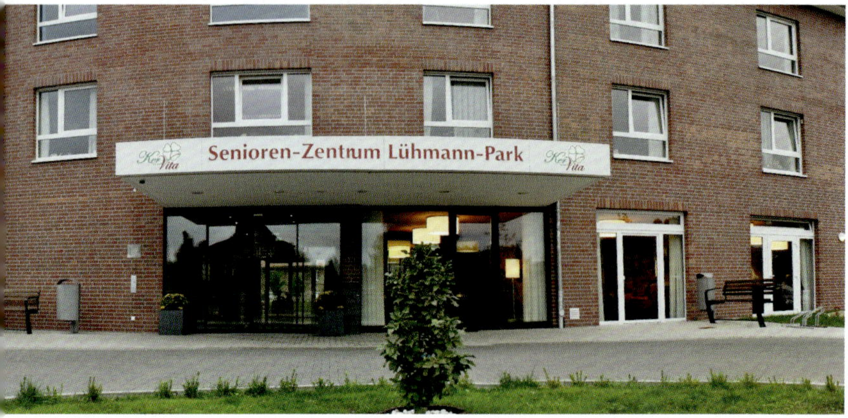

Anschrift: Lühmannstraße 11, 24558 Henstedt-Ulzburg
Direktion: Doreen Fischer, ☏ 04193/75 18 0
www.kervita.de, KerVita-Gruppe:
Senioren-Zentrum „Lühmann-Park" GmbH
21 Wohnungen, Seniorenzentrum mit 104 Plätzen, Kurzzeitpflege, Dementenwohnbereich
Wohnen: Seniorenzentrum

- Unterkunft in Einzel- und Doppelzimmern
- Verpflegung mit 4 Mahlzeiten aus hauseigener Küche, mittags Menüwahl, nachmittags Kaffee und Kuchen
- Cafeteria, Veranstaltungsraum, Bibliothek, Terrasse, parkähnliche Gartenanlage
- Ausflüge, jahreszeitliche Feste, Backen, Basteln, Bingo, Singen, Malen, Tanzveranstaltungen, Vorlesungen, Kaminabende, Andachten
- Angeschlossene Seniorenwohnungen, siehe Seite 262

Pflegenoten:

Pflege	Demenz	Betreuung	Wohnen	**Gesamt**	Bewohner
1,5	1,1	1,0	1,0	**1,2**	1,2

Ausstattung: Die Zimmer haben Pflegebett, Nachttisch, Schrank, WC und barrierefreie Dusche, Notruf, Telefon- und TV-Anschluss. Auf Wunsch können eigene Möbel mitgebracht werden.

Monatliche Kosten:

	Grad 1	Grad 2	Grad 3	Grad 4	Grad 5
H:	2.281,91	2.502,11	2.994,11	3.507,11	3.737,11
P:	–125,00	–770,00	–1.262,00	–1.775,00	–2.005,00
Z:	**2.156,91**	**1.732,11**	**1.732,11**	**1.732,11**	**1.732,11**

Nahverkehr: Bahnhof Henstedt-Ulzburg
Regionalbahn: A1, A2, A3

Lage: Wohngebiet. Einkaufsfahrten, Geschäfte in der Nähe

Bei uns im KerVita Senioren-Zentrum »Lühmann-Park« pflegen wir mit unseren Bewohnern einen wertschätzenden und liebevollen Umgang. Hierbei sind Vertrauen, persönliche Nähe durch unsere liebenswürdigen Pflegekräfte jeden Tag sichergestellt und von größter Bedeutung. Bei uns wird niemand allein gelassen, sondern wir nehmen uns viel Zeit, um auf Ihre individuellen Belange und Wünsche einzugehen. Dafür steht unser qualifiziertes Pflegeteam rund um die Uhr zur Verfügung. Erst das Zusammenspiel aus hochwertiger Ausstattung und menschlicher Zuwendung schafft Ihnen ein Lebensumfeld, in dem Sie sich zu Hause fühlen. Damit wir jederzeit optimal auf Ihre individuellen Bedürfnisse eingehen können, rundet ein regelmäßiger Austausch mit Ihren behandelnden Ärzten unser fürsorgliches Pflegeangebot ab. Herzlichkeit und menschliche Zuwendung sind dabei unser höchster Anspruch.

Doreen Fischer, Direktorin

Senioren-Zentrum »Zur Pulvermühle«

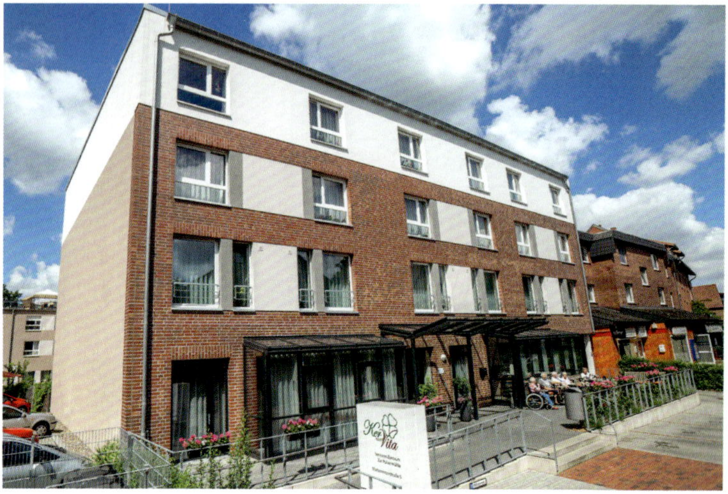

Anschrift: Mattenmoorstraße 5, 21217 Seevetal-Meckelfeld
Direktion: Emanuel Völkert, ☎ 040/253 325 0
KerVita Betriebs GmbH, www.kervita.de
Seniorenzentrum mit 113 Plätzen, Kurzzeitpflege, Dementenwohnbereich

Wohnen: Seniorenzentrum

- Unterkunft in Einzel- und Doppelzimmern
- Verpflegung mit 4 Mahlzeiten aus hauseigener Küche, mittags Menüwahl, nachmittags Kaffee und Kuchen
- Cafeteria, Veranstaltungsraum, Bibliothek, Terrasse, parkähnliche Gartenanlage
- Ausflüge, jahreszeitliche Feste, Backen, Basteln, Bingo, Singen, Malen, Tanzveranstaltungen, Vorlesungen, Kaminabende, Andachten

Pflegenoten:

Pflege	Demenz	Betreuung	Wohnen	**Gesamt**	Bewohner
1,7	1,0	1,0	1,0	**1,3**	1,1

Ausstattung: Die Zimmer haben Pflegebett, Nachttisch, Schrank, WC und barrierefreie Dusche, Notruf, Telefon- und TV-Anschluss. Auf Wunsch können eigene Möbel mitgebracht werden.

Monatliche Kosten:

	Grad 1	Grad 2	Grad 3	Grad 4	Grad 5
H:	2.464,32	2.772,78	3.264,67	3.777,86	4.007,84
P:	−125,00	−770,00	−1.262,00	−1.775,00	−2.005,00
Z:	**2.339,32**	**2.002,78**	**2.002,67**	**2.002,86**	**2.002,84**

Nahverkehr: Mattenmoorstraße, Bus: 248, 443, 548

Lage: Wohngebiet. Einkaufsfahrten, Geschäfte in der Nähe

Bei uns im Kervita Senioren-Zentrum »Zur Pulvermühle« können sie Ihren Lebensabend in einem geselligen Umfeld genießen und sich auf die angenehmen Dinge des Lebens konzentrieren. Wenn Sie so etwas suchen, dann sind Sie bei uns genau richtig. Die besondere Lage des Senioren-Zentrums »Zur Pulvermühle« ermöglicht es den Bewohnern, sich in ruhiger und dennoch zentraler Lage zu entspannen, gleichzeitig aber weiterhin am städtischen Leben teilhaben zu können und selbst zu dessen Vielfalt beizutragen. In unserem Haus kommen sowohl aktive als auch ruhesuchende Senioren auf Ihre Kosten. Unsere motivierten Pflegekräfte sorgen dafür, dass Sie sich vom ersten Moment an gut aufgehoben fühlen. Wir nehmen uns viel Zeit für Sie und Ihre individuellen Belange. Herzlichkeit und menschliche Zuwendung sind dabei unser höchster Anspruch.

Emanuel Völkert, Direktor

Rosenhof Travemünde

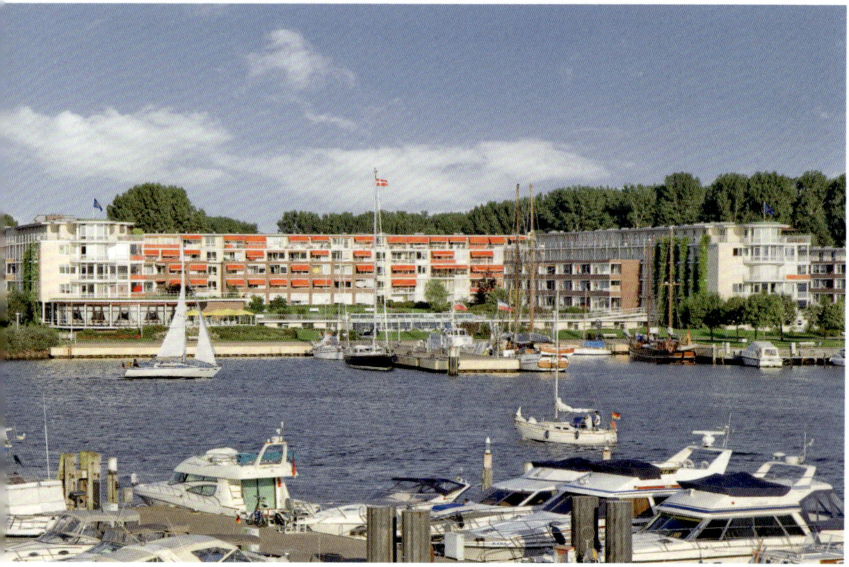

Anschrift: Mecklenburger Landstraße 2–12, 23570 Lübeck
Pflegesekretariat: Silvia Massa, ☏ 04502/86 03 22
www.rosenhof.de
410 Komfort-Appartements und 71 Pflegeplätze
Wohnen: Pflegewohnbereich

- Unterkunft in Einzel- und Doppelzimmern
- Verpflegung mit 4 Mahlzeiten im Pflege-Restaurant
- Restaurant/Café, Bibliothek, Weißer Salon, Billard- und Gymnastikraum, Gästezimmer, Ferienwohnungen
- Kulinarische und kulturelle Angebote sowie Hobbygruppen, Veranstaltungen
- Angeschlossene Residenz, siehe Seite 309

Pflegenoten:

Pflege	Demenz	Betreuung	Wohnen	**Gesamt**	Bewohner
1,4	1,0	1,0	1,0	**1,2**	1,0

Ausstattung: Die Pflegezimmer haben Pflegebett, Nachttisch, Kleiderschrank, Sideboard, Tisch und Stühle, WC und Dusche, Notruf, Telefon- und TV-Anschluss, Balkon oder Terrasse. Kleinmöbel können mitgebracht werden.

Monatliche Kosten im Doppelzimmer:

	Grad 2	Grad 3	Grad 4	Grad 5
Heimentgelt:	2.909,44	3.401,44	3.914,44	4.144,44
Pflegekasse:	–770,00	–1.262,00	–1.775,00	–2.005,00
Zu zahlen:	**2.139,44**	**2.139,44**	**2.139,44**	**2.139,44**

Energieausweis: 195,8 kWh/(m^2a), Energieeffizienzklasse F

Zuschlag: Einzelzimmer monatlich ab € 760,50

Nahverkehr: Priwallfähre, Bus: 30, 31, 33, 35, 38

Lage: Trave, Ostseestrand, Yachthafen, Naturschutzgebiet. Lebensmittelladen und Bank im Haus, Lieferservice, Geschäfte in Travemünde

Die Sicherheit, rund um die Uhr professionell umsorgt und gepflegt zu werden, ohne auf einen individuellen Privatbereich verzichten zu müssen, genau darauf ist auch die Rosenhof-Philosophie ausgerichtet. Dass sich beides harmonisch ineinanderfügen kann, erfahre ich im täglichen Miteinander. Die rege Beteiligung an unseren Freizeitaktivitäten macht deutlich, dass auch in einem stationären Pflegewohnbereich Interesse an schönen Dingen und Unternehmungsgeist keine Fremdwörter sind. Sie gehören zu der Lebensqualität – und das macht mich froh.

Claudia Borgert, Pflegedienstleitung

Kursana Residenz Wedel

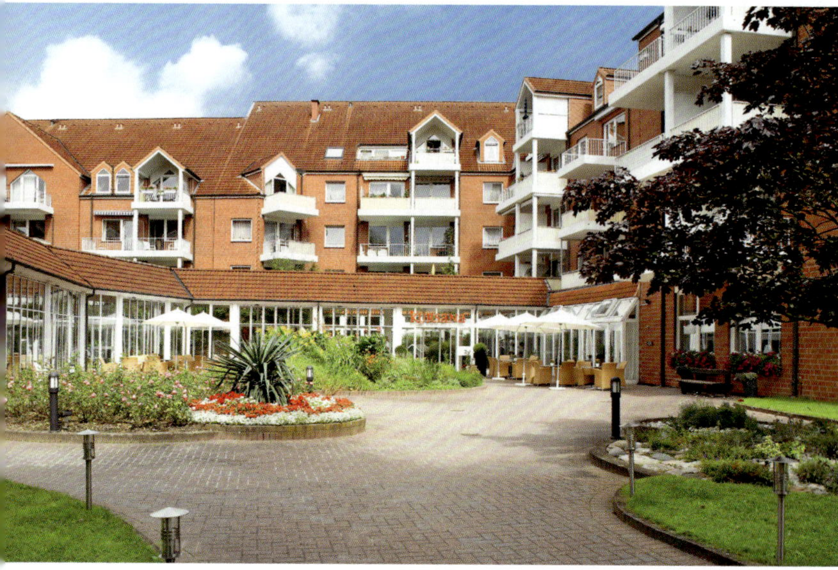

Anschrift: Gorch-Fock-Straße 4, 22880 Wedel
Direktion: Petra Tiedemann, ☎ 04103/12 0-0
www.kursana.de
140 Appartements und Pflegebereich mit 28 Plätzen
Wohnen: Pflegebereich

- Unterkunft in Einzel- und Doppelzimmern
- Verpflegung mit allen Mahlzeiten
- Schwimmbad, physikalische Therapieabteilung, Café, Theatersaal, Bibliothek, Gartenanlage
- Kulturelle Veranstaltungen, Handarbeit, Wassergymnastik, Andachten, Singkreis
- Angeschlossene Residenz, siehe Seite 311

Pflegenoten:

Pflege	Demenz	Betreuung	Wohnen	**Gesamt**	Bewohner
1,2	1,0	1,0	1,0	**1,1**	1,1

Ausstattung: Die Pflegezimmer haben Pflegebett, Nachttisch, Notruf, Telefonanlage mit Durchwahl, Kabelfernsehen, WC und Dusche, teilweise Balkon. Persönliche Möbelstücke können mitgebracht werden.

Monatliche Kosten:

	Grad 1	Grad 2	Grad 3	Grad 4	Grad 5
H:	2.710,12	3.042,61	3.534,80	4.047,69	4.277,66
P:	–125,00	–770,00	–1.262,00	–1.775,00	–2.005,00
Z:	**2.585,12**	**2.272,61**	**2.272,80**	**2.272,69**	**2.272,66**

Zuschlag: für ein Einzelzimmer monatlich € 152,10

Nahverkehr: S-Bahnhof Wedel, Linie: S1

Lage: Citylage, Wohngebiet, Wedeler Marsch

Das Residenzwohnen bei Kursana ermöglicht Ihnen ein komfortables und unabhängiges Leben. Sie wohnen privat und ungestört in Ihrem eigenen Appartement und gestalten Ihr Leben, wie Sie es gern möchten. Genießen Sie die zahlreichen Serviceleistungen, die Ihnen den Alltag erleichtern, oder erfreuen Sie sich am breiten Spektrum kultureller Angebote und interessanter Freizeitaktivitäten. Wir sind in jeder Lebenssituation für Sie da. Auch dann, wenn Sie mehr Unterstützung benötigen sollten. Unsere umfangreiche Betreuung und Pflege im Appartement oder die Möglichkeit der Versorgung im Pflegewohnbereich geben Ihnen die Gewissheit, bestens versorgt zu sein. Wenn Sie uns testen möchten, stehen Ihnen unsere schönen Gästeappartements zur Verfügung. Wir freuen uns, Sie in unserem Haus begrüßen zu dürfen.

Petra Tiedemann, Direktorin

Facheinrichtungen

Man kann und mag es sich nicht vorstellen, einmal so krank und hilfsbedürftig zu werden, dass man in einer Wachkomaabteilung leben muss oder auf Heimbeatmung angewiesen ist. Doch die Angst davor ist weitgehend unbegründet: Erstens finden die Menschen hier genau die Unterstützung und die therapeutischen Angebote, die auf ihre Bedürfnisse zugeschnitten sind. Zweitens sind nur sehr wenige Menschen auf solche speziellen Einrichtungen angewiesen, sodass die Wahrscheinlichkeit, selbst einmal betroffen zu sein, eher gering ist. Doch wenn eine Familie durch eine schwere Erkrankung eines Angehörigen überfordert ist und es zu Hause nicht mehr schafft, ist der Rat von Fachleuten gefragt. Im Gespräch lässt sich klären, wie eine Lösung aussehen kann und ob eine Facheinrichtung dabei die richtige Hilfe ist. Nähere Informationen gibt es bei folgenden Häusern und Pflegediensten:

Abteilung für Heimbeatmung:
Aktiv-Pflege Ambulanter Pflegedienst
Netzeband Behrmann, Seite 186
Abteilung für Sucht- und psychisch Kranke:
Alten- und Pflegeheim Kinne, Seite 453
Villa Eilersweg, Seite 458

Bildnachweis

Pflege zu Hause von A bis Z

Senioren-Assistenten ab Seite 131

Pflegedienste ab Seite 184

Einrichtung	Bezirk/Ort	Stadtteil	Seite
Aktiv-Pflege Ambulanter Pflegedienst Netzeband Behrmann	Hamburg-Nord	Langenhorn	186
Ambulanter Pflegedienst der Hartwig-Hesse-Stiftung	Hamburg-Mitte	St. Georg	184
Hospital zum Heiligen Geist Ambulante Pflege Heilig Geist	Wandsbek	Poppenbüttel	193
pflege-in.hamburg	Wandsbek	Bramfeld	188
PTH Pflegeteam »to huus«	Wandsbek	Bramfeld	190
PTW Pflegeteam	Wandsbek	Volksdorf	195

Tagespflege ab Seite 144

Einrichtung	Bezirk/Ort	Stadtteil	Seite
Hartwig-Hesse-Stiftung Tagespflege Parkquartier Hohenfelde	Hamburg-Nord	Hohenfelde	150
Hospital zum Heiligen Geist Tagespflege Heilig Geist	Wandsbek	Poppenbüttel	152
Tagespflege im Max Herz-Haus am Albertinen-Haus	Eimsbüttel	Schnelsen	146
Tagespflege Ottensen	Altona	Othmarschen	144
Tagespflege St. Georg/Hamburg-Mitte	Hamburg-Mitte	St. Georg	148
Tagespflege Wellingsbüttel	Wandsbek	Wellingsbüttel	154

Kurzzeitpflege ab Seite 160

Die Häuser von A bis Z

Einrichtung	Bezirk/Ort	Stadtteil	Seite
Malteserstift Johannes XXIII.	Bergedorf	Lohbrügge	218
Malteserstift Johannes XXIII.	Bergedorf	Lohbrügge	379
Malteserstift St. Theresien	Altona	Altona/Altstadt	350
Malteserstift St. Elisabeth	Wandsbek	Farmsen/Berne	441
Matthias-Claudius-Heim	Wandsbek	Wandsbek	464
Parkdomizil Am Bahrenfelder See	Altona	Bahrenfeld	352
Parkresidenz Rahlstedt	Wandsbek	Rahlstedt	297
Parkresidenz Rahlstedt	Wandsbek	Rahlstedt	454
Reincke-Gedächtnis-Haus	Altona	Othmarschen	214
Residenz am Wiesenkamp	Wandsbek	Volksdorf	299
Residenz am Wiesenkamp	Wandsbek	Volksdorf	462
Rosendomizil	Altona	Groß Flottbek	354
Rosenhof Ahrensburg	Ahrensburg	Ahrensburg	303
Rosenhof Ahrensburg	Ahrensburg	Ahrensburg	470
Rosenhof Großhansdorf 1	Großhans-dorf	Großhansdorf	305
Rosenhof Großhansdorf 1	Großhans-dorf	Großhansdorf	474
Rosenhof Großhansdorf 2	Großhans-dorf	Großhansdorf	307
Rosenhof Großhansdorf 2	Großhans-dorf	Großhansdorf	476
Rosenhof Hamburg	Altona	Iserbrook	284
Rosenhof Hamburg	Altona	Iserbrook	356
Rosenhof Travemünde	Travemünde	Lübeck-Travemünde	309
Rosenhof Travemünde	Travemünde	Lübeck-Travemünde	482
Senioren- & Pflegeheim Margarethenhof	Wandsbek	Bergstedt	433
Senioren-Pflegepension Bärenallee Dieter Wurm	Wandsbek	Marienthal	449
Senioren-Pflegepension Mützendorpsteed Dieter Wurm	Wandsbek	Bramfeld	437
Seniorenresidenz Alsterpark	Hamburg-Nord	Alsterdorf	290

Impressum

Jochen Mertens e.K.
Neustädter Neuer Weg 18, 20459 Hamburg
Telefon: 040/600 898 40
E-Mail: info@umsorgt-wohnen.de
www.umsorgt-wohnen.de

12., aktualisierte und erweiterte Auflage, Juli 2021

Lektorat: Andrea Sach, Imke Sörensen
Umschlaggestaltung: Falko Schröer, Design Concept
Titelfoto: Yuri Arcurs, fotolia.com
Herstellung, Satz: Umsorgt wohnen, Jochen Mertens e.K.
Druck und Bindearbeiten: Westermann Druck, Zwickau
Printed in Germany

ISBN: 978-3-941891-20-3